大学生营养与保健

主　编　王志凡
副主编　赵　晋　杜潇利
编　委　(按姓氏笔画排序)
　　　　马　慧(西北民族大学医学院)
　　　　王志凡(西北民族大学医学院)
　　　　刘晓风(兰州理工大学生命科学与工程学院)
　　　　杜潇利(兰州大学第二医院)
　　　　杨秀琳(西北民族大学医学院)
　　　　陈旺盛(西北民族大学医学院)
　　　　赵　晋(西北民族大学医学院)

科学出版社

北京

内 容 简 介

　　本书在总结多年的教学、科研和营养咨询工作实践的基础上,结合国内外特殊人群营养最新进展和大学生管理特点,经过多次讨论与修改,编写而成。本书针对大学生的特点,研究其饮食营养规律,提出针对性的改善措施,对促进大学生养成良好的生活行为方式,提供全面的理论知识和实践指导。全书共分上、中、下三篇,共九章。上篇三章,讲述营养学基础,包括人体需要的营养素、食物及其功能、膳食结构等。中篇两章,主要介绍食品卫生学基础,包括食品污染、食源性疾病预防、食具消毒等。下篇四章,主要阐述大学生营养与保健,包括大学生身心特点、常见疾病与症候的营养与保健等。

　　本书适合在校大学生阅读,也可供从事营养教学与研究的教师、从事大学生管理工作的研究人员参考。

图书在版编目 (CIP)数据

大学生营养与保健 / 王志凡主编 . —北京:科学出版社,2013
ISBN 978-7-03-037454-7

Ⅰ.①大… Ⅱ.①王… Ⅲ.①大学生-营养卫生 ②大学生-保健　Ⅳ.①R153
②G479

中国版本图书馆 CIP 数据核字(2013)第 096794 号

责任编辑:朱　华 / 责任校对:刘小梅
责任印制:徐晓晨 / 封面设计:范璧合

科 学 出 版 社出版
北京东黄城根北街 16 号
邮政编码: 100717
http://www.sciencep.com

北京厚诚则铭印刷科技有限公司 印刷
科学出版社发行　各地新华书店经销

*

2013 年 6 月第 一 版　　开本:787×1092　1/16
2018 年 1 月第四次印刷　　印张:16 1/2
字数: 392 000

定价:60.00 元
(如有印装质量问题,我社负责调换)

前　言

　　大学生处于青春发育与增长知识的关键时期，表现为代谢旺盛、精力充沛、思想活跃、活动量大等特征，加之学习任务重、脑力活动频繁等原因，使其对各种营养素的需要量远远高于普通成年人。充足的食物摄入、合理的膳食搭配、安全的食品卫生对大学生健康显得尤为重要。但由于我国营养教育工作滞后，在基础教育阶段缺乏相关的系统教育与培养，使大学生普遍缺乏对合理营养、平衡膳食、自我保健等方面的正确认知。加之大学生远离父母，缺乏家长的有效监督与生活关怀，在日常生活方面表现出很多偏离行为，如生活不规律，不注意饮食营养及食品卫生以及挑食、偏食、省食等，给其健康带来了重要影响，甚至影响正常的学习与生活。因此，研究大学生的饮食营养规律与特点，提出针对性的改善措施，促进大学生从青年期开始就养成良好的生活行为方式，对其一生的健康状况及学习、工作将有非常重要的意义。

　　我国在校大学生数量不断增长，2012 年约 2144 万多。目前国内关于在校大学生营养方面的研究论著较少。2005 年由于化泓主编的《大学生饮食营养与健康》，2009 年由刘晓风主编的《大学生营养与健康》等书籍对大学生需要的营养素、大学生合理营养等方面进行了系统的论述，填补了我国大学生膳食营养研究方面的空白领域。

　　本书吸取了上述论著的成功之处，同时结合多年营养教学与研究工作的实践经验与研究成果，在深入分析和研究大学生饮食营养现状的基础上，总结了大学生饮食规律，分析了其择食的动机与影响因素，着重对大学生常见病、多发病的合理营养与保健、对当前中国大学生常见饮食营养误区及其产生的原因进行深入分析与指导，并从大学生管理的角度提出了相应的指导与建议，以期对指导大学生合理营养、平衡膳食、促进健康方面起到积极的作用。

　　全书共设上、中、下三篇，共九章，上篇三章讲述营养学基础，包括人体需要的营养素、食物及其功能、膳食结构等。中篇两章主要介绍食品卫生学基础，包括食品污染、食源性疾病预防、食具消毒等。下篇四章主要阐述大学生营养与保健，包括大学生身心特点、常见疾病与症候的营养与保健等。编写人员由从事营养教学与研究的教师、从事大学生管理工作的研究人员及医院从事临床营养的专业人员组成。本书为西北民族大学学科建设丛书，在总结多年的教学、科研和营养咨询工作实践的基础上，结合国内外特殊人群营养最新进展和大学生管理特点编写而成，并先后经过多次讨论与修改。在编写过程中得到了中国营养学会常务理事，甘肃省营养学会理事长，兰州大学营养与健康研究中心主任王玉教授的指导、审阅与帮助，在此表示感谢！也向所有组织、支持本专著编写出版工作的学校领导、专业同行和编辑同志致以深切的谢意！

　　限于编者的能力和水平，希望得到广大读者尤其是大学生朋友的批评意见，我们将不断深入研究，以使本书对大学生的学习和生活有更加有益的帮助。

王志凡

2013 年 3 月

目　　录

下篇 大学生营养与保健

绪　　论

第一节　中国大学生的营养与体质现状

　　食物营养是保证人体健康的根本物质基础,在促进人体正常生长发育、从事有效的学习和工作等方面具有重要意义。在影响人体生长发育的诸多因素中,营养的作用与影响最为显著。如果营养不良,包括营养素摄入过量或缺乏,都可导致机体的各种生理功能改变,适应能力及抵抗力下降,甚至导致疾病。据世界卫生组织研究发现,大约60%的健康问题源于食物与营养。随着疾病谱的变化,营养与慢性病、退行性病等的关系日益显现,营养手段在预防和治疗疾病,促进康复,不断提升健康水平和健康寿命等方面的作用已为业内所共识,其应用也越来越广泛。因此,营养学已被称为未来的医学,而了解和掌握相应的营养科学知识,也被誉为是通往成功的金钥匙。

　　改革开放30年来,我国社会、经济、生活等方面发生了深刻的变化。最突出的是国民经济迅速发展,生活水平不断提高和改善,我国居民营养类型也已从"温饱"型向"小康"型过渡,居民体质水平也有了相应的改善。但由于我国营养健康教育非常薄弱,居民普遍缺乏营养知识,不懂得合理营养、平衡膳食的基本知识和技能,在生活水平不断改善的同时,饮食营养问题也逐渐显现出来,广泛存在的饮食营养误区如挑食偏食、食品安全问题、盲目减肥、酗酒等。

　　大学生作为优秀的青年群体,是祖国未来的希望,其素质水平的高低将直接影响到我们国家未来的发展。因此,大学生具有健康的饮食行为与良好的营养状况,是适应未来社会竞争的必要前提和基础。作为一个特殊的群体,大学生年龄大都在18～25岁左右,处于青春发育与增长知识的关键时期,表现为代谢旺盛、精力充沛、思想活跃、活动量大等特征,加之学习任务重、脑力活动频繁等原因,使其对各种营养素的需要量高于普通成年人。充足的食物摄入、合理的膳食搭配、安全的食品卫生对大学生健康显得尤为重要。但由于我国营养教育工作滞后,在基础教育阶段缺乏相关的系统教育与培养,使大学生普遍缺乏对合理营养、平衡膳食、自我保健等方面的正确认知。加之大学生远离父母,缺乏家长的有效监督与生活关怀,行为受约束程度小,饮食随意性较大,能按科学方式对待饮食的学生为数不多,在日常生活方面表现出很多偏离行为,如生活不规律,不注意营养卫生以及挑食、偏食、省食等,给其健康带来了重要影响,甚至影响正常的学习与生活。

　　我国政府历来重视学生的营养健康状况,在1985年、1991年、1995年、2000年、2005年的5次全国大规模的学生体质与健康状况调查中,都把学生营养状况作为重点调研内容。《中国居民营养健康状况调查》表明,近几年来城镇居民的膳食、营养状况有明显改善,营养不良和营养缺乏症逐渐下降。但由于种种原因如营养知识水平、行为态度、生活方式等直接或间接影响营养失衡,使某些学生营养摄入过多或过快,另一些学生营养摄入不足或缺失。我国华北、华中、华南、西北、西南等五大区共15个高等院校不同民族在校男女大学生,营养调查结果显示,我国大学生营养状况存在以下问题。

一、营养知识欠缺

由于我国从小学、中学直到大学，均没有专业的营养教师，也没有开设相关的课程，教科书中很少问津营养知识。除食品、营养、医学专业外，其他专业几乎涉及不到营养的有关知识。再加上受我国应试教育模式的影响，学生自主学习能力差，在课外主动寻求营养与食品卫生知识的状况较少，大多数学生获取营养知识的途径主要来源于各类广告及父母、师生间的相互传播。所以我国大学生对营养知识的知晓率低而肤浅，零散而不系统，对人体需要的营养素，各种食物的营养特征，合理的烹调加工，正确的储存、选择与搭配食物等知识知之甚少，对食物功能的认识简单地停留在"吃饱肚子"的层面上。加之由于我国大多数学生家长没有受过系统的营养与健康教育，缺乏应有的营养与健康知识，在指导学生饮食方式和营养摄入方面存在着许多传统的错误做法，给学生的营养与健康带来了许多传统观念问题。学生在家长及其他因素的影响下，潜移默化形成了很多错误的观念，"不知不行"、"知而不行"的现象比较普遍。对营养与保健、营养与疾病的关系更是存在很多认识偏差。营养认知误区非常广泛，具体表现在"什么方便吃什么、什么好吃吃什么、什么流行吃什么、什么便宜吃什么"等。

造成大学生营养认知度不高、营养误区多的原因，除上述因素之外，还有一些其他因素，最常见的就是媒体各取所需的片面宣传，在广告中夸大其词，鼓吹它的营养价值如何高，吸引消费者购买某些特定的食物。尤其是一些名人所做的广告，出于"名人效应"，致使人深信不疑，不再费心学习营养知识和改善营养。就消费者而言，尤其是大学生，在没有正规渠道的营养信息获取的情况下，广告则成了主要渠道，而大学生恰恰又是接受力强、非常容易赶时髦的一个群体，最终使大学生的认知受到了严重影响。

二、营养行为偏离

合理营养主张膳食营养搭配均衡合理、膳食加工方法应用得当、膳食制度安排科学。而大学生由于经济的、学习的、群体性的一些因素，选择食物的盲目性很大。如郭爱伟的调查显示，有超过50%的人把偏爱与习惯作为选择食物的第一因素，食物的营养价值次之，口感排在第3位。加之大学生远离父母，缺乏家长的有效监督与生活关怀，在日常生活方面表现出很多偏离行为，如生活不规律，不注意饮食营养卫生，挑食、偏食、省食、酗酒、吸烟等现象比较普遍，给其健康带来了重要影响，甚至影响正常的学习与生活。

在饮食行为方面表现最突出的问题：一是不吃早餐或不重视早餐质量。事实上早餐是一日中最重要的一餐，早餐吃得好，就能提供充足的能量和营养物质，满足正常的工作和学习需要。而大学生由于作息制度不科学，课业任务又很重，常常出现忽略早餐的现象，对早餐食品品种的选择上随意性、简单性很大，忽略了营养因素。调查研究发现能坚持吃早餐的学生占72.4%。22.1%的学生是有时间才吃早餐，不少学生几乎从不吃早餐，在高年级大学生中更为突出，长期不吃早餐会导致大脑兴奋性降低，注意力不集中，学习效果降低。长此以往，势必会影响到其身心健康。二是选择零食。当代大学生，尤其是女大学生爱吃零食的现象突出，如蜜饯类、膨化类、街头烧烤类食品，是大学生们选择频率最高的零食，常选择零食不仅破坏了自身的食物消化、吸收及生活规律，更重要的是这些零食卫生问题比较突出。三是常食街头食品。近年来，城市街头食品已成为相当一部分居民、大学生和流动人口经常性的食物来源。由于街头食品从业人员素质低,经营场所简陋,生产经营分散,监管难度大及其他原因,街头食品存在较严重的卫生问题,在食源性疾患的传播过程中担当了重要角色,给消费者健康带来了严重影响。有调查显示,大学生食用街头食品的现象非常普遍,94.39%的学生每周至少食用1次街头食品。男女学生中分别有38.26%和43.90%的人每周食用3次以上。大学生食用街头食品的主要原因是食用方便。大学的教学活动有很强的规律性,中午12:00学生同时下课,许多学生涌向食堂,排起了长队等候打饭,排队的时间常常需要几十分钟。为了不影响下午上课,学生只好求助街头食品。从卫生知识角度分析,大学生食品卫生知识普遍缺乏,医科学生对食品卫生知识的掌握相对较好,高于文科和理科的学生,这与医科三年级学生已经学习了预防医学、流行病学等课程有关。在食品卫生行为方面医科男学生得分高于医科女学生和文科、理科学生。促进大学生的健康,不仅要进行相应的健康教育,也要从后勤服务理念、服务模式、服务质量方面下工夫,为学生提供优质的饮食服务,降低大学生对街头食品的食用率,保证学生饮食安全,促进学生健康。四是不注意食品安全。相对营养知识而言,大学生食品安全方面的知识更少,不仅自身没有养成科学的饮食卫生行为方式,对食品中可能出现的有害健康因素知之甚少,因此在选择食物时很少考虑卫生因素,而主要看是否好吃,是否便宜,是否方便等。五是偏离行为普遍。其中有71.4%的同学有吸烟的习惯,21.43%的同学有饮啤酒的习惯。而女生中节食、省食现象的也较为普遍。

三、营养素摄入过剩与摄入不足同时存在

有关抽样调查研究显示,当前对大学生健康威胁最大的营养性缺乏病有四种,即蛋白质-热能营养不良、维生素A缺乏症、缺铁性贫血、钙的摄入量不足。在部分营养素摄入不足的同时,营养素摄入过多的现象也有存在,主要是能量过剩。当代大学生中,10.42%营养不良,55.68%偏瘦;29.45%正常;3.12%超重,1.33%为肥胖。每天饮食摄入情况,100%吃蔬菜和肉类,50%选择吃豆制品,25.15%选择吃含糖类的食物。

当前中国大学生蛋白质摄入量平均在55g/d,仅达到标准供给量的65.5%~74.8%,而且我国大学生蛋白质摄入量中多为植物性蛋白,整体上质量不高。优质蛋白质仅占总蛋白质的15%左右,距30%以上的目标相距较大。在不同地区之间也有一定程度差异,其中以西南地区最低,约48g/d。五大区女大学生摄入脂肪平均为49.80g/d,男大学生脂肪摄入为56.58g/d,均属正常范围。碳水化合物的摄入量女大学生为333.26g/d,男大学生则为476.05g/d,基本符合中国居民膳食指南的要求,也基本符合我国居民膳食结构以素为主的特点。而能量男女大学生的摄入量分别为2010kcal/d和2716kcal/d也在正常范围。

但我国大学生无论男女,在微量营养素的摄入上均存在明显缺陷。男女大学生钙的摄入量分别为398.67mg/d和376.7mg/d,均低于日本、美国、FAO(联合国粮食与农业组织)的标准,也低于我国标准供给量800mg/d,仅达到RNI的49.8%和47.1%,表明大学生钙的摄入严重不足,对人体的生理需要有影响。研究表明钙能降低毛细血管及细胞膜的通透性和神经肌肉的兴奋性,还对肌肉收缩、心肌功能、神经、肌肉的应激效应有重要作用,钙还有调节酸、碱平衡作用。大学生正处于长身体、长知识的特殊阶段,若钙摄入量不足,对身心健康有影响。铁的摄入量虽然男女大学生的摄入量均高出我国的推荐摄入量,但血红素铁的量较低。这与大学生平常吃动物肝脏、动物全血、动物肉较少有关。

维生素的摄入方面,男女大学生B族维生素摄入基本达到要求。但男女大学生维生素

C 摄入量均略低于我国标准供给量。其中以西北地区缺乏较多。大学生中维生素 A 的摄入却存在严重不足,摄入量男女大学均不足我国标准供给量的 30% 。而且膳食营养价值不高,肉、蛋、奶、蔬菜摄入较少,各种食物搭配不当,比例不合理。三餐食量分配也存在一定的问题,如大约 70% 的学生不吃早餐或吃一点。维生素缺乏的出现率男生为 12.5% ,女生为 34.4% 。主要表现为齿龈肿胀易出血的占 12%~18% ,毛囊角化、皮肤干燥、舌裂、口角烂、暗适应降低的占 16.3% 。根据血红蛋白的测定,男性大学生贫血患病率为 25.9% ,女性为 51.4% ,这表明大学生膳食中优质蛋白质和维生素 C 严重不足,影响了铁的吸收和利用。2000 年教育部、卫生部、国家体育总局、科技部、国家民委联合开展了全国学生体质健康调研后指出:"我国学生营养不良和营养过剩(肥胖)并存……我们必须采取切实有效的措施,加强学生的营养宣传教育工作,改善学生的营养状况"。

四、身体发育指标上升但体质下降

随着我国居民生活水平的不断提高,大学生身体发育指标也明显上升,但乡村男大学生身体形态生长发育"豆芽菜"状况仍然存在。在身体机能发育水平方面,大学生肺功能出现下降的趋势,乡村大学生心功能也出现下降趋势。在身体素质发展方面,大学生的身体素质整体水平出现较大的"滑坡"现象,以速度素质、耐力素质、柔韧素质滑坡最为严重。这与大学生体育锻炼不足、营养行为偏离有直接的关系,希望能够引起体育卫生主管部门、学校和家长的足够重视,进行积极有效的体育和卫生干预措施。

因此,研究大学生的饮食营养规律与特点,提出针对性的改善措施,促进大学生从青年期开始就养成良好的生活行为方式,对其一生的健康状况及学习、工作将有非常重要的意义。

第二节　营养与大学生健康的关系

生长是指细胞的繁殖、增大及细胞间质的增加,表现为全身各部分、各器官、各组织的大小、长短及重量的增加;发育是指身体各系统、各器官、各组织功能的完善。生长主要是量的变化,发育主要是质的变化。生长发育除产生体格方面的生理变化以外,还包括神经系统以及由此引起的心理素质的变化。影响生长发育的主要因素有遗传和营养、疾病、锻炼、生活水平、社会环境、气候因素等,其中营养因素占有十分重要地位。蛋白质、脂肪、碳水化合物、矿物质、维生素和水等六大营养素,对生长发育均起着极其重要的作用。例如,构成人体组织的基本单位是细胞,细胞的主要成分是蛋白质。新的组织细胞的构成,细胞的繁殖、增大及细胞间质的增多,都离不开蛋白质。又如碳水化合物、脂肪、钙等营养素,也都是构成组织细胞的重要成分和生长发育的重要物质基础。

学生的身高、体重发育受膳食营养的影响是十分明显的。第二次世界大战后,日本人的膳食结构发生了很大变化,以致 1935~1980 年期间,日本大学生的生长发育水平表现出加速性提高的现象。由于日本政府十分重视营养,从而使日本成为当今世界的经济强国和长寿之国。以致被世界众多学者概括为:"一顿营养午餐振兴了日本民族"。我国儿童青少年的生长发育水平,非常显著的为 20 世纪 90 年代高于 60 年代,60 年代高于 40 年代。这也充分说明了营养因素对中国儿童青少年身高、体重的增长起到了明显的促进作用。

对于正处在身心发育与增长知识即"双长"时期的大学生而言,长期营养摄入不足甚至营养不良,就会影响学习效率,机体免疫力下降等,继续发展会引起或诱发多种身心发育问题及相关疾病。同时,一种营养素摄入过多或过少,还会引起其他营养素的消化吸收及利用障碍,最终发展为食欲缺乏、饭量减少,胃肠功能下降,营养素的吸收不良,致使他们的身高、体重等多个发育指标都比同年龄人低。

有些儿童青少年正处于生长发育突增的年龄时期,而由于家庭贫困使蛋白质、热量供应不足,而使其生长速度缓慢,性成熟特晚,骨骺软骨的骨化推迟,他们的各期生长突增没有健康儿童那么明显,生长时期往往更长一些。在这样的后期一旦能充分供给营养,就会表现出强烈的"追赶"生长,到最后完全可能赶上营养好的儿童青少年的生长发育水平。

因此,不论是生长还是发育乃至学习和工作,都少不了营养,营养既是决定生长发育潜在水平最终发挥如何的重要因素,也是影响生长发育最为重要的"建筑材料"。对青春期大学生的心身发育与学习效率,以及今后几十年的身体状况和工作都有重要作用。

一、营养与心理发育

青年时期是个体从青少年向成人过渡的时期,是半成熟、半幼稚的时期,是独立和依存性并存交错的时期。生理上的各种变化和学习活动变化,使其在心理上也发生了复杂的变化。在关注青年学生生长发育的同时,也要关注青年大学生的心理健康。青春期多种因素都可以影响青少年的身心健康,其中营养因素也直接或间接影响青春期的心理发育。

青春期个体的自我意识增强,使他们开始注意自己的形象,注意别人的评论。每个大学生都希望自己健康,男的长得体魄健壮,女的长得苗条而富有曲线美。但现实生活中,每个人的高矮不同,发育的开始时间不同,而且胖瘦不同,这些因素对青年学子的心理难免产生影响。

1. 肥胖对心理发育的影响　近年来,随着人们生活水平的不断提高,膳食结构向高蛋白、高脂肪、高热能模式发展的人群日益增多,尤其是独生子女更为显著。因此,中小学生中的肥胖现象越来越普遍。这些小胖墩由于体态臃肿、行动不灵活,常在各项活动中行动跟不上其他同学。久而久之,性格变得孤僻甚至产生自卑心理,总认为别人看不起自己,缺乏自信心,进一步发展可影响学习成绩。不少胖孩子,体胖不爱运动,结果更导致体重增长较快,出现恶性循环。进入大学后,虽然在生活和学习上逐步走向独立,但是多年来在性格上的特征并未根本转变,加之大学生中流行一种起绰号的风气,对于肥胖的大学生更是容易受到这些影响。因此,他们为了避免被取笑,在性格上会逐步变得孤僻而不愿与其他同学和老师交流,甚至不参加体育锻炼与集体活动。

国内外不少学者发现,肥胖可促进儿童性发育。我国学者对上海160名10~15岁的肥胖儿童进行观察,发现肥胖儿童的第二性征发育和男性首次遗精年龄、女性的月经初潮年龄明显早于正常同龄青少年。营养过剩造成青少年肥胖率上升,而肥胖可使青少年性发育与性成熟明显提前。性早熟可使生理上的变化过早过快,心理发育相对滞后。生理成熟了,而心理上却毫无准备,这就会出现身心发育不一致的矛盾,即现在业界所称的"社会幼稚病"。这几年出现的大学生网恋、不会处理人际关系、不会做最基本的生活事务充分说明了这一点。性成熟过早,但由于我国的性生理教育也比较薄弱,学生对自己身体出现的同性有关的生理现象会产生困惑、焦虑、恐惧等心理,从而增加大学生的心理负担,影响其生活和学习,甚至导致学习成绩下降。

2. 饮食对情绪性格的影响　营养不仅直接关系到人类的生存和健康,而且还影响人的情绪、性格。人的情绪实际上是一种神经生理性感觉——情绪回路上活动的产物。情绪回路的兴奋传递依赖于神经递质如儿茶酚胺、5-羟色胺等。当人体摄入蛋白质含量丰富的食物时，经过体内一系列变化，通过情绪回路反馈于大脑皮质，就引起人的警觉、兴趣、喜悦；若食物中蛋白质的含量不足，经体内一系列变化可产生 5-羟色胺，于是使人情绪淡漠，精神处于平衡状态。据研究，出家人之所以清心寡欲，与世无争，与其长期素食有一定的关系。他们由于久用素食、不沾荤腥而致血中 5-羟色胺水平增高。很多游牧民族由于以动物性食物为主食，加之地理，环境等因素的影响，形成了其特有的粗犷彪悍、性格刚烈。据测他们因过食肉类而使血中儿茶酚胺水平增高。这些说明营养对心理发育及性格的影响。

二、营养与形体发育

人体身材的高与矮，胖与瘦与多种因素有关，如种族、遗传、地理气候条件、生活习惯、卫生条件、营养状况及伤病和参加体育活动的多少等。这些影响因素，可以分为先天和后天两大类。

研究表明孩子身材的高矮，约 60% 取决于父母的遗传因素。而按科学的方法抚育孩子可使孩子的身高增长十几厘米。这说明先天不足可以后天来弥补。尤其是在 18~23 岁间的第二次发育高峰。这段年龄期间，供给足够的营养，可促进学生的身体发育。具体应注意以下几方面的饮食调理。

1. 蛋白质　蛋白质是大学生生长发育的最佳"建筑材料"，成人每天约需要蛋白质 75g，大学生相对需要更多些，才能满足青春发育、学习等的需要。不仅要保证蛋白质的数量，还要讲究质量。优质蛋白最好能达到总蛋白质的 1/3 以上。动物性食品，如鱼、肉、蛋、奶类所含人体必需的氨基酸、营养价值高，应保证供给和需要。大豆的蛋白质也很优良，也应给大学生多吃豆腐和豆类制品。注意饮食的科学搭配，如豆类、花生、蔬菜与动物性食物的搭配可进一步提高蛋白质的营养价值，又可取长补短，增加人体对维生素和矿物质的吸收。

2. 钙　钙是构成骨骼的重要原料。大学生每天应摄入为 800~1000mg 的钙。如果食物中钙的供给不足，不仅影响生长发育，也会影响注意力的集中。所以，饮食中要注意供给含钙丰富的食物，如奶类、豆类及其制品，芝麻酱、海带、虾皮、瓜子仁及绿叶菜等。此外，应提倡户外活动，多晒太阳，因阳光中的紫外线能使皮肤中的 7-脱氢胆固醇转化成维生素 D_3，从而有助于钙的吸收。

3. 早餐　早餐要吃饱吃好，如果不吃早餐，机体为了供给上课用脑及活动的能量消耗都得动用体内储备的蛋白质，这就好比釜底抽薪。长此下去就会因缺乏蛋白质而影响生长发育。

总之，为了使大学生获得充足的营养，一定要让其吃好吃饱，食谱应注意多样化，注意食物的色、香、味、型和营养搭配，多种食物混合吃，以达到食物的互补作用，使身体获得各种必需的营养素。要纠正大学生偏食、挑食、盲目节食等不良饮食习惯。鼓励多运动，积极参加体育锻炼。

三、营养与视力

眼睛是人体的重要器官之一，学习和生活都离不开眼睛。尤其是大学生，学习任务重、功课多,学习和生活节奏快。因此,大学生中的眼睛疾患并不少见,如近视、远视、结膜炎、眼干燥症等。

　　眼疾的发生固然与遗传因素、用眼不卫生、用眼过于疲劳、室内照明条件等多种因素有关,但经医学证实,眼疾发生也与视力的营养不良有关,所以视力与营养有一定的关系。若要保护好视力,防止近视眼、结膜炎、远视眼等眼疾的发生,除坚持做眼保健操、注意用眼卫生、写字姿势、改善室内照明等措施外,还应为大学生补充一些有利眼睛保健的食物,就可起到保护眼睛、预防近视等疾病发生的作用。

　　1. 硒　在所有动物中,山鹰的眼睛最为敏锐。对此,生物学家们经过长期的研究发现其奥妙就在于鹰眼中含有极为丰富的硒元素,高出人类一百多倍。硒对视觉器官的功能是极为重要的,支配眼球活动的肌肉收缩、瞳孔的扩大和缩小及眼辨色力的正常均需要硒的参与。硒也是机体内一种非特异抗氧化剂谷胱甘肽过氧化酶的重要成分之一,而这种物质能清除人体内(包括眼睛)的过氧化物和自由基,使眼睛免受损害。若人眼长期缺乏硒的摄入,就会发生视力下降和许多眼疾如白内障、视网膜病、夜盲症等。因此,日常膳食中应注意硒的补充,如膳食多用动物肝脏、瘦肉、玉米、洋葱、大蒜、牡蛎、海鱼、淡菜等,都可提高硒的摄入。

　　2. 维生素 A　维生素 A 是眼睛所不可缺少的物质,它直接参与视网膜内视紫红质的形成,而后者是感弱光的物质,维生素 A 还具有保障眼睛角膜润泽不干燥的作用。若缺乏维生素 A,则可使泪腺上皮细胞组织受损,分泌停止,可引起眼干燥症。要使体内不缺乏维生素 A,可多摄入各种动物肝脏以及牛和羊的奶汁、蛋黄及富含各类胡萝卜素的食品。胡萝卜素是维生素 A 生成的基础,在人体内能转化成维生素 A。含胡萝卜素的食品主要有胡萝卜、南瓜、西红柿及绿色蔬菜等。

　　3. 维生素 B_1 和烟酸　眼睛缺乏维生素 B_1 和烟酸(又名尼克酸)这两种维生素易出现眼球震颤、视觉迟钝等症状。而富含维生素 B_1 和烟酸的食物主要有小麦、玉米、鱼、肉等食品。

　　4. 维生素 B_2　维生素 B_2 能保证视网膜和角膜的正常代谢,如果缺乏就容易出现流泪、眼红、发痒、眼睑痉挛等症状。维生素 B_2 常存在于牛奶、羊奶、蛋类、瘦肉、肾脏、肝脏、扁豆中。

　　5. 蛋白质　眼睛是身体的重要器官之一,眼睛的正常功能、组织的更新离不开蛋白质,如果蛋白质长期处于缺乏状态,会引起眼睛功能衰退,视力下降,并发生各种眼疾甚至失明。

　　大学生时期要保护好眼睛,应注意从每日膳食营养入手,合理搭配,多种膳食,有益于眼睛,有益于健康。

四、营养与性发育

　　日常生活中人们常说:"姑娘十八一枝花,小伙二十要当家",意指男孩、女孩青春期发育已逐渐成熟。青春期发育就是指大学生向成人过渡的发育阶段,这时期以开始性发育为突出表现,而营养也直接影响着性发育过程。

　　1. 大学生的性发育特征　性发育包括性腺、性器官、第二性征的发育和性功能的具备。所谓第一性征,即出生后就能看见的(如外生殖器)和未见的体内生殖器官(如子宫等);第二性征即是在青春发育期中表现出来的男女形态特征(如男子长胡须、女子乳房发育等)。第二性征又叫"继发性征"或"副性征"。

男孩的第二性征发育表现为声音变得洪亮低沉,颈正中出现喉结,脸上长出胡须,身体上也长出腋毛、阴毛,而且骨骼粗大,肌肉发达,身材变得魁梧,逐步形成男性成人面貌,男孩在 14~16 岁可出现首次遗精。性器官也迅速发育接近成人程度。

女孩在青春发育期表现为骨盆逐渐变宽,乳房开始发育,皮下脂肪增多,声调变得尖高,身体上出现阴毛、腋毛,除这些第二性征外,女孩在 13 岁左右开始出现月经,第一次月经称之为初潮。由于这些变化使女孩身体出现胸部丰满、臀部变圆、腰部相对较细等女性所特有的体态。需要注意的是,月经初潮是青春期性功能发育成熟的重要标志之一,但这并不说明女性性功能已经完全发育成熟。

2. 营养是性发育的物质基础 女性月经初潮是青春期性功能发育成熟的重要标志之一。近百年来,女性月经初潮的年龄有逐渐提前的趋势。从 1860 年至 1960 年,西欧国家女性月经初潮年龄平均每十年提前 4 个月。在我国,北京、上海等地的资料也显示:女性月经初潮年龄也有提前的趋势。1962 年北京女性初潮年龄为 14.16 岁,1991 年为 12.50 岁,从 1962~1991 年的 30 年间,初潮年龄提前了 1.66 岁。初潮年龄的提前受许多因素影响,但与营养条件的改善有密切关系。

营养在青春发育中起着重要作用,营养缺乏直接影响性发育或推迟性发育,甚至造成发育障碍。因此青春发育期的男女大学生应注意热量的补充,提供丰富的营养素,保证生长发育需要。尤其注意适量的脂肪摄入,因脂肪与性发育有一定关系。经专家研究证实,女孩体内脂肪量达一定程度时,才开始有月经初潮。对于青春期前后严重营养不良,伴有极度消瘦,或因怕胖节食出现严重营养不良的女孩易出现月经推迟、闭经等疾病,影响身体的正常发育。应纠正挑食、偏食的习惯,尤其一些女孩怕胖节食,使热量、蛋白质、脂肪的摄入不足,身体发育不良,皮下脂肪少,女孩乳房发育较小而平坦,面色无华,显示不出青春期应有的朝气蓬勃的精神面貌。

因此科学营养是保证大学生正常发育的基础,不合理膳食结构、营养过剩会给大学生的身心健康带来危害。

五、营养与智力发育

大学生的青春发育期,不仅是形态、功能、素质迅猛增长阶段,也是智力发育的重要阶段,是人的一生中学习文化知识的最佳时期。此时期大脑所需的营养也特别多。

科学家曾对食物营养与大脑功能的关系作了系统的研究和探讨,发现人的思维、记忆、情绪,甚至对疼痛的感觉都受到营养的影响,当眨眼或搜寻记忆时,某些大脑神经元产生并释放神经递质,将信号传递给其他神经元。大脑产生某种神经递质的能力,依赖于在血液中循环的各种营养物质。科学家在实验中发现,使人困倦、精神不振的神经递质是血清素,而脑神经元在制造血清素时需要色氨酸。色氨酸是大多数蛋白质中含量相对最少的一种氨基酸。糖类能增加人体胰岛素的分泌,胰岛素能使血液中除色氨酸以外的其他氨基酸进入肌肉细胞,而色氨酸便乘机进入大脑。所以多吃糖类的人易发困倦。

研究还发现胆碱在脑组织中与乙酸(俗名醋酸)结合,生成有助于改善大脑记忆的乙酰胆碱。大学生如果每天能食用 20g 纯卵磷脂便可收到增强记忆的效果。

大脑在发育中需要有充足的营养物质,而在大学生时期,脑细胞的形态和功能和成人相似,同样需要充足的营养物质。大脑神经元的量在出生后已不再增加,但是大脑神经元的突触可以生长发育。突触不断延长,能促使记忆功能不断增强。大脑需要的营养素中,特别需要的是优质蛋白质和脂类,在天然食物中,以牛奶、鸡蛋、鱼、动物内脏为佳。大豆及豆制品也是大脑最需要的营养物质来源。

营养与智力的关系非常密切是肯定的,但是不等于说有了丰富、全面的营养,智力就一定好,营养不过是物质条件,重要的还是要自己不懈的努力,勤奋学习,科学地用脑,才能变得聪明、健康。

六、营养与青春期疾病

大学生在青春发育期疾病较少,尤其是急性传染病、慢性病、心血管疾病发病率很低,这是由于此时期机体发育旺盛、抵抗力强,身体内各器官都处于生长发育阶段,器官损耗也较少,而且容易恢复,新陈代谢快,接触有害物质也较少,因而健康状况大多处于良好阶段。因此说大学生时期是人生各期中最健康、疾病最少的时期。

但是由于大学生接触不良环境增多,尤其生理上的特殊性,如性发育等,也会出现一些青春期疾病。其中与营养有直接或间接关系的有大学生高血压病、肺结核、贫血、近视、龋齿、月经不调、脱发、神经衰弱等疾病。

1. 肺结核 肺结核在大学生中时有发现,有的竟因患肺结核而停学或休学。其实结核杆菌是普遍存在的,大部分人也都受到过结核杆菌的感染。据统计,有 50% 的人在 10 岁以前感染过结核杆菌,但是由于接种了卡介苗而产生的免疫力及身体抵抗力较强,这些人中大多数都未发病,只有在机体抵抗力降低时才易发病。

大学生在发育阶段,身体内各器官系统发育不平衡,功能不协调,代谢旺盛,消耗量大,若这期间营养补充不足,不注意劳逸结合而致使身体抵抗力降低,再加上不注意个人卫生,如与肺结核病人一起生活,就容易感染肺结核。

2. 肝炎 1988 年上海病毒性肝炎大流行,患病人数达 33 万,据流行病学统计分析,得病的绝大多数是大学生,成人和老年的患病比例相对较少,这是因为大学生对肝炎病毒缺少免疫力。另外,大学生常在课余时间食用街头食品,这都是患病的潜在因素。

3. 月经不调 月经病在女青年中较普遍。虽然月经初潮后月经不规律为性发育不成熟所致,属正常现象,但由于营养不良或其他原因亦引起月经不调,使经量过多或过少。据医学家研究发现,女孩体内脂肪占 17% 以上,才可能出现月经。生活中有的女孩挑食、偏食,不吃脂肪类食品,结果使体重减轻,身体消瘦,脂肪含量达不到一定比例,引起原发性闭经或继发性闭经。

4. 贫血 贫血是大学生中最常见的症状,尤其是女大学生中的贫血现象比较多见,如血红蛋白低于 110g/L 的女大学生占一定比例,这都属于贫血。这除了与女大学生每月的月经损耗有关外,最主要的还与其食量较小,有偏食、挑食和贪吃零食的不良习惯,甚至因怕胖而节制饮食等有关。

5. 近视 引起近视的原因很多,其中与食物中缺少硒有关。其他如大学生高血压病的发生与食盐过多和神经过度紧张有关;脱发或过早白发也常与饮食营养有关。因此,大学生只有全面合理地摄取营养,才能提高身体素质和抗病能力,从而健康成长。

七、营养与身体素质提高

身体素质是指人体各器官系统的功能,通过肌肉活动所表现出来的基本活动能力。它主要包括力量、速度、耐力、灵敏度和柔韧性等。身体素质的优劣,虽然与遗传因素和体育锻炼有关,但也与营养基础的关系十分密切。

为了摸清学生体质现状,探讨学生身体素质的特点和某些变化规律,我国每间隔5年开展一次学生身体素质的抽样调查。调查项目一般为50米跑、立定跳远、男生斜身引体和引体向上、女生仰卧起坐和立位体前屈等。这些测试项目基本上反映出学生的速度、弹跳力、力量、柔韧性和耐久力等素质水平。从历次测试结果来看,我国学生的身体素质不容乐观。除立定跳远外,各项指标不如加拿大同年龄学生。用日本的四项素质指标测试我国10~22岁学生,结果为我国学生的身体素质水平均低于日本学生。专家分析认为,这是由于日本20世纪50年代以来普及学校营养午餐的结果。

我国14~18岁女生的素质水平基本上处于停滞状态,这可能与她们的生理特点以及受旧观念束缚使运动量减少有关。但是,随着生活水平提高和饮食品种丰富的同时,由于某些饮食宣传误导,女生中出现不爱吃肥肉,正餐节食,却平时爱吃刺激性零食等。以致饮食中营养不全面或供给量长期不足,从而导致女生身体素质水平的提高幅度明显低于男生。这种现象在个别男生中也有"苗头"。

闻名世界的我国耐力跑著名"马家军"运动员,为何能取得世界冠军。国外专家曾专门研究他们的秘密"武器",结果所发现是因为马家军十分注重膳食营养的合理调节。随着我国教育事业的不断发展,学生营养工作已被纳入我国学校贯彻素质教育的重要内容,正在全国城乡各地有计划地开展学校营养午餐的试点推广工作。

与此同时,在近年来我国还实施了一项"国家大豆行动计划",旨在以农村为重点进一步推进我国学生营养工作的全面发展,这必将使我国学生的身体素质得到全面提高。

1. 营养与身体免疫力　身体免疫力就是机体对外界各种传染病的抵抗能力。如果机体具有很强的免疫抗体,就能抵挡各种入侵的致病菌,人体就不会发生某些传染病。

营养是机体中的许多免疫物质产生的重要基础,如血清免疫球蛋白 IgG、IgA、IgM 等3种免疫抗体的重要物质基础是蛋白质、热能等。免疫抗体 IgG 的主要功能是促进吞噬细胞吞噬入侵的致病细菌,IgA 能防止病原菌侵入机体,IgM 可增强吞噬细胞的吞噬作用等。有关研究表明,患蛋白质热能缺乏症的学生,对抗伤寒沙门菌的抗体水平比健康大学生显著要低。维生素、微量元素缺乏也可降低免疫水平,如维生素 C 缺乏时可使吞噬细胞的行动迟缓和杀菌能力下降;维生素 E 缺乏时可引起体内抗体合成降低;微量元素锌缺乏会伴有免疫器官的淋巴组织萎缩,皮肤超敏反应力下降,胸腺激素活性减低。同时,锌缺乏也可引起吞噬细胞的猎取和吞噬作用的下降。铁缺乏对破伤风类毒素、单纯性疱疹病毒等的抗击反应力减弱。

某些营养素摄入略多能促进免疫抗体的功能,作出战胜对某些致病菌的敏捷反应。如β-胡萝卜素、维生素 A、维生素 E、锌、硒等。但如果摄入量超出较大限度,会导致血清密度脂蛋白(HDL)降低,低密度脂蛋白(LDL)升高,二者比例失调,细胞膜正常结构改变,IgA 分泌细胞的成熟、发育、结构、功能发生相应病理性变化,反而会降低免疫反应。因而,每个学生都要根据自己的生活、生理需要及生长发育的特殊需要,做到每日适量、均匀、全面的平衡膳食是非常重要的。

2. 营养为健康之本　健康是指身体不仅仅是不生病,而且是生理上和社会、自然环境的动态平衡。但实际上大部分人,在不同程度上处于不完全健康状态。如果要由不完全健康状态发展为完全健康状态,就得通过合理营养加以调节。生命首先在于营养,一个人的整个生命过程都离不开营养。道理很简单,没有营养摄入,生命就得停止,还谈得上什么健康。

研究表明,营养状况好的母亲,她们所生的婴儿有 94% 健康状况良好;而营养状况不良的母亲所生的婴儿,有 92% 健康状况不佳。在各类人群中,注意营养可使许多疾病的发病率与死亡率下降。如心脏病可下降 20% ,肿瘤下降 30% ,糖尿病下降 50% 。事实上,合理营养确能有效防治各种营养缺乏症和营养过剩症,以及诸多的常见病、多发病。同时,不断改变自己的饮食习惯,还可有效预防一些癌症的发生。

一般认为,人到 60 岁左右将进入老年期,应属于正常的自然现象。如果在 45 岁左右就出现两鬓斑白、耳聋眼花、眼角出现鱼尾纹、眉毛外 1/3 变得粗长、记忆力减退、工作效率降低等老年性变化称为“早衰”。如果不偏食,善泛食,并做到合理营养的平衡膳食,则推迟衰老是完全可能的。有关科学家对不同群体期望寿命调查的结果表明,在当今世界上从事营养工作者其平均寿命为最高。

八、营养与健康长寿

人体的衰老是自然界的必然过程,虽然不可能长生不老,但注意摄取均衡营养,则完全可以延缓衰老,达到健康长寿的目的。人上了岁数,机体开始衰老,生理机能发生衰退,有针对性地补充营养,多吃蔬菜、水果等清淡食物,避免热量和动物脂肪的过量摄入,可以防止高血压、心脑血管疾病的产生,以达到延年益寿的目的。

人体就像一座巨大的、复杂的工厂,时刻都在进行着各种生化反应,合理的营养可以促进人体的生长发育,维持正常的新陈代谢。所以生命与营养是密不可分的,健康与营养也是息息相关的,没有了营养,生命与健康也无法存在。营养是生命健康的物质基础。影响健康的三大因素是遗传基因、环境和食物。遗传基因和环境是自身无法改变的,唯一可以自己掌握的就是饮食。良好的饮食行为、健康的生活方式是获得健康的必由之路。俗话说:“药补不如食补”,只有科学合理地饮食,就能治好已病防未病,健康才将与你终生相伴,拥有健康的身体,才拥有真正的生命!

第三节　现代健康观

一、健康的概念

健康(health)是指一个人在身体、精神和社会等方面都处于良好的状态。传统的健康观是“无病即健康”,现代人的健康观是整体健康,世界卫生组织提出“健康不仅是躯体没有疾病,还要具备心理健康、社会适应良好和有道德”。因此,现代人的健康内容包括:躯体健康、心理健康、心灵健康、社会健康、智力健康、道德健康、环境健康等。健康是人的基本权利,也是人生的第一财富,达到尽可能的健康水平,是世界范围内一项重要的社会性目标。

1. 躯体健康(生理健康)　是指身体结构和功能正常,具有生活的自理能力。

2. 心理健康　是指个体能够正确认识自己,及时调整自己的心态,使心理处于良好状态以适应外界的变化。心理健康有广义和狭义之分:狭义的心理健康主要是指无心理障碍等心理问题的状态;广义的心理健康还包括心理调节能力,发展心理效能能力。

3. 社会适应良好　较强的适应能力是心理健康的重要特征。心理健康的大学生,应能与社会保持良好的接触,对于社会现状有清晰、正确的认识。既有远大的理想和抱负,又不会沉湎于不切实际的幻想与奢望,注重现实与理想的统一。对于现实生活中所遇到的各种困难和挑战,不怨天尤人,用切实有效的办法去解决。当发觉自己的理想与愿望与社会发展背道而驰时,能够迅速地进行自我调节,以求与社会发展一致,而不是逃避现实,更不妄自尊大和一意孤行。

4. 道德健康 是指能够按照社会规范的细则和要求来支配自己的行为,能为人们的幸福做贡献,表现为思想高尚,有理想、有道德、守纪律。

二、健康的标准

健康的标准(health standards)包括以下十个方面:①精力充沛,能从容不迫地应付日常生活和工作;②处事乐观,态度积极,乐于承担任务而不挑剔;③善于休息,睡眠良好;④应变能力强,能适应各种环境的各种变化;⑤对一般感冒和传染病有一定的抵抗力;⑥体重适当,身材匀称,头、臂、臀比例协调;⑦眼睛明亮,反应敏锐,眼睑不发炎;⑧牙齿清洁、无缺损、无疼痛,牙龈颜色正常、无出血;⑨头发有光泽、无头屑;⑩肌肉、皮肤富有弹性,走路轻松。

按照以上的健康标准,只有15%的人能达到该标准,而15%的人有病。大部分人都处于中间状态,即没有疾病又不完全健康的状态,也就是说处于机体无明显疾病状态,但活力降低,适应能力出现不同程度减退的一种生理状态,如乏力、头昏、头痛、耳鸣、气短、心悸、烦躁等。这种中间状态即为"亚健康"(subhealth)状态(第三状态)。

三、维护健康的措施

现代文明在带给人们充分物质享受的同时,也给人类的健康带来了新的威胁。由于精神紧张、营养过剩、运动不足和环境污染等因素所引发的非传染性疾病在全球不断蔓延,处于"亚健康状态"的人群在不断地扩大。关爱生命、追求健康是现代人渴望的目标,也是当代青年大学生所应具备的基本素养。世界卫生组织制定了维护健康的四大基石。

1. 树立现代健康意识 在有限的人生中,唯有健康是最宝贵的。因为健康不但是实现人生价值的保证,更是享受美好生活的必要条件。失去了健康便丧失了一切,追求健康就是追求文明进步。当代大学生为了个人的幸福生活、民族的兴旺、国家的富强,应当把维护健康作为终身追求的目标和对社会乃至中华民族的一种责任。即便是处于生长发育时期,机体代偿能力较强,对轻微的身体异常尚不易察觉,也要树立防患于未然的健康意识。即便目前的身体无病或体格强壮,仍要树立培养良好心理素质、适应环境与社会变化的健康意识。即便认为自己的身体很健康,还是要树立养成良好生活方式,使个体行为与社会规范相一致的健康意识。因为行为转变的前提是提高对健康的认识。

此外为了保持良好的健康状态,还应了解人体生命活动的基本特征,掌握人体生长发育的基本规律和维持健康的知识、技能和方法,从而有助于了解危害健康的危险因素,有助于自己做出决策,避免各种危险因素对人体健康的损害。

2. 坚持体育锻炼 运动是生命和健康的源泉。适度、规律的体育锻炼不仅可以提高身体素质,增强防病抗病能力,还能够放松和愉悦心情。体育锻炼的形式分有氧运动和无氧运动。有氧运动指人体在氧气充分供应的情况下进行的体育锻炼。而无氧运动所需能量部分来源于能源物质的无氧代谢。平常的运动建议采用有氧运动。常见的有氧运动项目有:步行、快走、慢跑、定向越野、跳健美操、游泳、骑自行车、打太极拳、跳绳、球类运动如羽毛球、篮球、足球等。现在高校所设的体育课几乎都是以有氧运动为主的。它们对于增强心肺功能有明显好处,并有其他塑造优美形体如健美操、平和情绪、优化心态、如太极拳等的有益于健康的效果。

但是任何事物都具有其两面性,如果盲目地增大运动量往往不能起到促进身心健康的效果,还可能适得其反,使人的健康受到损害。如运动性肌肉损伤、网球手、腰肌劳损等。所以建议每天运动累计时间不少于30min,每周不少于三次。如果是刚开始锻炼,则应该开始锻炼量较小,适应过后逐渐增大,循序渐进。而运动频率过低如每周低于两次也达不到锻炼效果。总之,坚持良好的运动习惯是拥有健康体魄和健康心理的必备因素。适度的、优质的体育运动,能提高人们的生活质量,帮助我们走向更好的未来。

3. 控制体重、防治肥胖　由于生活水平的不断改善以及现代生活方式的渗透,超重和肥胖已成为影响人类健康的重要因素之一。现代医学研究成果表明,肥胖不仅体态臃肿,工作生活不便,而且很容易合并高血压、冠心病、糖尿病、胆石症、肺换气障碍、脂肪肝、血栓与栓塞性疾患等多种疾病。同时还易造成心理与社会能力障碍。最近十年的研究表明,控制体重防治肥胖的基本原则是使人体长期持续地处于能量摄取与消耗的负平衡状态之中,就是说通过限制饮食和增加运动量,使能量的消耗超过能量的摄取。我国著名运动营养学专家陈吉棣教授提出理想而有效的控制体重的方法,用公式表达为:适量的运动+适当的控制饮食+生活方式的改变。控制体重、防治肥胖将在"超重与肥胖的评价标准和控制方法"中详细讨论。

4. 保证良好的睡眠　睡眠伴随着人类生命的全过程,是生命的组成部分。要想生命力旺盛、身体健康、体力强健、脑力充沛,就必须有足够的睡眠时间。巴甫洛夫称"睡眠是神经系统的镇静剂"。世界卫生组织(WHO)把"睡得香"列为健康的重要客观指标。可见睡眠对健康的重要性。大学生不仅要睡得科学、睡得合理充实,而且还要有规律的作息时间,才能生活得健康长寿。如果睡眠不足、质量不高就会体软懒动,头昏脑涨,精神不振,血不归筋,力不从心,带病运转。若长期下去,处于这种亚健康状态,对学习、工作极为不利,更谈不上什么好的生活质量,也谈不上健康和长寿。

5. 戒烟限酒　吸烟是人类健康的最大元凶。烟草中含有4800多种化学成分,大多数对人体有害,包括致癌、诱发冠心病、损害组织、器官功能、抑制胎儿发育、污染环境等。因此,吸烟被世界卫生组织称为人类"第五种威胁"(前四种是战争、饥荒、瘟疫、污染)。而当代中国大学生吸烟现象非常普遍,所以要加大宣传、教育、管理力度,奉劝大学生远离烟草。

适量饮酒是有益于健康,少量的酒可以扩张血管、促进血液循环,有利于人体的新陈代谢,增强免疫力。但是,长期、过量饮酒的酗酒行为,则严重危害人体健康如使大脑、小脑损伤变性,记忆力减退,意识出现障碍,反应迟钝,心跳加快,血压升高等。严重者会继而进入抑制状态,发生脑的严重并发症,甚至昏迷死亡。慢性过量饮酒,导致慢性酒精中毒,引起心、肝、肾、脑等多脏器功能损害,使这些器官功能减退,如酒精性肝硬化、平衡功能失调等,青少年可出现发育迟缓的现象。

6. 合理膳食,平衡营养　人的生命活动,每天都在大量消耗能量,需要不断从膳食中补充营养。合理膳食意味着机体能够摄入保持身体健康所必需的所有营养成分,能够促进正常生长发育,增强体能,增加免疫功能,预防疾病,保持良好的身体状况,提高工作效率和运动能力。不合理膳食会造成营养的缺乏或过剩,影响人体的生长发育,也易患各种疾病,如心血管疾病、糖尿病、癌症、肥胖、营养不良等。因此,要充分发挥营养的保证作用就必须做到合理膳食、平衡营养。营养与健康的关系将在"营养与健康"中详细讨论。

7. 保持健康的心理状态　保持和谐心理,可以有效地防病、抗病、抗衰老。要乐观豁达,乐于奉献。这是心理平衡的基础、身体的内在平衡。使新陈代谢运转正常,人就可以增强免疫力,少生疾病。生命就有活力,就可以健康长寿。怎样保持和谐心理,首先必须做到每天工作、休息、运动、睡眠都按规定的作息时间表进行。从而形成人体奇特的生物钟,这样身心才会健康。如果与此背道而驰,就会导致体内各种生理活动紊乱,将为疾病、早衰,甚至给短寿敞开大门。

8. 预防疾病　预防疾病是一种有益健康的措施和行为,事实上,是你自己而不是医生对你的健康负责。将个人对健康的关注和早期检查预防相结合,这是一条成效显著的生存之道,也是一条通向健康的金光大道。

9. 加强个人安全防范　加强个人的安全防范的内容包括:法制教育、消防安全教育、交通安全教育、卫生防病和饮食安全教育、预防突发意外事故教育、预防运动伤害事故教育、自护自救的教育,不断提高自身的安全防范能力。

第四节　影响健康的因素

一、生　活　方　式

生活方式(life style)是指人们长期受一定文化、民族、经济、社会、风俗、家庭影响而形成的一系列生活习惯、生活制度和生活意识。包括消费类型、有害健康的业余活动、职业危害等诸多方面。人类在漫长的发展过程中,虽然很早就认识到生活方式与健康有关,但由于危害人类生命的各种传染病一直是人类死亡的主要原因,就忽视了生活方式因素对健康的影响。直到19世纪60年代以后人们才逐步发现生活方式因素在全部死因中的比重越来越大。美国疾病控制中心统计有关健康的不良行为直接或间接造成近50%的全美十大死因,主要有吸烟、过量饮酒、营养失调、缺乏运动、药物依赖、吸毒等。然而如果人们做到经常锻炼、不吸烟、少饮酒,合理饮食,几乎不花分文就能使期望平均寿命增加11年。我国也有类似情况,在中国上海的一项调查显示,中国城市居民最主要的不良生活方式包括:①极度缺乏体育锻炼;②有病不求医;③缺乏主动体检;④不吃早餐;⑤与家人缺少交流;⑥长时间处在空调环境中;⑦常坐不动;⑧不能保证睡眠时间;⑨面对电脑过久;⑩三餐饮食无规律等。而这些行为方式都可通过健康教育进行矫正和预防。

二、环　境　因　素

环境(environment)是指以人为主体的外部世界,是地球表面的物质和现象与人类发生相互作用的各种自然及社会要素构成的统一体,是人类生存发展的物质基础,也是与人类健康密切相关的重要条件。人类生命始终处于一定的自然环境、社会环境及人为环境中,经常在物质和精神心理的双重因素影响之下。人类为了生存发展,提高生活质量、维护和促进健康,需要充分开发利用环境中的各种资源,但是也会由于自然因素和人类社会行为的作用,使环境受到破坏,使人体健康受到影响,当这种破坏和影响控制在一定限度内时,环境和人体所具有的调节功能有能力使失衡的状态恢复原有的面貌;如果超过环境和机体所能承受的限度,可能造成生态失衡及机体生理功能破坏,甚而导致人类健康近期和远期的危害。因此人类应该通过提高自己的环境意识,认清环境与健康的关系,规范自己的社会行为(防止环境污染,保持生态平衡,促进环境生态向良性循环发展),建立保护环境的法规和标准,避免环境退化和失衡,这是正确处理人类与环境关系的重要准则。然而随着科技不断地提高与发展,人类与动植物赖以生存的环境,被越来越多的含有化学毒素的生活垃圾所充斥、包围,绿色生态环境遭到严重污染与破坏,我们美丽的家园和宝贵的生命,都面临着巨大的危害与威胁。

(一) 自然环境

1. 人类适宜的自然环境　综合古今中外的研究情况,大致应具备以下几点,即洁净而充足的水源,新鲜的空气,充沛的阳光,良好的植被以及幽静秀丽的景观等。这个适宜的自然环境,不仅应满足人类基本的物质生活需求,还要适应人类特殊的心理需求,甚至要与不同的民族、风俗相协调。

2. 不良的自然环境因素

(1) 不良的地理条件。①由于天然原因导致地壳化学元素分布异常,使局部地理环境中某些微量元素缺乏或过剩可以引起地方病。如缺碘引起地方性甲状腺肿,缺氟引起龋齿,低硒与克山病的发生有关。平原、低洼地区易导致活泼元素的过多症,如氟过剩引起氟骨症。②有害的放射性物质。有些地区蕴含的矿物对人体也是有害的。如铀矿、磷矿等,若有强烈的放射级,可造成当地人患贫血、白血病以及癌症发病率增高。科学的进步使人类进入工业社会,但过度城市化也使生态环境遭到破坏,耕地面积锐减,森林覆盖减小,草原退化严重,水土流失,气候恶化,使包括地理条件在内的整个环境质量下降。

(2) 大气污染。大气污染是由于向大气排放非固有的气体及微粒,超过了大气成分的正常组成,当大气自净能力不能消除这些污染物时,造成大气质量下降,即可说这个地区的大气受到了污染。①污染来源主要是能源的利用。如煤和石油的燃烧,大量排放出五大污染物——硫氧化物(SO_x)、氮氧化物(NO_x)、碳氢化合物(HC)、一氧化碳(CO)及颗粒物,这种污染包括生产性污染、交通运输性污染和生活性污染。②对人类健康的危害。包括急性中毒和慢性损害两类。急性中毒主要见于意外事故,如液氯钢瓶爆炸造成的氯气外溢,可引起居民的急性中毒和死亡。世界上多次发生的大气污染灾害中,大半是由于空气质量的突然变坏对居民产生的急性作用,造成某些疾病的患病率和死亡率突然升高。这些灾害的共同特点是:恶劣的气象条件(气温逆增、大雾),不利的地形(低洼地区、峡谷),使污染物在空气中聚集,短时间内造成大量人群发病和死亡。尤其老年、病人受害最大。慢性损害,主要由于低浓度的大气污染,长期作用于人体,引起慢性非特异性疾病,如心血管病、慢性呼吸系统疾病、肺癌等。

(3) 水源污染。由于人类活动将污染物排入江河、湖海、水库或地下水,使水质、底泥的理化性状和生物种群发生变化,降低了水体的使用价值,这种现象称为水体污染。水源污染对人体健康的影响是多方面的。含病原菌的人畜粪便、污水污染水源,可引起肠道传染病流行。水体遭受有毒化学物质污染后,通过饮水、食物链的形式可使人群发生急慢性中毒,甚至死亡。如水俣病就是由长期摄入富集有甲基汞的鱼贝而引起的中枢神经疾患,为公害病的一种,因最早在日本熊本县水俣湾附近渔村发现而得名。另外,有些污染物可使水质感官性状恶化,妨碍水源正常利用;或使水中微生物的生长、繁殖受到抑制,影响水中有机物的氧化分解,损害水源的天然自净能力,破坏水源卫生状况。

（4）土壤污染。在人类生产和生活活动中排出的有害物质进入土壤中,影响农作物的生长发育直接或间接地危害人畜健康的现象,称为土壤污染。污染来源主要有四种类型:第一种是工业废水和生活污水污染,又称水型污染,是土壤污染主要的来源。第二种是城市垃圾和工业废渣污染,又称固体废弃物型污染。第三种是大气污染物的污染,称大气型污染,主要是由大气中的污染物自然沉降或随降水而降落进入土壤。第四种是其他类型的污染,如在农业生产中广泛使用农药、化肥,施用未经无害化处理的人畜粪便等。

（二）生活环境

广义的生活环境是指与人类生活密切相关的各种自然条件和社会条件的总体,由自然环境和社会环境中的物质环境所组成。这里所说的"生活环境"主要是狭义的生活环境,包括居室环境、院落环境等。生活环境的保护与每个人生活质量的好坏息息相关。

1. 生活炉灶和烹调油烟 燃料燃烧产物可含有二氧化碳、一氧化碳、氮氧化物、二氧化硫等,当燃烧不完全时可含有大量多环芳烃类致癌物质。如冬季取暖使用烟煤,可造成室内空气中苯并芘浓度升高。烹调油烟也是室内污染的重要来源之一,当油温达220℃以上时产生的一组混合性污染物,约有200余种成分,大多具有致突变性。油烟中的致突变物质来源于油脂中的不饱和脂肪酸的高温氧化和聚合反应。

2. 室内人的活动 一方面来自于人的呼吸、谈话、咳嗽、喷嚏等排泄物;另一方面是吸烟,是室内重要有害物质的来源。被动吸烟者较主动吸烟者受害更大。

3. 建筑材料及装饰材料 ①氡。建筑材料可释放出氡造成室内污染。氡主要来自于含镭的地基土壤和建筑材料,半衰期3.8天,平均寿命5.5天,氡呈气体状态,可从附着物逸出进入空气。②甲醛。是一种挥发性有机化合物,可来自于工业废气、汽车尾气,也可来自于室内燃料和烟叶的不完全燃烧,特别是室内装饰材料和生活用品等化工产品。③挥发性有机物（volatile organic compounds, VOCs）。是一类重要的室内污染物,至少含有300多种成分。VOCs中除甲醛外,还含有苯、甲苯、二甲苯、三氯甲烷、二异氰酸酯等。主要来源于各种溶剂、黏合剂等化工产品。

4. 室内生物性污染 在通风不良,人员拥挤的情况下,病原微生物可通过谈话、咳嗽、喷嚏排除污染空气,使易感人群发生感染。另外,密闭的室内环境容易滋生真菌、尘螨等生物性变态反应原。

5. 家用电器的电磁辐射 包括电脑、手机、电视、洗衣机、电冰箱、电吹风、微波炉等每日与人接触的电器等具有一定的电磁辐射,因其对人体影响的复杂性、广泛性等而被称为"隐形杀手",对人体健康的影响也越来越受到重视。

（三）职业环境

职业环境是指人类从事生产、劳动、工作的场所。在职业环境中,由于生产、制造、事故、人工等因素,会产生有害健康的因素。

1. 生产过程 在工农业生产过程中,由原料到产品的各个环节都可能有污染物的形成和排放。如工业"三废"、煤尘、沙尘、有害气体、重金属等。

2. 交通运输 交通工具多使用汽油、柴油等液体燃料,燃烧后能产生大量氮氧化物、一氧化碳、多环芳烃、醛类等有害物质。在这些交通工具中,由于汽车的机动性能强,污染范围广,汽车废气对人群健康的危害更大。

3. 某些意外事故性排放 如工厂爆炸、火灾、油田大火、核战争、化学战争等都可严重污染环境。

(四) 社会-心理因素

人类健康和疾病是一种社会现象,健康水平的提高和疾病的发生、发展及转归也必然会受到社会因素的制约。社会因素一般包括社会制度、社会文化、社会经济水平,它影响人们的收入和开支、营养状况、居住条件、接受科学知识和受教育的机会等,社会因素还包括人们的年龄、性别、风俗习惯、宗教信仰、职业和婚姻状况等。

心理因素是指在特定的社会环境条件下,导致人们在社会行为方面乃至身体、器官功能状态产生变化的因素。心理因素着重于个体和内在情绪(兴奋、抑制、焦虑、忧郁、恐惧、愤怒、悲伤等心理紧张)及对周围环境和事物的态度和观念。

由于社会环境的变动常会影响个体的心理和躯体的健康,心理因素又常与社会环境密切相关,因而常称为社会-心理因素(socio-psychological factor)。

心理紧张本是人适应环境的一种正常反应,但如果强度过大、时间过久都会使人的心理活动失去平衡,继而导致神经活动的功能失调,甚至导致情感性疾病、心身疾病的发生,严重者还可能造成各种精神性疾病。因此,应该着重强调个体心理状态须尽快地去适应社会环境的改变,使个体和不断变动着的社会环境调整为一个协调统一的整体,使社会环境的任何变动都不致使人长时间地停留在心理失衡和(或)神经活动功能失调,以预防躯体疾病的发生。

三、生物学因素

生物圈中的生命物质都是相互依存、相互制约的,它们之间不断进行物质能量和信息的交换,共同构成生物与环境的综合体,即生态系统。人类依靠生物构成稳定的食物链,从而获得生存所必需的营养素。而生物本身在不断繁衍过程中为人类造福的同时,有的生物会给人类健康和生命带来一定威胁,如致病性生物可成为包括烈性传染病的媒介;食物链中存在致癌、致畸的有毒物质等生物因子,空气中存在致敏的花粉,生产过程中的生物性粉尘(动物羽、毛等)等均可能给人体健康造成影响,这些因素统称为生物学因素(biological factor),包括遗传因素、生物致病因素、心理因素等三个方面。

1. 生物遗传因素 生物遗传因素是指人类在长期生物进化过程中所形成的遗传、成熟、老化及机体内部的复合因素。生物遗传因素直接影响人类健康,它对人类诸多疾病的发生、发展及分布具有决定性影响。据统计,全世界受遗传病危害的人占世界总人口的15%。许多严重威胁人类健康和生命的常见病,如肿瘤、心血管疾病、高血压、糖尿病、精神疾病等均与遗传有关。近年来,随着人类基因组计划的圆满完成及后基因组计划的迅速进展,人们对遗传病的认识不断深入,对影响人口素质的遗传因素和非遗传因素有了更多的了解。现在普遍的认识是在人的健康因素中,遗传约占10%~15%。

2. 生物致病因素 生物性致病因素是指感染致病菌、病毒、螺旋体、立克次体、衣原体和支原体等病原微生物或寄生虫等。给人类造成的灾害包括传染病、寄生虫病、感染性疾病、食物中毒等。但随着预防医学的发展和诊疗技术的提高,生物性因素致病概率在不断下降,治愈率在不断提高,因此其对健康的危害正在退居次要地位。

3. 心理因素　心理因素对健康的影响是多方面的,也是非常复杂的。积极良好的心理因素能够十分有效地促进心身健康,反之,消极的不良心理因素则会损害心身健康。在日常生活中,心理紧张刺激是存在的。适度的紧张是正常生活中所必需的,也是不可避免的,如果心理紧张超过了限度,不仅会损害健康,甚至可以引起疾病。心理紧张刺激主要是由于理想、愿望和需要等遇到对抗力量而不能实现,或者说是主客观环境不相适应而引起的。心理紧张作为一种反应状态而损害人的健康,是因为它往往会伴随着发生一系列强烈的或持久的消极情绪。人们经历最多的是紧张生活事件,如政治上的压抑、经济上的沉重负担、亲人亡故、婚姻破裂、家庭不和、丧偶、家长失业、孩子失学等。有关心理因素对大学生健康的影响在大学生心理问题章节还将详细论述。

四、健康照顾系统

健康照顾系统(health care system),即医疗卫生服务。包括预防性照顾——预防机构;诊断性照顾——医疗机构;康复性照顾——康复机构。

这些因素受国家的经济水平和卫生事业发展水平的影响,同时还取决于社会群体的文化教育素质、精神文明程度、生态平衡状况、自然资源的种类等。它们互相依存,互相制约,影响人类的健康,其中环境因素和行为生活方式是主要因素。

当然,一个人的健康状况,取决于许多因素可包括:先天的遗传因素,后天的食物营养、生活方式、卫生状况、气候环境、体育锻炼、精神状态、嗜好习惯等。但在这些因素中最基础、最根本、最经常对生命质量、寿命长短起作用的仍是膳食营养。所以说,营养为健康之本。

第五节　大学生营养与健康教育的意义

营养教育是健康教育的重要组成部分,是通过有计划、有组织、有系统的教育活动,使人们自觉地采纳有益于健康的行为和生活方式,消除或减轻与营养有关的影响健康的危险因素,预防疾病,促进健康,提高生活和生命质量,并对教育效果作出评价。其核心是教育人们树立合理营养的意识、建立良好的饮食行为与生活方式,以降低或消除影响健康的危险因素。

大学生正处在青春期向壮年期的过渡阶段,是一生中生长发育最为旺盛的时期,生理的和心理的变化较为复杂,各器官机能逐渐趋向成熟期,脑力和体力的活动更频繁,思维能力活跃而敏捷,记忆力较强,是"双长"(长身体、长知识)阶段的重要时期。但此期也是个体生命力相对旺盛的阶段,健康状况总体上处在良好水平,一般较少患病。也正因为如此,多数人就会因为自己处在"健康"状态而忽视了饮食营养与良好生活方式的养成,因此饮食营养误区、养生保健误区、偏离行为在大学生中较为普遍。有健康专家指出,目前一些大学生日常生活中存在着如下9大不良饮食习惯,分别是:电视佐餐,食不知味;润喉片当糖,口腔遭殃;偏食肉或蔬菜,身体很受伤;零食当正餐,上课昏沉沉;电脑很好玩,肠胃吃不消;食品色素超标,慢慢损害健康;光顾街边小摊,不知不觉染病;不喝牛奶,身体营养不良;烧烤好吃,代价太大等,给青年学子的健康带来严重影响,应当引起我们大学生的高度重视。

然而,我国营养教育工作滞后,在基础教育阶段缺乏相关的系统教育与培养,使大学生普遍缺乏对合理营养、平衡膳食、自我保健等方面的正确认知。加之大学生远离父母,缺乏家长的有效监督与生活关怀,在日常生活方面才表现出很多偏离行为。因此,研究大学生的饮食营养规律与特点,在大学生中大力开展营养健康教育,丰富他们的营养知识,促进大学生从青年期开始就养成良好的生活行为方式,对其一生的健康状况及学习、工作将有非常重要的意义。

一、大学开展营养健康教育的意义

1. 营养健康教育可以帮助大学生养成合理营养的观念　人类在很长的历史时期,对食物的认识仅停留在吃饱肚子,维持生命的层面。而对食物的保健功能、感官功能知之甚少。随着现代营养学的发展,已经从食物中不断发现了几十种营养素,而且每一种营养素都不能摄入过多,也不能摄入过少,否则就会形成营养过剩或营养不足甚至出现营养缺乏症。而营养素来源于形形色色的食物。但是,各种食物含有的营养素很不平衡,即使同一品种的食物,由于产地的不同,其营养素种类和密度都会有一定差异。所以世界不存在一种食物含有所有的营养素。因此,要通过营养健康教育,让大学生了解各种食物的营养构成特点及不足,就能够做到食物间的相互搭配与互补,最终达到合理营养的目的。

2. 营养健康教育帮助大学生建立健康的生活方式　营养健康教育是以消除或减少不健康的行为因素来达到预防疾病、促进健康为特点的。通过信息传播、认知教育和行为干预,可以帮助大学生个人和群体掌握营养保健知识和技能,树立健康观念,自愿采纳有利于健康的行为和生活方式,不断改变、改善、摒弃不良生活习惯。

3. 营养健康教育是预防慢性非传染性疾病的主要手段　不健康的生活方式直接或间接地与多种慢性非传染性疾病有关。国内外研究表明,不良的生活方式和行为习惯是个人在长期生活环境中逐步养成的,也都是个人可以控制的,控制危险因素可以预防疾病,使慢性病的发病和死亡率降低;另外,健康教育通过倡导健康文明的生活方式,帮助人们实现知、信、行的改变,是预防和控制慢性病的有效干预措施。所以要预防控制慢性非传染性疾病,降低慢性病对人民健康的损害程度,只能依靠健康教育。通过广泛地开展健康教育工作,帮助人们懂得健康的知识,树立健康观念,建立健康的生活方式,这样就能有效地预防、减少或推迟慢性非传染性疾病的发生。

4. 营养健康教育是一项投入少、产出多、效益大的保健措施　健康教育的最终目的是消除或减轻影响健康的危险因素,自愿采纳有利于健康的行为和生活方式。而大学生处在学习力、理解力、精力、体力较好的阶段,对他们进行营养健康教育,不仅能使他们从大学时期就开始养成合理营养的观念。他们还可以将合理营养的相关知识带入家庭,传播到社会,让更多的人通过生活中的"口口相传"、"伙伴效应"或家庭潜移默化的影响,而逐步养成良好的生活行为方式,是一项投入少、产出多、效益大、覆盖面广的措施,可以收到事半功倍的效果。

5. 营养健康教育本身就是一种治疗方法　诸多慢性非传染性疾病如高血压病、糖尿病等,除了必要的药物治疗外,还要求患者必须坚持饮食疗法、适当锻炼等非药物治疗。即使是急性传染性疾病如急性肠炎,也要指导病人及家属采取隔离防护措施。而营养健康教育是指导病人及其家属学习掌握有关疾病防治知识,提高自我保健和自我护理能力的非药物治疗手段。此外,通过健康教育,可以满足病人的心理需求,消除病人及家属的不良心理反应,树立战胜疾病的信心,从而实现对病人的心理保健。

6. 营养健康教育能够适应人民群众对卫生保健服务的需求 随着国家经济的发展和人民群众生活水平、教育水平的提高，人们对养生保健服务的要求也会越来越高，食物生产、消费也进入了新的阶段，居民对饮食的要求已从吃饱逐步向吃好转变。但由于我国居民营养科普知识欠缺，在生活水平不断提高的状况下，虽然对食物的选择品种增加了，但营养水平并未但到相应的提升，甚至在局部出现了由于食物摄入不合理造成的营养过剩现象。部分人总以价格高低来选择食物，总认为价格高的食物营养就丰富。而营养健康教育就可以让大学生从青年期开始，了解营养知识、了解中国居民营养现状、了解不同民族膳食结构的优缺点，在生活实践中加以改善，最终达到促进健康的目的。

7. 健康教育是素质教育的重要内容之一 所谓"素质"，是指人的素养、品质。包括政治素质、文化素质，健康素质等。大学生作为国家将来的建设者和接班人，在专业教育阶段，不仅要培养良好的政治品质、职业道德和专业水平，也要培养良好的健康素养。而健康素养的获得就要靠健康教育。所以大学健康教育是大学教育的重要组成部分，也是素质教育的重要内容。

二、大学生营养健康教育的任务

1. 让大学生了解我国食物生产现状 当代大学生基本上都是从学校走向学校，对农业生产一线的实际情况了解不多。大多数城市生源的大学生甚至有过于"理想"认识，在他们认为，食物资源是取之不尽并且用之不竭的，只要有钱，在任何时间地点都可以买得到。其实，我国可耕地面积占全世界可耕地面积的7%，而人口占全球人口总数的22%，人口压力较大。改革开放三十年来，经济状况、食物生产、居民生活水平等方面都有了较大发展，基本上解决了温饱问题，中国社会正由温饱向小康型转变。但我们必须清楚地认识到，我国的农业基础相对还是比较薄弱的，许多农村地区依然没有完全摆脱靠天吃饭的现实。所以，要通过营养健康教育，让大学生了解我国的基本国情，了解我国的食物生产现状，增强大学生节约、节俭的意识，努力做到现有食物的合理搭配，提高食物营养的利用率，杜绝浪费。

2. 让大学生了解人体营养需要情况及代谢规律 大学生作为社会主义建设者和接班人及国家智力储备的重要来源，承载着国家的希望民族的未来。所以，时代要求新时期的大学生不仅要有良好的思想道德素质，深厚的科学文化素质，同时也必须拥有健康的身心素质。因为当今社会生活工作节奏日益加快，竞争也愈演愈烈，这都需要健康的体魄和良好的心理素质才能应对自如。强健的体格、良好的心理承受能力和较强的应付各种突发事件的能力，是工作节奏加快、竞争异常激烈的现代社会对新时期的大学生提出的新要求。基于以上要求，高校要因时制宜地开展大学生营养健康教育，让学生了解人体的营养需要，各种营养素的食物来源，以及合理营养的基本理论和知识，以便在实际生活中能够加以应用，不断促进健康水平。

3. 让大学生了解当前食品安全现状 食品与我们生活息息相关，食品安全关系着每一个人的健康。但近几年来，在世界范围内不断出现了食品的安全事件，如英国"疯牛病"和"口蹄疫"事件、比利时"二噁英"事件，国内的苏丹红、毒米、毒油、瘦肉精、三聚氰胺等事件，使得我国乃至全球的食品安全问题形势十分严峻，日益加剧的环境污染和频繁发生的食品安全事件给人类生命和健康带来了巨大的威胁，并已成为人们关注的热点问题。所以当代大学应该主动承担起这一社会重任，向大学生开展营养健康教育，让大学生了解当前食品安全面临的形势、困难、问题,让他们了解更多的食品安全知识,培养食品安全防范意识,掌握有毒有害食品、掺杂掺假食品的识别技巧,防范和抵制食品安全事件,保障居民健康。

4. 让大学生了解营养与疾病的关系　世界卫生组织研究资料证实,人的健康寿命40%在于遗传和生存的环境条件,60%取决于生活方式。就个人而言,遗传和环境因素很难改变,但改变生活方式却是可以做到的,从这个意义上说,慢性病都是可以预防的。当然这个改变是一个长期的过程。一方面是要有营养与保健、营养与慢性病防治的相关知识;另一方面有了知识不一定能改变行为。因此高校要大力推进健康教育,提高大学生健康意识。要通过健康教育等活动,使大学生主动地、自觉地建立起有利于健康的生活方式,包括拒绝吸烟、拒绝饮酒或少量饮酒等;努力做致力工作与休息的和谐、人际关系的和谐、饮食结构的和谐、心理上的和谐等。

三、大学生营养健康教育的措施

1. 大学生营养健康教育工作要有计划、有组织、有落实(即"三有")　高校应成立健康教育领导小组,定期召开健康教育专题会议。要培养一批专兼职工作人员和健康教育授课教师。教务管理、学生管理、团委等部门要制定有关大学生健康教育的制度,并指定责任人。每学年要制定出年度健康教育计划,要组织相关领导、专家定期对大学生健康教育工作进行检查、指导。

2. 大学生营养健康教育要进课堂、进食堂、进寝室(即"三进")　营养健康教育是理论性和实践性很强的教学活动。教务管理部门一定要把营养健康教育课程列入教学计划让大学生选修,要保证健康教育进课堂。后勤管理部分在学校食堂要通过张贴营养健康教育相关的宣传图画、讲解营养保健食谱,使营养知识进食堂。学生社区、学生会、团委等要通过"文明宿舍"、"健康团队"评比、建设等活动,鼓励学生在寝室学习、讨论健康知识,自觉摒弃不良的生活行为方式。

3. 大学生营养健康教育要体现整体规定性、个体差异性、民族不同性(即"三性")　大学生来源于五湖四海,不同地域、不同民族学生饮食习惯、爱好均有差异。作为高校从事营养健康教育的老师,在选定教学内容和制定培养方案的过程中,既要体现整体规定性,保证大学生了解饮食营养的基本概念、基本知识和人体营养规律的基础上,还要体现个体差异性,要针对不同学生表现出的健康问题或饮食营养方面的不足,给予个体指导。同时还要考虑到不同民族宗教信仰、文化习俗及饮食习惯上的差异,帮助同学们分析本民族膳食结构的优缺点,以期不同程度地进行改善。

总之,营养是健康的根本,食物是营养的来源。科学饮食是人类健康长寿的基础和保证,然而在校大学生对此十分忽略。在大学生中存在很多饮食营养误区及不良生活行为方式,对他们的健康构成了威胁。因此,全面系统地学习营养的基础知识,形成健康的生活方式对于提高大学生的整体素质具有重要的作用。

上篇 营养学基础

第一章 人体需要的营养素

营养素(nutrient)是指能在体内消化吸收,具有供给热能、构成机体组织和调节生理功能,为机体进行正常物质代谢所必需的物质。人体必需的营养素有六大类40多种,按其化学组成和生理功能可分为:脂肪、蛋白质、碳水化合物、无机盐、维生素和水六大类。

第一节 蛋 白 质

蛋白质(protein)是生命的物质基础,与生命以及各种形式的生命活动紧密联系在一起,可以说没有蛋白质就没有生命。正常人体含蛋白质约16% ~ 19% ,估计人体蛋白质丢失20%以上,生命活动就会被迫停止。蛋白质由碳、氢、氧、氮四种主要元素构成,是人体唯一的氮源。人体内的蛋白质始终处于不断分解及合成的动态平衡之中,借此可达到组织蛋白的不断更新和修复目的。

一、蛋白质的营养学意义

1. 构成和修补身体组织　蛋白质是构成机体组织的重要成分,人体瘦组织如肌肉、心、肝、肾等器官含有大量蛋白质,其含量随人体生长过程不断增加。据估计成人每天约有300g蛋白质在体内合成,是机体生长发育、衰老组织更新、损伤组织修复的重要"建筑材料"。总之,蛋白质是人体不能缺少的构成成分。

2. 构成体内各种生理活性物质　人体内的酶、激素、抗体等活性物质都是由蛋白质组成的,如代谢过程中具有催化作用和调节作用的酶和激素、运输氧的血红蛋白、有免疫作用的抗体、参与肌肉收缩的肌纤凝蛋白、具有支架作用的胶原蛋白、参与遗传信息传递的核蛋白、维持细胞内外液平衡及运送营养物质的各种血浆蛋白等。

3. 供给热能　蛋白质是产热营养素,每克蛋白质完全氧化可产生4kcal(16.7kJ)热能,是体内能量的重要来源之一,人体每日所需要的热能约有10% ~ 15%来自蛋白质,但是靠蛋白质供热是不经济的。

二、蛋白质的分类

1. 氨基酸和必需氨基酸　构成人体蛋白质的氨基酸有22种,其中有9种氨基酸是体内不能合成的,必须从膳食中获得,叫必需氨基酸(essential amino acid, EAA),即亮氨酸(leucine)、异亮氨酸(isoleucine)、赖氨酸(lysine)、蛋氨酸(methionine)、苯丙氨酸(phenylalanine)、苏氨酸(threonine)、色氨酸(tryptophane)、缬氨酸(valine)、组氨酸(histidine)。其中组氨酸是婴儿的必需氨基酸。因此,必需氨基酸含量是否能满足机体需要,成为评价食物蛋白质质量的一个重要指标。

半胱氨酸和酪氨酸在体内分别由蛋氨酸和苯丙氨酸转变而来,如果膳食中能直接提供这两种氨基酸,则人体对蛋氨酸和苯丙氨酸的需要可分别减少30%和50%。所以,半胱氨酸和酪氨酸称为条件必需氨基酸(conditionally essential amino acid)。精氨酸是非必需氨基酸,在肌酸合成过程中起重要作用,近年来也被认为是一种条件必需氨基酸。其余的氨基酸称为非必需氨基酸(non-essential amino acid,NEAA)。在非必需氨基酸中比较特殊的是牛磺酸和谷氨酰胺。牛磺酸又叫氨基乙磺酸,在人体中主要分布在兴奋性较高的组织发神经系统、视网膜及淋巴细胞中。对婴儿大脑发育、神经传导、视觉功能及钙吸收都有良好作用,是一种对婴幼儿生长发育至关重要的营养素。而谷氨酰胺是防止胃肠功能衰竭的重要营养素,可减少肠黏膜绒毛萎缩,刺激肠黏膜生长,还可减少细菌扩散等,在维持肠代谢中起重要作用。

人体蛋白质以及食物蛋白质在必需氨基酸的种类及含量上存在差异。食物蛋白质中各种必需氨基酸之间的相对比例,称作该食物的氨基酸模式(amino acid pattern)。计算方法是将该种蛋白质中的色氨酸含量设为1,分别计算出其他必需氨基酸的相应比值。这一系列的比值就是该种蛋白质的氨基酸模式(见表1-1)。

表1-1　人体对必需氨基酸的需要量　　　　　单位:mg/(kg·d)

氨基酸	婴儿(3~4个月)	儿童(2~5岁)	儿童(10~12岁)	成人	青少年
组氨酸	28	?	?	8~12	
异亮氨酸	70	31	28	10	23
亮氨酸	161	73	42	14	39
赖氨酸	103	64	44	12	30
蛋氨酸+胱氨酸	58	27	22	13	15
苯丙氨酸+酪氨酸	125	69	22	14	39
苏氨酸	87	37	28	7	15
色氨酸	17	12	3	4	6
缬氨酸	93	38	25	10	20

当食物蛋白质氨基酸模式与人体蛋白质所含各种氨基酸比例接近时,必需氨基酸的利用程度就高,食物蛋白质的营养价值也就越高,反之则低。食物蛋白质中,鸡蛋蛋白质与人体蛋白质氨基酸模式最接近,实验中常以之为参考蛋白(reference protein)。

当某蛋白质中某一种或几种必需氨基酸缺乏或不足时,则使合成组织蛋白质受到限制,这一种或几种氨基酸称为限制氨基酸(limiting amino acid,LAA),可按缺乏的严重程度依次分为第一、第二、第三限制氨基酸。EAA间的平衡是相对的,当某种氨基酸过量或过少都会影响和干扰其他氨基酸的吸收利用。

2. 蛋白质的分类　蛋白质的分类方法很多,按其辅基成分可分为核蛋白、糖蛋白、磷蛋白、脂蛋白等;根据分子形状分为球蛋白、纤维蛋白;根据其组成可分为单纯蛋白、结合蛋白等。但在营养学上习惯把蛋白质分为三类:

(1)完全蛋白质:所含各种氨基酸种类齐全、数量充足、比例恰当,既能维持生命,又能促进生长发育。如卵蛋白、酪蛋白等。

（2）半完全蛋白质：所含氨基酸虽然种类齐全，但其中某些氨基酸的数量不能满足人体的需要。它们可以维持生命，但不能促进生长发育。例如，小麦中的麦胶蛋白便是半完全蛋白质，含赖氨酸很少。

（3）不完全蛋白质：这类蛋白质不能提供人体所需的全部必需氨基酸，单纯靠它们既不能维持生命，也不能促进生长发育，因此也叫劣质蛋白质。例如，肉皮中的胶原蛋白、玉米中的醇溶谷蛋白就是不完全蛋白质。

三、蛋白质的消化、吸收和代谢

在人体内蛋白质的代谢是以氨基酸为中心进行的。内环境中氨基酸的来源主要有3条途径：一是消化吸收食物获得。二是通过转氨基作用从糖类转变而来。三是体内蛋白质分解产生。

膳食中的蛋白质消化从胃开始。在胃酸作用下变性，胃蛋白酶使其分解为多肽。但消化的主要部位是小肠，在胰蛋白酶、糜蛋白酶等作用下彻底消化为氨基酸，通过黏膜细胞进入肝门静脉进而被运送到肝脏和其他组织或器官被利用。

氨基酸通过小肠黏膜细胞是由三种主动运输系统进行的，它们分别转运中性、酸性、碱性氨基酸。具有相似结构的氨基酸在共同使用同一种转运系统时相互间有竞争机制，结果使含量高的吸收多。因此在膳食中如过多地加入某一种氨基酸，就会影响其他同类型氨基酸的吸收。如亮氨酸、异亮氨酸、缬氨酸有共同转运系统。

内环境中氨基酸的代谢去向主要也有3个去向：一是合成新的蛋白质。二是通过转氨基作用转变成其他的氨基酸。三是经脱氨基作用分解。

在蛋白质代谢过程中，氨基酸经脱氨基作用形成的含N部分是NH_3，NH_3对人体是有毒的，但在肝脏中通过肝脏的解毒作用转变成尿素，尿素基本对人体无害，再通过循环系统运至肾脏，以尿液的形式排出体外，或运至皮肤的汗腺以汗液的形式排出体外。

机体每天从皮肤、毛发、黏膜脱落、妇女月经等损失一定的蛋白质。机体在完全不摄入蛋白质时体内蛋白质仍然在分解合成，这种状况持续几天之后，氮的排出就会维持在一个恒定的低水平，此时通过粪、尿、皮肤等损失的氮，是机体不可避免要消耗的，称必要的氮损失（obligatory nitrogen losses）。一般成人按每公斤体重计，每日分别从尿中排出氮37mg，粪中12mg，皮肤3mg，其他生理损失男性为2mg，女性为3mg。一个60公斤重的男子每日估计损失氮约$(37+12+3+2)×60×6.25=20.3g$。

人体中的蛋白质处在不断合成与分解的动态变化中。通常以氮平衡来测试人体蛋白质需要量和评价人体蛋白质营养状况。在一定时间内（24h）摄入与排出（尿、粪、皮肤）的氮量基本相等，表示机体处于氮平衡状态。摄入氮大于排出氮则为正氮平衡，摄入氮小于排出氮则为负氮平衡。食物蛋白质被人体消化吸收后，主要用于组织蛋白质的更新。婴幼儿、青少年、孕妇、乳母除维持组织蛋白质更新外，还要合成新组织、促进胎儿发育和乳汁分泌，机体应维持正氮平衡；而蛋白质摄入不足或创伤、应激、慢性消耗性疾病时因蛋白质分解增多，合成减少，会造成负氮平衡。长期负氮平衡将导致机体严重营养不良。

影响氮平衡的因素很多：①膳食中蛋白质含量的高低。②热能供给情况。③机体处于病态、应激、精神紧张时可增加排泄。

四、食物蛋白质的营养价值评价

1. 蛋白质含量　食物中蛋白质的含量是评价食物蛋白质营养价值的基础指标，一般动物性食物蛋白质含量较高,达到 15%~20% 左右;而植物性食物蛋白质含量较低。但大豆类食物蛋白质含量较高,可达 35%~40%。

2. 必需氨基酸含量和比值 蛋白质中各种必需氨基酸的构成比值称为氨基酸模式,食物蛋白质氨基酸模式越接近人体蛋白质的氨基酸模式,这种蛋白质就越容易被人体吸收利用,称为优质蛋白质。动物蛋白质的必需氨基酸模式与人体氨基酸模式接近,而大米和面粉赖氨酸含量较低,大豆蛋氨酸含量稍感不足。如将大米或面粉与大豆混食,可以使两种食物中的氨基酸互相补充,这就是蛋白的互补作用(the complementary action of protein),有利于提高蛋白质的利用率。几种食物蛋白质必需氨基酸含量及比值见表 1-2。

表 1-2　几种食物蛋白质必需氨基酸含量及比值

必需氨基酸	人体氨基酸模式		全鸡蛋		牛奶		牛肉		大豆		面粉		大米	
	mg/g	比值	mg/g	比值	mg/g	比值	mg/g	比值	mg/g	比值	mg/g	比值	mg/g	比值
异亮氨酸	40	4.0	54	3.2	47	3.4	53	4.4	60	4.3	42	3.8	52	4.0
亮氨酸	70	7.0	86	5.1	95	6.8	82	6.8	80	5.7	71	6.4	82	6.3
赖氨酸	55	5.5	70	4.1	78	5.6	87	7.2	68	4.9	20	1.8	32	2.3
蛋氨酸+胱氨酸	35	3.5	57	3.4	32	2.4	38	3.2	17	1.2	31	2.8	30	2.3
苯丙氨酸+酪氨酸	60	6.0	93	5.5	102	7.3	75	6.2	38	3.2	79	7.2	50	3.6
苏氨酸	40	4.5	47	2.8	44	3.1	43	3.6	39	2.8	28	2.5	38	2.9
色氨酸	10	1.0	17	1.0	14	1.0	12	1.0	14	1.0	11	1.0	13	1.0
缬氨酸	50	5.0	66	3.9	64	4.6	55	4.6	53	3.2	42	3.8	62	4.8
总计(mg/g)	360		490		477		544		384		324		359	

3. 蛋白质消化率 蛋白质消化率是指蛋白质在体内消化酶作用下被分解的程度。蛋白质消化率愈高,则被机体吸收利用的可能性越大,其营养价值也就越高。蛋白质消化率可用下列公式计算:

$$蛋白质消化率(\%) = \frac{氮吸收量}{摄入氮量} \times 100(\%) = \frac{摄入氮量-(粪氮-粪代谢氮)}{摄入氮量} \times 100(\%)$$

摄入氮指从食物中摄入的氮,粪氮指食物中不能被消化吸收的氮,粪代谢氮指来自消化道脱落的肠黏膜细胞、死亡的肠道微生物及由肠黏膜分泌的消化液氮,当受试人完全不吃含蛋白质的食物时,粪中所测得的氮即为粪代谢氮。如果不计粪代谢氮,所得结果为表观消化率(apparent digestibility)。由于表观消化率比实际消化率为低,对蛋白质的消化吸收作了较低的估计,因此具有较大的安全性,且测定表观消化率较为简便,故一般多采用表观消化率。

食物蛋白质的消化率受食物中一些因素的影响。植物性食物蛋白由于有纤维素包围,比动物性食物蛋白的消化率要低,但纤维素经过加工软化破坏或除去后,可以提高植物蛋白质的消化率。其他影响因素也可以通过加工、烹调等方法加以去除。如整粒大豆蛋白质消化率为 60%,加工成豆腐或豆浆后其消化率可提高到 90% 以上。

4. 蛋白质生物价 蛋白质生物价(biological value,BV)是指蛋白质吸收后被机体潴留的程度。生物价越高该蛋白质的利用率越高。

$$生物价 = \frac{氮储留量}{氮吸收量} \times 100 = \frac{氮吸收量-(尿氮-尿内源性氮)}{摄入氮量-(粪氮-粪代谢氮)} \times 100$$

尿内源氮是指机体不摄入氮时,尿中所含有的氮,它主要来自组织蛋白的分解。蛋白质生物价受很多因素的影响,对不同食物蛋白质的生物价值进行比较时,实验条件应该一致,否则同一种食物也可能得出不同的结果。一般情况下,用于进行蛋白质生物价评价的实验动物多是初断乳的大鼠,饲料中蛋白质含量占总能量的10%。

5. 蛋白质净利用率   蛋白质净利用率(net protein utilization,NPU)是指蛋白质在体内被利用的情况,即将蛋白质生物价值与消化率结合起来评定蛋白质的营养价值。

蛋白质净利用率(%)=生物价×消化率

$$=\frac{氮储留量}{氮摄入量}\times100(\%)=\frac{摄入氮量-(粪氮-粪代谢氮)-(尿氮-尿内源氮)}{摄入氮量}\times100(\%)$$

6. 蛋白质功效比值   蛋白质功效比值(protein efficiency ratio,PER)是以测定生长发育中的幼小动物每摄入1g蛋白质所增加的体重克数来表示蛋白质被机体利用的程度。一般用雄性断乳大鼠,用含10%蛋白质的饲料喂饲28天,然后计算相当于1g蛋白质所增加体重的克数。

$$蛋白质功效比值=\frac{动物增加体重(g)}{摄入食物蛋白质(g)}$$

7. 氨基酸评分(amino acid score,AAS)   氨基酸评分也叫蛋白质化学评分,是食物蛋白质中某种必需氨基酸含量与等量参考蛋白质中该氨基酸含量的比值,公式表示如下:

$$氨基酸评分=\frac{待测蛋白质每克氮(或蛋白质)中某种必需氨基酸量(mg)}{参考模式蛋白质每克氮(或蛋白质)中该氨基酸量(mg)}\times100$$

五、蛋白质的食物来源与供给量

蛋白质含量丰富且质量良好的食物主要是动物性食物,如肉类,包括畜、禽、鱼类,蛋白质含量为10%~20%;奶类1.5%~4%、奶粉25%~27%;蛋类12%~14%。豆类及豆制品也含有较高的蛋白质,其中大豆含量最高,干豆类30%~40%。坚果类如花生、核桃、葵花子、莲子含蛋白质15%~25%;谷类6%~10%;薯类2%~3%。

蛋白质的推荐摄入量世界各国标准不一。推荐摄入量主要是以各类人群需要量为基础,根据当地的饮食习惯与食物构成情况、个体差异等因素,给予一个具有较大安全性的摄入量。不同人群蛋白质推荐摄入量有所不同,我国蛋白质的推荐摄入量一般要求占总能量的10%~15%较为理想,儿童、孕妇、乳母适当增加。具体见附表一。

第二节 脂　　类

一、脂类的概念与分类

脂类(lipids)是一大类疏水化合物的多相集团,主要由C、H、O三种元素组成,有的还含有P、N等元素。营养学上重要的脂类主要有三种,分别是甘油三酯、磷脂、固醇类,它们的共同特点是难溶于水而溶于有机溶剂。

1. 甘油三酯(triglycerides)   甘油三酯也叫中性脂肪,包括脂肪(fat)和油(oil),约占正常人体重的10%~20%。

2. 磷脂(phospholipids)   是指甘油三酯中一个或两个脂肪酸被含磷酸的其他基团所取代的一类脂类物质,如鞘磷脂、脑磷脂、卵磷脂等。最重要的是卵磷脂(lecithin),它是由一个含磷酸的胆碱基团取代甘油三酯中的一个脂肪酸而构成的。这种结构使它具有亲水性和亲油性的双重特性。

3. 固醇类（sterols） 是一类含有同样多个环状结构的脂类化合物,因其环外基团不同而不同,最重要的固醇是胆固醇（cholesterol）,它是细胞膜的重要成分,也是人体内许多活性物质的合成原料,如合成维生素 D、胆汁、性激素、肾上腺素等。

由于不饱和脂肪酸含有双键,因而存在顺式和反式两种构型。天然动植物中的不饱和脂肪酸大多是顺式构型。但某些食物中含有反式脂肪酸,如氢化植物油及人造黄油中含反式脂肪酸较多。反式脂肪酸摄入过多可使增加血液黏稠度,升高血液胆固醇含量。因此,有促进动脉粥样硬化和冠心病的风险。

二、脂类的营养学意义

1. 供给机体能量 脂肪是高能量密度的食物,1g 脂肪在体内氧化产生 37.7kJ（9kcal）能量,是三大产热营养素中产能最高的。脂肪在正常人约占体重的 10%～20%。主要存在于脂肪组织内,称为储存脂肪（stored fat）,如皮下脂肪等。这类脂肪是体内过剩能量的一种储存方式,当机体需要时可释放能量用于机体代谢,它们因受营养状况和机体活动的影响而增减,变动较大,故又称为动脂（variable fat）。

2. 构成机体组织和重要物质 脂类是人体组织的重要组成成分,在维持细胞结构、功能中起重要作用。人体的脂肪组织多分布于皮下、腹腔、肌纤维间,有保护脏器、组织和关节的作用。皮下脂肪具有调节体温的作用。类脂约占总脂量的 5%,是组织细胞的基本成分。如细胞膜就是由磷脂、糖脂和胆固醇等组成的类脂层,脑髓及神经组织含有磷脂和糖脂。所有生物膜的结构和功能与所含脂类成分有密切关系,膜上许多蛋白均与脂类结合而存在并发挥作用。胆固醇则是机体合成胆汁酸和类固醇激素的必需物质。类脂在体内相当稳定,不受营养状况和机体活动的影响,故称为定脂（fixed fat）。

3. 提供必需脂肪酸 必需脂肪酸是体内不能合成,必须由食物供给的脂肪酸,包括亚油酸（linolic acid,十八碳二烯酸）和亚麻酸（linolenic acid,十八碳三烯酸）。亚油酸是 n-6 系的脂肪酸,可以由其衍生多种 n-6 系多不饱和脂肪酸,花生四烯酸即为其中之一。花生四烯酸是合成前列腺素的重要物质,与体内许多重要的生理功能有关。如果食物中花生四烯酸供给充足,也可以节约亚油酸。亚麻酸是 n-3 系列的脂肪酸,可以衍生一系列 n-3 系多不饱和脂肪酸,包括具有重要生理作用的二十碳五烯酸（EPA）和二十二碳六烯酸（DHA）。必需脂肪酸在体内的生理功能概括起来主要有:①参与线粒体和细胞膜磷脂的合成。②参与维持正常视力。③参与脂质代谢。④参与精子的形成。⑤参与合成前列腺素等。中链脂肪酸不是必需脂肪酸,但它比长链脂肪酸更易被机体消化、吸收,并可经门静脉直接进入肝脏代谢。在脂肪消化吸收不良或机体有特殊能量需求的时候,可被机体尽快地利用。

4. 促进脂溶性维生素的吸收 食用油脂是脂溶性维生素的重要来源之一,如鱼肝油含有丰富的维生素 A 和维生素 D;植物油富含维生素 E 和维生素 K。脂肪不仅含有丰富的脂溶性维生素,同时还可以促进脂溶性维生素的吸收。长期缺乏油脂或脂肪吸收不良,可造成脂溶性维生素缺乏。

5. 促进食欲及增加饱腹感 油脂烹调食物可以改善食物的感官性状和口感,促进食欲。同时,脂肪进入十二指肠,刺激产生肠抑胃素,使肠蠕动受到抑制,延迟胃的排空,增加饱腹感。

三、脂类的消化与吸收

脂类的吸收主要在小肠。胃中虽然有少量脂酶,但胃对于脂肪的主要作用限于初步乳化并使其进入十二指肠。进入的速度和节奏视膳食中脂肪含量比例的大小而异。比例越大,停留在胃中的时间越长。脂肪进入十二指肠后与胆汁和胰脂酶结合,先后脱去两分子脂肪酸而形成2-单甘油酯。酶解的速度视脂肪链的长度而异,不饱和脂肪酸的速度快于饱和脂肪酸。在黏膜细胞的微粒体内,存在单甘油酯酶,它使2-单甘油酯进一步水解为甘油与脂肪酸,甘油是水溶性的,立即被吸收转运。大部分可食的脂肪都可被完全吸收和利用,易吸收的脂肪很快被机体利用,不易产生饱腹感,对脂肪的运载系统也不产生太大的负担,造成突然高血脂现象的机会少。一般脂肪的消化率可达95%,少部分中链脂肪酸与长链脂肪酸吸收后在肠黏膜内质网重新合成甘油三酯,再与磷脂、胆固醇和特定的蛋白质形成直径$0.1 \sim 1.6 \mu m$的乳糜微粒(chylomicron),通过淋巴系统进入血循环。菜油的吸收率高达99%。肝脏将来自食物中的脂肪和内源性脂肪及蛋白质等合成极低密度脂蛋白(very-low-density lipoprotein,VLDL),供应机体对甘油三酯的需要,同时不断地聚集血中胆固醇,形成甘油三酯少而胆固醇多的低密度脂蛋白(low-density lipoprotein,LDL),血流中的LDL不仅可满足机体对各种脂类的需要,而且可被细胞中的LDL受体结合进入细胞内部,借此调节血中胆固醇的浓度。但LDL与胆固醇的结合并不紧密,容易使胆固醇游离并沉积在血管内皮下。因此,LDL过多就会促进动脉粥样硬化的发生。体内还可合成高密度脂蛋白(high-density lipoprotein,HDL),其功能是将体内的胆固醇、磷脂等运回肝脏进行代谢,起到有益的保护作用。磷脂及其水解产物的吸收部位与甘油三酯相同,而胆固醇可被直接吸收,其余部分与膳食纤维结合排出体外。

吸收后的脂肪有四个基本去向:①立即作为能源。脂肪酸被细胞吸收后与乙酰辅酶A结合,通过β-氧化逐步缩短脂肪酸链,并进入三羧酸循环,产生能量。②作为能源储存在细胞中。③成为细胞本身的结构成分。④合成某些必需的化合物。

四、膳食脂肪营养价值评价

膳食脂肪营养价值的评价主要从四方面进行。

1. 脂肪的消化率　脂肪的消化率与其熔点密切相关,熔点高于50℃的脂肪不易消化,熔点越低,越容易消化,如室温下是液态的脂肪消化率可高达97%~98%。

2. 必需脂肪酸的含量　一般植物油中亚油酸含量高于动物脂肪,其营养价值优于动物脂肪。但也有例外,如椰子油、棕榈油,其亚油酸含量很低,饱和脂肪酸含量高。

3. 脂溶性维生素含量　一般脂溶性维生素含量高的脂肪,营养价值也高。动物的储存脂肪几乎不含维生素,肝脏脂肪含维生素A、D丰富,以鲨鱼肝油的含量为最多,奶油次之,猪油内不含维生素A和D,所以营养价值较低。植物油中富含维生素E,特别是麦胚芽油,维生素E含量可高达$1194 \mu g/g$。

4. 脂类的稳定性　稳定性的大小与不饱和脂肪酸的多少和维生素E的含量有关。不饱和脂肪酸不稳定,容易发生氧化和酸败。维生素E有抗氧化作用,可防止脂类酸败。

五、食物来源与参考摄入量

膳食脂类的来源包括烹调用油及食物本身含有的脂类。动物性食物来源主要有猪、牛、羊等的动物脂肪及骨髓、肥肉、动物内脏、乳脂、蛋类及其制品;植物性食物来源主要是各种植物油和坚果,如花生油、菜籽油、豆油、玉米油、葵花子、花生、芝麻、核桃等。

膳食脂肪的推荐摄入量受到生产情况、气候条件、饮食习惯等影响,不同国家、不同民族摄入量有较大的差异。实验及流行病学调查发现摄入脂肪过高与肥胖、高血压、冠心病、胆结石、乳腺癌等的高发有关,故脂肪的摄入量不宜过高。我国营养学会推荐的脂肪摄入量为:脂肪提供的能量占全日摄入总能量的 20%~25% 为宜。此外,多数学者建议饱和脂肪酸的摄入量占总热能 10% 以下,膳食中胆固醇含量低于 300mg/d。儿童、青少年占全日摄入总能量的 25%~30% ;幼儿为 30%~35% ;7~12 个月婴儿可以达到 35%~40% ;初生至 6 个月为 45%~50% 。重体力劳动者为避免食物体积过大,而又要保证能量的供给,可适当调高脂肪的摄入量。具体见附表一。

第三节　碳水化合物与膳食纤维

一、碳水化合物的概念和分类

碳水化合物(carbohydrates)是由碳、氢、氧三种元素组成的一大类化合物。包括具有甜味的糖类和具有糖类结构和性质的化合物。植物利用阳光进行光合作用,将自然界的水、空气和二氧化碳合成碳水化合物,被人类摄取利用,是世界上大部分人类从膳食中取得热能最经济最主要的来源。根据其聚合度分为单糖、双糖、低聚糖和多糖。

1. 单糖(monosaccharide)　单糖是最简单的糖,每分子含有 3~7 个碳原子,包括丙、丁、戊、己、庚糖。食物中的单糖主要为葡萄糖(glucose)、果糖(frucose)和半乳糖(galactose)。它们在自然界分布最广,数量最多,和机体的营养代谢最密切。其中葡萄糖又叫右旋糖,是人体空腹时唯一游离存在的六碳糖,是双糖、糖原、淀粉、纤维素及其他许多糖类物质的基本单位。果糖分子式和葡萄糖完全一样,但在偏振光下是左旋的,故称左旋糖,其游离形式存在于水果和蜂蜜中,是天然糖类中最甜的,吸收后经肝脏转变成葡萄糖后被人体利用。半乳糖是乳糖的二分之一,主要构成乳糖,也是很多植物多糖的组成部分,很少以单糖形式存在于食品中。吸收入人体后也是先转变成葡萄糖后才被利用。母乳中的半乳糖是在体内合成的,而不是由食物中直接获得的。

除上述单糖(主要是己糖)外,食物中还含有少量的戊糖,主要有核糖(ribose)、脱氧核糖(deoxyribose)、木糖(xylose)、阿拉伯糖(arabinose)等。甘露糖(mannose)是许多糖和树胶的组成成分,山梨糖是合成维生素 C 的中间产物,这类糖作为能量来源并不重要,但核糖和脱氧核糖是 RNA,DNA 的组成原料,对一切生物都很重要。

2. 双糖(disaccharide)　由两个单糖分子结合而成的糖称双糖。天然存在于食品中的双糖主要有蔗糖(sucrose),乳糖(lactose)和麦芽糖(maltose)等。蔗糖是由 1 分子葡萄糖和 1 分子果糖以 α-糖苷键结合而成的,大量分布于植物的根、茎、叶、花、果实之中,食用价值较大。但蔗糖易发酵,在牙齿中被细菌、酵母作用,形成黏力很强的不溶性葡聚糖,并产生溶解牙齿珐琅质和矿物质的因子引起龋齿,因此应在饭后漱口。日常食用的白糖即是蔗糖,是从甘蔗或甜菜中提取的。乳糖由 1 分子葡萄糖和 1 分子半乳糖以 β-键结合而成,是乳汁的主要成分。人乳含量约 7% ,牛乳为 5% 。乳糖不易溶解,且不很甜。如以蔗糖甜度为 100 计算,则果糖为 170,葡萄糖为 50,乳糖仅为 20。但对婴幼儿营养特别重要,能够保持肠道中的正常菌丛,诱导益生菌的生长,并能促进钙的吸收。麦芽糖由 2 分子葡萄糖以 α-键结合而成,一般植物含量较少,种子发芽时在酶的作用下分解淀粉生成,尤其在麦芽中含量较多。如芽面、淀粉、糖原酶解也可形成。

3. 寡糖(oligosaccharide) 又称低聚糖,是由 3～10 个单糖分子结合而成,水解后可得到原来的各种单糖。比较重要的是存在于豆类食品中的棉籽糖(raffinose)和水苏糖(stachyose),它们都不能被肠道消化酶分解消化,但在大肠中可被肠道细菌代谢,产生气体和其他产物,造成胀气。过去认为是抗营养因素,现在被认为是大豆中的功效因子。

4. 多糖(polysaccharide) 主要有淀粉(starch)、糊精(dextrin)、糖原(glycogen)和纤维素(fiber)。小肠消化和大肠发酵为碳水化合物的特有吸收方式。α-1,4 糖苷键结构的碳水化合物,易被淀粉酶水解,称为可消化吸收的碳水化合物,在消化道最终被水解为单糖的形式。单糖在小肠上部吸收,吸收速度各有不同,其中最快被吸收的是半乳糖和葡萄糖。淀粉按其分子结构不同分为两种,直链淀粉(amylose)和支链淀粉(amylopectin),支链淀粉糊化后较黏但溶胀性小。直链淀粉易老化,溶胀性大。淀粉水解后含葡萄糖的数目相对较少,称为糊精(dextrin)。糖原则是动物体内碳水化合物的储存形式,也称动物淀粉,由肝脏和肌肉合成和储存。肝脏中的糖原可维持正常血糖浓度,肌肉中的糖原可提供肌体运动所需的能量,尤其是高强度和持久运动时比较重要。食物中糖原较少,不具有重要的营养意义。

二、营养学意义

(一) 供给能量

碳水化合物是世界上大部分人从膳食中取得能量的最主要、最经济的来源。在我国人民的膳食中,碳水化合物提供了 60% 以上的能量。碳水化合物在体内氧化较快,1g 碳水化合物在体内氧化可产生 16.7kJ(4kcal)的能量,能够及时供给能量满足机体需要。碳水化合物氧化的最终产物是二氧化碳和水。

(二) 对维持神经组织功能有重要意义

中枢神经系统只能依靠碳水化合物提供能量,对胎儿和婴儿来说,葡萄糖是脑细胞唯一可利用的能量形式,缺乏碳水化合物会影响脑细胞的代谢,影响脑组织的发育和成熟。脑缺乏葡萄糖时就会出现晕厥等不良反应。

(三) 解毒保肝的作用

动物实验发现,肝糖原不足时,动物对四氯化碳、酒精、砷等有害物质及对伴有细菌毒素疾病的抵抗力显著下降。摄入足够的糖类,保持肝脏含有丰富的糖原,即可保护肝脏本身免受有害因素的毒害,又能保持肝脏正常的解毒功能。另外肝脏中的葡萄糖醛酸尚具有解毒作用,机理尚待进一步研究。

(四) 参与构成机体重要组成物质

细胞膜的糖蛋白、结缔组织中的黏蛋白、神经组织中的糖脂等,其构成中都有碳水化合物。核糖和脱氧核糖也是碳水化合物,它们参与遗传物质的构成。

（五）调节血糖、节氮和抗生酮作用

被小肠吸收的单糖进入血流,有的直接被组织利用,有的以糖原方式储存于肝脏及肌肉组织,当饥饿时血糖降低,糖原分解为葡萄糖,调节血糖在正常范围。碳水化合物摄入不足时,能量供给不能满足机体需要,膳食蛋白质中有一部分将会被用来分解供给能量,而不能合成体内所需要的蛋白质物质。摄入充足的碳水化合物可以节省这一部分蛋白质的消耗,这种作用称为碳水化合物对蛋白质的节约作用或节氮作用。脂肪在体内代谢也需要碳水化合物参与,因为脂肪在体内代谢所产生的乙酰基必须与草酰乙酸结合进入三羧酸循环才能被彻底氧化,草酰乙酸是葡萄糖在体内氧化的中间产物。如碳水化合物摄入不足,脂肪则不能被完全氧化而产生大量的酮体,易引起酮症酸中毒。充足的碳水化合物可避免脂肪氧化不完全而产生过量的酮体,这一作用称为抗生酮作用。有研究认为,每天至少摄入50g 碳水化合物,可防止这些由于低碳水化合物膳食所造成的代谢反应的发生。碳水化合物的调节血糖、节氮、抗生酮作用,对于维持机体的正常代酸、碱平衡、组织蛋白的合成与更新都十分重要。

（六）丰富食物的感官性状

利用碳水化合物的各种特性,可以改变、优化、丰富食物的色,香,味,型,加工出风味各异的食品,如食糖的甜味,淀粉的老化（即 β 化）,美拉德反应等都是食品工艺中常使用的方法。粉条、酒精、醋等都是利用碳水化合物的特性加工成的食品。

（七）提供膳食纤维

1. 概述　膳食纤维(dietary fiber)主要是指单糖依靠 β-1,4 糖苷键缩合而成的一类高分子物质,不能被人体消化吸收,故称为"不可吸收的多糖"。纤维素是自然界分布最丰富的有机物,占植物界碳量的 50% 以上。20 世纪营养学最重要的发现之就是膳食纤维对人体健康的意义。膳食纤维有多种,在食物中含量较多的有以下几种。

（1）纤维素(cellulose)：一般称粗纤维,是植物结构的支持组织,化学结构与淀粉相似,但不能被淀粉酶所分解。因人体的淀粉酶只能分解 α-1,4 糖苷键连接的淀粉,而不能分解以 β-1,4 糖苷键连接的纤维素。草食动物的肠道内有分解纤维素的酶,人体大肠中有少量细菌可以发酵纤维素。

（2）半纤维素(hemicellulose)：往往与纤维素共存,是植物细胞壁中的成分,它的化学结构为五碳聚糖和六碳聚糖。常见的有戊聚糖、木聚糖、半乳聚糖、阿拉伯木糖等。还有一些为酸性半纤维素,它们能被肠道中的细菌部分分解,常见的有半乳糖醛酸、葡萄糖醛酸。

（3）树胶(gum)：植物中可以在水中溶解成分散形式的一大类物质,主要成分是 L-阿拉伯糖的聚合物,还有 D-半乳糖、L-鼠李糖和葡萄糖醛酸。树胶具有胶凝和增稠作用,常用做食品添加剂。

（4）果胶(pectin)：果胶类包括果胶原、果胶酸和果胶。果胶是被甲酯化到一定程度的半乳糖醛酸,果胶酸是未经甲酯化的半乳糖醛酸。果胶主要存在于植物果实和一些根茎类蔬菜中,果胶分解后可形成甲醇和果胶酸。

（5）木质素(lignin)：由苯丙烷单体聚合而成,结构上不具碳水化合物的特点,人和动物都不能消化。木质素存在于植物的细胞壁中,与植物的纤维物质关系密切。随着食物成熟,木质素不断增多,使食物变得粗糙难以下咽,所以过度成熟的食物吃起来有很多"渣"。

2. 营养学意义 膳食纤维不能被人体消化、吸收和利用,通常直接进入大肠,在通过消化道的过程中吸水膨胀,刺激和促进肠蠕动,连同消化道中其他"废物"形成柔软的粪便,易于排出,对身体健康和一些疾病的预防有着非常重要的意义。

(1)促进排便作用:膳食纤维具有良好的吸水作用,不仅可使粪便因含水较多体积增加变软,还可刺激和加强肠蠕动,使消化吸收和排泄功能得到加强,发挥"清道夫"的作用,以减轻直肠内压力,降低粪便在肠道中停留的时间。估计每克膳食纤维能增加粪重(5.7±0.5)g(小麦胚)及(4.9±0.9)g(水果及蔬菜)。因此,可有效地预防便秘、痔疮、肛裂、结肠息肉、息室性疾病和肠激惹综合征。

(2)预防癌症:肠道中存在大量厌氧菌,其部分代谢产物可对人类致癌,若膳食中纤维素增加会诱导大量好气菌群,很少产生致癌物。纤维素可与胆汁酸和胆汁酸代谢产物、胆固醇结合,减少初级胆汁酸和次级胆汁酸对肠黏膜的刺激作用。此外纤维素可吸附肠道中的致癌物并较快排出体外,达到防止肠癌的目的。流行病学资料也证明在高纤维膳食地区,结肠癌和肠息肉很少见。不过近年来有不同的报道。

(3)预防心血管病和胆石症:可溶性膳食纤维可减少小肠对糖的吸收,使血糖不致因进食而快速升高,因此可减少体内胰岛素的释放,而胰岛素可刺激肝脏合成胆固醇。另外纤维素可以和体内胆固醇螯合,抑制机体对胆固醇的吸收,可防止高胆固醇血症和动脉粥样硬化等心血管疾病。另一方面的研究认为,食物纤维可降低脂肪和蛋白质的消化吸收,在一定程度上也妨碍机体对微量元素的吸收利用。

(4)预防和控制肥胖:富含膳食纤维的食物如谷物、全麦面、豆类、水果和蔬菜中只含有少量的脂肪,膳食纤维增加了食物的体积,使人易产生饱腹感,从而减少摄入的食物量,避免摄食过多引起能量过剩而导致肥胖。同时膳食纤维还能够抑制淀粉酶的作用,延缓糖类的吸收,降低空腹和餐后血糖水平。果胶等能抑制脂肪的吸收,有助于肥胖、糖尿病和高脂血症的预防。

由于与膳食结构和生活习惯改变有关的慢性病如糖尿病、心血管疾病、癌症等发病率逐年升高,膳食纤维的意义更显得重要。但也必须指出,长期摄入高膳食纤维膳食,会影响矿物质和维生素的吸收,引起缺铁、缺钙等营养问题。

3. 来源与参考摄入量 膳食纤维来源于植物性食物,如根茎类和绿叶蔬菜、水果、谷类、豆类等。纤维素和半纤维素不能溶于水,称为"不可溶性膳食纤维",在根茎类蔬菜、谷类的外皮和一些粗粮中含量较高。而果胶、树胶能溶于水,称为"可溶性膳食纤维",主要存在于水果和一些蔬菜中。美国 FDA(美国食品药物管理局,U. S. Food and Drug Administration)推荐的成人总膳食纤维的摄入量为 20~35g/d。我国的推荐量:低能量膳食 $7.5×10^3$kJ(1800kcal)为 25g/d,中等能量膳食 $1×10^4$kJ(2400kcal)为 30g/d,高能量膳食 $1.2×10^4$kJ(2800kcal)为 35g/d,有习惯性便秘的人可适当增加。

三、碳水化合物的消化吸收

食物中的碳水化合物必须在消化道水解成单糖后才能被吸收。淀粉的消化从唾液 α-淀粉酶的作用开始,但主要仍在小肠上段,在此段肠腔内胰 α-淀粉酶可将淀粉的 α-1,4 糖苷水解为 α-糊精及麦芽糖。肠黏膜上皮细胞也有同样的酶,以进一步消化,将 α-糊精分子中的 1,6 糖苷键及 1,4 糖苷键水解,最后将糊精与麦芽糖等水解为葡萄糖。此外,蔗糖酶、乳糖酶也水解蔗糖及乳糖为果糖、半乳糖和葡萄糖。在小肠上部基本上由肠黏膜完成对各种单糖的主动吸收。其中肠黏膜上皮细胞刷状缘内的一种载体可选择性地将葡萄糖及半乳糖运至细胞,进入血流中。在各种单糖中己糖吸收较快,戊糖吸收较慢。前者以半乳糖及葡萄糖吸收最快,其次为果糖,甘露醇则较慢。若以葡萄糖的吸收速度为100,则半乳糖为110,果糖为43,甘露醇及戊糖为9,木糖及阿拉伯糖更低。因此,用单糖补充热能比淀粉效果更快。超过机体需要的过多碳水化合物可转变为脂肪并储于脂肪组织中。此外在一般情况下,除一部分糖转变成糖原之外,还有一部分成为脂肪酸,并为机体的需要提供热能。

被机体吸收后的糖有三个基本取向:①进入血流被直接利用。②暂时地以糖原的方式储存。③转变成脂肪。这三种取向的比例视机体情况而不同。在一般情况下,糖除作为热能使用外,大部分转变为脂肪。人体五分之一的基础代谢能量用于脑组织且只来源于糖。因此是神经组织赖以维持及保持正常活动的主要能源。虽然脑组织中含有小量糖原,但估计仅是一种组织结构上的需要。脑对低血糖的反应很敏感,例如注射过量的胰岛素,神经组织就会很快出现活动能力上的改变,心理的混乱是其中之一,严重时可出现昏迷。肌肉中的糖原可以迅速作为能量而被利用。因为利用当时不需要氧的直接参与,在这些糖的无氧分解中产生乳酸,一旦在有氧条件下可被氧化,进而再释放能量。在相对供氧不足的条件下,进入血流的乳酸可以在肝脏又转变为糖原。人类机体储存糖原量约为370g,其中肌肉245g,肝脏108g,其他组织包括血浆及细胞外液共17g,故糖原支持机体活动的力量是有限的。只有由于遗传性酶的缺陷而引起体内糖原储积的患者方会出现组织糖原过多的现象。

四、食物来源与参考摄入量

碳水化合物主要来源于植物性食物,如谷类含量为70%~75%、薯类含量为20%~25%、根茎类蔬菜、豆类含量为30%~60%。坚果类也含比较丰富的碳水化合物。另外有食糖,主要是蔗糖,提供双糖和单糖;蔬菜、水果也含有单糖,乳糖则主要存在于人和动物的乳汁中。

碳水化合物的摄入量取决于机体对能量的需要,保持充足碳水化合物的摄入,提供合适比例的能量是很重要的。已证明膳食碳水化合物占总能量的比例大于80%和小于40%都对健康不利。按我国人民的饮食习惯,碳水化合物供能所占比例为55%~65%。且应来自不同来源,包括复合碳水化合物淀粉、不消化的抗性淀粉、非淀粉多糖、低聚糖等碳水化合物。蔗糖等精制糖摄取后迅速吸收,机体难以尽快将其氧化分解加以利用,易于转化为脂肪形式储存下来。一般认为精制糖摄入不宜过多,不能超过总能量的10%,成人以25g/d为宜。

第四节 能 量

一、概 述

人体维持心脏跳动、血液循环、肺部呼吸、腺体分泌、物质转运等重要生命活动及从事体力活动所消耗的能量为热能(energy)。人体所需的热能来自产热营养素,即蛋白质、脂类、碳水化合物。

人体所需的能量国际上以焦或焦耳（Joule,J）表示。1 焦耳是 1 牛顿的力使 1 千克的物质移动 1 米所消耗的能量。日常应用以千焦（kJ）和兆焦（MJ）作为单位。以往营养学上惯用卡（cal）或千卡（kcal）表示热量。1kcal 即使 1 升 15℃纯水升到 16℃时所吸收的热量。

焦耳与千卡的换算关系如下：

1MJ = 1000 kJ = 10^6 J ；　　1kcal = 4.184kJ；　　1kJ = 0.239kcal

二、人体热量消耗

人体的能量消耗主要用于维持基础代谢、满足食物特殊动力作用和体力活动三个方面的需要。健康成年人摄入的能量与所消耗的能量应经常保持动态平衡，如果出现不平衡，摄入的能量过多或过少会引起超重、肥胖或体重减轻，影响人体健康。机体处于特殊生理状况下能量的需求增加，如生长发育、妊娠、哺乳等。

1. 基础代谢　　基础代谢（basal metabolism,BM）是指维持人体基本生命活动的能量消耗。即在无任何体力活动及紧张思维活动,全身肌肉松弛,消化系统处于静止状态下,用以维持体温、心跳、呼吸、细胞内外液中电解质浓度差及蛋白质等大分子物质合成的热量消耗。测定基础代谢必须在周围环境温度恒定（18～25℃）、饥饿状态（进食后 12h）、人处于清醒、静卧的情况下进行。

单位时间内人体表面积所消耗的基础代谢能量即为基础代谢率（basal metabolism rate,BMR）。可以根据身高、体重求出体表面积,再按体表面积与该年龄段的基础代谢率计算出基础代谢消耗的能量。

Harris 和 Benedict 提出的公式可以直接计算 24h 的基础代谢耗热量,即基础能量消耗（basic energy expenditure,BEE）：

男 BEE = 66.4730+13.75×体重（kg）+5.0033×身长（cm）- 6.7550×年龄（岁）

女 BEE = 655.0955+9.463×体重（kg）+1.8496×身长（cm）- 4.6756×年龄（岁）

影响基础代谢的因素很多,主要有以下几种因素:①年龄:年龄与基础代谢关系非常密切。婴幼儿生长发育快,基础代谢率高,随着年龄的增长,基础代谢逐渐下降。成年后大约每 10 年下降 2%。②性别:在青春期以前,男、女的基础代谢差别很小。成年后女性比男性低约 5%。妇女在月经,怀孕,授乳时基础代谢率会增大,增幅可达 28%。③营养及机能状况:在严重饥饿和长期营养不良期间,BMR 则降低,幅度可达 50%,在一定程度上讲,也是人体的一种保护机制;疾病和感染可提高 BMR,体温升高时会大幅增加。④气候:炎热地带居民 BMR 较低,严寒地区则较高,一般与温带同类居民相差±10%,我们夏天摄食少,冬天摄食多就是这个原因。⑤内分泌:体内许多内分泌因素如甲状腺,肾上腺等对基础代谢有影响作用,尤其在甲亢时 BMR 会大幅上升。⑥体表面积与体型:一般来说,体表面积大者向环境中散热较快,基础代谢较强。瘦高的人较矮胖的人相对体表面积较大,其基础代谢较高;基础代谢与体内去脂组织（lean body mass）含量的多少也有关系,去脂组织含量高,基础代谢率也高,因为去脂组织在代谢中的相对耗热量大于脂肪组织。

总之,基础代谢率随着年龄的增加而降低,成人比儿童基础代谢率低,老年人又比成年人低。女性比男性基础代谢率约低 5%～10%,即使在相同身高体重的情况下也是如此,这是因为女性的去脂组织比男性少。环境温度在 18～25℃时人体的基础代谢率最低,随着温度的增高或降低,基础代谢率都会有不同程度变化。体内的一些激素对细胞代谢起调节作用,如甲状腺素、肾上腺素等,分泌异常时会使基础代谢率受到影响。

2. 食物特殊动力作用　食物特殊动力作用(specific dynamic action,SDA)是指摄食过程所引起的能量消耗。目前认为是由于机体对食物消化、吸收、食物中的营养素氧化产能以及产热营养素在体内进行合成代谢等消耗的能量。不同食物所引起的 SDA 不同,摄入碳水化合物时的 SDA 相当于碳水化合物本身产能的 5%~6%,脂肪约 4%~5%,蛋白质则为30%。成人摄入一般的混合膳食时,由 SDA 所引起的能量消耗为每日 600kJ(150kcal)左右,相当于基础代谢的 10%。

3. 体力活动　体力活动消耗的能量在人体总能量消耗中占主要部分,不同体力活动所消耗的能量不同,运动量越大的活动消耗能量越多。如卧床消耗的能量为男性 4.5kJ/min,女性3.8kJ/min。静坐消耗的能量为男性 5.8kJ/min,女性 4.8kJ/min。步行消耗的能量为男性15.5kJ/min,女性 12.6kJ/min。

三、来源与参考摄入量

膳食能量主要来源于食物中的碳水化合物、脂肪和蛋白质,这三大营养素又称为产热营养素。在体内氧化代谢后,1g 碳水化合物产能 16.7kJ(4kcal),1g 脂肪产能 37.7kJ(9kcal),1g 蛋白质产能 16.7kJ(4kcal)。三种产热营养素在体内各有其特殊功能,并相互影响,因此,应考虑三大产热营养素在供能中有一个合适的比例。根据我国人民的饮食习惯,碳水化合占总能量的 55%~65%,脂肪占总能量的 20%~25%,蛋白质占总能量的 10%~15% 比较适宜。

能量的推荐摄入量是按劳动强度、性别和年龄划分的,成人轻体力劳动男性 10.03MJ/d(2400kcal/d),女性 8.8 MJ/d(2100kcal/d)。孕妇、乳母在此基础上增加,老年人适当减少,儿童年龄不同参考摄入量不同,具体见附表一。

第五节　维　生　素

一、概　　述

维生素(vitamin)是维持机体正常生理功能及细胞内特异代谢反应所必需的一大类低分子化合物。

1. 维生素的特点　虽然维生素种类很多,化学结构不同,生理功能各异,但它们都具有以下共同特点:

(1) 天然存在于各类食物中,但没有一种天然食物含有人体所需的全部维生素。

(2) 大多数维生素在人体内不能合成或合成很少,如肠道菌丛合成维生素 B_{12}、维生素 B_6、维生素 K 等,但合成量少,必须由食物补充。

(3) 不参加机体的组织构造,也不能提供热能。

(4) 人体的需要量甚微,通常以毫克甚至微克计,但绝对不能缺少。

(5) 各自都有相应的特殊生理功能,起到像酶、激素等一样的作用,如调节生理功能、影响氧化还原过程、调节物质代谢及能量转化等。

(6) 不少维生素具有几种结构近似、生物活性相同的化合物,如维生素 A_1 和维生素 A_2,维生素 D_2 和维生素 D_3,吡哆醇、吡哆酸、吡哆胺等。

(7) 某些维生素具有一定的药理作用。现代医学在临床上采用大剂量维生素作为各种疾病的辅助治疗手段并取得了显著成效,如维生素 C 治疗肿瘤、抗感染;维生素 A 治疗皮肤病、呼吸道感染等。近年来还发现有多种先天性遗传缺陷如能早期发现,终生用某种特异维生素对症治疗,则患者不致发生智力发育不全或其他异常;如机体缺少丙氨酸丁氨酸硫醚合成酶时,血浆中蛋氨酸会增多,出现智力衰退,晶体移位等,叫同型半胱氨酸血症,用大剂量维生素 B_6(200~500mg/d)可以治疗。这种疾病又叫维生素依赖病,虽然对其中的机理尚未彻底搞清,但说明维生素除具有重要的营养生理功能之外,还具有一定的药理作用。

2. 维生素的分类

(1) 按发现的历史顺序可分为维生素 A、B、C、D、E、H、K、PP 等。

(2) 按特有的生理和治疗作用可分为抗坏血酸、抗眼干燥症因子、胆钙化醇、生育酚、抗癞皮病因子等。

(3) 按化学结构命名可分为视黄醇、核黄素、钴胺素、硫胺素等。

(4) 按溶解度可分为水溶性维生素如维生素 B_1、B_2、C 等;脂溶性维生素 A、D、E、K 等。

3. 维生素不足与缺乏

(1) 缺乏的原因及分类:引起机体缺乏维生素的原因很多,可分为四个方面。①维生素摄入不足:如食物供应不足,食物选择不当,加工过程中受到损失,厌食偏食,禁食等都可造成机体维生素摄入不足。②吸收利用降低:咀嚼,消化功能下降,消化道疾患,膳食成分搭配不当,利用不良,代谢异常等。③需要量相对上升:孕妇,乳母,婴幼儿,恢复期病人,特殊作业人群等机体内需要量上升而未及时进行必要补充时易造成维生素缺乏。④抗维生素化合物的存在:某些食物中存在一些抗维生素的化合物,可阻止维生素发挥作用,如双香豆素三对抗维生素 K,但一般在烹调加工中可将其破坏。其中前两种情况又称为原发性缺乏(饮食性),后两种情况称为继发性缺乏(条件性)。

(2) 维生素缺乏的过程:食物中某种维生素长期不足或缺乏,在体内可引起代谢紊乱甚至出现病理状态,形成维生素缺乏症。维生素缺乏在体内是一个渐进过程,有其发生发展的规律。短期内不足,首先是组织中含量水平下降,此时,机体尚有足够储存,则可动员出来以应急需。长期不足,组织中维生素则消耗殆尽,生化指标异常,生理功能降低,继之出现组织病理改变,表现出相应的症状和体征。产生症状间隔时间的长短,病情轻重,取决于体内维生素储备水平,需要程度,补充速度及消耗速度等。如果补充不及时,最后体内营养素(包括维生素)耗竭时人的生命就停止了。临床上常见的是几种维生素的共同缺乏。维生素缺乏症状明显,病因明确,已基本得到控制。在当前及今后相当长一段时期内,亚临床缺乏,也叫边缘缺乏(marginal deficiency)是营养缺乏中一个主要问题,由于其症状不明显,不特异,常被人们忽视。

4. 维生素过量与中毒 当维生素摄入过多时,水溶性维生素常以原形从尿中排出体外,因而毒性很小。脂溶性维生素则可在体内蓄积进而引起中毒。大量摄入维生素势必引起维生素的不正常代谢或干扰其他营养素的代谢。因此,不可盲目过量使用维生素。维生素营养状况评价,主要是测定血浆(血清)中的浓度以及相关酶的活性,尿负荷试验常用来评价水溶性维生素的营养状况。

5. 维生素与营养之间的相互关系 维生素与其他营养素尤其是三大产热营养素的代谢关系极为密切。如高脂膳将大大提高核黄素的需要量,而高蛋白膳则有利于核黄素的利用和保存。由于硫胺素、核黄素、烟酸与能量代谢关系密切,所以它们的需要量都是随着热能需要量增高而增加。

动物实验表明维生素 E 能促进维生素 A 在肝内的储存,这可能是维生素 E 在肠道内保护了维生素 A 免受氧化破坏所致。大鼠缺乏硫胺素时,其组织中的核黄素下降而尿中排出提高。有些维生素可促进微量元素的吸收,如维生素 C 可促进铁的吸收。而有些无机盐又是维生素的辅基或是维生素发挥功能所必需的。

二、脂溶性维生素

(一) 维生素 A 及胡萝卜素

1. 特性及表示单位 维生素 A (vitamin A)又名视黄醇(retinol),实际上包括所有具有视黄醇生物活性的一类物质,即动物性食物来源的维生素 A_1 和 A_2;植物性食物来源的 β-胡萝卜素(β-carotene)及其他类胡萝卜素。维生素 A 在体内有三种活性形式,视黄醇、视黄醛和视黄酸。维生素 A 及其衍生物很容易氧化,在无氧条件下,视黄醛对碱比较稳定,但在酸中不稳定,可发生脱氢或双键的重新排列。油脂在酸败过程中,其所含的维生素 A 会受到严重破坏。胡萝卜素比较稳定,食物的加工和热处理有助于植物细胞内胡萝卜素的释出,提高其吸收率。

维生素 A 的需要量常用国际单位(IU)来表示,近年来为了能精确反映维生素 A 或胡萝卜素的量,世界卫生组织提出用视黄醇当量(RE)来表示。

1IU 维生素 A=0.30μgRE

1μgβ-胡萝卜素=0.167μgRE

1μg 其他维生素 A 原=0.084μgRE

2. 生理功能与缺乏症

(1) 维护视觉功能:维生素 A 能促进视觉细胞内感光物质——视紫红质(rhodopsin)的合成与再生。视网膜杆细胞中的视紫红质对光敏感,被光照射时可引起一系列变化,最后形成全反式视黄醛并与视蛋白分离,引发神经冲动,此时能看见物体,这一过程称为光适应。如视网膜处有足量视黄醛积存,可与视蛋白结合形成视紫红质,在暗处迅速恢复对光的敏感性,在一定照度下的暗处能够看见物体,称为“暗适应”。维生素 A 缺乏或不足可致暗适应(dark adaptation)能力降低,甚至夜盲。脱落的角膜上皮细胞和脂肪细胞在球结膜上堆积可出现泡状银灰色斑点(毕托斑,Bitot's spots),角膜损伤严重者可致失明。

(2) 促进上皮生长与分化:维生素 A 是维持一切上皮组织健全所必需的物质,对上皮的正常形成、发育及维持十分重要。细胞膜表面蛋白主要为糖蛋白,糖蛋白的合成需要脂类、糖作为中间体,其中脂类就含有视黄醇。当维生素 A 不足或缺乏时,黏膜细胞中糖蛋白合成受阻,从而使黏膜上皮的正常结构改变,表现为皮肤粗糙、干燥、鳞状等角化变化。其中以眼、呼吸道、消化道、泌尿道及生殖系统的上皮影响最为显著。由于泪腺上皮角化,泪液分泌受阻,导致角膜、结膜干燥产生眼干燥症(xerophthalmia),所以维生素 A 又叫抗眼干燥症因子。皮脂腺及汗腺角化时,皮肤干燥,毛囊角化过度,可形成鳞皮。

(3) 促进生长和骨骼发育:维生素 A 有助于细胞的增殖与生长,是动物生长所必需。维生素 A 对生长的作用表现在两方面:一是促进上皮组织生长、健全;二是促进骨骼生长。维生素 A 缺乏时,幼儿可能出现生长不良,首先影响骨髓发育,齿龈增生与角化,影响牙釉质细胞发育,使牙齿停止生长。外科手术或创伤病人可能出现伤口愈合不良。

(4) 维持生殖功能:一般认为维生素 A 在生殖功能方面的作用与其对生殖系统上皮的影响有关。维生素 A 缺乏影响雄性动物精子的生成及雌性动物雌激素分泌的周期性变化,阴道、子宫、输卵管及胎盘上皮角化,导致不能受孕或胚胎畸形和死亡。

(5) 增强免疫和抗癌作用：大量流行病学和实验研究资料表明维生素 A 对机体免疫系统有重要的作用，维生素 A 缺乏可使机体细胞免疫功能降低。维生素 A 的抗癌作用目前尚未完全确定。维生素 A 缺乏可使上皮细胞的正常分化受阻，并使机体对某些致癌物质的敏感性增加。胡萝卜素的抗癌作用可能与癌症发生的自由基损伤学说有关，胡萝卜素或类胡萝卜素都有猝灭单线态氧，清除氧自由基的抗氧化作用。

3. 营养状况评价 评价人体维生素 A 营养状况一般采用膳食调查、临床检查和血液生化指标测定。常用的指标有血清维生素 A 含量，成人正常血清维生素 A 含量为 0.70 ～ 175μmol/L，0.35 ～ 0.70μmol/L 为边缘性维生素 A 缺乏，<0.35μmol/L 为维生素 A 缺乏。

诊断维生素 A 缺乏还可参考血浆视黄醇结合蛋白（retinol binding protein，RBP）、暗适应能力测定等。暗适应能力测定在儿童较难控制，易受其他因素影响。眼结膜印迹细胞学（CIC）法结合血清维生素 A 含量测定可作为儿童和青少年亚临床维生素 A 缺乏的检测指标。

4. 食物来源与参考摄入量 人体从食物中获得的维生素 A 有两大类。一类是来源于动物性食物中的维生素 A，主要存在于动物肝脏、鱼肝油、蛋、奶及其制品。另一类是来自植物性食物中的 β-胡萝卜素和各种类胡萝卜素，绿叶蔬菜、黄色蔬菜和水果类含量较高，如西兰花、菠菜、豌豆苗、韭菜、胡萝卜等。

维生素 A 的推荐摄入量：0 ～ 1 岁 400μgRE/d；1 ～ 4 岁 500μgRE/d；4 ～ 7 岁 600μgRE/d；7 ～ 14 岁 700μgRE/d；成年男性 800μgRE/d；成年女性 700μgRE/d；孕早期 800μgRE/d；孕中期 900μgRE/d；乳母 1200μgRE/d。计算膳食摄入量时应包括维生素 A、β-胡萝卜素和其他类胡萝卜素。膳食中总视黄醇当量（μgRE）= 视黄醇（μg）+0.167β-胡萝卜素（μg）+0.084 其他维生素 A 原类胡萝卜素（μg）。

过量摄入维生素 A 可引起中毒，表现为骨质脱钙，骨脆性增加，骨、关节疼痛；皮肤干燥、皮疹、脱发、指（趾）甲易脆；肝脾肿大、黄疸及神经、精神症状；孕妇过多补充维生素 A 可引起胎儿畸形。为避免维生素摄入过多引起的毒副作用，中国营养学会提出维生素 A 每日可耐受最高摄入量（tolerable upper intake，UL）成人 3000μgRE，孕妇 2400μgRE，儿童 2000μgRE。

（二）维生素 D

1. 特性与生理功能 维生素 D（vitamin D）是具有胆钙化醇生物活性的一类化合物。人类从两个途径获得维生素 D：从食物摄入和经阳光照射由皮肤内维生素 D 原转变而来。食物中的维生素 D 主要是麦角钙化醇（D_2）和胆钙化醇（D_3）；人体皮肤中含有一定量的 7-脱氢胆固醇，在日光或紫外线照射下转变为维生素 D_3。无论是从食物中获得还是从皮肤中转化的维生素 D，绝大部分在肝细胞内质网上，在 NADPH、Mg^{2+} 及 O_2 参与下被转化成 25-（OH）-D_3，并与 α-球蛋白结合运至肾脏。肾脏线粒体内，在单氧化酶（MFMO）、细胞色素 P450 的催化下再次转化成 1,25-$(OH)_2$-D_3，这是维生素 D 的活性形式，它的生成受甲状旁腺素（PTH）、降钙素（CT）和血中钙、磷水平的调节。

1,25-$(OH)_2$-D_3 在肠黏膜上皮细胞可诱发一种特异性钙结合蛋白质的合成，这种蛋白质能促进钙的主动转运；1,25-$(OH)_2$-D_3 还能促进肠黏膜细胞碱性磷酸酶、钙-ATP 酶的活性，有利于钙磷的吸收。维生素 D 促进骨与软骨及牙齿的钙化，同时与甲状旁腺素共同作用调节血钙，当血钙水平降低时，促使钙在肾小管再吸收，将钙从骨中动员出来维持血钙在正常范围。维生素 D 还有免疫调节功能，改变机体对感染的反应。

2. 营养状况评价与缺乏症 血浆 25-（OH）-D_3 或 1,25-$(OH)_2$-D_3 水平可反映维生素 D

的营养状况。25-(OH)-D_3是血液中的主要存在形式,成人血浆 25-(OH)-D_3 的正常值范围夏季为 15~30mg/L,冬季为 8~18mg/L,血浆 25-(OH)-D_3 低于 11mg/L 为维生素 D 缺乏。引起钙磷吸收减少,血钙降低,影响骨骼钙化,致骨质软化、变形。在婴幼儿发生佝偻病,表现为骨骼变软,易弯曲、畸形。同时影响神经、造血、免疫等器官组织的功能。在成年人发生骨质软化症,特别是妊娠、哺乳妇女和老年人,主要表现为骨软化,易折断,严重时骨质脱钙,骨质疏松,有自发性、多发性骨折。

3. 食物来源与参考摄入量　维生素 D 的来源包括日光照射与食物来源两方面。鱼肝油含有丰富的维生素 D,动物性食物如动物肝、蛋黄、海产品等也含有较多的维生素 D。而人奶或牛奶含维生素 D 相对较低。

维生素 D 的最低需要量难以肯定,因为皮肤来源的维生素 D_3 变化较大。在阳光充足的地区膳食中维生素 D 的需要量相对较低。维生素 D 的需要量还与钙磷摄入量有关,当钙磷摄入量合适时,婴幼儿 10μg/d,成人 5μg/d 即可满足需要。摄入过多维生素 D 可引起中毒,表现为恶心、呕吐、便秘或腹泻、头痛、多尿、烦渴、发热等;孕妇可引起胎儿出生低体重、智力发育不良及骨硬化;婴儿期可出现明显神经精神症状。维生素 D 的可耐受最高摄入量(UL)为 20μg/d,多晒太阳是补充维生素 D 的最佳办法。

(三) 维生素 E

1. 特性与生理功能　维生素 E (vitamin E) 又名生育酚,它有多种活性形式,即 α、β、γ、和 δ-生育酚,其中以 α-生育酚(α-TE)的生物活性最大。维生素 E 在肠道吸收,通过淋巴进入血循环,血浆中维生素 E 的浓度随脂类的含量而变化。维生素 E 大部分储存于肝脏和肌肉组织中。维生素 E 的生理功能主要有:①抗氧化作用:维生素 E 已被确定为较强的抗氧化剂。在动物组织细胞中,它保护膜中的多不饱和脂肪酸、细胞骨架及其他蛋白质的巯基及细胞内的核酸免受自由基的攻击。维生素 E 缺乏,可使机体内的抗氧化功能发生障碍,引起细胞损伤。这一功能与机体的免疫、神经、心血管、生殖等许多系统的正常运行密切关联。维生素 E 能防止维生素 A 和维生素 C 的氧化,保证它们在体内的营养功能。长期低维生素 E 膳食,可致红细胞数量减少以及生存时间缩短。早产儿血浆低维生素 E 水平时,可发生溶血性贫血。②参与体内重要物质的合成:维生素 E 通过调节嘧啶碱基而参与 DNA 的合成;维生素 E 是辅酶 Q 合成的辅助因子,也与血红蛋白的合成有关。维生素 E 与精子的生成和繁殖能力有关,在动物实验中,维生素 E 缺乏的雄鼠睾丸不能生成精子,雌鼠的卵不能植入子宫内,胎儿被吸收。

2. 营养状况评价与缺乏症　维生素 E 的营养状况评价目前主要是测定血浆 α-生育酚的浓度,正常血浆中 α-生育酚的浓度为 12~46μmmol/L(5~20μg/L),如血浆 α-生育酚的浓度 <12μmmol/L 则为维生素 E 缺乏。维生素 E 缺乏症较少见。

3. 食物来源与参考摄入量　维生素 E 广泛存在于天然食物中,其中含量较高的食物有各种植物油、坚果类、豆类及海产品。当多不饱和脂肪酸摄入量增多时,应相应增加维生素 E 的摄入量,一般每摄入 1g 多不饱和脂肪酸,应摄入 0.4mg 维生素 E。维生素 E 虽然具有较强的抗氧化作用,但其本身亦会被氧化产生过氧化物质。因此,过量摄入维生素 E 对机体无益。中国营养学会推荐维生素 E 的适宜摄入量为:0~1 岁 3.0mg/d,1~4 岁 4.0mg/d,4~7 岁 5.0mg/d,7~11 岁 7.0mg/d,11~14 岁 10.0mg/d,14 岁以上包括成年人、老年人、孕妇、乳母均为 14.0mg/d。

三、水溶性维生素

(一) 维生素 B_1(硫胺素)

1. 特性与生理功能 维生素 B_1(vitamin B_1) 又名硫胺素(thiamine)、抗神经炎因子或抗脚气病因子。它由一个吡啶,一个噻唑通过甲烯基连接而成,碱性条件下易被破坏。维生素 B_1 在小肠中被吸收,然后在小肠黏膜和肝组织中进行磷酸化,形成硫胺素磷酸盐。成人体内约有 25 ~ 30mg 维生素 B_1,主要存在于肌肉、心脏、肝脏、肾脏和脑组织中。

维生素 B_1 在体内与两个磷酸基团化合,形成二磷酸硫胺素(thiamine pyrophosphate, TPP)。体内维生素 B_1 总量的80% 左右为TPP,约有10% 为三磷酸硫胺素(thiamine triphosphate,TTP)。TPP 是羧化酶和转羟乙醛酶的辅酶,这两个酶可使丙酮酸和 α-酮酸进入三羧酸循环,是体内物质代谢和能量代谢的关键酶。若机体维生素 B_1 不足,不仅丙酮酸不能继续代谢,而且还影响氨基酸、核酸和脂肪酸的合成代谢。此外,维生素 B_1 还可抑制胆碱酯酶,对于促进食欲、胃肠道的正常蠕动和消化液的分泌等也有重要作用。

2. 营养状况评价与缺乏症 评价维生素 B_1 的营养状况主要根据尿负荷试验,即口服 5mg(儿童减半)维生素 B_1 后,收集 4h 内尿,测定尿中维生素 B_1 的排出量,4h 内排出 200μg 以上者为正常,低于100μg 者为缺乏。也可测定一次尿中硫胺素与肌酐含量,计算出维生素 B_1(μg)/肌酐(g) 比值,以此来评价维生素 B_1 的营养状况。当体内维生素 B_1 不足时,维生素 B_1(μg)/肌酐(g) 小于27。血液中维生素 B_1 大多存在于红细胞内,部分以转酮醇酶辅基的形式存在,故红细胞转酮醇酶的活性(E-TKA)系数或 TPP 效应百分数也可用来评价机体维生素 B_1 的营养状况,即测定加与不加 TPP 的转酮醇酶活性变化情况。当体内维生素 B_1 缺乏时,可利用的 TPP 量少,酶绝对活性低,TPP 效应增加。TPP 效应<15% 为正常,>25% 为缺乏。也可直接测定红细胞中维生素 B_1 的含量。

维生素 B_1 缺乏常由于摄入不足,需要量增加或吸收利用障碍所致。维生素 B_1 缺乏见于下列情况:长期摄入碾磨过细的精米白面,缺乏其他杂粮或多种副食的补充;加工烹调方法不当;妊娠、哺乳等特殊生理状态下需要量增加;肝损害、酗酒、长期肾透析等。维生素 B_1 缺乏早期临床症状不典型,可有疲乏、淡漠、食欲缺乏、恶心、腿麻木、心电图异常等。严重缺乏称为脚气病,包括以下几种类型:①干性脚气病:主要症状是多发性神经炎,表现为肢端麻痹或功能障碍。②湿性脚气病:主要症状是充血性心力衰竭引起的水肿。③混合性脚气病:即有神经炎又有心力衰竭和水肿。婴儿脚气病多发生于 2 ~ 5 个月的婴儿,见于维生素 B_1 缺乏的乳母所喂养的婴儿,发病突然,病情急,初期食欲缺乏、呕吐、兴奋、心跳快、呼吸困难;晚期有发绀、水肿、心脏扩大、心力衰竭、强直性痉挛,常在症状出现后 1 ~ 2 天突然死亡。

3. 食物来源与摄入量 维生素 B_1 广泛存在于天然食物中,含量较高的有动物内脏(心、肝、肾)、瘦肉类、豆类、酵母、坚果等;谷类食物中,全粒谷物含维生素 B_1 较丰富,是我国人民维生素 B_1 的主要来源。但谷类加工碾磨时会造成维生素 B_1 的损失,加工精度越高,维生素 B_1 损失越多;过度洗米或去米汤维生素 B_1 则几乎全部损失。此外,一些食物中含有抗维生素 B_1 因子,如某些海产品中含有的硫胺素酶,能分解维生素 B_1;烹调时加碱也会破坏维生素 B_1。维生素 B_1 与能量代谢有密切的关系,所以维生素 B_1 的参考摄入量常按照所需要的能量确定。孕妇、乳母适当增加。维生素 B_1 的可耐受最高摄入量为 50mg/d。

（二）维生素 B_2（核黄素）

1. 特性与生理功能　维生素 B_2（vitamin B_2）又名核黄素（riboflavin），由一个咯嗪环与一个核糖衍生的醇连接而成，游离维生素 B_2 对光敏感，紫外光照射下易被破坏。维生素 B_2 在食物中多与蛋白质形成复合物，即黄素蛋白，在消化道内经蛋白酶水解，在小肠上部被吸收。维生素 B_2 在体内大多数以辅酶的形式储存于血液、组织及体液中。

维生素 B_2 是体内多种氧化酶不可缺少的辅基部分，由核黄素形成的活性辅基通常为黄素腺嘌呤二核苷酸（FAD）和黄素单核苷酸（FMN），其重要功能为电子传递，如葡萄糖氧化酶、氨基酸氧化酶、黄嘌呤氧化酶、琥珀酸脱氢酶、谷胱甘肽还原酶等，在细胞代谢呼吸链反应中起调控作用，直接参与氧化还原反应。这些反应是细胞线粒体中的葡萄糖和脂肪酸释放能量时所必需的。

此外，核黄素还激活维生素 B_6，参与色氨酸转变为烟酸，叶酸转化成各种辅酶。由于这些辅酶为合成脱氧核糖核酸所必需，所以核黄素间接地对细胞增殖及人体的生长发育起作用。核黄素还参与其他一些生化作用，如肾上腺皮质类固醇的产生、红细胞形成、糖原合成、脂肪酸代谢以及甲状腺调节酶的活性等。

2. 营养状况评价与缺乏症　评价维生素 B_2 营养状况的方法主要有：①尿排出量或负荷试验：收集24h尿测定维生素 B_2 含量，24h排出量在200μg以上为正常；或给予维生素 B_2 5mg，收集4h尿测定维生素 B_2 含量，800~1300μg为正常。②红细胞谷胱甘肽还原酶活力系数：维生素 B_2 在体内的水平影响着FAD的生成量，FAD又与谷胱甘肽还原酶活力有关。AC值等于加FAD后谷胱甘肽还原酶活力除以不加FAD时谷胱甘肽还原酶活力，AC值>1.2为维生素 B_2 不足。现多测定全血中谷胱甘肽还原酶活力系数（BGRAC）。③红细胞维生素 B_2 含量测定：高于200μg/L为营养状况良好。

维生素 B_2 的缺乏症常表现为口角炎，口角湿白及开裂；唇炎，嘴唇干裂、肿胀、溃疡以及色素沉着；舌炎，舌疼痛、肿胀、红斑及舌乳头萎缩；鼻翼两侧、眉间、腹股沟、阴囊等皮脂分泌旺盛部位常可见到脂溢性皮炎；眼球结膜充血、睑缘炎、角膜血管增生、畏光等，称为"口腔生殖综合征"。维生素 B_2 缺乏一般往往伴有其他的B族维生素缺乏。由于维生素 B_2 缺乏影响铁的吸收，因此，维生素 B_2 缺乏可以引起缺铁性贫血。

3. 食物来源与参考摄入量　维生素 B_2 广泛存在于动植物食物中，含量较高的有动物内脏、乳类、蛋类、鳝鱼、蘑菇，豆类和各种绿叶蔬菜也是维生素 B_2 的重要来源。

维生素 B_2 需要量与能量代谢有直接关系。不同的劳动强度、不同的年龄段、性别及生理状况，维生素 B_2 的需要量都不同。中国营养学会推荐的维生素 B_2 摄入量为：成年男性1.4mg/d、成年女性1.2mg/d，孕妇1.7mg/d，乳母1.7mg/d。

（三）维生素 PP（烟酸）

1. 特性与生理功能　烟酸又名尼克酸（nicotinic acid 或 niacin）PP。在体内主要形式是具有生理活性的烟酰胺（nicotinamide 或 niacinamide）。烟酸在小肠吸收，经门静脉入肝，再转化为辅酶Ⅰ（NAD）与辅酶Ⅱ（NADP）。NAD、NADP在碳水化合物、脂肪和蛋白质的能量释放过程中起重要作用，是氧化还原反应的递氢者，是氢的供体或受体。因此，在体内的作用广泛，涉及糖、脂类和氨基酸等的合成代谢与分解代谢，并涉及某些激素的代谢。烟酸对维持神经系统、消化系统和皮肤的正常功能也起着重要作用。

2. 营养状况评价与缺乏症　烟酸营养状况多用尿中 N'-甲基烟酰胺排出量作为评价指

标,口服 50mg 烟酰胺,4h 尿中排出量<2.0mg 为缺乏,2.0～2.5mg 为不足,3.0～3.9mg 为正常。烟酸缺乏症主要见于以玉米或高粱为主食的地区,这是因为玉米或高粱中的烟酸是结合型的,不能被人体吸收利用。目前这一问题在某些改良的玉米品种中已得到解决,所以烟酸缺乏已不多见。烟酸缺乏症即癞皮病(pellagra),典型症状是皮炎(dermatitis)、腹泻(diarrhoea)和痴呆(dementia),即所谓"三 D"症状。皮炎多呈对称性,分布于身体暴露和易受摩擦部位,表现多样化,有红肿、水泡、粗糙、脱屑、角化过度、色素沉着等。一般症状则包括失眠、消瘦、乏力、记忆力减退、耳鸣、眩晕等。烟酸缺乏很可能伴有其他水溶性维生素或蛋白质、能量不足。

3. 食物来源与参考摄入量 烟酸广泛存在于动植物性食物中,动物性食物中以烟酸胺为主,植物性食物中以烟酸为主。动物内脏如肝脏中含量最丰富,蔬菜中含有较多烟酸。牛奶和蛋类含量较低,但是含有丰富的色氨酸,在体内可以转变为少量烟酸。

烟酸的摄入量与能量消耗有关,推荐摄入量为 5mgNE/4.2MJ,不同年龄、性别、生理状况也会有所不同。

(四) 维生素 B_6(吡哆酸)

1. 特性与生理功能 维生素 B_6(vitamin B_6)有三种活性形式,即吡哆醇、吡哆醛和吡哆胺。维生素 B_6 在小肠上部吸收,在组织中以肌肉和肝脏的含量最高。维生素 B_6 在体内被磷酸化为辅酶形式,参与物质代谢,已知有 60 多种酶含有维生素 B_6,所催化的反应与相关的生理功能主要有以下方面:①参与氨基酸代谢:在氨基酸代谢中参与转氨基作用和脱羧基作用,转氨基作用与氨基酸的分解代谢、蛋白质的合成更新有关;脱羧基作用催化酪氨酸、组氨酸、多巴、色氨酸的脱羧反应,生成相应的酪胺、组胺、多巴胺和 5-羟色胺,这些胺类各自具有特殊活性,对神经、血管及腺体活动有重要调节作用。②参与糖原与脂肪酸代谢:维生素 B_6 的磷酸酯是磷酸化酶的一个基本成分,催化肌肉和肝中糖原转化,还参与亚油酸合成花生四烯酸以及胆固醇的合成与转运。③其他作用:维生素 B_6 参与体内一碳基团的生成,一碳基团是体内嘌呤、嘧啶、肾上腺素、胆碱等的合成原料,故涉及细胞增殖、磷脂代谢、免疫等多种功能。有研究报道,在高蛋白膳食人群,维生素 B_6 摄入量低于 2 mg/d 时,血浆同型半胱氨酸升高,同型半胱氨酸是蛋氨酸的中间产物,血浆中度升高的同型半胱氨酸可损伤血管内皮细胞,刺激血管平滑肌细胞增生、凋亡,造成血管壁的损害。此外,维生素 B_6 还参与大脑中信息传递受体的组成以及血红蛋白的合成。

2. 营养状况评价与缺乏症 评价维生素 B_6 的营养状况有下列指标:①血或尿中吡哆醛和吡哆酸的含量测定:正常情况下,血清磷酸吡哆醛含量在 14.6～72.9nmol/L(3.6～18ng/ml),尿中 4-吡哆酸含量>3μmol/d。②色氨酸负荷试验:被检查者口服色氨酸 0.1g 后,尿中黄尿酸指数 0～1.5 为正常。③红细胞转氨酶活力测定:维生素 B_6 缺乏时,红细胞谷草转氨酶(EGOT)和谷丙转氨酶(EGPT)活力通常降低,但其影响因素较多,需谨慎对待测定结果。

维生素 B_6 缺乏可见眼鼻口腔周围甚至整个颜面部、阴囊、会阴等处出现脂溢性皮炎;唇裂、舌炎及口腔炎症;婴幼儿或个别成年人有神经精神症状。

3. 食物来源与参考摄入量 维生素 B_6 普遍存在于动植物性食物中,肉类、蔬菜、水果、坚果类及谷类都含有一定量。通常食物中维生素 B_6 利用率约为 75%,谷类食物加工储存、烹调过程均可使维生素 B_6 丢失。过多纤维素也会影响维生素 B_6 的吸收利用。

维生素 B_6 的需要量受膳食中蛋白质水平、肠道细菌合成维生素 B_6 的量以及人体利用程度、生理状况和服药等因素影响,参考欧美国家人群的研究结果,考虑我国居民膳食模式与欧美的差异,中国营养学会定出的推荐摄入量(AI)为:0 ~ 6 月 0.1mg/d,6 ~ 12 月 0.3mg/d,1 ~ 4 岁 0.5mg/d,4 ~ 7 岁 0.6mg/d,7 ~ 11 岁 0.7mg/d,11 ~ 14 岁 0.9mg/d,14 ~ 18 岁 1.1mg/d,成人 1.2mg/d,50 岁以上 1.5mg/d,孕妇和乳母 1.9mg/d,维生素 B_6 的可耐受最高摄入量为儿童 50mg/d,成人 100mg/d。

(五) 维生素 B_{11}(叶酸)

1. 特性与生理功能 叶酸(folacin,FA)又称蝶酰谷氨酸,由碟啶、对氨基苯甲酸和谷氨酸三种成分组成。食物中的叶酸要被还原为四氢叶酸(THFA)才能被小肠吸收。THFA 为叶酸在体内的生物活性形式,它是一碳单位的载体,参与嘌呤、胸腺嘧啶核甘酸的合成、丝氨酸与甘氨酸的相互转变,通过这些代谢转变,合成 RNA、DNA 以及蛋白质等重要物质。叶酸在体内还有一个重要功能就是促进同型半胱氨酸(高半胱氨酸,homocysteine)合成蛋氨酸,这一功能具有很多生物学意义。

2. 营养状况评价与缺乏症 评价叶酸的营养状况主要是测定血清或红细胞内叶酸含量。血清叶酸含量反映近期叶酸摄入情况,血清叶酸<6.8nmol/L(3ng/ml)为缺乏;红细胞叶酸含量反映体内组织叶酸的储存状况,<318nmol/L(140ng/ml)为缺乏。叶酸吸收试验、尿中亚胺甲基谷氨酸测定也有助于评定叶酸的营养状况。

叶酸缺乏主要是由于摄入不足、吸收不良、需要量增加或丢失过多。人体缺乏叶酸的典型症状为巨幼红细胞性贫血、舌炎和腹泻。孕早期缺乏叶酸可致胎儿神经管畸形。叶酸缺乏影响同型半胱氨酸合成蛋氨酸,目前研究认为同型半胱氨酸血症是动脉硬化的危险因素。

3. 食物来源与参考摄入量 叶酸广泛存在于各种动植物性食物中,叶酸含量较丰富的食物有动物肝脏、豆类、坚果、绿叶蔬菜、水果、小麦胚芽等。成人维持 DNA 正常合成的叶酸最低平均需要量为 60μg/d。每日摄入量应该维持在 3.1μg/kg 方可保证适当储备,若停止摄入叶酸,则仅可维持 3 ~ 4 个月不出现缺乏症。叶酸的摄入量以膳食叶酸当量(dietary folate equivalent,DFE)表示。成人推荐摄入量为 400μgDFE/d,孕妇为 600μgDFE/d,乳母为 500μgDFE/d,婴儿的适宜摄入量(AI)为 65 ~ 80μgDFE/d,儿童为 200 ~ 300μg DFE/d。

(六) 维生素 B_{12}(钴胺素)

1. 特性与生理功能 维生素 B_{12}(vitamin B_{12})含钴,又称钴胺素(cobalamin),是唯一含金属元素的维生素。维生素 B_{12} 的活性形式有 5-脱氧腺苷钴胺素和甲基钴胺素。维生素 B_{12} 须与胃的内因子(intrinsic factor,IF)结合,在碱性肠液与胰蛋白酶作用下才能被吸收。正常人体内维生素 B_{12} 的储存量为 1 ~ 10mg,50% 以上储存在肝组织中。

维生素 B_{12} 的主要功能有促进生长、维持神经组织正常功能及红细胞生成,以辅酶形式参与甲基丙二酰 CoA 异构酶与甲基转移酶两个酶系统的作用,甲基转移酶将同型半胱氨酸甲基化成蛋氨酸。这一作用具有两方面的意义:一是降低血浆中的同型半胱氨酸,减少动脉硬化发生的危险性;二是使蛋氨酸再生以利其充分发挥甲基供体作用,并提高叶酸的利用率。甲基丙二酰 CoA 异构酶可转变甲基丙二酸为琥珀酸单酰 CoA,此反应与神经髓鞘物质代谢密切相关。

2. 营养状况评价与缺乏症 评价维生素 B_{12} 营养状况根据血浆(血清)维生素 B_{12} 含量测定,血象检查以及钴胺素吸收试验。一般情况下维生素 B_{12} 缺乏症较少见,在小儿不合理喂养、某些疾病或药物影响其吸收时可见到维生素 B_{12} 缺乏。如内因子缺乏可引起维生素 B_{12} 的严重缺乏,临床表现为巨幼红细胞性贫血和神经系统症状。

3. 食物来源与参考摄入量 维生素 B$_{12}$ 主要来源于动物性食物,如动物内脏、畜禽肉类、鱼类、海产品、蛋奶类。我国推荐维生素 B$_{12}$ 的适宜摄入量为:0~6 月 0.4μg/d,6~12 月 0.5μg/d,1~4 岁 0.9μg/d,4~11 岁 1.2μg/d,11~14 岁 1.8μg/d,14 岁以上及成人 2.4μg/d,孕妇 2.6μg/d,乳母 2.8μg/d。

(七) 维生素 C (抗坏血酸)

1. 特性与生理功能 维生素 C(vitamin C)又名抗坏血酸(ascorbic acid),在组织中以两种形式存在,即还原型抗坏血酸和脱氢型抗坏血酸,两种形式可以通过氧化还原互变,因而都具有生理活性。食物中的维生素 C 在小肠吸收,摄入量在 100mg 以内时,吸收率为 100%,而增加摄入量时,其吸收率反而降低。维生素 C 主要经泌尿道排出,汗液和粪便少量排出。尿中维生素 C 的排出量常受摄入量、体内储存量以及肾功能的影响。

维生素 C 在体内具有多种生理功能:①维生素 C 作为还原剂,在体内可使亚铁保持还原状态,增进其吸收、转移、储存和利用。②维生素 C 促使双硫键(—SS)还原为巯基(—SH),巯基在体内与其他抗氧化物质一起清除自由基。③维生素 C 参与四氢叶酸的一碳单位转移和防止维生素 A、E 及不饱和脂肪酸的氧化,阻止体内的氧化损伤过程。④维生素 C 可激活羟化酶,使脯氨酸和赖氨酸羟化形成胶原蛋白。维生素 C 不足,将影响胶原合成,造成创伤愈合延迟,血管壁脆性增加。⑤维生素 C 可促进肝内胆固醇转变为能溶于水的胆酸盐而增加排出,降低血胆固醇含量。⑥肾上腺皮质激素的合成与释放也需要维生素 C 的参与。

2. 营养状况评价与缺乏症 评价维生素 C 营养状况的指标主要有:①血浆维生素 C 含量:人体维生素 C 饱和状况下,血浆维生素 C 浓度为 56.8~79.5μmol/L(12~15mg/L),此指标主要反映近期摄入情况,不表示体内储备水平。血浆维生素 C 浓度低于 4mg/L 时认为缺乏,低于 2mg/L 时可出现坏血病症状。②白细胞维生素 C 含量:该指标反映了维生素 C 的储备水平,1140~1700μmol/L(20~30mg/100g)为组织饱和。③负荷试验:口服维生素 C 500mg,收集 4h 内尿液,>10mg 为正常,<3mg 为缺乏。

维生素 C 缺乏导致坏血病(scurvy):临床表现早期为疲劳,毛细血管脆性增大,皮下出现瘀点/斑,随后牙龈、毛囊及四周及球结膜出血,重者皮下、肌肉和关节出血及血肿,伤口愈合不良,关节肌肉疼痛,骨头易断裂,常伴有鼻衄,月经过多,便血,创口出血不止,贫血,多疑,抑郁等症状。婴幼儿往往由于人工哺养不注意补充引起缺乏,症状较成人严重,有时可出现胸膜腔及骨膜下出血,压迫局部神经,如压迫坐骨神经可引起一字形腿。

3. 食物来源与参考摄入量 新鲜蔬菜和水果中维生素 C 的含量非常丰富,深色蔬菜较浅色蔬菜含量高。尤其是野生植物如苜蓿、沙棘、猕猴桃、酸枣、山楂等含量丰富。鲜枣是所有水果中含维生素最多的食物,因此被称为"活的维生素 C 丸"。但蔬菜、水果因保存时间及烹调方法等,对维生素的保有率会有一定影响与破坏。

维生素 C 的推荐摄入量各个国家之间有一定差异。我国的 RNI 为:0~6 个月 40mg/d,6~12 个月 50mg/d,1~4 岁 60g/d,4~7 岁 70mg/d,7~11 岁 80mg/d,11~14 岁 90mg/d,成人 100mg/d。

第六节 矿 物 质

一、概 述

人体是由很多元素组成的,其质和量都与地球表层的元素组成相一致,人体中几乎含有自然界存在的所有元素。已发现有 20 多种元素是构成人体组织,维持生理机能,生化代谢所必需的。在这些元素中除碳、氢、氧、氮等主要构成有机物,如蛋白质、脂类外,其他的则构成无机盐。无机盐约占人体重量的 5%,统称矿物质。根据其在体内所占的分量分为宏量元素(macroelements)和微量元素(microelements)。宏量元素有七种,即钾、钠、钙、镁、磷、硫、氯等,也称常量元素。微量元素在体内含量小于 0.01%,机体日需要量也相对较少,一般都在毫克或微克的水平,较重要的有铁(Fe)、铜(Cu)、钴(Co)、碘(I)、氟(F)、锌(Zn)、硒(Se)、锡(Sn)、硅(Si)、钼(Mo)、锰(Mn)、镍(Ni)、钒(V)。矿物质在体内随年龄增长而增加,但元素间的比例变动不大。

1995 年 FAO/WHO 将微量元素进一步分为三类:第一类是维持正常人体生命活动不可缺少的必需微量元素,有铁、碘、锌、铜、硒、铬、锰、钴、氟、钼等 10 种;第二类是可能必需微量元素,在体内可能具有一定生物学作用,如硅、镍、硼、钒等;第三类是有潜在毒性的微量元素,具有体内蓄积倾向和潜在毒性,但低剂量时可能表现有一定的生理功能,如铅、镉、汞、砷、锡、锂等。

矿物质在体内的分布有其特殊性,铁主要在红细胞,碘主要在甲状腺,钴主要在骨髓,锌主要在肌肉,钙、磷主要在骨骼和牙齿,钒主要在脂肪组织。矿物质在体内的生理功能主要有:①维持水、电解质及酸碱平衡。②构成人体组织的重要成分。③调节细胞膜的通透性和细胞内外液的渗透压。④维持神经肌肉的正常兴奋性。⑤构成酶的辅基、激素、维生素、蛋白质和核酸的成分,或参与酶系的激活;这些酶系与氧的储存和电子传递、自由基调节等有关。

矿物质总是存在于机体的新陈代谢中,每日都有一定的量随各种途径排出体外,如粪、尿、汗、头发、指甲、皮肤及黏膜的脱落细胞等。机体本身不能生成矿物质,必须由食物中供给。某些元素其生理需要量与中毒量之间只有很小的范围,稍有不慎就会引起中毒。因此在补充矿物质时应特别注意。根据我国人民的饮食结构,比较容易缺乏的元素是铁、钙和锌。在一些地区可能有碘和/或硒的缺乏。

二、常见重要元素的营养学意义和食物来源

(一) 钙

钙是人体内含量最多的矿物元素,正常成人体内含钙约 1000~1200g,占体重的 1.5%~2.0%,其中 99% 集中在骨骼和牙齿中。其余 1%,有一半与柠檬酸螯合或与蛋白质结合;另一半则以离子状态存在于软组织、细胞外液和血液中,称为混溶钙池(miscible calcium pool)。这部分钙与骨钙保持着动态平衡,是维持体内细胞正常生理状态所必需。机体具有调控钙浓度恒定的机制,主要通过甲状腺素和降钙素及维生素 D 相互作用来维持。当膳食严重缺钙或机体发生异常钙丢失时,可通过调节机制使骨骼脱矿化以维持血钙浓度的稳定。

1. 营养学意义

(1) 构成骨骼和牙齿:骨骼和牙齿是人体中含钙最多的组织。体内 99% 的钙沉积在这些钙化的硬组织中,使骨骼具有特定的硬度、强度及机械性能,对机体起着支持、运动和保护的作用。骨钙在破骨细胞作用下不断被释放入混溶钙池,混溶钙池中的钙也不断沉积于成骨细胞中,如此反复使骨骼不断更新。幼儿骨骼约 1~2 年更新一次,随年龄增长更新速度减缓,成年人 10~12 年更新一次,40~50 岁后骨的吸收大于生成,骨质逐渐丢失,每年丢失约 0.7%,女性早于男性,妇女在围绝经期加速,但适当的体育锻炼可缓冲这一过程。

(2) 调节体内某些酶的活性:钙对许多参与细胞代谢的酶均有重要调节作用,如对三

磷腺苷酶、琥珀酸脱氢酶、淀粉酶、脂肪酶、酪胺酸羟化酶等都有激活作用。

（3）参与神经肌肉的功能活动：钙离子可与细胞膜的蛋白和各种阴离子基团结合，调节离子通道通透性及神经信号传递物质的释放，从而维持神经肌肉的正常生理功能，包括神经肌肉的兴奋性，神经冲动的传导和心脏搏动等。

（4）其他：钙还参与调节激素的分泌，参与血液的凝固，维持体液酸碱平衡以及细胞内胶质稳定性，降低血压等。

2. 钙的吸收与代谢　　钙在小肠上段以主动转运吸收为主。$1,25-(OH)_2-D_3$ 通过促进钙结合蛋白合成和激活钙的 ATP 酶调节钙的吸收。钙浓度高时也可通过被动扩散吸收。人体钙吸收率一般在 20%~60%。钙的吸收率取决于生理因素、体力活动情况和膳食成分等因素。

（1）生理因素和体力活动状况：一般随年龄增加，机体对钙的吸收率逐渐降低，婴儿高达60%，青少年 30%~40%，成年人 15%~20%，老年人更低；当机体钙需要量增加时吸收率也会增加，如孕妇、乳母对钙的吸收率可高达 50%。维生素 D 有促进肠道对钙吸收的作用。因此，增加体内维生素营养状况的因素，如从事户外活动和体育锻炼等，均能改善机体对钙的吸收。

（2）膳食成分：膳食成分对钙吸收的影响存在促进因素与抑制因素两个方面。

促进钙吸收的因素主要有：①维生素 D 促进钙的吸收；②乳糖和乳酸：乳糖和乳酸可与钙螯合形成低分子可溶性络合物，当其分解发酵产酸，使肠内 PH 降低，均有利于钙的吸收。③膳食蛋白质充足时，某些氨基酸如赖氨酸、色氨酸、精氨酸等可与钙结合形成可溶性络合物，有利于钙吸收，一些实验表明，亮氨酸、异亮氨酸、组氨酸、蛋氨酸也有类似的作用。但如摄入过多而超过需要，可使尿钙排出增多出现负钙平衡。

抑制钙吸收的因素主要有：①植酸盐、草酸盐：粮食中植酸较多，某些蔬菜如雍菜、菠菜、苋菜、竹笋等含草酸较多，它们可与钙结合成不溶性的盐类，从而降低钙的吸收；②膳食纤维中的醛糖酸残基与钙结合可干扰钙的吸收，同时增加钙的排泄；③脂肪消化不良时，未被吸收的脂肪酸与钙结合成钙皂，影响钙的吸收。此外，长期服用制酸剂、糖皮质激素、肝素也可干扰钙的吸收。

钙的排泄主要通过以下各种途径：大部分钙通过肠黏膜上皮细胞的脱落及消化液的分泌排入肠道，每日约 400mg，但有一部分被重吸收。一部分钙由尿排出，约每日 100~350mg。高温环境中工作的人每日从汗排出的钙可达 100mg，授乳期的女子每日从乳中排出钙约 100~300mg。

3. 钙的缺乏与过量

（1）骨骼、牙齿发育障碍：多见于儿童，长期摄入钙不足，并伴随维生素 D 缺乏，可引起儿童骨钙化不良，生长发育迟缓，软骨结构异常，牙齿不坚固，易患龋齿，严重者出现佝偻病。

（2）婴儿手足搐搦症：婴儿缺钙时血钙过低可致神经肌肉兴奋性增高，手足因屈肌群兴奋亢进而痉挛抽搦，严重者发生突发性喉痉挛，多见于喂养不当的婴儿。

（3）骨软化与骨质疏松：成人骨钙沉积减少，钙丢失增加。膳食钙缺乏，可加重骨钙丢失程度，发生骨软化与骨质疏松。骨软化多见于生育次数多，哺乳时间长的妇女，骨质疏松多发生于老年人。患者有腰痛，易骨折。骨质疏松还与雌激素分泌减少、维生素 D 摄入不足有关。

（4）出血以及血压升高：许多报道说明钙摄入量不足与高血压的发生有关，膳食钙对血压有一定的调节作用。但钙与高血压的关系仍有争议。

（5）迄今尚未见人类因摄入钙过多中毒的报道，但许多研究表明，大量补钙对其他元素的吸收有不利的影响，并有增加肾结石危险的可能。

4. 钙的食物来源及参考摄入量

（1）膳食来源：含钙丰富的食物很多，乳与乳制品含钙丰富，吸收率也高，是最理想的钙来源。小鱼、虾皮、海带、芝麻酱、骨头汤、豆类、豆制品、坚果类、绿色蔬菜、水果中的山楂，某些野菜如荠菜等都属于含钙高的食物。钙的食物来源除考虑钙含量外，还要考虑其吸收利用率。一些蔬菜、粮食中含有草酸盐、植酸盐、磷酸盐等，可影响钙的吸收。骨头虽然本身含钙高，但其只有10%左右的钙能溶于水中，所以喝骨头汤不能达到补钙的目的，直接吃骨粉有一定效果。如果煮骨头汤时加适量的醋就会释出大量的钙。

（2）食物来源与参考摄入量：成人钙的适宜摄入量为800mg/d，孕妇、乳母需要增加至1000～1200mg/d；婴幼儿和儿童钙需要量也相对较高。

（二）磷

1. 营养学意义　磷（phosphorus）是人体内含量较多的元素之一，成人体内含量约650g左右，占体重的1%，占无机盐总量的1/4。磷是构成骨髓和牙齿的原料，在骨形成的过程中2g钙需1g磷，磷酸盐与胶原纤维的共价联结在骨矿化中起重要作用。磷参与构成机体所有细胞中的核酸组成成分，细胞膜的必需构成物质如蛋白质、磷脂等。物质代谢产能反应也必需磷的参与，体内产能反应中释放的能量以高能磷酸键的形式储存于三磷腺苷及磷酸肌酸分子中，当机体需要时释放，以提高能量的有效利用率。碳水化合物和脂肪的中间代谢都需先经过磷酸化，才能继续反应。此外，磷还参与组成体内一些重要酶的辅酶和调节酸碱平衡。正常人血清无机磷总量为0.87～1mmol/L。

2. 食物来源与参考摄入量　成人磷的适宜摄入量为700mg/d。人类食物中含有丰富的磷，无论动物性或植物性食物都是由细胞构成，而细胞含磷丰富，若食物的蛋白质能满足机体需要，也就能满足磷的需要，故人体单独的磷缺乏很少见。

（三）镁

1. 营养学意义　镁（magnesium）是多种细胞基本生化反应中必需的物质。人体含20～30g镁，约占体重的0.05%。体内大部分镁存在于骨骼中，其余存在于软组织和体液中，肝与肌肉是镁浓度最高的软组织。体内葡萄糖转化为丙酮酸的糖酵解过程中有7个关键酶需要单独的镁离子或是与ATP或AMP结合的镁离子。镁在蛋白质消化过程中参与某些肽酶的激活，并能缓解神经冲动和肌肉收缩，与钙的兴奋作用相拮抗。

2. 食物来源与参考摄入量　有很多因素可影响健康人对镁的需要量。这些因素包括生物学的需要、摄入镁的生物利用率以及在估计摄入量和存留量中的准确性。镁广泛存在于动植物性食物中，人类很少见到镁缺乏的情况，除非是在一些疾病状态下，如吸收不良综合征、内分泌疾病、蛋白质-热能营养不良合并感染等。成人镁的适宜摄入量为350mg/d。

（四）铁

铁是人体含量最多也是最容易缺乏的必需微量元素。人体内铁含量随年龄、性别、营养与健康状况等不同而存在较大差异。正常人体含铁量约为3～5g，其中70%存在于血红蛋白、肌红蛋白和各种酶类中，称为功能性铁。其余部分主要以蛋白质和含铁血黄素的形式存在于肝、脾、骨髓等处，称为储存铁。

1. 生理功能

（1）参与氧的转运：血红蛋白在血液中运送氧和二氧化碳，肌红蛋白在肌肉中转运和储存氧，这是铁在体内发挥的极重要生理功能。

（2）参与组织呼吸、促进生物氧化还原反应：铁构成过氧化物酶，过氧化氢酶，细胞色素C，细胞色素氧化酶等多种酶的辅基，参与细胞呼吸过程，电子传递，生物氧化还原反应等过程。

（3）参与红细胞的生成与成熟：铁在骨髓造血组织中，进入幼红细胞内与原卟啉、珠蛋白结合生成血红蛋白。铁缺乏时，血红蛋白合成不足，红细胞寿命缩短，自身溶血增加。

（4）其他：催化 β-胡萝卜素转化为维生素 A，促进嘌呤与胶原的合成，抗体的产生以及药物在肝脏的解毒等。

2. 影响铁吸收的因素

膳食铁有两种存在形式，即血红素铁（haem iron）和非血红素铁（non-haem iron），它们的吸收机制各不相同。血红素铁主要是以血红蛋白及肌红蛋白等形式存在于肉类食物中，占膳食铁的 15%，可被肠黏膜上皮细胞直接吸收。故不受植酸等因素影响，只轻度受个体铁营养状况、血红素铁的数量的影响，且胃黏膜分泌的内因子有促进其吸收的作用，吸收率较非血红素铁高，一般在 20%～30%。而非血红素铁又称离子铁，主要以 $Fe(OH)_3$ 络合物的形式存植物性食物中，占膳食铁量的绝大部分，此型铁必须在胃酸作用下与有机部分分开，还原为亚铁离子后被吸收。因此影响它吸收的因素很多，使其吸收率很低，大约在 1%～5%。

（1）促进铁吸收的因素：① 维生素 C 可将铁还原为亚铁离子，并与其形成小分子可溶性铁螯合物，有利于铁的吸收。② 肉类因子（肉、鱼、禽因子）：存在于肉类中的一些因子也可促进非血红素铁的吸收。有研究表明，由肉、鱼或禽肉组成的膳食，其非血红素铁的吸收比含相等量的牛奶、干酪或鸡蛋组成的膳食高出若干倍。但机理尚不清楚。③维生素 B_2 有利于铁的吸收、转运与储存，当其缺乏时，铁吸收、转运与肝、脾储存铁均受阻。④某些单糖如葡萄糖、果糖，有机酸如柠檬酸、琥珀酸，一些发酵蔬菜、酱油以及含硫氨基酸也可促进铁的吸收。

（2）抑制铁吸收的因素：① 膳食中存在的磷酸盐、植酸盐、草酸盐以及存在于茶叶、咖啡中的鞣酸、多酚类物质等，可与非血红素铁形成不溶性的铁盐而抑制铁的吸收。有报道指出：面包中植酸含量即使只有 5～10mg，可减少铁吸收达 50%。茶减少铁吸收达 60%，咖啡减少达 40%。②膳食纤维摄入过多时可与铁、钙等结合，干扰其吸收。③存在于蛋类中的卵黄高磷蛋白，可干扰蛋类铁的吸收，使其吸收率仅为 3%。④ 碱或碱性药物可使非血红素铁形成难溶性的氢氧化铁而影响铁的吸收。⑤萎缩性胃炎以及胃大部分切除后，胃酸分泌减少，降低膳食中三价铁的溶解度和低分子量铁螯合物的生成，从而影响铁的吸收。

以上两种类型的铁都受机体铁储存量的影响，当储存量多时吸收率降低；储存量减少时机体需铁量增加，吸收率亦增加。如成年男子平均膳食铁的吸收率为 6%，而育龄妇女可达 13%。

3. 铁的缺乏与过量

（1）铁缺乏：WHO 报告全世界约 30% 的人口存在铁缺乏，是全球最为普遍的营养性疾病，也是我国主要的公共营养问题之一。婴幼儿生长发育迅速，对铁需要量大，乳中铁不能满足其需要；青少年期生长发育快，血红蛋白、肌红蛋白和含铁酶增加都需要铁；生育期妇女因妊娠、分娩和哺乳对铁的需要量增加而未及时增加铁的摄入量，他们是受铁缺乏威胁最大的人群。尽管铁缺乏患病率高，但往往被认为是一种"潜在饥饿"，易被忽视。

当体内缺铁时，铁损耗可分三个阶段：第一阶段为铁减少期（ID），此时储存铁耗竭，血清铁蛋白浓度下降。第二阶段为红细胞生成缺铁期（IDE），此时除血清铁蛋白下降外，血清铁也下降,同时铁结合力上升(运铁蛋白饱和度下降),游离原卟啉浓度(FEP)上升。第三阶段为缺铁性贫血期(IDA),血红蛋白和红细胞比容均下降。

铁缺乏对人体的影响:①影响脑功能:缺铁儿童易烦躁或冷漠呆板,影响智商。青少年表现为注意力不集中,学习记忆能力下降,工作耐力下降,认知能力下降。②影响体质能力:贫血者多体弱,容易疲劳,常伴心慌、气短、头晕,厌食,抗寒能力降低等症状,容易感染及反复感染。严重者出现面色苍白、指甲脆薄、反甲、肝脾轻度肿大,严重者甚至死亡。③影响免疫功能:铁缺乏损害机体免疫功能,尤其是细胞免疫功能。④影响妊娠结局:孕妇缺铁不但增加早产、胎儿发育延迟、低出生体重的发病率,还会增加围产期的死亡率。⑤缺铁者加重铅中毒症状:经研究发现,铁缺乏可增加铅的吸收,铁缺乏儿童铅中毒的发生率比无铁缺乏的儿童高3~4倍,可能与缺铁时可导致机体对二价金属离子吸收率增高有关。

改善膳食结构以增加铁的摄入,食物铁强化,营养素补充剂是解决铁缺乏和缺铁性贫血的重要途径。

(2)铁过量:通过膳食途径一般不会引起铁过量。长期过量服用铁剂或长期大量食用高铁特殊食品,或多次反复大量输血,会造成铁过量和中毒。此时铁在肝脏大量沉积,并可引起皮肤色素沉着症及各种严重器官损害甚至死亡。

4. 铁的食物来源与参考摄入量

(1)膳食来源:膳食中铁的良好来源为动物内脏、动物全血、畜禽肉类、黑木耳等,如猪肝含铁量为22.6mg/100g。乳及乳制品、蛋、谷类、豆类和蔬菜含铁量不高,都在8%以下,属于非血红素铁,吸收率也低。我国典型的大众化膳食铁的吸收率和许多发展中国家大约为2%~5%,膳食合理搭配可增加膳食中铁的吸收率。如有部分动物性食物的混合膳食的铁吸收率可达10%,膳食中富含维生素也可提高膳食铁的吸收。

(2)参考摄入量:铁的需要量涉及日常的丢失、生长发育所需以及不同生理条件下的额外所需。女性青春期后,每月从月经中丢失一部分铁,铁的需要量比男性高。我国的推荐标准,膳食中铁的适宜摄入量为:0~6月0.3mg/d,6~12月10mg/d,1~7岁12mg/d,11~14岁男16mg/d,女18mg/d,14~18岁男20mg/d,女25mg/d,成人男15mg/d,女20mg/d,50岁以上男女皆为15mg/d,孕早期15mg/d,孕中期25mg/d,孕晚期35mg/d,乳母25mg/d。

(五) 碘

人体含碘约20~50mg,甲状腺中含碘量最高,约为8~15mg。其余在肌肉、皮肤、骨骼等组织中,内分泌腺及中枢神经系统中也有一定量的碘。血液中碘主要为蛋白结合碘(PBI)约为30~60μg/L。

1. 生理功能　碘在体内主要参与甲状腺素的合成,故其生理作用也通过甲状腺素的作用表现出来。

(1)促进生物氧化和调节能量转换。对维持和调节体温及保持正常的新陈代谢和生命活动至关重要。

(2)促进蛋白质合成、调节糖类和脂肪代谢。

(3)支持垂体的正常功能、促进维生素的吸收和利用以及组织中的水盐代谢。

(4)激活体内许多重要酶类,包括细胞色素酶系、琥珀酸氧化酶系等100余种,促进物质代谢过程。

(5)保证神经系统和脑的发育。甲状腺激素对神经元增殖和分化、胶质细胞增殖和髓鞘的形成都有影响。

（6）促进儿童生长发育。甲状腺素是机体生长发育和成熟的重要因素,肌肉、骨骼及性器官等的发育或分化都必须有甲状腺激素的参与。甲状腺功能低下的幼儿,可出现体格矮小,肌肉无力及智力低下,性发育障碍等。

2. 碘的缺乏与过量　机体所需的碘可以从饮水、食物及食盐中获得,食物和饮水中的碘离子很容易被消化道吸收并转运至血浆,一般不会缺乏。但由于生理、地质原因,远离海洋的内陆山区,其土壤和空气中含碘较少,水和食物的含碘量也不高,因而容易导致碘缺乏。机体因缺碘导致疾患统称为碘缺乏病(iodine deficiency disorders,IDD)。

（1）孕妇、乳母缺碘,使胎儿、新生儿缺碘,易引起流产、死产、先天畸形儿的出生。严重者可引起新生儿呆小病(克汀病),患儿表现为发育不全、智力低下、聋哑、斜视、痉挛性瘫痪、水肿以及身材矮小等。

（2）儿童青少年时期缺碘,甲状腺素合成、分泌不足,可出现甲状腺肿、甲状腺功能低下、克汀病、单纯耳聋及体格和智力发育障碍等。

（3）成年人膳食中碘长期不足,可引起甲状腺肿,甲状腺功能低下、智力障碍及碘性甲状腺功能亢进等。

碘缺乏造成的智力损伤是不可逆的,最好的办法是预防。最经济最简单有效的方法就是采用碘化食盐,即在食盐中加入碘化钾或碘酸钾予以预防,加入量可控制在1∶20 000至1∶50 000。但应注意:碘盐应随吃随买,置于避光、热、潮的地方保存,菜炒熟时再放盐,以避免碘的丢失。也可采用碘油,碘油有口服和注射两种剂型。注射一次可维持为2~3年,口服一次维持一年。碘油只是一种临时替代的辅助措施。碘化饮水、碘化面包、碘茶、含碘药物对特定地区的人群也是补碘的好措施。

长期摄入含碘量高的膳食,以及在治疗甲状腺肿等疾病中使用过量的碘剂,同样危害人体健康,而且可以致病,包括高碘甲状腺肿、碘致性甲亢、碘致性甲低、桥本甲状腺炎、甲状腺癌、碘过敏和碘中毒。我国河北、山东部分县区居民,曾因饮用深层碘水或高碘食物造成高碘甲状腺肿,应该引起重视。

3. 碘的食物来源与参考摄入量

（1）膳食来源:机体所需要的碘主要来自食物、饮水与食盐。海产品的碘含量远远高于陆生动植物。含碘丰富的海产品有:海带、紫菜、发菜、鲜鱼、蛤干、干贝、虾、海参、海蜇等;海带含碘量最高,干海带中达240mg/kg以上,其次为鲜海鱼和海贝类,大约800μg/kg左右。但是海盐中碘含量极微。蛋、奶的碘含量较高,为40~90μg/kg,大于一般肉类,肉类大于淡水鱼,植物性食物含碘量最低,尤其是蔬菜和水果。

（2）参考摄入量:人体对碘的需要量受年龄、性别、体重、发育及营养状况等影响。我国的推荐摄入量为:0~1岁50μg/d,1~11岁90μg/d,11~14岁120μg/d,14岁以上及成人150μg/d,孕妇和乳母200μg/d。预防碘缺乏最好的办法是采用强化碘的食盐,一般强化碘量为1∶20 000至1∶50 000。

（六）锌

成人体内含锌(zinc)为2~2.5g。分布在人体所有组织器官,以肝、肾、肌肉、视网膜、前列腺内含量为高。血液中80%~85%的锌分布于红细胞中,主要与碳酸酐酶和碱性磷酸酶结合,3%~5%存在于白细胞中,其余在血浆中与蛋白质相结合。锌对生长发育、智力发育、免疫功能、物质代谢及生殖功能均有重要作用。

1. 生理功能

（1）酶的组成成分或酶的激活剂：锌是人体许多重要酶的组成成分或激活剂，目前已知的含锌酶有 200 余种，主要的有含锌超氧化物歧化酶、碱性磷酸酶、乳酸脱氢酶、DNA 聚合酶及 RNA 聚合酶等。在组织呼吸、能量代谢、抗氧化、生长发育等方面发挥重要作用。

（2）促进生长发育与组织再生：锌参与和调节细胞内 DNA 及 RNA 复制、翻译和转录，以及蛋白质和核酸的合成过程。在促进胎儿的生长发育及性器官和性机能的正常发育中起着非常重要的作用。

（3）促进食欲：锌通过参加构成一种含锌蛋白，即味觉素而对味觉与食欲发生作用，对口腔黏膜上皮细胞的结构、功能、代谢也具有重要的作用。

（4）促进维生素 A 代谢及生理功能：锌促进视黄醛的合成和构型的转化，参与肝中维生素 A 的动员，维持血浆维生素 A 浓度的恒定，对于维持正常暗适应能力有重要作用。

（5）维持免疫功能：锌维持与保护免疫反应细胞的复制。严重缺锌时，胸腺萎缩，T 细胞和自然杀伤细胞数量减少，功能减低，补充锌能使缺陷的免疫功能恢复。

（6）其他：维持生物膜结构和功能，影响胰岛素的释放，维护皮肤健康等也是必需的。

2. 锌的缺乏与过量　膳食中抑制钙、铁吸收的植酸盐、膳食纤维以及过多的钙、铁、铜也会影响锌的吸收。而蛋白质在肠内消化后，产生的氨基酸及维生素 D、葡萄糖、乳糖、半乳糖、柠檬酸等有利于锌的吸收。一般锌的生物利用率较低，约为 15%~20%。锌缺乏是世界性的营养缺乏病。在以谷类为主食的国家，尤其是在经济落后地区的儿童中相当普遍。我国锌缺乏的发生率孕妇为 30%，儿童为 50%。

（1）锌缺乏：锌缺乏可导致诸多生理改变，尤其是儿童较容易出现锌的缺乏。主要有：①生长发育不良，包括骨骼和脑发育不良，小儿生长发育迟缓、矮小、瘦弱，严重者形成侏儒。胎儿先天严重缺锌可造成畸形。②食欲减退，味觉、嗅觉敏锐度下降，厌食，甚至出现异食癖。③免疫功能障碍，伤口不易愈合，反复感染。④性成熟延迟，性机能减退：男性有生殖幼稚症和不育症，女性分娩异常，易流产。⑤影响皮肤、毛发的正常状态，如皮肤毛囊过度角化，出现苔藓样变化，头发稀疏、枯黄、无光泽，皮肤干燥、粗糙，并有色素沉着等。⑥其他，暗适应能力低下，认知行为改变，贫血及肠病性肢端皮炎。

（2）过量：一般膳食的含锌量不致中毒。但口服或静脉注射大剂量的锌或误服可导致锌急性中毒，引起胃部不适、恶心呕吐、眩晕、贫血等；非常大量补充锌可发生其他的慢性不良影响，如继发性铜缺乏，免疫功能低下，血清高密度脂蛋白水平下降等。

3. 锌的食物来源与参考摄入量

（1）膳食来源：含锌丰富的是海产品中的生蚝及海蛎肉，其次是牡蛎、贝类。动物性食品的锌含量和生物利用率均高于植物性食品。植物性食物中以干豆类、坚果含量较高。

（2）参考摄入量：我国推荐锌的摄入量为：0~6 月 1.5mg/d，6~12 月 8 mg/d，1~4 岁 9mg/d，4~7 岁 12mg/d，7~11 岁 13.5mg/d，11~14 岁男性 18mg/d，女性 15mg/d，14 岁~18 岁男性 19mg/d，女性 15.5mg/d，成年男性 15mg/d，成年女性 11.5mg/d。

（七）铜

1. 营养学意义　铜（copper）在人体内总量为 100~150mg，分布于各器官组织中，其中以肝和脑中的浓度最高，其次为肺、肠和脾，肝脏和脾脏为铜的储存器官。正常情况下，血

清铜浓度为 $10 \sim 24\mu mol/L$。在生物体内常与蛋白质结合并以酶的形式发挥作用,已知体内有 10 多种氧化酶含铜。如铜蓝蛋白、细胞色素氧化酶、超氧化物歧化酶、赖氨酸氧化酶等。铜蓝蛋白促使二价铁氧化成三价铁,有利于体内储存铁的利用和食物铁的吸收。缺铜时可影响到铁的吸收和利用,导致小细胞低色素性贫血。赖氨酸氧化酶可促进弹性蛋白与胶原蛋白的交联,当铜缺乏时,交联难以形成,影响胶原结构,导致骨骼、皮肤、血管结构的改变,使骨骼脆性增加、血管张力减低、皮肤弹性减弱等。具有超氧化物歧化酶活力的酶类,可催化超氧离子成为氧和过氧化氢,保护细胞免受超氧离子的侵害。此外,铜对胆固醇代谢、心脏功能、免疫功能、激素分泌等也有影响。

2. 食物来源与参考摄入量 铜普遍存在于天然食物中,含铜丰富的食物有动物肝脏、牡蛎、坚果类、豆及豆制品、小麦胚芽等,人体一般不易缺乏。我国推荐的适宜摄入量为:0 ~ 6 月 0.4mg/d,6 ~ 12 月 0.6mg/d,1 ~ 4 岁 0.8mg/d,4 ~ 7 岁 1.0mg/d,7 ~ 11 岁 1.2mg/d,11 ~ 14 岁 1.8mg/d,14 以上及成人 2.0mg/d。

(八) 硒

硒在人体内总量为 14 ~ 20mg,广泛分布于所有组织和器官,肝和肾中浓度最高,其次为胰、心、脾、牙釉质及指甲,而肌肉含硒的总量最多,约占人体总硒量的一半,脂肪组织中最低。

1. 生理功能

(1) 抗氧化功能:硒通过构成谷胱甘肽过氧化物酶(GSH-PX)和硒蛋白化合物发挥抗氧化作用,清除自由基,保护生物膜免受活性氧损伤,维持膜结构的完整性及细胞功能。

(2) 维护心脏和血管健康:许多调查显示,血硒高的地区人群心血管病发病率低;动物实验证实,硒对心肌纤维、小动脉及微血管的结构及功能有保护作用。硒缺乏是以心肌病变为特征的克山病的主要发病因素。

(3) 对重金属有解毒作用:硒与金属有很强的亲和力,在体内与汞、甲基汞、砷、镉、铅等重金属结合形成金属硒蛋白复合物而解毒,并排出体外。

(4) 其他:硒有促进生长发育,增强机体免疫力,保护视觉器官以及抗肿瘤的作用。

2. 硒的缺乏与过量

(1) 硒缺乏:硒的吸收率主要与膳食中硒的化学结构、溶解度有关。如蛋氨酸硒的吸收率大于无机形式的硒,溶解度大者吸收率也高。硒的吸收率大都在 50% 以上,故一般处于低硒的地理环境才容易发生硒缺乏。①克山病:克山病是一种以多发性灶状心肌坏死为主要病变的地方性心肌病,硒缺乏是其重要原因。主要表现为急性或慢性心功能不全和各种类型的心律失常。在我国从东北到西南的 15 个省和自治区的农村均有流行,但最早暴发流行的是黑龙江省克山县。其易感人群为 2 ~ 6 岁的儿童和育龄妇女。②大骨节病:目前认为低硒是大骨节病发生的环境因素之一,用亚硒酸钠与维生素 E 治疗儿童早期大骨节病有显著疗效。硒能改善大骨节病患者软骨蛋白多糖和胶原代谢,提高其代谢转化率,对防止恶化有较好效果。③缺硒使机体清除氧自由基和抗脂质过氧化能力减弱:易造成动脉内皮细胞损伤,易发动脉硬化、高血压等疾病,国外大量流行病学资料表明,膳食中硒水平越低,癌症的死亡率越高。还有人认为低硒可能是艾滋病的致病因素之一。

(2) 硒过量:硒摄入过多可致中毒,这在世界一些高硒地区均有发生。如我国湖北恩施和陕西紫阳是高硒地区。地方性硒中毒与当地水质与膳食中含硒量高有关。主要表现为毛发变干、变脆、易断裂及脱落;指甲变脆、指甲面出现白点及纵纹,甚至脱甲;肢端麻木、抽搐,甚至偏瘫,严重者可致死亡。硒中毒的一个特征是呼出含少量二甲基硒化物的大蒜味的气体。

3. 膳食硒的来源与参考摄入量

(1) 膳食来源:食物中硒的含量随当地水质和土壤中硒含量的变化而有较大的差异,即使是同一品种的谷物或蔬菜,会由于产地不同而硒含量不同。一般动物性食品肝、肾、肉类以及海产品含硒较丰富,蔬菜、水果含量较低。

(2) 参考摄入量:我国硒的供给量为:1 岁以内 $15\mu g/d$,$1 \sim 3$ 岁 $20\mu g/d$,$4 \sim 6$ 岁 $40\mu g/d$,7 岁以上均为 $50\mu g/d$。

第七节　水

水是人体赖以维持最基本生命活动的物质,是机体需要量最大、最重要的营养素。机体的一切生理功能都离不开水的参与。只要有足够的饮水,在无食物摄入时机体可以维持生命一周甚至更长时间,但没有水时数日便会死亡。

1. 水的生理功能

(1) 构成机体组织:水分占成人体重的 $50\% \sim 70\%$,细胞内外液各占 50% 。细胞内液包括身体的各组织细胞;细胞外液包括组织间液、血浆。病人因呕吐、腹泻、大面积烧伤、大量出汗等可导致机体水分丢失,当失水超过体重的 10% 时,就会危及生命。

(2) 促进营养素的消化、吸收与代谢:水是良好的溶剂,能使许多物质溶解,有助于体内的各种反应。水的流动性很大,在体内形成循环以运送营养物质和排出代谢废物。没有水就无法维持血液循环、呼吸、消化、吸收、分泌、排泄等生理活动,体内的新陈代谢也无法进行。

(3) 调节体温:水的比热比其他物质高,它能吸收体内不断分解代谢产生的大量能量而使体温保持不变。当外界温度高或体内生热过多时,通过蒸发或出汗使体温保持恒定。环境温度降低时,则通过减少蒸发而保持机体温度。

(4) 润滑作用:水是机体的润滑剂。泪液、唾液、关节囊液、浆膜腔液等都有利于局部器官的润滑,减少摩擦,有助于保持其正常功能。

2. 水的需要量　水的需要量受年龄、膳食、活动情况、外界温度以及机体健康等因素影响。排出途径包括呼吸、尿液、皮肤蒸发、粪便。一般情况下,成人需水量为 1ml/kcal,婴儿为 1.5ml/kcal。一般温带地区每人每日饮水量为 $1000 \sim 2500$ml,其中 $1000 \sim 2000$ml 水来自食物,$200 \sim 400$ml 来自代谢水。

人体对水分的需要和代谢,有一整套复杂而完善的调节机制。正常人水的需要量与排出量保持动态平衡。增加或减少摄水量,机体会自动通过调节系统来维持水的平衡。在某些病理情况下,水的摄入或排出超出了机体的调节能力,就会出现水肿或脱水。

3. 水的来源

(1) 液态水:指人们日常饮用的水,包括茶、汤、乳和其他各种饮料,是人体水的主要来源。

(2) 固态水:是指人们通常所摄食物中所含的水分,如米饭、水果、蔬菜中的水。

(3) 代谢水:食物进入体内,某些成分在体内氧化或代谢产生的水,叫代谢水。每 100g 营养素在体内代谢产生的水量各不相同,其中蛋白质、脂类、碳水化合物的代谢水分别为 41ml、107ml、60ml。

第二章 食物及其功能

第一节 食物的消化和吸收

一、消化系统的组成

人体的消化系统由消化管和消化腺两部分组成。

1. 消化管 是由一条起自口腔延续为咽、食管、胃、小肠、大肠、终于肛门的很长的肌性管道组成,它包括口腔、咽、食管、胃、小肠(十二指肠、空肠、回肠)和大肠(盲肠、结肠、直肠)等部。医学上常将消化道分为上、下消化道。上消化道由口腔、咽、食管、胃、十二指肠组成。下消化道由空肠、回肠和大肠组成。

2. 消化腺 消化腺有小消化腺和大消化腺两种。小消化腺散在于消化管各部的管壁内,大消化腺有三对唾液腺(腮腺、下颌下腺、舌下腺)、肝和胰,它们均借导管,将分泌物排入消化管内。肝脏是人体内最大的腺体,具有分泌胆汁、合成糖原和解毒功能。

二、消化系统的基本功能

消化系统主要承担食物的消化和吸收功能,提供机体所需的物质和能量。食物中的营养物质除维生素、水和无机盐可以被直接吸收利用外,蛋白质、脂肪和糖类等物质均不能被机体直接吸收利用,需在消化管内被分解为结构简单的小分子物质,才能被吸收利用。食物在消化管内被分解成结构简单、可被吸收的小分子物质的过程就称为消化。这种小分子物质透过消化管黏膜上皮细胞进入血液和淋巴液的过程就是吸收。对于未被吸收的残渣部分,消化道则通过大肠以粪便形式排出体外。

三、消化食物的不同方式

1. 物理性消化 食物经过口腔的咀嚼,牙齿的磨碎,舌的搅拌、吞咽,胃肠肌肉的活动,将大块的食物变成碎小的,使消化液充分与食物混合,并推动食团或食糜下移,从口腔推移到肛门,这种消化过程叫机械性消化,或物理性消化。

2. 化学性消化 指消化腺分泌的消化液对食物进行化学分解而言。由消化腺所分泌的各种消化液,将复杂的各种营养物质分解为肠壁可以吸收的简单的可溶性的化合物,如糖类分解为单糖,蛋白质分解为氨基酸,脂类分解为甘油及脂肪酸。然后这些分解后的营养物质被小肠(主要是空肠)吸收进入体内,进入血液和淋巴循环的过程,这种消化过程叫化学性消化。

在人体中,机械性消化和化学性消化两功能同时进行、相互配合共同完成消化过程。

四、食物消化的过程

食物的消化是从口腔开始的,食物在口腔内以机械性消化(食物被磨碎)为主。因为食物在口腔内停留时间很短,故口腔内的消化作用不大。

食物从食道进入胃后,即受到胃壁肌肉的机械性消化和胃液的化学性消化作用。此时,食物中的蛋白质被胃液中的胃蛋白酶(在胃酸参与下)初步分解,胃内容物变成粥样的食糜状态,小量地多次通过幽门向十二指肠推送。食糜由胃进入十二指肠后,开始了小肠内的消化。

　　小肠是消化、吸收的主要场所。食物在小肠内受到胰液、胆汁和小肠液的化学性消化以及小肠的机械性消化,各种营养成分逐渐被分解为简单的可吸收的小分子物质在小肠内吸收。因此,食物通过小肠后,消化过程已基本完成,只留下难于消化的食物残渣从小肠进入大肠。大肠内无消化作用,仅具一定的吸收功能。

五、营养物质的吸收

　　吸收是指食物经过消化后,通过消化管黏膜上皮细胞进入血液循环的过程叫吸收。食道几乎不吸收任何物质。胃只吸收少量的水、无机盐、全部酒精。而小肠是消化和吸收的主要场所。大肠只吸收少量的水、无机盐和部分维生素。人体消化道各部位对各种营养物质的吸收见表2-1。

表 2-1　人体消化系统功能汇总表

消化管	功能	消化腺	消化液
口	牙齿:咀嚼、咬碎食物 门齿:切断 犬齿:撕裂 臼齿:磨碎 舌头:协助咀嚼食物 搅拌食物 将食物与唾液充分混合,容易下咽 弱酸环境【pH=6.7~6.8】	唾腺: 分泌唾液 有三对:耳下腺、舌下腺、颌下腺	唾液:【淀粉酶】 分解淀粉
咽	调节、控制食物进入食道		
食道	产生蠕动;将食物输送至胃		
胃	1. 呈囊状:可容纳较多食物,延长食物停留时间,使酵素作用 2. 产生蠕动:将已消化成粥状之食物推入小肠 3. 酸性环境【pH=2】	胃腺: 分泌胃液	胃液: 1. 胃酸(盐酸)呈强酸性,有杀菌作用并可活化胃蛋白酶 2. 胃蛋白酶可消化分解蛋白质
小肠	1. 内壁具有绒毛:可增加吸收养分的表面积 2. 细长而呈盘曲状:可延长食物分解及养分吸收之时间 3. 消化作用及吸收养分之主要部位 4. 蠕动推动食物 5. 碱性环境【pH=8】	肠腺:分泌肠液 肝脏:分泌胆汁(储存于胆囊) 胰脏:分泌胰液	1. 肠液:分解糖类、蛋白质及脂质 2. 胆汁:不含消化酶,但可将脂质乳化为小油滴,增进分解效率 3. 胰液:分解糖类、蛋白质及脂质
大肠	吸收食物中剩余的水分及盐类		
肛门	排出粪便(食物残渣)		

第二节　各类食物的营养特点

一、粮谷类食物的营养价值

　　谷类包括小麦、稻谷、玉米、小米、燕麦等,是人类主要食物之一。在我国人民膳食中,

60%～70% 的能量,50% 左右的蛋白质、B 族维生素和矿物质由谷类提供,在我国人民膳食中占有重要地位。

(一) 谷粒的结构与营养素分布

各种谷粒的结构基本相似,都由四层构成:①谷皮:位于谷粒的最外层,含有较多的矿物质和膳食纤维。谷皮粗糙,影响谷物的口感,且不易消化,因此加工时要经碾磨除去谷皮。②糊粉层:位于谷皮与胚乳之间,含较多的纤维素、磷、B 族维生素及矿物质,有重要的营养价值。还含有一定量的蛋白质和脂肪。但在碾磨加工时,糊粉层易与谷皮同时脱落而混入米糠、谷皮中。③胚乳:是谷类的主要部分,含大量淀粉和一定量蛋白质。越靠近胚,周边部位蛋白质含量越高;加工精度越高的大米、面粉中胚乳部分所占比例越大,淀粉含量高,而其他营养成分的含量越低。④胚:位于谷粒下端,含丰富脂肪、蛋白质、矿物质、B 族维生素和维生素 E。胚芽质地比较软而有韧性,不易粉碎,但在加工时因易与胚乳分离而损失。

(二) 谷类的营养及特点

1. 蛋白质 谷类蛋白质含量因品种、气候、地区及加工方法不同而异,蛋白质含量一般为 7%～15%,以燕麦最多为 15.6%,小麦约 10%,大米和玉米约 8%。主要由谷蛋白、白蛋白、醇溶谷蛋白、球蛋白组成。一般谷类食物蛋白质因必需氨基酸组成不平衡,赖氨酸、苯丙氨酸和蛋氨酸含量偏低,其营养价值低于一般动物性食物。因此,提倡谷类与豆类混食,并用动物性蛋白和大豆蛋白质补充,从而提高蛋白质的营养价值。

2. 碳水化合物 谷类含碳水化合物约 40%～70% 左右,主要是淀粉。可分为支链淀粉和直链淀粉。其中直链淀粉吸水性强,溶胀性大,消化吸收率高。支链淀粉则相反。如糯米中支链淀粉比较多而籼米中直链淀粉多。

3. 脂肪 谷类含脂肪很低,约 2%,玉米和小米可达 4%,主要集中在糊粉层和胚芽,在谷类加工时易转入副产品中。从米糠中可提取米糠油、谷维素和谷固醇。从玉米和小麦胚芽提取的胚芽油中 80% 为不饱和脂肪酸,其中 60% 为亚油酸,具有降低血清胆固醇、防止动脉粥样硬化的作用。

4. 矿物质 粮谷类食物矿物质总量约 1.5%～3.0%,其中主要是磷、钙等。由于多以植酸盐的形式存在,大部分不能被身体吸收利用,铁含量约在 1～5mg,吸收利用率大约 1%～2%。

5. 维生素 谷类是膳食中 B 族维生素的主要来源。含有丰富的硫胺素、烟酸、泛酸、吡哆酸、核黄素等,主要分布在糊粉层和胚部。但随着加工精度的提高,保留率会降低。玉米和小米含有少量的胡萝卜素。一般不含维生素 A 和维生素 C。玉米中的烟酸为结合型,不易被人体利用,须经过适当加工后使之变成游离型的才能被吸收利用。

(三) 粮谷类的合理利用

1. 合理加工 谷类营养素分布不均匀,除淀粉外大多营养素分布在糊粉层,加工精度过高,将流失大部分营养素。因此应合理加工,既要保持良好的感官性状、利于消化吸收,又要最大限度地保留各种营养素。100kg 糙米和小麦分别加工成 95kg 大米和 85kg 面粉,虽然可使感官性状略有下降,但营养素保有率较高,称为标准米和标准面,应大力提倡食用。

2. 合理烹调 烹调过程会使部分营养素受到损失,如淘米时硫胺素损失 30%～60%,

核黄素损失 20%~25%,矿物质也有一定程度流失。搓洗次数越多,浸泡时间越长,水温越高,损失也越多。因此,主张减少淘洗次数。米、面在蒸、煮、炸的过程中营养素也有不同程度损失,在所有烹调方法中以油炸损失最大,应尽量避免。

3. 合理储存 粮谷类在适宜条件下可储存很长时间。但如水分含量较多、环境温、湿度较高时,粮粒呼吸作用加强,可引起营养素分解破坏,促进霉菌生长,加速食物腐败变质,失去食用价值。因此,应尽可能把粮食的含水量降低在安全水分以内,并储存于避光、通风、干燥、阴凉的环境。

二、豆类及制品的营养价值

豆类分为大豆类和其他豆类。大豆按其种皮颜色可分为黄豆、青豆、黑豆、褐色豆、双色大豆五种。其他豆类包括蚕豆、豌豆、绿豆、小豆、芸豆等。豆制品是由大豆或绿豆制作的半成品食物,包括豆浆、豆腐脑、豆腐、百叶、豆芽等。豆类食物是我国人民膳食中优质蛋白的重要来源。

(一) 豆类的营养及特点

1. 蛋白质 大豆中蛋白质的含量为 35%~40%,是所有植物性食物中蛋白质含量最高的。大豆蛋白是植物优质蛋白,其氨基酸组成接近人体需要,富含谷类食物蛋白质普遍缺乏的赖氨酸,是谷类理想的蛋白质互补食物,大豆的限制氨基酸是蛋氨酸。

2. 脂类 大豆中脂肪含量为 15%~20%,其中不饱和脂肪酸含量高达 85%,大豆油脂中还含有 1.64% 的磷脂和 0.09%~0.28% 的维生素 E,所以是较好的食用油。

3. 碳水合化物 大豆中碳水化合物的含量为 25%~30%,主要为蔗糖、阿拉伯糖、棉籽糖、水苏糖、淀粉、半乳聚糖等,其中不能为人体消化吸收的棉籽糖、水苏糖约占大豆碳水化合物的一半,以往认为这类低聚糖类对人体无益且可致肠胀气,降低其他食物的消化率。但近期的研究表明,它们可促进肠道内有益菌株——双歧杆菌的增殖,对抑制病原菌、防止便秘与腹泻、保护肝脏等具有重要的作用。

4. 矿物质与维生素 大豆含有丰富的钙、磷等无机盐,并富含 B 族维生素,其中维生素也是植物性食物中含量较高者。但干豆类几乎不含维生素 C。

(二) 大豆类的抗营养因素

过去认为,大豆中含有一些天然的抗营养因子,可影响人体对某些营养素的吸收,如蛋白酶抑制剂、寡聚糖、植酸、皂苷、异黄酮以及植物红细胞凝集素等,影响大豆蛋白质的消化率。近期研究表明,上述因子在一定剂量范围内具有对人体有益的生理功能或生物学活性,如抗氧化、降血脂、抗突变等作用。合理处理抗营养因素,如通过水泡、磨浆、加热、发酵、发芽等加工成豆制品,可提高大豆的消化率,充分发挥其营养价值。

(三) 豆制品的营养价值

豆制品可按其制作方法分为非发酵豆制品和发酵豆制品两种。非发酵豆制品有豆浆、豆腐、豆腐干等,发酵豆制品有腐乳、豆豉、臭豆腐等。豆制品在加工过程中一般要经过浸泡、细磨、加热等处理,使其中所含的抗胰蛋白酶破坏,大部分纤维素被去除,因此,消化吸收率明显提高。豆制品的营养素种类在加工前后变化不大,但因水分增多,营养素含量相对较少。

(四) 豆类的合理利用

不同加工和烹调方法对大豆蛋白质的消化率有明显影响。整粒熟大豆的蛋白质消化率仅为 65.3%，加工成豆浆可达 84.9%，豆腐则为 92%～96%。

大豆和绿豆发制成豆芽，除含原有营养成分外还可产生大量抗坏血酸，当新鲜蔬菜缺乏时可作为抗坏血酸的良好来源。

三、蔬菜、水果的营养价值

蔬菜、水果是人类膳食中的重要成分，是维生素 C、胡萝卜素、维生素 B_2、钙、铁和膳食纤维的主要来源。蔬菜、水果中含有较多的钾、钠、钙、镁等元素，为碱性食物，并富含各种有机酸、芳香物质以及天然色素等成分，可增进食欲、促进消化、生津止渴，具有较好的营养和保健功效。

(一) 蔬菜、水果的营养及特点

1. 蛋白质、脂类、碳水化合物 蔬菜、水果中蛋白质含量少，脂肪含量更低。碳水化合物含量也不高，且因品种而异，水果含糖分一般较蔬菜多，但糖的种类各不相同，如苹果和梨以果糖为主；桃、李子、柑橘以蔗糖为主；葡萄、草莓以葡萄糖和果糖为主；土豆、藕等根茎类蔬菜主要以淀粉为主。蔬菜、水果中含丰富的纤维素、半纤维素、木质素和果胶等，是人体膳食纤维的主要来源。

2. 维生素 新鲜蔬菜、水果中含有较多的维生素 C、胡萝卜素、维生素 B_2 和叶酸等。蔬菜中维生素 C 的分布，以代谢较旺盛的组织器官（菜叶及花）内含量最为丰富，同时与叶绿素的分布平行。即绿色越深处，维生素 C 含量越丰富。但瓜果类（冬瓜、西葫芦、黄瓜等）中的含量相对较少。胡萝卜素在各种绿色黄色以及红色等深色蔬菜中含量较多，如韭菜、菠菜、胡萝卜等。维生素 B_2 在各种绿叶菜中含量较多，如雪里蕻、油菜、菠菜、青椒、毛豆等。

3. 矿物质 蔬菜、水果中富含钙、磷、钾、钠、镁、铁、铜、锰等矿物质，是人体所需矿物质的重要来源。有些蔬菜如菠菜、雍菜、苋菜等也含有丰富的钙，但同时含有一定量草酸，不仅影响钙铁的吸收，还影响其他食物中钙和铁的吸收，故在食用这类蔬菜时，应先将其在开水中焯一下，以除去草酸，有利于铁、钙的吸收。

4. 芳香物质、有机酸和色素 蔬菜水果中含有多种芳香物质和色素，赋予这类食品特殊的风味和颜色。水果中的有机酸以枸橼酸、苹果酸和酒石酸为主，可以促进消化液的分泌，有利食物的消化和吸收，保护维生素 C 的稳定性。

5. 生物活性物质 蔬菜水果中还含有一些酚类及具有特殊功能的生物活性物质，如萝卜含有淀粉酶，菠萝和无花果含有蛋白酶，生食可促进消化；大蒜中含有植物杀菌素和含硫化合物，具有抗菌消炎、降低胆固醇的作用，对维持微血管的正常功能具有重要意义。

我国野菜果蕴量丰富，如沙棘、金樱子、猕猴桃、刺梨、番石榴等，营养成分独特，尤其是含有丰富的抗坏血酸、有机酸和生物类黄酮等，具有较高的食用价值，有待不断的开发和利用。

(二) 蔬菜水果的合理利用

1. 合理选择 蔬菜含丰富的维生素，除抗坏血酸外，大部分营养素在叶部比根茎部含量高，嫩叶比枯叶高,深色蔬菜比浅色蔬菜高。因此应尽可能选择新鲜度高、颜色较深的蔬菜。

2. 合理加工与烹调 蔬菜所含维生素和矿物质在清洗时很容易随水流失,尤其在切碎后组织结构破坏,与水接触面积增加,此时流失更多。因此宜先洗后切,尽可能减少蔬菜在水中长时间浸泡,以减少流失。烹调时尽可能急火快炒,必要时可加少量淀粉或醋以保护抗坏血酸不被破坏。

3. 合理储存 果蔬较长时间存放不仅可使营养素受到破坏,还会产生硝酸盐,尤其是叶菜类如菠菜等,摄入机体可产生不利影响,因此要冷藏保存,不应存放时间过长,对腐烂的菜叶要及时清理。

四、菌藻类的营养价值

菌藻类食物包括食用菌和藻类。其中食用菌约有 500 余种,常见的有蘑菇、香菇、猴头菇、银耳、木耳等。藻类有海带、紫菜、发菜、石花菜等。

(一)菌藻类的营养及特点

1. 蛋白质 菌藻类食物含有丰富的蛋白质,是普通蔬菜无法比拟的。发菜、香菇、蘑菇等品种蛋白质含量达 20% 以上。氨基酸组成基本均衡,必需氨基酸占总蛋白质 60% 以上。除赖氨酸和色氨酸略感不足外,蛋氨酸、胱氨酸很丰富。一般动物性食物中相对缺乏蛋氨酸和胱氨酸,所以和动物性食物搭配食用效果好。

2. 脂类 脂肪约占干重的 20%~30%,且亚油酸、亚麻酸含等比例较大。

3. 碳水化合物 含量约 20%~35%。大多数菌藻类含有各种类型的非淀粉多糖,如银耳多糖、香菇多糖等、褐藻酸、岩藻硫酸酯等,这些物质各自具有不同的生理作用,常被用来开发功能食品。

4. 矿物质 菌藻类无机盐含量丰富,尤其是含有丰富的铁、锌、硒、碘等微量元素,是其他食物的数倍或十余倍。

5. 维生素 含有胡萝卜素、维生素 E、维生素 B_{12} 等。

(二)菌藻类的合理利用

菌藻类食物中除具有丰富的营养素之外,还具有多种功效成分,尤其是香菇、银耳中的多糖类物质,有提高人体免疫功能和抗肿瘤的作用。香菇中的香菇嘌呤可促进体内胆固醇的代谢,有降血脂的作用。海带中的褐藻酸钠有预防白血病和骨癌的作用。因此应根据其不同的功效合理的选用。

另外,食用菌类食物时要注意食品卫生问题,防止引起食物中毒。银耳易被椰毒假单孢菌污染,可造成人体中毒。

五、肉、禽、鱼类的营养价值

畜、禽肉及鱼类食物可提供动物蛋白质、脂肪、矿物质和维生素 A 和 B 族维生素,是一类营养价值较高的食物。

(一)畜、禽肉类的营养及特点

1. 蛋白质 畜肉中蛋白质含量一般为 10%~20%,其必需氨基酸含量和利用率与全蛋接近,种类和比例与人体接近,故蛋白质营养价值较高,是优质蛋白。此外肉中还含有能溶于水的含氮浸出物,如肌凝蛋白原、肌肽、肌酸、肌酐和嘌呤等,这些物质是肉类食品鲜味的主要来源。

2. 脂类　畜肉脂肪含量一般在10%～30%之间,肥肉可高达90%,其脂肪以饱和脂肪酸为主,主要成分为甘油三酯,少量卵磷脂、胆固醇和游离脂肪酸,其中胆固醇以动物大脑和内脏中含量最高。但禽类脂肪含量相对较少,其中20%为亚油酸,易于消化吸收。

3. 碳水化合物　含量在1%～5%,主要以糖原形式存在于肌肉和肝脏中。动物在宰前过度疲劳会使糖原含量下降。宰后放置时间过长,因酶的作用也使糖原分解,因此营养意义不大。

4. 矿物质　畜禽肉含矿物质0.8%～1.2%,瘦肉高于肥肉,内脏高于瘦肉。铁的含量可达5%,且为血红素铁,吸收率较高。也含有比较丰富的锌、铜、硒及磷、硫、钾、钠等。肉中钙的含量不高,但吸收率较高。

5. 维生素　含有多种维生素,主要是B族和维生素A,内脏中含量尤多。但肌肉中基本不含维生素C。

肉类在烹制过程中可释放出较多的含氮浸出物,主要为肌肽、肌酸、肌酐、氨基酸、尿素等,这是肉类鲜味的主要来源,使肉肠具有浓厚鲜美的味道。一般成年动物含氮浸出物多于幼年,禽肉多于畜肉。

(二) 鱼类的营养及特点

1. 蛋白质　含量为15%～25%,氨基酸组成中色氨酸含量较低。鱼类肌肉中,水含量较多,肌纤维短而细,间质蛋白少,组织软而嫩,比畜、禽肉更易消化。此外,在鱼的结缔组织和软骨组织中含有胶原、黏蛋白等含氮浸出物,故鱼汤煮沸冷却后可形成凝胶。

2. 脂类　鱼类含脂肪较少,仅为1%～3%。鱼类所含脂肪酸多为不饱和脂肪酸(占80%),具有较高的消化率。此外,深海鱼类脂肪中含有长链多不饱和脂肪酸,如EPA和DHA,具有很好的降血脂、防治动脉粥样硬化的作用。鱼类胆固醇含量一般在100mg/100g左右,但在鱼子、虾籽中较高,可达1000mg/100g左右。

3. 碳水化合物　鱼类的碳水化合物含量很低,约1.5%左右。有些鱼类基本上不含碳水化合物。

4. 矿物质　鱼类矿物质总量一般在1%～2%之间,其中磷的含量占总灰分的40%,钙的含量较畜、禽类高,海鱼中碘的含量较高,也含有丰富的锌、铜、硒等元素。

5. 维生素　鱼类富含维生素B_2,海鱼的肝脏含有丰富的维生素A和维生素D,是制作鱼肝油的重要原料。

(三) 肉、禽、鱼类的合理利用

1. 肉禽类合理利用　畜禽肉蛋白质丰富,氨基酸模式好,宜与粮谷类食物搭配食用,以发挥蛋白质的互补作用。但畜肉的脂肪和胆固醇含量高,不宜过多食用。而禽肉脂肪所含多不饱和脂肪酸多,老年人可常选用。

2. 鱼类的合理利用　鱼类蛋白质含量高,结缔组织少,较畜禽肉更易腐败变质,尤其是青皮红肉鱼如金枪鱼等组氨酸含量高,腐败变质时组胺大量生成可引起组胺中毒。鱼类含多不饱和脂肪酸相当丰富,易氧化破坏而产生脂质过氧化物对人体产生危害。因此鱼类食物一般要低温冷冻保存或腌制。

六、乳及乳制品的营养价值

乳类是一种营养成分齐全、组成比例适宜、易于消化吸收、营养价值高的天然食品,能够满足婴儿生长发育全部营养需要的天然食品,营养价值较高。乳类食品中以牛奶食用最为普遍,适合于母乳不足的婴儿、病人和老年人等。各种动物乳中营养素种类和数量有所不同,通常生长发育快的动物,其母乳中蛋白质和矿物质的含量较高。

(一)乳类的营养及特点

1. 蛋白质 乳中蛋白质含量一般为 1.3%~3.0%,牛乳中最高达 3.0%。蛋白质主要为酪蛋白,另有少许乳清蛋白和乳球蛋白。在正常酸度(pH=6.6)下,酪蛋白与钙、磷等结合成酪蛋白胶粒,以胶体悬浮液的状态存在,它对乳的 pH 变化非常敏感,当脱脂乳 pH 调节为 4.6 时,酪蛋白即形成沉淀。乳清蛋白对热敏感,受热可发生凝固,对酶蛋白具有保护作用。乳球蛋白与机体的免疫功能密切相关。乳类蛋白质消化吸收率高达 89%,其生物学价值为 85,必需氨基酸含量和构成与鸡蛋相似,是优质蛋白质。牛乳中酪蛋白、乳清蛋白的构成比与人乳相反,用牛乳喂养婴儿时,应利用乳清蛋白调节牛乳构成比,使其接近人乳。

2. 脂类 乳中脂肪含量约为 3.0%~4.2%,以较小的微粒形式分散在乳浆中,极易消化吸收,吸收率高达 97%。乳类脂肪中油酸含量占 30%,亚油酸占 5.3%,亚麻酸占 2.1%,另含少许胆固醇、卵磷脂。

3. 碳水化合物 乳中的碳水化合物主要为乳糖,具有调节胃酸、促进消化液分泌和胃肠蠕动的作用,还能促进钙吸收、促进肠道乳酸菌繁殖、抑制腐败菌生长。牛乳、羊乳中乳糖含量较人乳少,故以其哺育婴儿时应适当添加乳糖和蔗糖。

4. 矿物质 牛乳中富含钙、磷、钾,尤以钙含量丰富,可达 110mg/100ml。牛乳中无机盐含量为 0.7%~0.75%。但铁含量较低,属于贫铁食物,故牛乳喂养儿应注意铁的补充。

5. 维生素 牛乳中含有人体所需的各种维生素,以维生素 A 含量较多。其含量随季节和奶牛的饲养条件而变化,放牧季节食青草多时,牛乳中维生素 A、维生素 D、维生素 C 和胡萝卜素含量相对较高。

(二)乳制品的营养及特点

乳制品是指将鲜乳根据不同需要加工制成的产品,包括消毒乳、乳粉、酸奶、奶油、奶酪等。

1. 消毒乳 将新鲜牛乳经过滤、加热杀菌后分装出售的饮用奶。消毒方法主要是巴氏消毒,除维生素 B_1 和维生素 C 有损失外,其他营养素保存率较高。

2. 奶粉 要据食用要求可将奶粉制作为全脂奶粉、脱脂奶粉、加糖奶粉、调制奶粉等。①全脂奶粉:鲜奶消毒除去 70%~80% 水分制备而成,对蛋白质的性质、奶的色香味及其他营养成分影响较小。②脱脂奶粉:在全脂奶粉的基础上,经过脱脂而成。因此,造成脂溶性维生素损失,适合于腹泻的婴儿及要求少脂膳食的人群。③调制奶粉:又称母乳化奶粉,是以牛奶为基础,按照人乳组成模式和特点加以调制,使各种营养种类和含量比例和人乳接近。

3. 酸奶 酸奶是一种以鲜奶或奶粉为原料接种乳酸菌,经不同工艺制成的发酵奶制品。以酸牛奶最为普遍。经过乳酸菌发酵后乳糖变为乳酸,蛋白质凝固和脂肪不同程度的水解形成独特风味,可刺激胃酸分泌。酸奶中的乳酸杆菌和双歧杆菌为肠道益生菌,在肠道中可抑制肠道腐败菌的生长繁殖,防止腐败胺类产生,对维持健康有促进作用。可适用于消化不良、慢性肠炎及乳糖不耐症者。

(三) 乳类食物的合理利用

鲜奶营养成分齐全,有利于微生物生长繁殖,因此应低温储存,食前应经煮沸或经巴氏消毒。乳类应避光低温保存,以保护所含有的维生素。研究发现鲜奶经日光照射1min后B族维生素很快失去,抗坏血酸也大量破坏。

乳类含有乳糖,有些成人肠内乳糖酶活性低,食用乳类可出现腹胀、腹痛和腹泻等乳糖不耐症症状,若改食酸奶可消除这种现象。

七、蛋类的营养价值

蛋类主要指鸡、鸭、鹅等禽类的蛋。各种蛋的结构和营养价值基本相似,其中以鸡蛋的产量最大,食用最广泛。蛋类制品有皮蛋、咸蛋、干全蛋粉、干蛋白粉、干蛋黄粉等。

(一) 蛋类的营养及特点

1. 蛋白质　蛋类含蛋白质约 12.8% 。蛋清中蛋白质为胶状水溶液,由卵白蛋白、卵胶黏蛋白、卵球蛋白组成。蛋黄中主要是卵黄磷蛋白和卵黄球蛋白。鸡蛋蛋白质含有人体所必需的各种氨基酸,氨基酸模式与人体接近,生物价值高,可达 95% 以上,是所有食物中最理想的优质蛋白质,故作为参考蛋白对其他食物蛋白质进行营养评价。

2. 脂类　蛋类脂肪主要集中在蛋黄内,呈乳融状,大部分为中性脂肪,分散成细小颗粒,较易消化吸收。还含有较多的磷脂及胆固醇,每个鸡蛋含胆固醇约 290mg,属胆固醇含量较高的食物。

3. 碳水化合物　蛋类含糖较少,蛋清中有少量甘露糖和半乳糖,蛋黄中有少量葡萄糖,多以与蛋白质结合形式存在。

4. 矿物质　蛋黄中富含矿物质,如钙、磷、铁等,蛋黄中的铁因与磷蛋白结合,吸收率不高。

5. 维生素　蛋黄中富含维生素 A、维生素 B_1、维生素 B_2 和维生素 D 等。可见蛋类的营养成分分布不均匀,蛋黄比蛋清含有较多的营养成分。

(二) 蛋类的合理利用

在生鸡蛋蛋清中,含有抗生物素和胰蛋白酶的物质。长期食用生鸡蛋,抗生物素蛋白能与生物素在肠道内结合,影响生物素吸收,引起食欲缺乏、全身无力、毛发脱落、皮肤发黄、肌肉疼痛等生物素缺乏症状。抗胰蛋白酶能抑制胰蛋白的活性,妨碍蛋白质消化和吸收。因此,不能吃生鸡蛋。烹调加热可破坏这两种物质,消除其不利影响。但不宜加热过度,否则使蛋白质过分凝固,反而影响消化吸收。

蛋黄中有丰富的胆固醇,大量食用能引起高脂血症,是动脉粥样硬化的危险因素。因此,吃鸡蛋也要适量。据研究,每人每日吃 1～2 枚鸡蛋,对血清胆固醇水平无明显影响。

第三节　食物的保健功能

食物中除了含有丰富的基本营养素如蛋白质、脂类、碳水化合物、维生素和矿物质之外,还含有种类繁多的各种化学物质,如多酚类化合物、有机硫化合物、植物雌激素、萜类化合物等。它们是植物在进化过程中与其周围环境相互作用的生物活性分子。迄今为止已发现食物中的化学物质有数万种之多，就混合膳食者而言，每天摄入的植物化学物质大致为1.5g，而对素食者来讲，可能会更高一些。

过去我们认为并一直强调在植物性食品中存在的这些物质是天然毒物并对人体健康有害，例如马铃薯和西红柿中存在的配糖碱（glycoalkaloids）、大豆中存在的水苏糖和棉子糖等，或者造成人体中毒，或者影响营养素的消化、吸收和利用。然而越来越多的证据表明这些化学成分在预防常见疾病方面具有重要的生物学作用，如抗氧化作用、免疫调节作用、降低血小板聚集作用、雌激素受体调节作用、降低胆固醇作用等，特别是能有效降低人们退行性疾病或慢性病的发生率，如心血管疾病、肿瘤、糖尿病等。正因为食物中的这些非营养成分具有各种各样的营养保健作用，因此被称为食物的"功效成分"。对食物功效成分的研究也已成为全球范围内发展最快速的一个领域，也是营养学界的一个非常令人兴奋的新兴领域。随着人们健康意识的提高，从食物中获得保健功能的需要变得更加迫切，对食物中功效成分的研究，不仅仅局限于植物化学物，而且扩大到一些动物体成分，如甲壳素、蚁酸等。对传统营养成分新功效的揭示也在不断地进行。尽管在这方面还有不少令人鼓舞的研究成果，然而由于其数量众多，有关这些成分在人体内的吸收、利用和代谢资料比较缺乏，其生物学功效的研究尚待深入。

一、多　酚　类

（一）来源及分类

多酚类（polyphenols）化合物是指分子结构中有若干个酚性羟基的植物成分及其衍生物的总称，包括为酚酸和类黄酮两大类，约有8000多种，绝大多数为水溶性物质。它们广泛存在于多种植物性食物中，新鲜蔬菜中的多酚可高达0.1%，例如莴苣外面的绿叶中多酚的含量就特别高。绿叶蔬菜中类黄酮的含量随着蔬菜的成熟而增高。户外大地蔬菜中类黄酮的含量明显高于大棚蔬菜中的含量。最常见的类黄酮是槲皮素（quercetin），其每日摄入量大约为23mg。多酚类天然存在的形式大多是与糖相结合的糖苷形式。按照其来源不同又可分为苹果多酚、茶多酚、葡萄多酚等。类黄酮的食物分布见表2-2。

表 2-2　主要类黄酮化合物的代表物与食物分布

种类	代表物	食物分布
黄酮醇类	槲皮素	茶叶、水果、洋葱、红酒
黄酮类	芹菜苷元	蔬菜、柑橘类
二氢黄酮类	橘皮素	柑橘类
黄烷醇类	儿茶素	茶叶
花色素类	花青素	有色水果、果酱
异黄酮类	染料木素	豆类

（二）生物学作用

1. 抗氧化作用　多酚类化合物因其含有共轭环结构而且都带有酚性羟基，因此具有良好的抗氧化性能和清除自由基的能力。苹果多酚、茶多酚、葡萄多酚等都是很强的天然抗氧化剂，对氧应激有保护作用。对来自山葡萄籽中的多酚类化合物进行抗脂质过氧化研究,发现带有没食子酰基的多酚具有很强的抗氧化活性,其中原花青素及山葡萄素的抗氧化活性强于维生素 E。茶多酚中的儿茶素类化合物对 O_2^-、$HO^{\cdot}$ 的清除率达 98%,对活细胞产生的氧自由基的综合清除效果优于维生素 E 和维生素 C。

实验研究也显示多酚类物质可以激活机体内部抗氧化酶系,增强机体内 SOD 活性,减少自由基代谢产物含量,抑制脂质过氧化,升高 ATP 水平。与维生素 C、维生素 E 合用时抗氧化效果更好。

2. 抗肿瘤作用　大量动物实验及体外细胞培养结果证实多酚类具有抗癌活性。尤其是茶多酚能诱导癌细胞分化和凋亡,对体外培养的人急性早幼粒细胞株、肝癌细胞株、肺癌细株的生长有明显抑制作用。其抗癌作用机制主要包括阻断亚硝胺类致癌物的合成、干扰致癌物在体内活化、消除自由基、抗突变、对肿瘤细胞直接抑制、增强免疫功能等。

大豆异黄酮能与雌激素受体结合而发挥微弱的雌激素效应,故称其为植物雌激素。大豆异黄酮的活性是雌二醇活性的 1/1000,可与雌二醇竞争结合雌激素受体,对雌激素表现为拮抗作用,因而对激素相关的癌症(如乳腺癌)有保护作用。黄酮类也可通过以下机制发挥抗癌活性,如抑制调节细胞分化的酪氨酸激酶活性,防止 DNA 氧化性损害,通过诱导肿瘤细胞凋亡、抑制肿瘤细胞的癌基因表达等抑制肿瘤生长。

3. 保护心血管作用　通过实验室和大样本临床观察均证实多酚类在调节血脂、抗凝和促纤溶、抑制动脉脂质斑块形成等多方面发挥作用。如苹果多酚类可抑制血管紧张素转移酶(ACE),从而起到防止血管收缩、血压升高的作用,其中以缩合单宁的活性最强。茶多酚具有降低体内胆固醇水平,促进脂类代谢,防止动脉粥样硬化的作用。原花青素能降低毛细血管通透性,提高血管弹性而降低血压。葛根素对心脑血管也同样具有保护作用,静脉注射葛根素后大脑半球血流量明显增加,高血压及冠心病患者血浆儿茶酚胺的含量明显降低、血压下降,还能通过扩张冠状动脉、降低外侧支冠状动脉的阻力而增加氧的供给,并因对抗冠状动脉的痉挛而有明显缓解心绞痛的作用。流行病学调查发现,大量消费大豆食品的人群心脏病发病率低,主要原因是黄豆苷元可减少体内胆固醇的合成,降低血清胆固醇浓度。

4. 抗突变作用　多酚类具有抗突变作用。如茶多酚能抑制二甲基亚砜的致突变性,对其他诱变剂的致突变性也有明显抑制作用。在肝微粒体酶存在条件下,对人淋巴细胞可抑制由甲基胆蒽诱导及紫外线处理所引起的染色体姊妹单体互换。有研究表明某些蔬菜、水果的抗突变作用与其褐变度及其多酚含量之间存在一的相关性,褐变度高、多酚类物质丰富的蔬菜和水果具有较强的抗突变作用。

5. 其他生物学作用　多酚类还具有许多生物活性,如抗菌、防龋、促进免疫功能、增加骨密度等作用。如大豆异黄酮可使大鼠骨细胞的形成超过骨细胞的吸收,进而防止骨质流失。葛根素对细胞免疫功能和非特异性免疫功能均有提高作用。原花青素能抑制嗜碱细胞和肥大细胞释放过敏颗粒,从而有效地改善皮肤过敏症状及哮喘症状。

二、植 物 皂 苷

(一) 来源及分类

皂苷(saponins)也称皂贰或皂素,是一类具有苦味的糖苷化合物,与水混合振摇时可生成持久性的似肥皂泡沫状物质,故得名。其非糖部分称为皂苷元。主要有三萜皂苷和甾体皂苷。其中三萜皂苷是植物界分布最广、含量最多的皂苷。许多食物如大豆、燕麦、大蒜、马铃薯、洋葱中都含有较为丰富的皂苷。在豆科植物中含量特别丰富。平均每日膳食摄入的皂苷约为 10mg，最高可达到 200mg 以上。

常用保健中草药中含量也很丰富，如人参、西洋参、三七、黄精、绞股蓝、知母、刺五加、大枣等。其中最为著名的是人参、西洋参和三七中所含的各种皂苷。

由于皂苷具有溶血的特性，所以以前一直被认为是对健康有害的。事实上人群试验未能证实在微量摄入时对人体的危害。目前一些国家已批准将某些种类的皂苷作为食品添加剂用于饮料，如美国和加拿大将其作为泡沫稳定剂用在啤酒中，英国用在无酒精饮料中。

（二）生物学作用

由于植物中的皂苷成分非常复杂，单一成分较难分离，很多皂苷的明确构效关系还不确定。因此，对其功能的认识与研究也仅仅是个开端。而且其来源不同，生物学作用也表现出一定的差异。如来源于刺五加、远志的皂苷具有调节血糖的作用；来源于甘草、三七的皂苷具有抗溃疡的作用；人参皂苷则具有调节血压、降血脂、抗肿瘤的作用。总体上看，皂苷的生物学作用有以下几个方面。

1. 抗氧化作用　皂苷能抑制血清中脂类氧化而减少过氧化脂质的形成，从而防止过氧化脂质对细胞的损伤。不同皂苷抑制脂质过氧化的程度有所不同。许多研究显示，双糖基大豆皂苷的抗氧化活性比单糖基皂苷强，当有酚类抗氧化剂共同时，可加强其活性。人参皂苷具有抗自由基氧化作用，可有效抑制氧自由基引起的海马神经元损伤。动物实验表明，人参皂苷可强烈抑制乙醇引起的小鼠肝内脂质过氧化反应，抑制脂褐素的形成和堆积。黄芪苷可减轻内毒素对内皮细胞膜的损伤，对细胞间连接的保护作用尤为明显，其机制与黄芪苷可抑制内毒素引起的内皮细胞呼吸爆发和氧自由基释放有关。

2. 抗癌作用　大豆皂苷可抑制人类胃癌、乳腺癌、前列腺癌等多种肿瘤细胞的生长。据报道，膳食皂苷是通增加自然杀伤细胞活性、抑制肿瘤细胞 DNA 合成，或通过直接破坏肿瘤细胞膜结构而发挥抗癌活性的。

3. 免疫调节作用　很多皂苷类化合物对免疫系统都有一定有促进作用。其作用机制包括增加粒细胞及巨噬细胞的吞噬作用、激活 T 细胞产生淋巴因子、促进淋巴细胞转化、提高 B 细胞转化增殖等。

4. 抗病毒作用　一些研究显示，大豆皂苷对单纯疱疹病毒和腺病毒等 DNA 病毒有杀伤作用，对柯萨奇病毒 B3 等 RNA 病毒也有明显抑制作用，提示大豆皂苷具有广谱抗病毒能力。

5. 对血脑血管的作用　人们早已认识到皂苷类化合物具有溶血毒性，表明其具有抗血栓形成的作用。大豆皂苷能激活纤溶系统，增加纤维蛋白降解产物，抑制血小板聚集，发挥抗凝作用。动物实验证明，皂苷也有降低血胆固醇的作用。将大豆皂苷掺入高脂饲料喂食大鼠，可使其血清总胆固醇及甘油三酯水平下降。关于皂苷降低血胆固醇作用的机制可能有两个方面，一种是皂苷化合物通过干扰胆汁酸的肠肝循环来影响胆固醇的代谢从而间接地起到降胆固醇效果；另一种是皂苷化合物可在肠道与胆固醇形成复合物从而直接地抑制胆固醇的吸收。

大豆皂苷能延长缺氧小鼠存活时间，表明其能改善心肌缺氧症状。另外，大豆皂苷还可降低冠状动脉和脑血管阻力，增加冠脉和脑的血流量并减慢心率，进而改善心脑血管功能。

三、有机硫化合物

(一) 来源及分类

有机硫化合物(organosulfur compound)是天然蔬菜和水果所含的一些含硫化合物的总称。包括以下三类。

1. 硫代葡萄糖苷酯化合物(glucosinolate) 十字花科食物如甘蓝、花椰菜、卷心菜、白菜、萝卜、芜菁等中含有硫代葡萄糖苷酯化合物。不同的食物含量有明显差异,同一食物不同部分的含量也有差异。该类化合物由于其侧链取代基团不同,可形成很多类型的硫代葡萄糖苷酯化合物,现已分离鉴定出约100多种。硫代葡萄糖苷酯化合物的降解过程需要植物细胞原生质中的芥子酶(硫葡糖苷水解酶)的参与,当植物组织或细胞被破碎时,硫代葡萄糖苷酯化合物就会与芥子酶接触并被水解,释放出葡萄糖,最终形成异硫氰酸酯(isothiocyanates,ITC)类化合物,进而发挥生物学作用。

2. 二硫醇硫酮(1,2-dithiolethione) 是五环形硫化物。存在于葱头、大蒜、大葱、韭菜、等食物中,但含量均不高。

3. 葱属植物中的有机硫化合物 葱属化合物中最有代表性的植物当属大蒜,大蒜含有硫化物达30余种,其中最主要的是二烯丙基-硫化物、二烯丙基二硫化物、二烯丙基三硫化物等,其中以二烯丙基二硫化物的生物活性最强。这些物质都是由蒜氨酸(allicin)在蒜酶催化下产生的,因此加热和用溶剂处理的大蒜失去酶活性,不能转变为大蒜素。

(二) 生物学作用

1. 抗菌作用 大蒜历来被认为具有抗菌杀菌的作用,特别是大蒜新素对 G^+、G^- 菌,真菌、病毒、原虫等均有抑制与杀灭作用。动物实验中能提高实验动物非特异性免疫能力与细胞免疫功能。因此是一种很好的免疫促进成分。

2. 抗动脉粥样硬化作用 二烯丙基硫化合物可抑制动脉粥样硬化损伤的启动或发展。针对兔子的动物实验证明,二烯丙基硫化合物能使动脉粥样硬化损伤消退。能抑制高脂食物引起的高血脂和血栓倾向,促使纤溶蛋白活性增加。

3. 抗癌作用 存在于十字花科食物中的硫代葡萄糖苷酯化合物具有明显的癌症预防和抑制肿瘤的作用。实验研究显示,ITC能阻止大鼠肺、乳腺、食管、肝、小肠、结肠等多部位肿瘤的发生。最重要的抗癌机制可能是对Ⅰ相和Ⅱ相生物转化酶的调节作用。Ⅰ相酶是细胞色素 P_{450} 酶类,既能代谢毒素也能诱导激活一些致癌物而使其致癌活性提高,因而具有两重性。Ⅱ相酶类如谷胱甘肽-S-转移酶和UDP-葡萄糖醛酸转移酶,会形成极性比未共轭化合物更大的共轭产物,因而更易排出体外。而ITC能有效抑制Ⅰ相酶而增强Ⅱ相酶活性,从而抑制肿瘤细胞分化,诱导肿瘤细胞凋亡。存在于葱属植物中的硫化物能阻断亚硝胺的合成,抑制突变剂对食管、胃、肠黏膜上皮细胞的损伤,因此对胃癌、结肠癌、食管癌及直肠癌有一定效果。

四、非淀粉多糖

非淀粉多糖(non-starch polysaccharides,NSP)是 D-葡萄糖通过 β-1,3 糖苷键结合而成

的一种多糖。NSP 在自然界分布较广,因其支链上的基团不同分为很多种。如枸杞多糖、银耳多糖、香菇多糖、木耳多糖等。NSP 一般都具有明显的免疫促进作用、抗癌作用、降血糖和降血脂作用。生物学作用比较显著的是枸杞多糖,对小鼠非特异性免疫、特异性免疫有非常显著的促进作用,能显著地增强小鼠脾淋巴细胞增殖、迟发型变态反应、升高小鼠碳廓清能力以及显著增强抗体生成的能力。枸杞多糖对实验性糖尿病有明显的降血糖作用,有效率达 100%,而对正常小鼠血糖无影响。枸杞多糖对实验性高脂血大鼠的血脂也有明显影响,可显著降低血清胆固醇、甘油三酯含量,而对高密度脂蛋白有升高作用。果蝇生存试验表明,枸杞多糖可明显延长果蝇寿命,显著升高小鼠红细胞 SOD 作用和明显降低 MDA 的作用。枸杞多糖可使实验小鼠的肌糖原、肝糖原储备增加,增强乳糖脱氨的总活力、加速血尿素的清除和降低运动后的血乳酸水平,能明显延长小鼠游泳时间,表明枸杞多糖还能增强机体体力、迅速消除运动后的疲劳。香菇多糖有降低胆固醇、抑制转氨酶活性和血小板凝集、抗辐射、抗糖尿病、降血压等生理功能。对 NSP 生物学作用的研究方兴未艾,许多植物中的 NSP 成为研制和开发保健食品的重要原料成分。

五、蛋白酶抑制剂

许多植物含有蛋白酶抑制剂(protease inhibitors),特别是豆类、谷类等种子中含量比较丰富。当人体摄入蛋白酶抑制剂后,能抑制胰蛋白酶、糜蛋白酶、胃蛋白酶等的活性,因其与蛋白酶形成复合物,阻断酶的催化位点,从而竞争性抑制蛋白酶。人体平均每日摄入的胰蛋白酶抑制剂约为 295mg,对于膳食以蔬菜、豆类和粮谷为主的素食者来说所摄入的蛋白酶抑制剂更多。过去认为蛋白酶抑制剂是食物中的抗营养因素,不仅影响蛋白质的消化吸收,而且还能引起胰腺肿大等。但现在的一些研究结果显示,机体内的蛋白酶是使一些癌症具有侵袭能力的重要因子。摄入少量的蛋白酶抑制剂具有抑制肿瘤和抗氧化的作用。

各种植物中相应的生物活性成分及其主要功能见表 2-3。

表 2-3 植物化学物的分类及它们的主要作用

植物化学物	生物学作用								
	抗癌	抗微生物	抗氧化	抗血栓	免疫调节	抑制炎症	调节血压	调节血脂	调节血糖
硫化物	√	√	√	√	√	√	√	√	
多酚类	√	√	√	√	√	√	√		√
类胡萝卜素	√		√		√			√	√
植物固醇	√							√	
皂甙	√		√		√			√	
植酸	√		√		√				√
芥子油甙	√	√					√		
蛋白酶抑制剂	√			√					
单萜类	√	√							
植物雌激素	√	√							

第三章　膳食结构

第一节　膳食营养素参考摄入量

一、合理营养的概念与要求

1. 合理营养的概念　合理营养（rational nutrition）也称平衡膳食（balanced diet），在营养学上是指通过膳食能提供给机体种类齐全、数量充足、比例合适的能量和各种营养素，并与机体的需要保持平衡。获得平衡膳食是制定膳食营养素供给量标准的基本原则，也是研究人类营养学以达到提高全民健康水平的最终目的。

2. 合理营养的基本要求　就目前所知，人体需要的营养素有 40 余种，而自然界中除母乳外，任何一种天然食物所含有的营养素都是不齐全的，需要从多种食物中进行合理调配，才能获得平衡膳食，其基本要求如下。

（1）适量的能量及各种营养素：各种营养素应种类齐全，数量充足，以维持机体的新陈代谢、生长发育、修复组织等基本生命活动的需要，并能满足机体从事各种劳动和生活活动过程的消耗所需。因此，能量和各种营养素的摄入量不能出现不足或过量，以达到促进健康的目的。

（2）各种营养素之间比例合适：如三大产能营养素供能比例的平衡；与能量代谢有关的维生素 B_1、维生素 B_2、烟酸与能量消耗之间的平衡；必需氨基酸之间的比例合适；饱和脂肪酸与不饱和脂肪酸之间的平衡；膳食中的钙与磷含量与比值、呈酸性与呈碱性食品之间的平衡等。

（3）食物无毒无害，保证安全：为了保证人民的生存质量，食物不应含有对人体造成危害的各种有害因素，食品中的微生物、有毒成分、化学物质、农药残留、食品添加剂、霉菌及其毒素等应符合中华人民共和国食品卫生标准的规定。

（4）合理的加工与烹调：食物经加工与烹调后应尽量减少营养素的损失并保持良好的感官性状，力求达到色、香、味、养齐全。

（5）合理的膳食制度及良好的饮食习惯：根据不同人群的生理需要和生活、学习、劳动性质加以合理安排，我国人民一般习惯一日三餐，对学龄前及学龄儿童以三餐一点制为优，并养成不挑食、不偏食、不暴饮暴食等良好的饮食习惯，使摄入的食物能充分进行消化吸收和利用。

二、膳食营养素参考摄入量

膳食营养素参考摄入量（dietary reference intakes，DRIs）：是在推荐的每日膳食营养素摄入量（RDA）基础上发展起来的一组每日平均膳食营养素摄入量的参考值。分为四个营养水平指标，即平均需求量 EAR、推荐摄入量 RNI、适宜摄入量 AI、高限摄入量 UL 等。

1. 估计平均需求量（estimated average requirement，EAR）　指某一特定性别、年龄及生理状况群体对某营养素需要量的平均值。达到该水平时，能满足该人群 50% 个体的需要，但有可能无法满足另外半数个体的需要。EAR 是计划和制定 RNI 的基础，也可用来评价或计划人群的膳食摄入量,针对个体,则可以检查某营养素摄入不足的可能性。

2. 推荐摄入量(recommended nutrient intake,RNI) 可满足一个人群绝大多数人体(97%~98%)的摄入水平。长期摄入 RNI 水平,能满足机能生理、生长发育、生活和劳动的需要并有适当的储备,保持健康。相应于原来的 RDA。

个体需要量研究资料不足,不能计算 EARs,无法求得 RNIs 时,可设定 AIs 来代替 RNIs。但当某个体营养素摄入低于 RNI 时,并不一定表明该个体未达到适宜营养状态。RNI 是根据某一特定人群中体重在正常范围内的个体需要而设定的。对个别身高、体重超过此参考范围较多的个体,可能需要按体重作适当的调整。

RNI 是个体适宜营养素摄入水平的参考值,是健康人体膳食摄入营养素的目标,不是评价个体或群体膳食质量的标准,也不是为群体作膳食计划的根据。如某个体的摄入量低于 RNI,可以认为有不足的危险,但如果其平均摄入达到或超过 RNI 则可以认为没有摄入不足的危险。

3. 适宜摄入量(adequate intake,AI) 是通过观察或实验获得的健康人群某种营养素的摄入量。是具有预防某种慢性病功能的摄入水平。AI 主要是用作个体营养素摄入目标,同时也用作限制过多摄入的标准。当健康个体摄入量达到 AI 时,出现营养缺乏的危险性很少,如果长期摄入超过 AI,则有可能产生毒副作用。

4. 高限摄入量(upper lever,UL) 指平均每日可以摄入某营养素的最高量。这个量几乎对所有个体健康无任何副作用和危险。当超过时,发生毒副作用的危险性增加。

各人群营养素推荐摄入量标准见附表一

第二节 膳食结构与膳食指南

一、膳 食 结 构

(一) 定义

膳食结构是指居民消费的食物种类和数量的相对构成。它是衡量一个国家或地区经济发展和文明程度的重要标志之一。膳食结构的优劣与社会、经济、文化、科学知识平以及自然环境条件、食物资源供应等多方面因素有关。许多国家已将调整食物结构列为发展战略,从宏观上指导农业和食品工业的生产,引导居民的食物消费。

(二) 分类

根据膳食中动物及植物性食物所占比重,以及能量、蛋白质、脂肪和碳水化合物的摄入量作为划分膳食结构的标准,可将膳食结构分为四种类型。

1. 以动物性食物为主的膳食结构(营养过剩型) 大多数欧美发达国家属此类型。其特点是谷类食物摄入量小,提供高能量、高脂肪、高蛋白、低膳食纤维,平均每人每天摄入蛋白质100g 以上,脂肪130~150g,提供的能量高达3300~350kcal。该类型的膳食营养过剩是人群的主要营养问题。

2. 以植物性食物为主的膳食结构(营养不足型) 大多数发展中国家属此类型。特点是谷类食物消费量大,年人均约200kg,动物性食品消费量小,年人均10~20kg,动物性食物蛋白质来源占膳食总蛋白的 10% ~ 20% ,植物性食物提供的能量占总能量来源的 90% 左右。该类型的膳食能量基本能满足人体需要,但钙、铁、维生素 A 摄入不足,营养缺乏病是人群的主要营养问题。

3. 动植物食物平衡的膳食结构(混合型) 该类型以日本膳食为代表。特点是谷类的消费量年人均 94kg;动物性食品年人均 63kg,能量和脂肪的摄入量低于发达国家;平均每人每天能量摄入 2000kcal 左右,其中蛋白质占总能量摄入的 16% ,脂肪占 26.3% ,碳水化合物占 57.7% 。该类型的膳食能量能满足人体需要,三大产能营养素的供能比例合理。

4. 地中海膳食结构 是居住在地中海地区的居民所特有的。其特点是膳食富含植物性食物,食物的加工程度低,新鲜度高;膳食脂肪提供的能量占膳食总能量的 25% ~ 35% ,但饱和脂肪酸仅占 7% ~ 8% ;每周食用适量鱼、禽、少量蛋;每月食用几次红肉。该类型的膳食能量能满足人体需要,膳食含大量复合碳水化合物,饱和脂肪酸摄入量低,心血管疾病发生率低。

二、中国居民膳食指南及平衡膳食宝塔

(一) 中国居民膳食指南

膳食指南(dietary guideline)是根据营养学原则,针对各国或各地存在的主要营养问题而提出的一个通俗易懂、简明扼要的合理膳食基本要求与说明,是为倡导平衡膳食和合理营养,以减少与膳食有关疾病的发生为目的,有效宣传营养科普的健康教育材料。我国在《中国居民膳食指南》的基础上,又制定了《特殊人群膳食指南》,它们的目的是指导人们采取平衡膳食,通过合理营养促进健康水平。

我国营养学者根据我国的实际情况早在 1980 年就制定了我国第一个膳食指南,在指导、教育人民群众采用平衡膳食,增强健康素质方面发挥了积极作用。以后每五年修订一次,每一次都有所修改。

随着科技的进步,国民经济的发展以及人民生活水平的提高,我国的营养不良也由原来的单纯营养缺乏过渡为营养缺乏和某些营养素摄入过多并存。针对我国营养与健康存在的问题,并根据《中国营养改善行动计划》中的目标:"通过正确引导食物消费,优化膳食模式,促进健康的生活方式,全面改善居民营养状况,预防与营养有关的慢性病",卫生部委托中国营养学会修订"中国膳食指南"及相关内容。我国 2008 年初颁布的《中国居民膳食指南(2007)》由中国营养学会权威专家在 1997 年《中国居民膳食指南》基础上重新修订而成,堪称指导中国人科学合理饮食的"教科书"。

1. 食物多样,谷类为主,粗细搭配 人类的食物是多种多样的。各种食物所含的营养成分不完全相同,每种食物都至少可提供一种营养物质。平衡膳食必须由多种食物组成,才能满足人体各种营养需求,达到合理营养、促进健康的目的。提倡人们食用多种食物。

谷类食物是中国传统膳食的主体,是人体能量的主要来源。谷类包括米、面、杂粮,主要提供碳水化合物、蛋白质、膳食纤维及 B 族维生素。坚持谷类为主是为了保持我国膳食的良好传统,避免高能量、高脂肪和低碳水化合物膳食的弊端。人们应保持每天适量的谷类食物摄入,一般成年人每天摄入 250 ~ 400g 为宜。另外要注意粗细搭配,经常吃一些粗粮、杂粮和全谷类食物。稻米、小麦不要研磨得太精,以免所含维生素、矿物质和膳食纤维流失。

2. 多吃蔬菜水果和薯类 新鲜蔬菜水果是人类平衡膳食的重要组成部分,也是我国传统膳食重要特点之一。蔬菜水果能量低,是维生素、矿物质、膳食纤维和植物化学物质的重要来源。薯类含有丰富的淀粉、膳食纤维以及多种维生素和矿物质。富含蔬菜、水果和薯类的膳食对保持身体健康,保持肠道正常功能,提高免疫力,降低患肥胖、糖尿病、高血压等慢性疾病风险具有重要作用。推荐我国成年人每天吃蔬菜 300~500g,水果 200~400g,并注意增加薯类的摄入。这类食物可以预防肥胖、抑制癌症的发生,并能降低血黏度和血压,蔬菜、水果还对维持体内酸碱平衡等有重要作用。

3. 每天吃奶类、大豆或其制品 奶类营养成分齐全,组成比例适宜,容易消化吸收。奶类除含丰富的优质蛋白质和维生素外,含钙量较高,且利用率也很高,是膳食钙质的极好来源。各年龄人群适当多饮奶有利于骨健康,建议每人每天饮奶 300ml 或相当量的奶制品。有高血脂和超重肥胖倾向者应选择低脂、脱脂奶。大豆含丰富的优质蛋白质、必需脂肪酸、多种维生素和膳食纤维,且含有磷脂、低聚糖,以及异黄酮、植物固醇等多种植物化学物质。应适当多吃大豆及其制品,建议每人每天摄入 30~50g 大豆或相当量的豆制品。

4. 常吃适量的鱼、禽、蛋和瘦肉 鱼、禽、蛋和瘦肉均属于动物性食物,是人类优质蛋白、脂类、脂溶性维生素、B 族维生素和矿物质的良好来源,是平衡膳食的重要组成部分。瘦畜肉铁含量高且利用率好。鱼类脂肪含量一般较低,且含有较多的多不饱和脂肪酸;禽类脂肪含量也较低,且不饱和脂肪酸含量较高;蛋类富含优质蛋白质,各种营养成分比较齐全,是很经济的优质蛋白质来源。动物性食物一般都含有一定量的饱和脂肪酸和胆固醇,摄入过多可能增加患心血管病的危险性。目前我国部分城市居民食用动物性食物较多,尤其是食入的猪肉过多。应适当多吃鱼、禽肉,减少猪肉摄入。此外,相当一部分城市和多数农村居民平均吃动物性食物的量还不够,还应适当增加。

5. 减少烹调油用量,吃清淡少盐膳食 脂肪是人体能量的重要来源之一,并可提供必需脂肪酸,有利于脂溶性维生素的消化吸收,但是脂肪摄入过多是引起肥胖、高血脂、动脉粥样硬化等多种慢性疾病的危险因素之一。膳食盐的摄入量过高与高血压的患病率密切相关。食用油和食盐摄入过多是我国城乡居民共同存在的营养问题。为此,建议我国居民应养成吃清淡少盐膳食的习惯,以每人每天烹调用油不超过 25g 或 30g,食盐量不超过 6g 为宜。

6. 食不过量,天天运动,保持健康体重 进食量和运动是保持健康体重的两个主要因素,食物提供人体能量,运动消耗能量。如果进食量过大而运动量不足,多余的能量就会在体内以脂肪的形式积存下来,增加体重,造成超重或肥胖;相反若食量不足,可由于能量不足引起体重过低或消瘦。正常生理状态下,食欲可以有效控制进食量,不过有些人食欲调节不敏感,满足食欲的进食量常常超过实际需要。食不过量对他们意味着少吃几口,不要每顿饭都吃到十成饱。由于生活方式的改变,人们的身体活动减少。目前我国大多数成年人体力活动不足或缺乏体育锻炼,应改变久坐少动的不良生活方式,养成天天运动的习惯,坚持每天多做一些消耗能量的活动。

7. 三餐分配要合理,零食要适当 合理安排一日三餐的时间及食量,进餐定时定量。早餐提供的能量应占全天总能量的 25%~30%,午餐应占 30%~40%,晚餐应占 30%~40%,可根据职业、劳动强度和生活习惯进行适当调整。一般情况下,早餐安排在 6:30~8:30,午餐在 11:30~13:30,晚餐在 18:00~20:00 进行为宜。要天天吃早餐并保证其营养充足,午餐要吃好,晚餐要适量。不暴饮暴食,不经常在外就餐,尽可能与家人共同进餐,并营造轻松愉快的就餐氛围。零食作为一日三餐之外的营养补充,可以合理选用,但来自零食的能量应计入全天能量摄入之中。

8. 每天足量饮水,合理选择饮料 水是膳食的重要组成部分,是一切生命必需的物质,在生命活动中发挥着重要功能。进入体内的水和排出来的水基本相等,处于动态平衡。饮水不足或过多都会对人体健康带来危害。饮水应少量多次,要主动,不要感到口渴时再喝水。饮水最好选择白开水。饮料多种多样,需要合理选择,如乳饮料和纯果汁饮料含有一定量的营养素,适量饮用可以作为膳食的补充。有些饮料添加了一定的矿物质和维生素,适合热天户外活动和运动后饮用。有些饮料只含糖和香精香料,营养价值不高。有些人尤其是儿童青少年,每天喝大量含糖的饮料代替喝水,是一种不健康的习惯,应当改正。

9. 如饮酒应限量 在节假日、喜庆和交际的场合,人们饮酒是一种习俗。高度酒含能量高,白酒基本上是纯能量食物,不含其他营养素。无节制的饮酒,会使食欲下降,食物摄入量减少,以致发生多种营养素缺乏、急慢性酒精中毒、酒精性脂肪肝,严重时还会造成酒精性肝硬化。过量饮酒还会增加患高血压、中风等疾病的危险;并可导致事故及暴力的增加,对个人健康和社会安定都是有害的,应该严禁酗酒。另外饮酒还会增加患某些癌症的危险。若饮酒尽可能饮用低度酒,并控制在适当的限量以下,建议成年男性一天饮用酒的酒精量不超过25g,成年女性一天饮用酒的酒精量不超过15g。孕妇和儿童青少年应忌酒。

红酒中含有的多酚化合物可以清除自由基,生物类黄酮有降低血小板聚集的作用,适量饮用红酒对预防心血管疾病有一定帮助。

10. 吃新鲜卫生的食物 食物放置时间过长就会引起变质,可能产生对人体有毒有害的物质。另外,食物中还可能含有或混入各种有害因素,如致病微生物、寄生虫和有毒化学物等。吃新鲜卫生的食物是防止食源性疾病、实现食品安全的根本措施。正确采购食物是保证食物新鲜卫生的第一关。烟熏食品及有些加色食品可能含有苯并芘或亚硝酸盐等有害成分,不宜多吃。食物合理储藏可以保持新鲜,避免受到污染。高温加热能杀灭食物中大部分微生物,延长保存时间;冷藏温度常为4～8℃,只适于短期储藏;而冻藏温度低达-12～-23℃,可保持食物新鲜,适于长期储藏。烹调加工过程是保证食物卫生安全的一个重要环节。

需要注意保持良好的个人卫生以及食物加工环境和用具的洁净,避免食物烹调时的交叉污染。食物腌制要注意加足食盐,避免高温环境。有一些动物或植物性食物含有天然毒素,为了避免误食中毒,一方面需要学会鉴别这些食物;另一方面应了解对不同食物去除毒素的具体方法。

(二) 特定人群膳食指南

1. 婴儿 ①鼓励母乳喂养。②4个月后逐步添加辅助食品。

2. 幼儿与学龄前儿童 ①每日饮奶。②养成不挑、不偏食的良好饮食习惯。

3. 学龄儿童 ①保证吃好早餐。②少吃零食和清淡饮料,控制食糖摄入。③重视户外活动。

4. 青少年 ①多吃谷类,供给充足的能量。②保证鱼、肉、蛋、奶、豆类和蔬菜的摄入。③参加体力活动。④避免盲目节食。

5. 孕妇 ①妊娠4个月起保证充足能量。②妊娠后期保持体重的正常增长。③增加鱼、肉、蛋、奶和海产品的摄入。

6. 乳母　①保证供给充足的能量。②增加鱼、肉、蛋、奶、海产品的摄入。

7. 老年人　①食物要粗细搭配,易于消化。②积极参加适度的体力活动,保持能量平衡。

（三）平衡膳食宝塔

1. 概念　中国居民平衡膳食宝塔是根据中国居民膳食指南,结合中国居民的膳食结构特点而设计的食物定量指导方案,它把平衡膳食的原则转化成各类食物的重量,并以图形（即宝塔）的形式直观地把平衡膳食的要求展现出来（图3-1）,便于大家在日常生活中实行。

平衡膳食宝塔提出了一个营养上比较理想的膳食模式。它所建议的食物量,特别是奶类和豆类食物的量可能与大多数人当前的实际膳食还有一定的距离,对某些贫困地区来讲可能距离还很远,但为了改善中国居民的膳食营养状况,这是不可缺少。应把它看作是一个奋斗目标,努力争取,逐步达到。

2. 平衡膳食宝塔的说明
平衡膳食宝塔共分五层,包含我们每天应吃的主要食物种类。宝塔各层位置和面积不同,这在一定程度上反映出各类食物在膳食中的地位和应占的比重。谷类食物位居底层,每人每天应该吃 300～500g;蔬菜和水果占据第二层,每天应吃 400～500g和 200～400g;鱼、禽、肉、蛋等动物性食物位于第三层,每天应该吃 125～200g(鱼虾类50g,畜、禽肉 50～100g,蛋类 25～50g);奶类和豆类食物合占第四层,每天应吃奶类及奶制品300g 和豆类

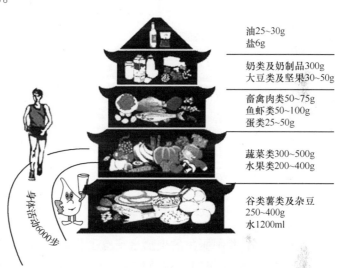

油25～30g
盐6g

奶类及奶制品300g
大豆类及坚果30～50g

畜禽肉类50～75g
鱼虾类50～100g
蛋类25～50g

蔬菜类300～500g
水果类200～400g

谷类薯类及杂豆
250～400g
水1200ml

身体活动6000步

图 3-1　中国居民平衡膳食宝塔

及豆制品50g。第五层塔尖是油脂类,每天不超过25g。

宝塔没有建议食糖的摄入量。因为我国居民现在平均吃食糖的量还不多,少吃些或适当多吃些可能对健康的影响不大。但多吃糖有增加龋齿的危险,尤其是儿童、青少年不应吃太多的糖和含糖食品。食盐和饮酒的问题在《中国居民膳食指南》中已有说明。

3. 中国居民平衡膳食宝塔的应用　应用平衡膳食宝塔时应确定每个人自己的食物需要,膳食宝塔建议的每人每日各类食物适宜摄入量范围适用于一般健康成人,应用时要根据个人年龄、性别、身高、体重、劳动强度、季节等情况适当调整（具体见表3-1）。当代大学生男生、女生可分别参照 2600kcal 和 2200kcal 能量膳食来安排自己的进食量,如果运动量增加或减少,或适当增加或减少。一般说来人们的进食量可自动调节,当一个人的食欲得到满足时,他对能量的需要也就会得到满足。

膳食宝塔建议的各类食物摄入量是一个平均值和比例。应用膳食宝塔应当把营养与美味结合起来,按照同类互换、多种多样的原则调配一日三餐。同类互换就是以粮换粮、以豆换豆、以肉换肉。多种多样就是选用品种、形态、颜色、口感多样的食物,并通过变换加工

烹调方法、科学合理的搭配食物,既提高食物的营养价值,又能增加食欲。三餐食物量的分配及间隔时间应与作息时间和劳动状况相匹配。

我国幅员辽阔,各地的饮食习惯及物产不尽相同,只有因地制宜充分利用当地资源才能有效地应用膳食宝塔。膳食对健康的影响是长期的结果。应用膳食宝塔需要自幼养成习惯,并坚持不懈,才能充分体现其对健康的重大促进作用。

不同能量水平下各种食物摄入量见表 3-1。

表 3-1　不同能量水平时的食物摄入量(g/d)

食物种类(g)	能量水平(kcal)						
	1600	1800	2000	2200	2400	2600	2800
谷类	225	250	300	300	350	400	450
大豆类	30	30	40	40	40	50	50
蔬菜	300	300	350	400	450	500	500
水果	200	200	300	300	400	400	500
肉类	50	50	50	75	75	75	75
乳类	300	300	300	300	300	300	300
蛋类	25	25	25	50	50	50	50
水产品	50	50	75	75	75	100	100
烹调油	20	25	25	25	30	30	30
食盐	6	6	6	6	6	6	6

三、我国现阶段食物结构概况

近三十年来,我国居民的生活水平有了显著提高,食物缺乏的问题基本上得到了解决,传统的营养缺乏病也得到了有效控制。然而,由于营养科普知识的缺乏,不合理的膳食结构带来的健康问题逐渐显露出来。一是城市居民的畜肉类及油脂类消费过量,而粮谷类食物的比重正在下降。二是城乡居民钙、铁、锌、维生素 A 等微量营养素摄入不足。三是城市居民的蔬菜摄入量明显减少,绝大多数居民仍没有养成经常吃水果的习惯。四是烹调加工方法不当,食物配伍不适,造成了营养素的损失和利用效率的下降。五是奶类在膳食结构中所占比例过低。

第三节　膳食营养与肿瘤预防

肿瘤是威胁人类健康的主要因素之一,已成为人类的头号杀手,目前全球每年约有 700 万人死于癌症,平均每 5 秒死一人。引起人口死亡的主要恶性肿瘤为胃癌、肝癌、肺癌、食管癌、直结肠癌、白血病等。癌症的病因极其复杂,至今科学家仍在为之不懈努力中。据著名流行病学家 Richard Doll 和 Richard Peto 的研究,人类发生恶性肿瘤的原因主要有遗传、吸烟、饮酒、化学物质、职业暴露、性发育、不健康的生活方式等,其中不良的饮食生活方式占全部恶性肿瘤病因的 10% ~ 70% 。据营养学和流行病学研究人员估计当前公认约有 45% 的癌症与营养因素有关,通过使饮食合理化,可减少 1/3 的癌症。因此良好的膳食因素不仅具有潜在的预防肿瘤作用,某些营养素还有抗氧化、抑制肿瘤细胞的增生、刺激人体产生干扰素等功能,即可避免肿瘤由启动期、促癌期向恶化进展期发展,起到了积极的治疗作用。

因此,指导人们合理营养,合理利用食物中的抗癌因素,避免食物中的致癌因素,对预防和治疗肿瘤有积极的作用。

一、营养素与肿瘤的关系

1. 能量、碳水化合物与膳食纤维 膳食中的能量密度与癌症发生有一定的关系,限制动物的能量摄入或增加能量消耗(运动)等,均能降低自发性肿瘤的发生与成长;膳食中碳水化合物占总能量大于85%或低于40%都是不利于健康的。在一项对胰腺癌的研究中发现能量摄入对其有重要影响,其中碳水化合物摄入过多,可增加发病危险性的作用最强;而单糖、精制糖可增加结肠、直肠癌的危险性。在用二甲基苯蒽诱发大鼠乳腺癌的实验中,用单糖饲养的发生率显著高于用淀粉饲料饲养者。而复杂碳水化合物的摄入量与此种肿瘤的发生呈负相关;膳食纤维有预防结肠癌、直肠癌的作用,并有明显的剂量反应关系。

2. 脂类 膳食中脂肪与癌的关系研究较多。世界上不同地区人群的脂肪摄入量和质有很大差别,而这种差别与某些癌症(乳腺癌、结肠癌、子宫内膜癌和前列腺癌)的发生率间有相关性,相关系数为0.79。高脂肪膳食促进化学物质诱发的乳腺癌和结肠癌等,可能是脂肪刺激胆酸释放,通过蛋白质激酶的参与刺激结肠细胞增长。并通过改变性激素轮廓影响乳腺癌的发生。

3. 蛋白质 有几项流行病学研究显示,总蛋白质、动物性蛋白质或富含蛋白质食物的摄入与结肠癌、乳腺癌、胰腺癌、胃癌的发生存在相关性。但由于膳食蛋白质与脂肪和能量的摄入具有高度相关性,因而很难确定蛋白质的单独作用。一项研究发现,患结肠癌的危险性与食用含高脂肪的红肉相关(牛、羊、猪等),而与食用低脂肪的鱼、禽之间无相关性。为数不多的动物实验结果提示,膳食蛋白质水平能影响致癌物质的代谢。结肠癌的发病率随膳食蛋白质水平增高而增加,可能与进入结肠的氨基酸通过发酵作用产氨有关。

4. 维生素和无机盐 大量的研究结果显示,维生素A、维生素C、维生素E、叶酸、维生素B_{12}等及相关矿物质均具有降低一些部位肿瘤的危险性。

(1) 维生素A(视黄醇)与β-胡萝卜素:动物实验显示,缺乏维生素A与β-胡萝卜素时可诱发黏膜、皮肤和腺体肿瘤,用视黄酸和其所合成的衍生物研究其对人类食管癌细胞增殖也有抑制作用。

(2) 维生素C和维生素E:维生素C和维生素E是两种具有抗氧化作用的维生素,一方面可清除体内多余的自由基,保护膜结构的完整。另外在动物体内还可阻止亚硝基化合物的合成。降低食管癌、肺癌、子宫颈癌、喉癌、结肠癌等的危险性。

(3) 矿物质:高碘、低碘均可引发甲状腺肿瘤。无论是饲料还是饮水中加硒都抑制多种致癌物对实验动物的致癌作用。在对许多癌症病人的临床检测中,血清中低锌明显低于正常人,我国河南食管癌高发区也证明饮水、食物、血及尿、头发中锌的含量与肿瘤发病呈负相关。

二、食物中的非营养因素与肿瘤的关系

食物中除含人类必需的营养成分之外,还含有一些生物活性物质,如异黄酮、蛋白酶抑制剂、植酸、多酚类、叶绿素、香豆素等。近年来人们对这些物质进行了一些研究,发现或多或少都有一定的保健或抑癌作用。

1. 大豆 大豆中含有多种抗癌物质:蛋白酶抑制素、肌醇六磷酸酶、植物固醇、皂苷、异黄酮。美国夏威夷医学专家用对 8000 名美籍日本人进行 20 年跟踪调查,发现每周吃一次或二三周吃一次豆腐的人,前列腺癌患病率较每天吃豆腐的人竟高出 3 倍。肌醇六磷酸酶含有丰富的纤维素,能抑制结肠癌的发生。蛋白酶,可抑制皮肤癌、膀胱癌,尤其对女性乳腺癌更明显。

2. 几丁聚糖 近年来几丁聚糖在生物医学及保健食品方面的应用已越来越引起人们的关注。研究认为几丁聚糖可通过激活淋巴细胞而强化免疫功能,起到抑制癌细胞的生长,防止癌症复发;也可发挥强烈的吸附作用,阻止癌细胞与其他细胞的结合,抑制癌的转移;抑制癌细胞增殖时所释放的毒素,减轻放疗和化疗对人体的毒副作用。除此之外,还具有促进伤口愈合,清除自由基等作用。

3. 茶叶 茶是中国的传统饮料,目前已成为世界三大饮料之首(茶叶、咖啡、可可)。茶叶中含有多酚类化合物,约占干重的 20%～35%,称为茶多酚,按其结构可分为儿茶素、黄酮、黄酮醇类、花青素、花白素、酚酸类和缩酚酸类等。实验研究表明,茶叶(尤其是绿茶)对实验性肿瘤有一定的预防作用。动物实验:给小白鼠吸入亚硝基化合物烟雾,一组饮用茶水,一组饮用普通水,饮茶水组无一例癌症,饮普通水者全得癌。

4. 蔬菜、水果 大量流行病学、临床试验、动物试验和体外试验结果表明,摄入蔬菜和水果与上皮癌、特别是消化道癌(口、咽、食管、胃、结肠、直肠)、呼吸道癌的危险性呈负相关。目前认为,蔬菜水果中除含有前述的类胡萝卜素、钙、维生素 C、E、B_2、硒、膳食纤维等营养素抗癌之外,可能含有以下多种成分也与抗癌有关:谷胱甘肽、β-硫代葡萄糖甘酸、吲哚、异硫氢酸酯、植物固醇、葱化合物、柠檬烯等。这些成分有互相渗透的抗癌作用机制,包括诱导解毒酶、提高抗氧化防卫能力、阻断自由基反应、提高免疫力、抑制突变作用、抑制致癌物的合成、提供抗癌物形成底物、改变激素代谢等。①十字花科:包括甘蓝、菜花、西兰花、圆白菜等,含有吲哚类化合物,可能预防结肠、直肠及甲状腺癌。②葱属:如大蒜、洋葱、大葱、韭菜等,含有二烯丙基二硫化合物,能预防胃、结肠、直肠癌。③绿叶蔬菜:包括胡萝卜、番茄在内的深色、绿色蔬菜,含有胡萝卜素、叶绿素,可能预防胃癌、肺癌、口咽部癌。番茄红素是人们膳食中的一种类胡萝卜素,主要来自番茄及番茄制品。它不仅提供了鲜艳的红色,而且具有高效猝灭单线态氧和清除自由基的作用,其抗氧化性在类胡萝卜素中最强,被称为新型抗癌素。④蘑菇:含有香菇多糖、猴头菇多糖,其他多糖如银耳多糖、灵芝多糖、枸杞多糖等具有广泛的抗癌保健作用。⑤水果:水果中含有香豆素、果胶、D-柠檬烯,能预防胃癌、食管癌、直肠癌等。日本科学家从香蕉中发现了具有抗癌作用的物质"TNF"。

三、食物中的致癌物质

1. 乙醇 饮酒是某些癌症的危险因素,尤其是直接接触酒精的组织如口腔、咽喉等,乙醇和烟草的共同作用使危险性成倍增加。在肝癌的发生中,乙醇与黄曲霉毒素 B_1 或乙型肝炎病毒间也存在协同性。关于乙醇在癌生成中的作用曾提出过几种机制,其中包括 DNA 加合物的形成,自由基的产生,乙醇代谢产物乙醛对 DNA 修复酶的抑制,乙醇对致癌代谢酶、雌激素水平的影响等。

2. 黄曲霉毒素 黄曲霉毒素 B_1 是一种比较肯定的膳食致癌物。它不是食物的正常成分,但在食物霉变时会大量产生。我国南方由于温湿度较高,食品霉变非常严重。一次大剂量或长期小剂摄入时均可诱发肿瘤,尤以肝癌为著。

3. 亚硝基化合物　是具有较强致癌作用的一类化学物。目前研究了 300 多种,90% 以上具有致癌性。食物中的来源,主要有食品添加剂不纯或使用不当(火腿)、食品存放不当自己产生(菠菜)、食品工艺中产生(啤酒)、机体内源性合成等。

4. 高温裂解产物　食品加热过度或反复受热,就会产生一些高温裂解产生和聚合物,如杂环胺、多环芳烃等,具有致癌性。

5. 其他　胃癌(尤其在日本)被认为与食物中食盐过多有关,如咸鱼。食盐对胃黏膜有刺激作用,可引起胃黏膜层破坏,导致胃上皮直接接触胃内容物中的致癌物和增加细胞复制。我国云南、广西部分地区居民有嚼槟榔习惯,可能与口腔、喉、食道、胃癌发生有关。

总之,在癌症的发生发展中,膳食因素既有重要的病因性作用,也有重要的保护性作用。关于参与癌症发生过程的一些特定膳食因素,目前的认识存在不一致性和不完全性。到目前为止,唯一一致的发现是食用新鲜水果和蔬菜可降低患几种不同癌症的危险性。

四、膳食防治措施

通过切实可行的合理膳食措施和健康生活方式,可望全球癌发率减少 30% ~ 40% 。世界癌症研究会(WCRF)和美国癌症研究会(AICR)专家小组提出了 14 条膳食建议。

1. 食物多样　吃多种蔬菜、水果、豆类和粗加工的富含淀粉的主食,以营养适宜的植物性食物为主。

2. 维持适宜体重　避免体重过重过轻,使身体质量指数(BMI)维持在 18.5 ~ 25。

3. 保持体力活动　体力活动水平是指某人 1 天 24h 消耗的总能量与基础代谢能量之比值。应达到 1.75 以上。

4. 蔬菜水果　每天吃 400 ~ 800g 蔬果,每天保证 3 ~ 5 种蔬菜,2 ~ 4 种水果。

5. 其他植物性食物　吃多种来源的淀粉或富含蛋白质的植物性食物,尽可能少吃加工食品,限制甜食。

6. 酒精饮料　建议不要饮酒,尤其反对过量饮酒,孕妇、儿童、青少年不要饮酒,饮酒者不要超过一天总能量的男 5% ,女 2.5% 。

7. 肉食　每天红肉摄入量在 80g 以下,尽可能选择禽、鱼类。

8. 总脂肪和油　占总热能的 15% ~ 30% ,限制动物脂肪,尽可能选择植物油并限量。

9. 盐　成人每天不要超过 6g,儿童 ≤3g/1000(kcal·d)。

10. 储藏　注意防止易腐食品受到霉菌污染,不要吃霉变食物。

11. 保存　未吃完的食物应保存在冰箱或冷柜里。

12. 添加剂和残留物　应对食物添加剂、农药及其残留物进行监测。

13. 食物制备加工　烹调鱼、肉温度不宜太高,时间不宜太长,不要吃烧焦的食物,尽量少吃烤肉、腌腊食品。

14. 膳食补剂　遵循上述原则,必要时用膳食补剂等可以减少癌症发生的危险。

第四节　膳食结构的宏观调控

很多国家和政府都非常重视居民膳食结构的宏观调控,不断研究并解决制约人群营养的社会条件和社会因素,以便保证人们能在自己的饮食生活中完满体现营养科学要求,改善营养状态,达到增强体质,保护健康的目的。从我国和国外情况来看,能够起到这种社会调控力量作用的,基本上可归纳为法制与行政监督管理,制订有关经济政策和提高全民饮食文化素质等三个方面。

一、对社会营养的法制与行政调控

法制与行政调控指的是社会营养立法和发布各级政府机构政令、条例、规章、要求等。其基本要求是分别规定各级行政部门及其工作人员对居民群体营养应该履行的法律义务和行政职责,以及相应赋予的权力。它比号召和呼吁更有保证。世界上部分发达国家已经进行了营养立法,目前我国还未正式进行营养立法。

二、对营养的经济政策调控

1. 食物生产方面的经济政策 食物生产方面的经济政策主要是运用各种经济手段丰富食物资源,结合控制人口增长,力争提高食物人均占有量水平。并根据全民合理食物结构的发展规划,调节食物生产比例,均衡发展。我国当前的重点是粮食生产、豆类产业、奶类产业。作为经济手段,有资金投入的杠杆倾斜政策、银行贷款政策、食品价格政策、食品强化政策及城乡贸易扶持政策等。各种手段总体目标仍是引导食物生产朝向规划期望的目标发展。我国各地复杂的自然条件、自然资源,为发展多种食物生产提供了有利条件,需要建立区域食物发展战略,加强区域优势的食物生产,促进商品性专业化生产的发展。

2. 食物分配方面的经济政策 食物分配方面的经济政策牵涉社会生活的各个方面,是一个十分复杂的问题。但从群体营养方面看,一是制订明确的食物需求目标,即在现有条件的基础上,调整各地膳食结构和食物消费的合理规划,运用各种经济政策手段,使之有利于实现这个目标。二是以各种经济手段保护重点人群,如婴幼儿、孕妇等,使之达到营养需求。

三、对营养的饮食文化调控

文化调控主要是通过人们的思想意识,观念形态,宗教信仰,文化艺术,社会规范(道德、法律、习俗),教育水平和科学技术知识等来引导居民正确的食物消费。饮食文化即这些精神文化在饮食上的反映。它决定着人们出生后逐渐从社会生活中形成的对饮食的认知、好恶、风尚、习惯、科学知识、态度和行为反应等。饮食文化具有潜袭性,常作为一种千百万人的习惯势力,极大影响着居民营养状况。对这种调控力量的重大作用,绝不可低估。必须以千百倍的耐心,通过开展营养健康教育,逐步用营养科学占领饮食文化阵地,促进全民营养水平的改善。

我国以源远流长绚丽多彩的饮食文化著称于世,我们需要继承弘扬。但我们也必须以科学的态度,负责的精神,对其进行研究评议,取其精华,去其糟粕。

在我国饮食文化中,一些名不符实的高贵食品,如海参、鱼翅、熊掌、猴头之类,以及若干所谓宫廷宴、进贡食品,其实际营养价值如何,多有重新评价的必要。所谓南甜北咸东辣西酸的口味嗜好传统,不少人担心其中分别包含着摄取油、盐、糖过多之弊。节日或宴客中的排场浪费,劝酒劝食之风,也都是不足称道的。至于对某些食物穿凿附会的所谓神奇养生疗效,则尤须用现代科学加以验证,以免误己误人。其他如出于宗教信仰和世俗观念而形成的偏食、素食、怪食、药食、禁食、过分相信本能择食、一心追求口感嗜好,应加以正确引导。

对于一些没有科学根据的、落后的、甚至是很顽固的错误认知和饮食误区,既然是在生活中形成的,自然也可在生活中得到纠正。要大力宣传普及营养科学知识,首先是对营养工作有决定性作用的各级干部,不仅用法制、政令从工作职责上要求他们,也要用营养科学知识提高他们的认识,增强他们在居民营养上的自觉性和主动性。其次是决定着家计安排的家庭主妇、主夫,他们对家庭成员营养状况,起着决定性的影响和作用。要运用广播、电视、报纸、书刊等多种宣传工具,大力宣传普及营养科学知识,介绍各种人群的适度食物消费模式。正确指引食物消费导向。

宣传普及营养知识应由浅入深,由点到面,由城市到农村,由内地到边远地区,逐步普及,做到家喻户晓,人人明白,最终形成具有中国特色的全民营养意识。宣传普及营养科学知识,必须与科学引导食物消费相结合,特别是要提倡适度消费。由于我国各地区食物生产受粮食和饲料生产的制约,引导食物消费的重点,一是要设法解决食物消费增长超过生产增长的问题,逐步建立起产需协调平衡发展的食物格局。我国部分省市已出现食物消费特别是肉食消费增长过猛的超前趋势,部分人群中营养过剩也已有了发展,而青少年热能摄入又呈不足的偏向,应及早大力加以调控。为此,要强化实施膳食营养平衡的指导原则,对这类地区和人群要调整动物性食品结构,控制动物性食品消费增长速度,降低动物性脂肪摄入量,按营养科学目标安排食物结构。对消费水平偏低的一般省区和农村,主要是引导提高合理消费水平和膳食营养质量,科学指导和经济安排每日膳食,花较少的钱摄入更多的营养素。对尚未解决温饱问题的边远山区人群,在食物生产逐步发展的前提下,增加肉类和蔬菜的摄入量。对内蒙古、西藏等牧区少数民族,要增加水果、蔬菜摄入量,以弥补维生素 C 和膳食纤维供给量的不足。

中篇 食品卫生学基础

第四章 食品污染

第一节 食品污染及预防

一、食品污染

（一）食品污染的概念

食品在生产、加工、运输、储存、销售、烹调等各个环节，有时会混入、残留或产生不利于人体健康、影响食用价值和商品价值的因素。这些因素统称为食品污染物，这些污染物进入食品的过程，叫食品污染（food contamination）。如腌制用的粗盐中含硝酸盐、亚硝酸盐；农田中使用农药导致的农药残留等。

（二）食品污染的分类

食品污染可根据食品污染因素的性质分为以下三类。

1. 生物性污染 要是由有害微生物及其毒素、寄生虫及其虫卵和昆虫等引起的。肉、鱼、蛋和奶等动物性食品易被致病菌及其毒素污染，导致食用者发生细菌性食物中毒和人畜共患的传染病。致病菌主要来自病人、带菌者、病畜和病禽等。致病菌及其毒素可通过空气、土壤、水、食具、患者的手或排泄物污染食品。被致病菌及其毒素污染的食品，特别是动物性食品，如食用前未经必要的加热处理，会引起沙门菌或金黄色葡萄球菌毒素等细菌性食物中毒。食用被污染的食品还可引起炭疽、结核和布氏杆菌病（波状热）等传染病。

霉菌广泛分布于自然界。受霉菌污染的农作物、空气、土壤和容器等都可使食品受到污染。部分霉菌菌株在适宜条件下，能产生有毒代谢产物，即霉菌毒素，对人畜都有很强的毒性。一次大量摄入被霉菌及其毒素污染的食品，会造成食物中毒；长期摄入小量受污染食品也会引起慢性病或癌症。有些霉菌毒素还能从动物或人体转入乳汁中，损害饮奶者的健康。

微生物含有可分解各种有机物的酶类。这些微生物污染食品后，在适宜条件下大量生长繁殖，食品中的蛋白质、脂肪和糖类，可在各种酶的作用下分解，使食品感官性状恶化，营养价值降低，甚至腐败变质。

污染食品的寄生虫主要有绦虫、旋毛虫、华支睾吸虫和蛔虫等。污染源主要是病人、病畜和水生物。污染物一般是通过病人或病畜的粪便污染水源或土壤，然后再使家畜、鱼类和蔬菜受到感染或污染。

粮食和各种食品的储存条件不良，容易孳生各种仓储害虫。例如粮食中的甲虫类、蛾类和螨类;鱼、肉、酱或咸菜中的蝇蛆以及咸鱼中的干酪蝇幼虫等。枣、栗、饼干和点心等含糖较多的食品特别容易受到侵害。昆虫污染可使大量食品遭到破坏,但尚未发现受昆虫污染的食品对人体健康造成显著的危害。

2. 化学性污染　主要指农用化学物质、食品添加剂、食品包装容器和工业废弃物的污染,汞、镉、铅、砷、氰化物、有机磷、有机氯、亚硝酸盐和亚硝胺及其他有机或无机化合物等所造成的污染。造成化学性污染的原因有以下几种:①农业用化学物质的广泛应用和使用不当。②使用不合卫生要求的食品添加剂。③使用质量不合卫生要求的包装容器,如陶瓷中的铅、聚氯乙烯塑料中的氯乙烯单体都有可能转移进入食品。又如包装蜡纸上的石蜡可能含有苯丙芘,彩色油墨和印刷纸张中可能含有多氯联苯,它们都特别容易向富含油脂的食物中移溶。④工业废物的不合理排放所造成的环境污染也会通过食物链危害人体健康。

3. 物理性污染　主要来源于复杂的多种非化学性的杂物,虽然有的污染物可能并不威胁消费者的健康,但是严重影响了食品应有的感官性状和/或营养价值,食品质量得不到保证,主要有:①来自食品产、储、运、销的污染物,如粮食收割时混入的草籽、液体食品容器池中的杂物、食品运销过程中的灰尘及苍蝇等;②食品的掺假使假,如粮食中掺入的沙石、肉中注入的水、奶粉中掺入大量的糖等;③食品的放射性污染,主要来自放射性物质的开采、冶炼、生产、应用及意外事故造成的污染。食品中的放射性物质有来自地壳中的放射性物质,称为天然本底;也有来自核武器试验或和平利用放射能所产生的放射性物质,即人为的放射性污染。某些鱼类能富集金属同位素,如铯-137 和锶-90 等。后者半衰期较长,多富集于骨组织中,而且不易排出,对机体的造血器官有一定的影响。某些海产动物,如软体动物能富集锶-90,牡蛎能富集大量锌-65,某些鱼类能富集铁-55。

(三) 食品污染对人体健康的影响

食品污染对人体造成的危害有多方面的表现。一次大量摄入受污染的食品,可引起急性中毒,即食物中毒,如细菌性食物中毒、农药食物中毒和霉菌毒素中毒等。长期(一般指半年到 1 年以上)少量摄入含污染物的食品,可引起慢性中毒。造成慢性中毒的原因较难追查,而影响又更广泛,所以应格外重视。例如,摄入残留有机汞农药的粮食数月后,会出现周身乏力、尿汞含量增高等症状;长期摄入微量黄曲霉毒素污染的粮食,能引起肝细胞变性、坏死、脂肪浸润和胆管上皮细胞增生,甚至发生癌变。慢性中毒还可表现为生长迟缓、不孕、流产、死胎等生育功能障碍,有的还可通过母体使胎儿发生畸形。已知与食品有关的致畸物质有甲基汞、2,4-D、2,4,5-T 中的杂质四氯二苯二噁英、狄氏剂、艾氏剂、DDT、氯丹、七氯和敌枯双等。

某些食品污染物还具有致突变作用。突变如发生在生殖细胞,可使正常妊娠发生障碍,甚至不能受孕,胎儿畸形或早死。突变如发生在体细胞,可使在正常情况下不再增殖的细胞发生不正常增殖而构成癌变的基础。与食品有关的致癌物有多环芳烃化合物、芳香胺类、氯烃类、亚硝胺化合物、无机盐类(某些砷化合物等)、黄曲霉毒素 B_1 和生物烷化剂等。

(四) 预防措施

预防食品污染必须采取综合措施,主要是:

(1) 制订、颁发和执行食品卫生标准和卫生法规。制定有关食品容器、包装材料的卫生要求和标准,制定食品运输卫生条例,以保证食品在运输过程中不受污染和因受潮而变质。

（2）加强禽畜防疫检疫和肉品检验工作。

（3）制定防止污染和霉变的加工管理条例和执行有关卫生标准。制定贯彻农药安全使用的措施和法规，提供更多高效、低毒、低残留农药以取代高毒、高残留农药(有机氯和有机汞等)。

（4）加强工业废弃物的治理，保护环境。

（5）加强食品检验和食品卫生监督工作。

（6）宣传、教育，自觉防范。

二、食品的细菌污染与腐败变质

（一）常见的食品细菌

食品中可能存在的细菌种类及数量是相当复杂的，包括致病菌、条件致病菌和非致病菌等。致病菌和条件致病菌将在食物中毒章节讨论。本节主要讨论非致病菌。它们对温度、酸度、氧分压、渗透压等各有不同要求，且多数为腐败菌，是评价食品卫生质量的重要指标，也是研究食品腐败变质的原因、过程和控制工作方法的主要对象，在食品卫生学中有较大意义。从食品卫生质量角度考虑主要有：

1. 假单胞菌属 是食品腐败性细菌的代表，属革兰阴性无芽孢杆菌，需氧，pH5.0 ~ 5.2以下发育。能分解食品中各种成分，使 pH 上升。

2. 微球菌属和葡萄球菌属 在食品中很常见，属革兰阳性菌，营养要求低，在肉、水产品、蛋、米饭中常见，有的可使食品变色。

3. 芽孢杆菌属与芽孢梭菌属 主要是肉鱼类的腐败菌，罐头食品中尤其多见。

4. 肠杆菌科各属 除志贺菌、沙门菌外，都为食品的腐败菌，革兰阴性菌需氧，分解糖类，产酸产气。

5. 弧菌属与黄杆菌属 均为革兰阴性兼性厌氧菌。主要来自海水或淡水，在低温和5% 食盐中均可生长，故在海产品中常见。

6. 嗜盐杆菌属与嗜盐球菌属 革兰阴性需氧菌，嗜盐，在12% 的 NaCl 培养基上仍能生长，且能产生橙色素，尤其常见于咸鱼。

7. 乳杆菌属 革兰阳性杆菌，主要存在于乳及乳制品中，能使其变乳酸。

（二）评价食品卫生质量的细菌污染指标与食品卫生意义

1. 细菌总数 食品中的细菌总数是以每克、每毫升或每平方厘米食品中的细菌总数而言，并不考虑其种类。一种方法是在严格规定的条件下(样品处理、培养基、酸碱度、时间、温度、计数方法等)使适应这些条件的每一个活菌必须而且只能生成一个肉眼可见的菌落(colony)，结果称为该食品的菌落总数。在许多国家的食品卫生标准中都采用这一项指标，规定了各类食品菌落总数的最高允许限量。我国已在许多食品中规定了菌落总数的允许限量。(另一种方法是在显微镜下对细菌细胞直接计数，包括活菌和尚未消失的死菌，此法现在已基本不用)

食品菌落总数第一方面的卫生学意义是反映食品的清洁状态，同时也反映食品在生产、加工、储存、运输、销售等各个环节中的卫生措施和管理情况。菌落总数低，说明卫生质量好，加工环节符合卫生学要求。第二方面的意义是根据菌落总数预测食品的耐保存期限,细菌多,加速腐败变质,不易存放。

2. 大肠菌群 包括肠杆菌科的埃希菌属、柠檬酸杆菌属、肠杆菌属、克雷伯杆菌属等。这些细菌均来自人与温血动物肠道(有人对 6577 株大肠菌群的来源进行研究,发现来自粪便以外者极为少见),需氧或兼性厌氧,革兰阴性,不产生芽孢,在 35 ~ 37℃ 下发酵乳糖、产酸产气。大肠菌群已被许多国家列为食品生产卫生质量鉴定指标,我国目前对冷饮、熟肉制品、牛奶等多种食品规定了大肠菌群的数量。

大肠菌群中,除典型大肠杆菌外,其余菌群可能来自粪便,也可能由典型大肠杆菌排出体外 7 ~ 30 天后在环境中变异而来。因此当食品中检出大肠菌群时,表示食品曾受到人或温血动物粪便的污染。其中典型大肠杆菌说明粪便近期污染,其他菌属则为陈旧污染。

肠道致病菌如沙门菌、志贺菌属等,是食品安全性的主要威胁,而逐批逐件检验实际上又不可能,鉴于大肠菌群的上述特点,因此大肠菌群的另一处重要的卫生学意义是作为肠道致病菌的指示菌。食品中检出大肠菌群,只能说明食品有肠道致病菌存在的可能,但不一定平行。

(三) 食品的腐败变质

食品的腐败变质泛指在以微生物为主的各种因素作用下,所发生的包括食品成分与感官性质的各种酶性、非酶性变化,从而使食品降低或失去食用价值的一切变化。如肉发臭、水果溃烂、粮谷霉变、油脂酸败等。食品腐败变质是以食品本身的组成和性质为基础,主要由微生物的作用引起的变化。是食品本身、环境因素与微生物三者互为条件、相互影响、综合作用的结果。

1. 食品本身的组成和性质 食品的营养成分组成、水分含量、pH 高低、渗透压大小以及食品所处的环境条件对食品中微生物增殖速度、菌相组成和优势菌种都有重要影响,决定了食品腐败变质的进程与特征。①富含蛋白质的食品如肉鱼奶蛋等主要以蛋白质腐败变质为特征。②碳水化合物为主的食品在细菌和酵母作用下,以产酸发酵为特征。③油脂不适于微生物繁殖,主要以理化因素变化引起的酸败为特征。

食品的本碱度也影响其保藏性及腐败变质的进程。一般食品中细菌生长繁殖最适 pH 下限在 4.5 左右,能生长的低限为 2.0,但有些微生物耐酸,可分解食品中的酸性物质,使 pH 上升,为其他微生物的生存创造条件,促进腐败变质。

水分含量也是影响腐败变质的原因之一。微生物和其他生物一样生长繁殖必须依赖一定的水分。但起作用的并非食品水分的全部含量,而只限于能供微生物利用的一部分水分,即水分活性(water activity,aw),aw $= P/P_0$,即微生物的作用物(食品、溶液、培养基等)中水分的蒸气压(P)与同样条件下纯水蒸气压(P_0)之比。食品的水分活性越小,越不利于微生物增殖,而有利于食品防腐。因此人们可利用水分活性调整剂(食盐、糖、有机酸、醇等)降低食品的水分活性。干燥食品与高渗透食品之所以耐储藏就是这个原因。

2. 微生物 食品中微生物主要有细菌、酵母、霉菌等。其中优势菌种决定食品腐败变质的特征。主要是食品微生物产生分解食品中特定成分的酶所致。

3. 环境因素 气温、湿度、氧分压、紫外线等。

(四) 防止细菌污染的措施

(1) 严格执行生产加工过程中的卫生制度与措施,健全卫生组织及管理制度。

（2）保持原料清洁。

（3）应有防蝇、防尘设备。

（4）保持车间干净整洁，不堆放杂物。

（5）有消毒设施，严格消毒规程。

三、食品的卫生质量检验及指标

（一）感官检验

1. 视觉检验 以肉眼观察，食品包装是否完整无损，标签商标是否与内容相符。一般食品，带有其特有的颜色、光泽和透明度。食品的腐败变质时，其颜色、光泽、形态和透明度也发生着相应变化。通过观察食品表面有无霉斑、虫蛀、异物等来判断食品的新鲜程度和成熟程度。

2. 嗅觉检验 以嗅觉检验食品的气味。常用于肉、鱼及海产食品的检验。

3. 触觉检验 主要通过手的触、摸、捏、搓等动作，对食品的轻重、软硬、脆韧、弹性、黏稠、滑腻等性质的描述，检查食品的组织状态、新鲜程度、有无吸潮硬结或龟裂崩解现象。

4. 味觉检验 通常在视、嗅觉检验基本正常的情况下进行的品评食物应有的滋味。

（二）理化检验

理化检验是指对食品的理化性质及化学性污染物进行定性鉴定和定量测定，一般要求在实验室借助各种分析仪器、试剂等对食品的物理指标和化学指标进行分析检验，并与国家有关食品质量标准比较，以此确定其营养卫生质量。

（三）微生物检验

评价食品卫生质量的细菌学指标主要有两个：一是菌落总数；二是大肠菌群。

1. 菌落总数 是指在被检样品的单位重量（g）、容积（ml）或表面积（cm²）内，所含能在严格规定的条件下（如培养基及其 pH、培养温度与时间、计数方法等）培养生长繁殖形成的细菌菌落总数。

2. 大肠菌群 我国以 100g 或 100ml 食品中大肠菌群的可能数表示，称大肠菌群最近似数（MPN）。MPN 是表示样品中活菌密度的估测。大肠菌群的高低，表明了粪便污染的程度，也反映了对人体健康危害的大小。

第二节　各类食品的卫生

一、粮谷类食品的卫生

1. 霉菌及其毒素对粮食的污染 各种粮食上检出的霉菌主要为曲霉、青霉、镰刀霉等。其中毒性最强为黄曲霉毒素、黄绿青霉素、岛青霉素及桔青霉素等。如黄变米、黄粒米、麦角、赤霉病麦、甘薯黑斑病等。为了防止霉菌及其毒素污染粮食，粮食在收获、储存过程中将水分降低在 14% 以下，湿度不超过 70%，温度降至 10℃ 以下。根据我国"粮食安全水分含量标准"规定，各种粮油应含水分如下：

油料作物(大豆、葵花籽等)	12%
成品粮(面条、米、面)	13%~13.5%
原粮	14.5%~15%

2. 工业三废和农药对粮食的污染 为了防止有毒化学物质对粮食的污染,必须加强三废和农药的管理,限制农药的种类和施用范围,制定粮食中各种有毒物质的允许残留量。我国食品卫生标准(GB270~2763-94)对粮食的规定如表4-1所示:

表4-1 粮食中几种污染物的允许限量

项目	指标(mg/kg)
马拉硫磷(以成品粮计)	≤3.0
磷化物(以 PH_3 计)(以原粮计)	≤0.05
氰化物(以 HCN 计)(以原粮计)	≤5
氯化钴(以原粮计)	≤2
二硫化碳(以原粮计)	≤10
砷(以 As 计)(以原粮计)	≤0.7
汞(以 Hg 计)(以成品粮计)	≤0.02
六六六(BHC)(以成品粮计)	≤0.3
滴滴涕(DDT)(以成品粮计)	≤0.2

绿色食品粮食的生产则根据中国绿色食品发展中心所颁布的规定,从大气环境、农药使用限制、最后一次施药距采收间隔期,以及最多使用次数来限制最终残留量,以保证粮食的卫生安全。

3. 粮食中的有害植物种子 谷物在收割时常常混进一些有害的植物种子,最为常见的有:毒麦(瞿麦)、麦仙翁籽、槐籽、毛果洋茉莉籽等,这些杂草种子都含有一定的毒素,如混入粮食中就会引起中毒。预防措施有:加强田间除草,粮食加工时注意筛选。

4. 粮谷的仓库害虫 粮食在储存过程中常遭到仓库害虫侵害,仓库害虫的种类很多,最为常见的有谷象、米象、谷蠹和螨。经仓虫损害的粮食感官性质变坏,食用价值大大降低,并在经济上造成很大损失。对仓虫应积极采取防治的措施,做到"治早、治少、治了"。同时防止鼠害及鼠疫的传染。

5. 粮食中的无机夹杂物 粮食中的无机夹杂物主要为铁屑,来自铁制农具和加工机械。如在工艺过程中安装过筛和吸铁设备,即可大大减少粮谷中铁屑含量。除铁屑外,粮食中还存在泥土、碎石等无机物。这些物质通过筛选,风吹及水洗等工艺即可除去。

6. 相关的掺假制品 在大米、面粉制品中并不是越白越好,为了提高利润,不法商贩在米、面、粉丝、腐竹、牛筋等食品中加入工业漂白剂"吊白块"。"吊白块"化学名为"次硫酸氢钠甲醛",它在60℃以上开始分解出有害物质,高温120℃可分解产生甲醛、二氧化硫和硫化氢等有害气体,可使人头痛、乏力、食欲减退等。人食用含吊白块食品后可引起过敏、肠道刺激等不良反应,严重者会中毒,并导致肾脏、肝脏受损等疾病,甚至可导致癌症和畸形病变。一次性食用剂量达到10g就会有生命危险。用劣等米加工的米粉原来是暗黑色的,但经过漂白,呈现出的状态要比优质米加工的还要好,且颇具韧劲,但在下锅后,米粉却会变得软绵绵,没了"嚼头"。面粉中还有掺滑石粉,过量加入增白剂等问题。从米情况看,主要是掺矿物油的问题,使米油亮,俗称"米抛光"。小米、黑米存在染色等问题。另外,用化学制剂蒸泡使陈黄豆变成新鲜毛豆等。因此在购买过程中要有警惕性,如果觉得颜色比原来想象中的还要好,就要当心了。多数伪劣食品受潮后,极易发出化学品的异常味道。

二、肉类及制品的卫生

肉类食品的卫生质量与畜禽活体的健康状况、宰后储存条件和加工方法等因素有关。

(一) 生物性污染

1. 人畜共患传染病病原体的污染 人畜共患传染病的病原体包括致病菌和病毒。如总论中介绍的炭疽杆菌、鼻疽杆菌、结核杆菌、布氏杆菌、猪丹毒杆菌以及口蹄疫等病毒。被这些病原污染的肉类食品,必须严格按照肉品卫生检验制度进行处理。

2. 寄生虫及虫卵污染 许多人畜共患的寄生虫病,如囊虫病、绦虫病、旋毛虫病、蛔虫病、姜片虫病等,可通过食用受到寄生虫及虫卵污染的畜禽肉品,引起人体感染寄生虫病。故必须对肉类食品进行严格检验,视污染轻重给予不同处理。

3. 细菌污染 肉类食品的细菌污染有二类:一是腐败菌,这种细菌能引起肉品发生腐败变质,严重时不能食用;二是致病菌,如沙门菌、葡萄球菌、大肠杆菌、肉毒梭菌、结核杆菌等,会引起细菌性食物中毒和传染病的发生。

(二) 化学性污染

1. 肉中农药的污染 肉类食品中的化学农药的残留主要有有机氯农药 DDT,六六六。我国某省 1976 年的调查发现,畜禽肉类 DDT、六六六检出率均为 100% ,DDT、六六六检出范围分别是 0.5 ~ 1.5mg/kg 和 0.016 ~ 1.825mg/kg。

2. 抗生素残留污染 抗生素残留是指抗菌药物及其代谢物在动物体的组织和脏器中蓄积或储存,畜禽屠宰后残留于肌肉或其他脏器中。其原因有两方面:一是通过饲喂抗生素添加剂。目前各国对抗生素的使用日益广泛和严重。二是由于治疗畜禽疾病时大量使用抗生素,甚至还有滥用抗生素的现象:同时,又不遵守休药期及食品卫生规定,而任意屠宰或销售。肉中的残留抗生素进入人体后具有一定的毒性反应。可使消化道内病原菌耐药性增加:有的产生过敏性反应。畜禽业生产中一般要求使用人不常用、排泄快、吸收少、成本低的抗生素。屠宰前一定要有停药期。我国尚未制定肉类中抗生素残留限量。

3. 激素残留污染 激素残留是指畜牧业生产中应用激素作为动物饲料添加剂,以促进动物生长、增加体重和肥育为目的,或用于疾病防治和同步发情等,而导致肉品中残留激素,主要是雌激素和雄激素。1981 年 WHO 禁止使用己烯雌酚、己烷雌酚作为动物生长促进剂。目前使用的有睾酮、黄体酮、雌二醇、雌酮、雌三醇、乙酸三烯去甲睾酮等。残留于肉品中的激素一旦通过食物链进入人体,即会明显地影响机体的激素平衡,有的引起致癌、致畸;有的引起机体水、电解质、蛋白质、脂肪和糖的代谢紊乱等。国内外报道的儿童性早熟均与儿童进食动物性食品有关。FDA 规定了肉用动物宰前休药期及肉类中激素残留不得检出。另外目前研究的热点——生长激素,是一类肽类激素。虽然其使用的效果特别好,也无残留问题,但用激素刺激动物,使之代谢规律发生变化。从长远出发,对人类有无不利之处。还难断言。国际上尚无哪个国家批准使用。

4. 兴奋剂残留的污染 兴奋剂又叫 β-肾上腺素功能激动剂,是一类与肾上腺素或去甲肾上腺素结构和功能类似的苯乙醇胺类衍生物,如治哮喘的克喘宁(clebutero)和息喘宁

（cimaterol）等,其作用类似于生长激素。饲料中加入这类物质可以提高瘦肉率、减低胴体脂肪含量,但残留于肉品中导致污染。目前发现,长期使用此类物质可使机体 β 受体减少,而失去对肾上腺素的敏感性,更多的副作用还没有发现。如果违法使用这类物质就会给人体带来一些副作用。考虑到长期使用的安全性问题,故目前仍没有哪一个国家批准使用。但我国不少地方已在大量使用,香港为此已禁止使用过此类药物的猪禽肉入境。

5. 食品添加剂的污染 在肉类制品如香肠、火腿、午餐肉、腌肉等制作过程中,为了保持肉品粉红的色泽,都普遍使用硝酸盐和亚硝酸盐作为发色剂。此外,硝酸盐和亚硝酸盐还具有一定的防腐抑菌作用。但是亚硝酸盐在肉品中食用量过大,可引起亚硝酸盐食物中毒。亚硝酸盐和含胺类化合物的食品在人体外或同时进入胃内,可以合成致癌物质亚硝胺。所以,我国食品添加剂使用卫生标准规定:肉类制品中的硝酸钠使用量≤0.5g/kg,亚硝酸钠≤0.15g/kg。

6. 多环芳族物质的污染 多环芳族物质是普遍存在于烟熏、烘烤食品中的化学致癌物质。它可直接来自于燃烧不全而产生的烟雾中,也可由肉类食品的蛋白质、脂肪、胆固醇类物质在高温条件下热分解产生。多环芳族物质可附着于食品表面,并能逐渐渗透到肉品内部。

（三）肉类质量分级

肉类食品经检验后,其质量分为三个等级:

1. 良质肉 健康牲畜肉,食用不受限制。

2. 条件可食肉 须经高温、冷冻或其他有效方法处理,达到卫生要求,人食无害的肉。

3. 废弃肉 烈性传染病炭疽、鼻疽的肉;严重感染囊尾蚴的肉、死因不明的死畜肉、严重腐败变质的肉,不得食用。

（四）肉类检疫印章

为便于农贸市场的肉类卫生管理和消费者对肉类食品的选购,经卫生检疫后,肉类会加盖相应印章。下面介绍几种检疫印章的用途及特征。

1. 兽医验讫章 经检疫合格,认为品质良好,适于食用的生猪肉,盖以圆形、直径5.5cm,正中横排"兽医验讫"四字,并标有年、月、日和畜别的印章。

2. 高温章 经检疫认定,必须按规定的温度和时间处理才能出售的肉品,盖以 4.5cm 的等边三角形,内有"高温"二字的印章。盖有这种印章的生猪肉不能直接上市出售。

3. 食用油章 经检疫认定,不能直接出售或食用,必须尽快炼成食用油的生猪肉,盖以长 4.5cm、宽 2cm、中间有"食用油"三字的印章。

4. 工业油章 经检疫认定,不能直接出售或食用,只能炼作工业用油的生猪肉,盖以长 8cm、宽 3cm 椭圆形、中间有"工业油"三字的印章。

5. 销毁章 经检疫认定,禁止出售和食用的生猪肉,盖以"×"型对角线,线长 6cm、内有"销毁"二字的印章。

三、蔬菜和水果的卫生

（一）腐烂变质与亚硝酸盐

1. 腐烂变质问题 蔬菜水果贵在新鲜,其特点是:①含有大量水分(蔬菜 65%～95%;水果 60%~95%),一方面因蒸发易于凋萎;另一方面水中溶有大量营养物质,适合于微生物的生长繁殖。②组织脆弱,轻微的机械作用亦可导致损伤,发生组织破溃及微生物性腐烂。③采收后,生命活动仍在旺盛地进行,表现为产热、产水,当储存条件稍有不适,极易腐烂变质。蔬菜、水果的腐败变质,除了本身的酶充分显示活性外,还有微生物的繁殖破坏了其组织结构,分解消耗了营养成分所导致的结果。因此,剔除有外伤的蔬菜、水果,保持其外形完整,进行低温储存,控制其生命能力,是防止腐败变质的重要措施。

2. 亚硝酸盐问题 肥类和土壤中的氨氮除大部分参加了合成蛋白质外,还有一小部分通过硝化及亚硝化作用形成硝酸盐和亚硝酸盐。正常生长情况下,蔬菜、水果中硝酸盐和亚硝酸盐含量很少,但如果在生长时遇到干旱,收获后在不适当环境下存放或腌制时,硝酸盐和亚硝酸盐的量即有所增加。蔬菜中硝酸盐和亚硝酸盐含量多时,一方面引起作物的凋谢枯萎,另一方面人畜食用后就会引起中毒。减少蔬菜、水果中硝酸盐和亚硝酸盐含量的方法,主要是合理的田间管理和低温储藏。总之,新鲜的蔬菜、水果不宜长期保藏,采收后应及时食用。

(二) 污水灌溉的卫生

蔬菜的特点是生长期短,植株的大部分或全部均可食用,这与粮食生长期长,只吃种子是截然不同的。所以防止蔬菜、水果的污染必须注意以下问题:

(1) 工业污水灌溉蔬菜田,必须符合排放和农田用水的水质标准,尤其对一些毒物如酸、氰化物、重金属、有机农药等要严格控制。

(2) 灌溉农田尤其是灌溉生食蔬菜田的生活污水,应先经沉淀及杀灭致病菌和寄生虫及其卵后方可使用。

(3) 不论工业污水或生活污水均应尽可能地用地下灌溉方式进行菜田灌溉,避免污水与蔬菜直接接触,并在收获前 3~4 周停止使用。

(4) 提倡蔬菜摘净、清洗、包装后上市,生食蔬菜还必须消毒。

(三) 施用农药的卫生要求

由于农药特别是稳定性农药的长期使用,已在世界上形成了全球性污染(如有机氯农药),故需要做一些严格的规定,以防止残效期长的农药在人体中蓄积。其措施是:

(1) 限制使用残效期长的农药。

(2) 限制农药的使用剂量,选用杀虫效果好的最低剂量。

(3) 根据农药的毒性和残效期,确定对作物的使用次数、剂量和安全间隔期(即最后一次施药距收获的天数)。例如使用稀释 800 倍的 90% 固体敌百虫(美曲膦脂)用于青菜时,每亩用 100g,安全间隔期不得少于 7d。

(4) 规定农药使用的残留限量(mg/kg)。如我国规定蔬菜、水果中汞的含量不得大于 0.01,六六六不大于 0.2,DDT 不大于 0.1。

(5) 一些激素类农药,如生长刺激素在蔬菜中应用宜慎重。

(四) 肠道致病菌和寄生虫卵污染

我国蔬菜栽培主要是利用人畜粪便作肥料,所以蔬菜被肠道致病菌和寄生虫卵污染情况很严重。据调查有的地区西红柿、黄瓜和葱的大肠杆菌检出阳性率为 67%~95% ,黄瓜上大肠杆菌阳性检出率高达 94.8% ,副大肠杆菌检出率为 74.4% 。另外,青菜、黄瓜和西红柿在痢疾传播途径中占重要地位。

　　蔬菜被寄生虫卵污染的问题也十分严重,无论新鲜蔬菜或咸菜都可以检出蛔虫卵,咸菜多半不经加热就直接入口,盐溶液也不能杀死蛔虫卵。所以咸菜也可能成为寄生虫病的传播媒介。此外,水生生物如红菱和荸荠等都可污染姜片虫囊蚴,如果生吃红菱、荸荠往往可能引起姜片虫病流行。

　　水果虽然多生长在树上,但在收获运输过程中往往污染肠道致病菌。水果表皮完整与否与污染程度有关,表皮破损的水果大肠杆菌数增多,所以水果与肠道传染病的传播也有一定的关系。

四、酒 的 卫 生

(一) 蒸馏酒的卫生

　　蒸馏酒也称为白酒,乙醇含量一般在 50 度以上(即含乙醇在 50% 以上),其主要原料是粮食、糠麸,也有薯类(红薯、马铃薯、木薯)、甜菜做原料的。含黄曲霉毒素或有害金属污染的原料制白酒时,不挥发的污染物留在酒糟中,蒸馏不出去,而挥发性有害成分则能通过蒸馏转移到蒸馏酒中。

　　1. 甲醇　原料中含果胶多的,白酒中甲醇就多,如红薯干、薯蔓、薯皮中果胶含量都比其薯肉高几倍,谷类以麸皮、谷糠中含量高。除含量因素外,蒸煮料温度高,时间越长以及某些含果胶多的糖化剂(如黑曲霉)也能提高成品中甲醇含量。由于甲醇分解缓慢,有蓄积作用。视神经对甲醇的毒害作用很敏感,一般 7 ~ 8ml 可引起失明,30 ~ 100ml 即可使人致死,因此蒸馏酒严格限制甲醇含量。由于薯类果胶含量比谷类高,因此我国食品卫生标准关于酒中甲醇含量以薯干为原料的,不许超过 0.12g/100ml;以谷类为原料的,不许超过 0.04g/100ml。

　　2. 杂醇油　酒中碳链比乙醇长的高级醇混合物称为杂醇油。除糖类产生外,氨基酸分解也能产生杂醇油。凡比乙醇碳链长的高级醇混合物,沸点都高于乙醇,在体内分解氧化速度较慢,故毒性较乙醇高。饮用含杂醇油较高的酒类后,易出现头痛,故限量为 0.15g/100ml。

　　3. 醛类　主要有甲醛、乙醛、糠醛、丁醛,及相应醇类氧化产物,其沸点较相应醇为低,而毒性则较高。如甲醛是一种细胞原浆毒,其毒性是甲醇的 30 倍,能使蛋白质凝固,30mg/L 的浓度即能刺激黏膜,出现灼烧感、头晕、呕吐等,10g 即致死。糠醛主要来自谷壳和糠麸等酿酒原料,对人体也有一定毒性。除糠醛外,还有其他醛类。蒸馏过程开始时蒸出的酒(俗称"酒头")中的低沸点的醛含量高,而高沸点醛类往往留在酒糟中,因此蒸馏时,要掌握乙醇的沸点,去除"酒头"和"酒尾",可以降低醛类含量。

　　4. 铅及其他金属　酒中的铅来自蒸馏器和储酒容器。蒸馏时,含有机酸的高温酒蒸气对器壁的铅有强烈的溶出能力,质量低劣的蒸馏器,蒸馏酒的酒中含铅量能达到使人中毒的程度。因此要对蒸馏器严密监督。陈旧的被淘汰的含铅量高的旧蒸馏器被小企业重新使用,再加上发酵条件不稳定,就容易使铅含量高到使人中毒的程度。有些白酒厂对于发生铁混浊的白酒加高锰酸钾,使铁沉淀,结果酒中反而增加了锰的含量,我国食品卫生标准为此限定锰不得超过 2mg/L,铅不得超过 1mg/L。

5. 氰化物 用木薯做原料生产的酒中含有氰化物。这是由于木薯中含有氰糖甙,蒸馏时其分解产生氰氢酸而进入酒中。氰化物毒性极强,应予以严格限制。

6. 配制酒及食品添加剂的卫生问题 用蒸馏酒作为酒基添加允许使用的添加剂调香而得配制酒。也有的为提高酒度添加精馏酒精,禁止用药用及工业用酒精配制。有的企业乱加中药既无疗效证据又不按药酒登记,随意吹嘘宣传,混充食品酒类销售,是违反我国食品卫生法的。

(二) 发酵酒的卫生

米酒、啤酒和黄酒是不经蒸馏的发酵酒。由于不经蒸馏,故所有成分都保留在成品酒中,黄曲霉毒素含量高的粮食造酒,黄曲霉毒素也全保留在酒中。由于这几种酒酒度都低,因而卫生标准中规定了细菌学指标。

1. 啤酒的卫生问题 啤酒是以大麦芽为主要原料,加入少量的大米为淀粉类辅料,经液态糊化和糖化,接种啤酒酵母,在低温下液态发酵,再经后发酵产生大量二氧化碳而成。配制过程中,加入啤酒花(又称蛇麻花),其中的单宁可使蛋白质沉淀,使麦芽汁澄清,并赋予成品以特异香味和爽口的苦味,提高泡沫的持久性,还有一定的防腐作用。成品为生啤酒(或称鲜啤酒),装瓶巴氏消毒后即为熟啤酒。生啤酒在煮麦芽汁时,有一次杀菌过程,此外再无杀菌过程。因此,在整个生产工艺过程中,物料接触的一切环境、容器、工具、空气等都必须充分消毒,保持清洁,而且要保持足够的低温(5℃),才能防止杂菌污染和繁殖。我国发酵酒卫生标准中规定,生啤酒每100ml中,大肠菌群最近似数不许超过10个,熟啤酒不得检出;细菌总数在熟啤酒中每 ml 不许超过50个。

近年来发现直接用火烘干大麦芽时,来自酪氨酸的大麦芽碱被烟气中的 NO_2 和 NO 的混合物亚硝基化而产生二甲基亚硝胺,含量最高的啤酒能达到68ng/ml。因此应避免直接用火烘干大麦芽。由于啤酒是发酵酒,不经蒸馏直接饮用,其中一定的乙醇含量又可使脂溶性物质的溶解度增高,因此原料必须良好,含霉菌毒素较多的粮食不能用作啤酒原料。用霉变粮食酿造啤酒后,啤酒中黄曲霉素有的高达 20μg/kg 以上。因此,禁止用霉变粮食酿造啤酒。

2. 果酒的卫生问题 果酒是以葡萄、苹果和草莓等各种水果为原料的发酵酒。果汁中的糖经酒精发酵,再压榨过滤成透明的果酒。某些品种的果酒除发酵产生乙醇外,还要补加酒精以提高酒度。

用腐烂水果造酒,由于果胶酶大量分解果胶,使成品中甲醇含量增加。由于在生产过程中加入亚硫酸盐或二氧化硫处理,以净化葡萄汁并控制杂菌,其加入量应符合卫生标准的要求。各国法律都规定了葡萄酒中二氧化硫的添加量。1953 年国际葡萄栽培与酿酒会议提出参考允许量:成品酒中总二氧化硫含量(mg/L)为:干白 350、干红 300、甜酒 450,我国规定为250。游离二氧化硫含量(mg/L)为:干白 50、干红 30、甜酒 100,我国规定为50。二氧化硫的具体添加量与葡萄品种,葡萄汁成分、温度、存在的微生物和它的活力、酿酒工艺及时期有关。

五、奶类食品的卫生

1. 乳类的腐败变质 奶是富含多种营养成分的食品,适宜微生物的生长与繁殖,是良好的天然培养基。微生物污染奶及其制品后在其中大量增殖,分解营养成分,造成奶类腐败变质。如奶中乳糖分解为乳酸,奶的 pH 下降,导致奶呈酸味并使酪蛋白凝固。蛋白质进一步分解产生硫化氢、吲哚等物质,使奶具有恶臭气味,不仅失去营养价值,还会造成食物中毒。

牛乳的污染可以从人和牛两个方面查原因。牛患了乳腺炎,会排出许多细菌污染牛乳,即使是健康奶牛也存在环境污染,如挤乳过程中人手、机械设备和容器等不清洁都有污染牛乳的可能性。为了确保人体的健康,需加强细菌和体细胞数的检查力度。

乳腺炎是细菌侵入乳房后增殖而引起的。当细菌侵入乳房时,血液中白细胞流入乳汁,噬食细菌。这是牛体为防止乳腺炎作出的自卫反应。结果也增加了牛乳中的体细胞数。若牛乳中体细胞数在 5×10^5 个/ml 以上时,就有怀疑乳腺炎的可能性;若在 1×10^6 个/ml 以上时,那肯定有乳腺炎的隐患,应及时采取有效措施。对于长期泌乳牛、老龄牛和泌乳末期的牛乳,生理性体细胞数有增多的趋势。牛乳中细菌数多,体细胞数少,人的污染可能性较大;细菌数多,体细胞数也多,人和牛的污染可能性并存。

2. 致病菌对乳的污染 牛乳的致病菌主要是人畜共患传染病的病原体,常见的病原菌为①结核杆菌;②布氏杆菌;③口蹄疫病毒;④葡萄球菌及放线菌;⑤炭疽等。当牛奶被致病菌污染后,人类摄入后就可能患相应的疾病。因此,应该加强管理,严防受污染的奶类流入市场。

3. 其他卫生问题 奶牛在饲养过程中,饲料中残留的农药、霉菌及毒素,病牛用抗生素均可对牛奶造成相应的污染。

4. 牛乳的消毒 经过过滤冷却品的牛乳,应尽快进行消毒。消毒的目的是杀灭致病菌和一切生长型的细菌。消毒效果与乳被污染的程度有关,消毒前污染轻者,效果较好,而污染严重者消毒效果则差。最常见的牛乳灭菌过程(即热处理过程)包括:巴氏消毒、保持灭菌、超高温(UHT)处理等。

(1)巴氏消毒:巴氏消毒法操作方法有多种,其设备、温度和时间各不相同,但都能达到消毒目的。低温长时间($63 \sim 65℃$、30min),其处理是一个间歇过程;高温短时间($72 \sim 75℃$、15s 以上),通常在板式热交换器中进行,广泛用于饮用牛奶的生产,通过此方式获得的产品仍含有微生物,储存与处理的过程中需要冷藏;快速巴氏杀菌($90℃$以上、数秒至数分钟),主要用于生产酸奶乳制品。

(2)保持灭菌:保持灭菌是为了杀死所有的微生物($115 \sim 121℃$、$20 \sim 30$min),所获得的产品是商业无菌的,即达到:①不含毒素;②不含致病菌;③不含在正常的储存和配送条件下有繁殖能力的微生物。因此,其储存和运输销售不需要冷藏。

(3)超高温处理:超高温(UHT)处理通过短暂高强度的加热($135 \sim 150℃$、保持数秒),使牛奶达到商业无菌程度。在一条生产线上,将被包装物料的杀菌、包装盒成型及包装一次完成,可彻底消灭细菌,杜绝再次污染。

(4)瓶装蒸汽消毒法:将生牛乳装入瓶内,加盖后置入蒸笼内加热至 $80 \sim 85℃$,维持 $15 \sim 20$min,或在蒸汽上升时起,再加热 10min 即可。此法简易可靠,且可避免消毒后再污染,适用于小型牧场。

每种杀菌过程都有负面影响,产品会发生变化并因此影响其营养价值和感官特性。热处理主要使水溶性乳清蛋白变成了非水溶性,其营养价值实际没变(在商业加工中,人们常用少量的 L-奶稳定剂,加以保护及增加溶解性)。加热对赖氨酸损失情况是:巴氏杀菌 1%~2%、保持灭菌 6%~10%、超高温(UHT)处理 3%~4%。过度的热处理会导致褐变(解决的方式是加极少量的奶品护色防褐剂），但巴氏消毒与超高温处理不会产生该变化，在较高的储藏温度（35～40℃）可能也会产生褐变。乳脂肪、矿物质、脂溶性维生素基本上不受热处理的影响，可溶性钙和磷酸盐的含量可能会降低，维生素 D 受到加热的轻微影响，其损失量取决于热处理的程度。保持灭菌导致维生素 B 的损失最大（损失量 $B_2$6%、$B_6$25%、$B_1$30%～40%、B_{12}80%～100%），巴氏杀菌和超高温处理之间维生素 B 的损失区别很小（损失量 $B_2$4%、$B_1$5%～15%、B_{12}10%～20%）。维生素 C、叶酸很容易受到加热的影响，尤其是保持灭菌过程中损失很大（巴氏杀菌 5%～20%、保持灭菌 30%～50%、超高温处理 10%～20%）。

六、蛋类的卫生

1. 蛋的腐败变质 鲜蛋气室直径约为 4～11mm 之间，储藏期中由于水分缓慢蒸发，气室逐渐增大，当其超过蛋直径的 1/3 时，即有变质的可能。蛋类储藏时，由于微生物和蛋液酶的作用，蛋白质首先分解导致蛋黄移位；其次是分解蛋黄膜，使蛋黄散开，形成"散黄蛋"；蛋黄贴在壳上称为"贴壳蛋"。如条件继续恶化，则蛋清与蛋黄混为一体，称为"浑汤蛋"。至此，蛋白质分解后形成硫化氢、胺类、粪臭素等产物而具有恶臭。环境中的霉菌进入蛋内，在适宜条件下可形成黑斑，称为"黑斑蛋"。已经腐败变质的蛋类，不可食用，应予销毁。

2. 致病菌的污染 在正常情况下，健康家禽产的鲜蛋，其内容物里是没有微生物或仅有少量腐败性微生物。然而生病的家禽，在蛋的形成过程中可能污染上各种病原微生物，最常见的是沙门菌和金黄色葡萄球菌。禽蛋在储存和流通过程中，外界微生物接触蛋壳，会通过气孔或裂纹侵入蛋内，使内容物发生微生物学变化。各种微生物的侵入，不仅使蛋内容物的结构形态发生变化，而且蛋内的主要营养成分也发生变化，造成蛋的腐败变质。

3. 化学污染 不正确使用抗生素、激素等化学物品，也可能造成蛋类的污染。

4. 禽蛋的质量鉴定 质量鉴定是禽蛋生产、经营、加工中的重要环节之一，直接影响到商品等级、市场竞争力和经济效益等。目前广泛采用的鉴定方法有感官鉴定法和光照鉴定法，必要时，还可进行理化和微生物学检验。

（1）感观鉴定：主要是凭检验人员的技术经验，靠感官，即眼看、耳听、手摸、鼻嗅等方法，以外观来鉴别蛋的质量，是基层业务人员普遍使用的方法。①看：用肉眼观察蛋壳色泽、形状、壳上膜、蛋壳清洁度和完整情况。新鲜蛋蛋壳比较粗糙，色泽鲜明，表面干净，附有一层霜状胶质薄膜；如表皮胶质脱落，不清洁，壳色油亮或发乌发灰，甚至有霉点，则为陈蛋。②听：通常有两种方法，一是敲击法，即从敲击蛋壳发出的声音来判定蛋的新鲜程度、有无裂纹、变质及蛋壳的厚薄程度。新鲜蛋颠到手里沉甸甸的，敲击时声坚实，清脆似碰击石头；裂纹蛋发声沙哑，有啪啪声；大头有空洞声的是空头蛋，钢壳蛋发声尖细，有"叮叮"响声。二是振摇法，即将禽蛋拿在手中振摇，有内容物晃动响声的则为散黄蛋。③嗅：是用鼻子嗅蛋的气味是否正常。新鲜鸡蛋、鹌鹑蛋无异味，新鲜鸭蛋有轻微腥味；有些蛋虽然有异味，但属外源污染，其蛋白和蛋黄正常。

（2）光照透视鉴定：是利用禽蛋蛋壳的透光性，在灯光透视下，观察蛋壳结构的致密度、气室大小，蛋白、蛋黄、系带和胚胎等的特征，对禽蛋进行综合品质评价的一种方法。该方法准确、快速、简便，是我国和世界各国鲜蛋经营和蛋品加工时普遍采用的一种方法。灯光透视法一般分为手工照蛋和机械照蛋两种。按工作程序可分为上蛋、整理、照蛋、装箱四个部分。在灯光透视时，常见有以下几种情况：①鲜蛋：蛋壳表面无任何斑点或斑块；蛋内容物透亮，呈淡橘红色；气室较小，不超过 5mm，固定在蛋的大头，不移动；蛋黄不见或略见阴影,位居中心或稍偏;系带粗浓,呈淡色条带状,胚胎看不见,无发育现象。②破损蛋:指在收购、包装、储运过程中受到机械损伤的蛋。包括裂纹蛋(或称哑子蛋、丝壳蛋)、硌窝蛋、流清蛋等。这些蛋容易受到微生物的感染和破坏,不适合储藏,应及时处理,可以加工成冰蛋品等。③陈次蛋:陈次蛋包括陈蛋、靠黄蛋、红贴皮蛋、热伤蛋等。存放时间过久的蛋叫陈蛋。透视时,气室较大,蛋黄阴影较明显,不在蛋的中央,蛋黄膜松弛,蛋白稀薄。蛋黄已离开中心,靠近蛋壳称为靠黄蛋。透视时,气室增大,蛋白更稀薄,能很明显地看到蛋黄暗红色的影子,系带松弛、变细,使蛋黄始终向蛋白上方浮动而成靠黄蛋。靠黄蛋进一步发展就成为红贴皮蛋。透视时,气室更大,蛋黄有少部分贴在蛋壳的内表面上,且在贴皮处呈红色,故称红贴皮蛋。禽蛋因受热较久,导致胚胎虽未发育,但已膨胀者叫做热伤蛋。透视时,可见胚胎增大但无血管出现,蛋白稀薄,蛋黄发暗增大。以上四种陈次蛋,均可供食用,但都不宜长期储藏,宜尽快消费或加工成冰蛋品。④劣质蛋:常见的主要有黑贴皮蛋、散黄蛋、霉蛋和黑腐蛋四种。红贴皮蛋进一步发展而形成黑贴皮蛋。灯光透视时,可见蛋黄大部分贴在蛋壳某处,呈现较明显的黑色影子,故称黑贴皮蛋。其气室较大,蛋白极稀薄,蛋内透明度大大降低,蛋内甚至出现霉菌的斑点或小斑块。内容物常有异味。这种蛋已不能食用。蛋黄膜破裂,蛋黄内容物和蛋白相混的蛋统称为散黄蛋。轻度散黄蛋在透视时,气室高度、蛋白状况和蛋内透光度等均不定,有时可见蛋内呈云雾状;重度散黄蛋在透视时,气室大且流动,蛋内透光度差,呈均匀的暗红色,手摇时有水声。

在运输过程中受到剧烈振动,使蛋黄膜破裂而造成的散黄蛋,以及由于长期存放,蛋白质中的水分渗入卵黄,使卵黄膜破裂而造成的散黄蛋,打开时一般无异味,均可及时食用或加工成冰蛋品。由于细菌侵入,细菌分泌的蛋白分解酶分解蛋黄膜使之破裂,这样形成的散黄蛋有浓臭味,不可食用。透视时蛋壳内有不透明的灰黑色霉点或霉块,有霉菌孳生的蛋统称为霉蛋。打开时,如蛋液内有较多霉斑,有较严重发霉气味者,则不可食用。

七、鱼类的卫生

1. 易腐败变质 鱼类离开水体后很快死亡。因为鱼体含水分高、酶活性高、pH 较高等"三高"特点,很容易被各种腐败菌污染料并引起腐败变质,产生大量的组胺、腐胺等,使鱼丧失食用价值。同时也为致病菌的侵袭创造条件。

2. 鱼类的污染 鱼类及其他水产品常因水域被污染使其体内含有较多的重金属(如汞、镉、砷、铅等)、农药和病原生物,也是影响鱼类质量的重要因素。尤其是鱼类长期生存在水体中,对水中的污染物有生物富集作用,使其体内含有较大剂量的有毒物质,对人体健康常造成严重影响。如发生在日本的水俣病,就是海鱼富集水体中的甲基汞引起的。

3. 有些水产品体内含有天然毒素 如几乎全身都含毒的河豚(鱼),肝脏含毒的鲨鱼、旗鱼、鳕鱼等。

八、冷饮食品的卫生

冷饮食品包括:冰糕、雪糕、冰淇淋、汽水、果汁含量不等的饮料、乳饮料、植物蛋白饮料以及矿泉水、纯净水等。夏季是冷饮食品消费的旺季,也是肠道传染病的高发期,因此,冷饮食品的卫生,就显得格外重要。

1. 细菌污染肠道传染病 因为冷饮食品在生产工艺的上游只进行一次消毒,在食前也不再进行加热,故存在细菌污染的问题,常常引起胃肠道传染病。

2. 食品添加剂 使用食品添加剂应符合现行的《食品添加剂使用卫生标准》,不准滥用色素、人工合成甜味剂和防腐剂。色素中胭脂红和苋菜红的最大使用量为 0.05g/kg,柠檬黄、日落黄和亮蓝的最大用量为 0.1g/kg。一般来说天然色素安全性比较大,如姜黄、苋菜红按正常需要量使用,但并不绝对,如虫胶色素最大使用量为 0.5g/kg,红花黄色素为 0.2g/kg,叶绿素铜钠为 0.5g/kg,所以使用天然色素也要注意其安全性。

3. 重金属 水是生产冷饮食品的重要原料之一,水的质量直接决定冷饮食品的质量。水的主要卫生问题是污染重金属。因此,水质必须符合生活饮用水卫生标准,也应符合软饮料用水标准。

九、焙烤食品和糖果的卫生

(一) 焙烤食品的卫生

焙烤食品系指以面、糖、油、蛋、奶油及各种辅料为原料,经焙烤、蒸炸或冷加工等制成的食品,包括蛋糕、饼干、面包、裱花蛋糕、月饼等。

1. 霉变 糕点、面包等由于水分含量较高,未经烘烤透时易造成发霉。食品的霉变也与其生产工艺、包装材料和存放温度、湿度及时间长短有关。

2. 油脂酸败 焙烤食品生产中如使用了轻微酸败的油脂或含油脂的果仁等原料,经加工可加速酸败。焙烤食品存放时间过长,尤其在高温的夏季,易出现酸败。含油脂的食品,保存不妥时更易发生酸败。

3. 虫蛀 冷加工成的糕点易生虫,往往是由于面粉加热不彻底,虫卵未被杀死而致。加工后的熟粉保藏不当被昆虫污染也是生虫的原因。

4. 滥用食品添加剂

(二) 糖果的卫生

1. 常见的卫生问题 硬糖在空气中吸收水分而使其表面发黏或融化,称为发烊。当糖果周围环境发生变化,如空气干燥时糖果表面水分重新扩散,糖块表面形成一层白色结晶物,这就是硬糖的发砂。糖果的潮解,易引起微生物的污染。奶糖保存不当时,会使油脂水解,产生游离脂肪酸,继而产生醛、酮等分解物及令人不快的气味。含果仁、花生仁等半硬糖易被虫蛀、酸败、变味。巧克力糖果易出现发白发霉等现象。用不符合卫生要求的包装纸包装糖果,可使食品受到微生物、有毒化学物质的污染。糖果中滥用食品添加剂也会对人体健康构成危害。

2. 包装污染 包装纸的油墨中含有相应的铅,会对糖果造成污染。包装纸用蜡要求使用食用级的石蜡。糯米纸铜含量不得超过 100mg/kg,没有包装纸的糖果和巧克力应用小包装。

十、调味品的卫生

调味品在人们的日常生活中消费的数量虽然不是很大,地位却相当重要,是人们每天都不可缺少的,主要包括酱、酱油、食醋、糖、盐、味精等。

（一）酱油的卫生

1. 酿造酱油 以大豆和/或脱脂大豆、小麦和/或麸皮为原料,经微生物发酵制成的具有特殊色、香、味的液体调味料。原料要求选用清洁、纯净、无霉变的。用花生饼作蛋白质代用料时,更应注意是否霉变,因为花生饼容易受黄曲霉毒素污染。用棉子饼、菜子饼作蛋白质代用料时,应去除其中的有毒物质棉酚和菜油酚。水质应符合我国生活饮用水卫生标准。发酵菌种应采用中国科学院微生物研究所提供的米曲霉菌种"3.042",该菌种不产生黄曲霉毒素。但必须对它进行经常性的纯化与鉴定,防止因多次传代而发生的变异或污染。由于酱油是非密闭性生产,因此酱油中含有一定量的杂菌,但不许有肠道致病菌,这就要求生产过程中必须遵守卫生操作规程,减少人为污染;搞好车间、厂房的环境卫生,应有防鼠、防尘、防蝇设备;容器与工具在使用前须清洗、消毒并保持清洁;酱油要进行消毒(85~90℃、10min,或60~70℃、30min),可抑制大部分微生物的生长;可加入适量的防腐剂。

2. 配制酱油 以酿造酱油为主体,与酸水解植物蛋白调味液、食品添加剂等配制而成的液体调味品。其主要原料为酿造酱油,所占比例(以全氮计)不得少于50%。酸水解植物蛋白调味液是以脱脂大豆、花生粕、小麦蛋白或玉米蛋白为原料,经盐酸水解,碱中和制成的。其3-氯-1,2-丙二醇的限量为≤1mg/kg。氯丙醇是一种毒性物质,有致癌作用,它是甘油上的羟基被氯取代1~2个形成化合物的总称,其中以3-氯-1,2-丙二醇(3-MCPD)为主要指标即可有效反映氯丙醇的状况。蛋白质原料不可避免地含有脂肪物质,在盐酸水解过程中,甘油和盐酸发生副反应形成氯丙醇物质。我国现有酸水解植物蛋白调味液的行业标准(SB10338—2000),只要严格按照正规的工艺生产,严格按照标准执行检测,安全是有保证的。另外配制酱油不得添加味精废液、胱氨酸废液、用非食品原料生产的氨基酸废液。不得使用其他劣质原料和不适当的工艺。

（二）食醋的卫生

食醋是单独或混合使用各种含淀粉、糖的物料或酒精,经微生物发酵酿制而成的液体调味品。食醋的主要卫生问题有:

1. 黄曲霉毒素的污染 食醋的黄曲霉污染来源,主要是使用发霉变质的原料,为此必须严格执行原料的卫生质量标准。

2. 微生物污染 食醋在生产过程中,由于用水不符合卫生要求,发酵条件控制不当,会使一些杂菌在酸度偏低的食醋中保留下来,影响食醋的卫生质量。因此对低浓度的食醋一定要进行加热杀菌。另外保持环境的清洁卫生;在发酵液中多留优良种子,加浓底醋。

3. 生物污染 当醋厂卫生管理不当时,会出现醋虱和醋鳗,造成食醋的生物污染。醋虱和醋鳗都吞食乙酸菌,影响正常的乙酸发酵,使成品质量下降。为此要加强对酿造用水的卫生检验;对容器要经常清洗消毒;发酵塔的通气孔处,涂上萜烯类药剂,以防醋虱生存。在发酵中或发酵完成的醋中发现醋虱或醋鳗时,应加热醋至70℃数分钟,然后过滤除去。

4. 严禁掺杂矿酸 严禁在食醋中掺杂矿酸(如盐酸、硫酸等)。

（三）食盐的卫生

食盐系指海盐、湖盐、井盐和矿盐。食盐是人们生活中最重要的调味品。食盐含钠和氯,均为人体必需的营养素,但摄入过多的钠盐是导致高血压的危险因素之一。因此为了预防高血压,应减少食盐的摄入量,每人每日用量不超过 10g 为宜。为消除碘缺乏病,国家优先保证缺碘地区居民的碘盐供应,除高碘地区外,逐步实施向全民供应碘盐。用于加工的食盐和碘酸钾必须符合国家卫生标准。为保护人民的健康,应严加控制和积极整顿食盐的生产和销售,坚决杜绝质量低劣、工艺落后、污染严重、浪费资源、浪费能源的土盐、硝盐、工业废盐。决不准许工业盐冲击食盐市场,坚决阻止非碘盐进入碘缺乏地区。

(四) 味精的卫生

味精的主要成分为 L-谷氨酸的钠盐,是以淀粉为原料用发酵法制得的,是人们常用的调味品。味精作为一种食品添加剂的使用是极其安全的,1987 年的第十九届联合国粮农组织和世界卫生组织食品添加剂法规委员会会议进一步决定,取消对食用味精加以限量的规定。在味精安全问题上认为味精在高温下会产生焦谷氨酸钠可使人致癌的说法是毫无根据的。一般家庭的烹饪温度下,食物中谷氨酸及添加的味精是稳定的,不会分解出致癌物质。生产味精所用的原料及一些化学试剂必须符合有关卫生标准。味精生产设备、容器、管路等必须保持清洁卫生,以减少污染。在谷氨酸发酵过程中,除生产用菌外,要严防杂菌污染,杜绝种子污染;消灭设备和管路死角;防止设备渗漏;加强空气净化灭菌;加强操作管理和厂区、车间以及设备的卫生管理制度;筛选抗药性菌种;染菌罐要加入甲醛熏蒸消毒。噬菌体也是谷氨酸发酵的一大公害,噬菌体的防治是一项系统工程,要严格活菌体的排放,切断等。这些都是严防噬菌体污染的措施。在谷氨酸发酵过程中,要做好监测和检查工作,及时发现污染的杂菌和噬菌体,及时采取相应的挽救措施。

(五) 食糖的卫生

食糖既是调味品,又是食品加工的原料。生产加工食糖不得使用变质发霉或被有毒物质污染的原料。生产用水应符合 GB5749《生活饮用水卫生标准》,使用食品添加剂应符合 GB2760—81《食品添加剂使用卫生标准》。生产经营过程中所有的工具、机械、管道、包装用品、车辆等应符合相应卫生标准和要求,并应做到消毒,经常保持清洁。食糖储存应有专库,做到通风、干燥、防尘、防蝇、防鼠、防虫,保证食糖不受到外来因素的污染和潮解变质。

第三节 食物掺伪及识别

一、食物掺伪的概念

食品掺伪是指人为地、有目的地向食品中加入一些非所固有的成分,以增加其重量或体积,而降低成本;或者改变某种质量,以伪劣色、香、味来迎合消费者心理的行为。可以分为掺假、掺杂和伪造等多种形式。这三者之间没有明显的界线,食品掺伪即为掺假、掺杂和伪造的总称。

1. 食品的掺假 掺假是指向食品中非法掺入物理性状或形态与该食品相似的物质,如小麦粉中掺入滑石粉,味精中掺入食盐,制作油条的过程中掺入洗衣粉,食醋中掺入游离矿酸等。

2. 食品的掺杂 是指在粮油食品中非法掺入非同一种类或同种类劣质物质,如大米中掺入矿石,糯米中掺入大米等。

3. 食品的伪造 是指人为地用一种或几种物质进行加工伪造,而冒充某种食品在市场销售的违法行为,如用工业酒精兑制白酒,用黄色素、糖精以及小麦粉伪制蛋糕等。

二、食物掺伪的方式

1. 掺兑 主要是在食品中掺入一定数量的外观与该食品类似的物质取代原食品成分的做法,一般大都是指液体(流体)食品的掺兑。例如:芝麻油掺米汤、食醋掺游离矿酸、啤酒和白酒兑水、牛奶兑水等。

2. 混入 在固体食品中掺入一定数量外观类似的非同种物质,或虽种类相同但掺入食品质量低劣的称作混入。例如:面粉中混入滑石粉、藕粉中混入薯粉、味精中混入食盐、糯米粉中混入大米粉等。

3. 抽取 从食品中提取出部分营养成分后仍冒充成分完整,在市场进行销售的做法称为抽取。例如:从小麦粉中提取出面筋后,其余物质还充当小麦粉销售或掺入正常小麦粉中出售;从牛乳中提取出脂肪后,剩余部分制成乳粉,仍以"全脂乳粉"在市场出售。

4. 假冒 采取好的、漂亮的精制包装或夸大的标签说明与内装食品的种类、品质、营养成分名不符实的做法。例如:假乳粉、假藕粉、假香油、假麦乳精、假糯米粉等。

5. 粉饰 以色素(或颜料)、香料及其他严禁使用的添加剂对质量低劣的或所含营养成分低的食品进行调味、调色处理后,充当正常食品出售,以此来掩盖低劣的产品质量的做法称为粉饰。例如,糕点加非食用色素、糖精等;将过期霉变的糕点下脚料粉碎后制作饼馅;将酸败的挂面断头、下脚料浸泡、粉碎后,与正常原料混合,再次制作成挂面出售等。

三、常见的掺伪物质

食品掺伪是随着化学和轻工业中食品加工工业的发展,其掺入的方式和手段日趋复杂,掺入成分和规模也不相同。归纳起来有下列情况。

1. 向食品中掺入物理性状和形态相似的非同类食品 如在小麦面粉中掺入玉米面粉、辣椒粉中掺入胡萝卜粉、木耳中掺入地耳、牛肉中掺入马肉、香油中掺入其他油、牛奶中掺入豆浆等。

2. 向食品中掺入物理性状或形态相似的非食品物质 如辣椒粉中掺入红砖粉、面粉中掺入滑石粉、荧光粉、乳中掺入尿素、米中掺沙子等。

3. 向优质食品中掺和同一类或非同一类劣质食品、廉价食品和非食品 如健康畜禽肉中掺入病死畜禽肉、肉中注水、母猪肉加工成肉制品、午餐肉、香肠、火腿等肉制品中加入过量淀粉、木耳中掺入盐类、砂子和木块、新茶掺入陈茶或树叶等。

4. 伪造食品 如用糖精、香精、色素、柠檬酸和小苏打配制成的"果汁",用白酒、砂糖、糖精、柠檬酸、小苏打、洗衣粉和香精等配制成的"啤酒",用焦糖、柠檬糖精、香精和色素等配制成的"可乐"。

5. 用劣质食品冒充优质食品 如酒精兑制酒冒充蒸馏酒、粗糙的薯干粉冒充优质藕粉、精美包装的糕点实质上是发霉食品、用假标签冒充名牌食品。

6. 掺入有毒甚至剧毒物质 如白酒中掺入敌敌畏以改变酒的色、味和香型冒充优质酒,肉制品中加过量亚硝酸盐,茶叶中加入亚铁氰化钾以改善颜色。

7. 其他掺假现象 如未熟的西瓜注入糖精色素水,胖听或变质罐头重新灭菌后出售,火锅底料中加入含麻醉药成分的罂粟壳,油条中掺入洗衣粉使油条更易发泡以减少油炸时间等。

四、食物掺伪产生的原因

1. 畸形的消费心理 现实生活中,有一些消费者总期望用较低的价格购买到品质较好的食品,而一些生产商家正是抓住了消费者的这种"趋利"心理,常以价格较低的物质替代食品原料中价格相对较高的成分。为了"保持"食物的品质和与掺伪前一致,就会用其他手段(如色素、香精等)对掺伪后的食品进行粉饰,并以相对较低的价格进入市场,吸引消费者购买。

2. 扭曲的生产经营心理 食品种类繁多,消费者不可能了解所有产品的性能并具备鉴别力,一些不法的商、贩为了取得更加丰厚的经济利益,常利用消费者对产品性能缺乏了解进行欺骗。或将低劣的宣传为正常的;或将过期的粉饰成新鲜的;或夸大其功能,抬高价格;甚至使用化学药物催产、催肥、掩盖食品缺陷等,诱使消费者上当。

五、食品掺伪的识别技巧

1. 看外观 这往往是针对一些在食品中掺杂使假的行为,如在大米中掺沙子,在八角茴香中掺草籽,前者大米是规则的形状,而白沙子是不规则的;后者八角茴香是八个角,而草籽是十多个角。

2. 看色泽 比如优质植物油色淡、黄、亮、质地纯净,而掺杂的劣质油呈黄褐色、发暗,并可见混浊的杂质。

3. 辨气味 对于在食品中掺入别种物质,如在牛奶中加石灰水,奶粉中掺洗衣粉,辣椒面中加盐、细砖末,富强粉中加色素等,这往往会导致有异味(如加石灰水牛奶有涩味)或者降低原有味道(如富强粉中加色素,原面粉的清香味便会消失),这样便可以从异味中辨别是伪劣食品。

4. 凭手感 应与上述方法结合并用。如失效、变质的奶粉和洗衣粉由于板结,呈块状,再如掺了盐及白矾的木耳重量加大,易碎,因此用手掂、摸即可鉴别真伪。

5. 看保质期 看食品是否超过所标的保质日期,如前所述,无论该食品事实上能否食用,如果过了保质期,都属于不合格商品。

在购买食品时应当避免盲从,并非"拣到篮子里的都是菜",要从以上五个方面认真鉴别,假如还有"第六感"感觉食品可疑,自己又难以判定,不要采取放任的态度,应找当地疾病控制中心部门检验,以防"病从口入"。

六、常见食物掺伪的识别

(一) 蘑菇

1. 警惕 漂白粉泡过,雪白透亮,中看不中吃。

2. 识别方法 有的蘑菇雪白透亮,粒土未沾,价格还便宜,很可能用漂白粉泡过,中看不中吃。好的蘑菇生长在草灰里的,难免会沾上草灰。而且正常蘑菇摸上去,有点黏糊糊的,漂白过的蘑菇摸上去只是光滑,不会有腻腻的手感。

（二）西瓜

1. 警惕 激素催熟,子是白色。

2. 识别方法 用了激素的西瓜瓜皮上的黄绿条纹不均匀,切开后瓜瓤特别鲜艳,但瓜子却是白色的,吃起来没有甜味。这种瓜易出现歪瓜畸果,如两头不对称、中间凹陷、头尾膨大等,表面有色斑或色差大。食用西瓜时,若发现口感不好,尤其是舌头有麻感时,应立即停止食用。

（三）枸杞

1. 警惕 硫磺熏制,有酸苦味要警惕。

2. 识别方法 颜色特别鲜红的,光光亮亮的可能是"毒枸杞",颜色略发暗,略带土色的是天然枸杞;"毒枸杞"摸上去有粘黏感,天然枸杞则相对干燥;另外,天然枸杞酸中带甜,而"毒枸杞"则有很重的酸苦味。

（四）豆芽

1. 警惕 化肥浸泡,不能选太粗壮的。

2. 识别方法 自然培育的豆芽,芽身挺直,芽根不软,有光泽且白嫩,稍细,无烂根、烂尖等现象;用化肥浸泡的豆芽色泽灰白,芽杆粗壮,根短、无根或少根,豆粒发蓝,如将豆芽折断,则断面有水分冒出,有的还残留有化肥的气味。

（五）银耳

1. 警惕 硫磺熏制,并非颜色越白就越好。

2. 识别方法 银耳的色泽并非越洁白品质越好。银耳经硫磺熏制可去掉黄色,外观饱满充实、色泽特别洁白,但存放时间稍长,约 $10 \sim 20$ 天又会因与空气接触而氧化还原为原来的黄色进而发红。选购银耳时可取少许试尝,如舌头感到刺激或有辣味,则可能是用硫磺熏制的。

（六）黄花菜

1. 警惕 硫磺熏制,色泽迷人不正常。

2. 识别方法 为了延长存放时间,不法商贩就用硫磺熏"陈货",变鲜变干。

二氧化硫超标的干黄花菜多呈浅黄、白色,因为黄花菜经过鲜菜到干菜这一制作过程,其色泽应该越来越深,"色泽迷人"的干黄花菜多数为二氧化硫严重超标,其外表浅黄、浅白均属不正常,而且有刺鼻酸味。食用黄花菜之前,最好先用清水浸泡 30min 以上,再用清水冲洗几遍。

（七）干辣椒

1. 警惕 硫磺熏过,颜色不能太亮丽。

2. 识别方法 硫磺熏过的干辣椒亮丽好看,没有斑点,正常的干辣椒颜色是有点暗的。用手摸,手如果变黄,是硫磺加工过的。仔细闻闻,硫磺加工过的多有硫磺气味。

（八）假辣椒粉

1. 警惕 假辣椒粉常以小包装出售。色泽淡红,辣椒子较少。

2. 识别方法 如用热水冲泡,优质辣椒粉呈金黄色,可看见有很多的辣椒皮块和辣椒子;假辣椒粉则呈淡红色,多用糠粉染红,加少量的辣椒末混合而成。

(九) 海带

1. 警惕 化学品加工,特别绿的不能买。

2. 识别方法 海带肥肥的,颜色特别绿,还很光亮,很可能是用化学品加工过的。一般海带的颜色是褐绿色,或是深褐绿色。正常情况下,新鲜海带通常经开水烫后,再晾干处理,颜色是灰绿色的。

(十) 黑木耳

1. 警惕 明矾、碱水泡,有怪味可能掺假。

2. 识别方法 真木耳略嚼后纯正无异味,并有清香气。假木耳通常都有掺假物的味道,如有涩味,说明用明矾水泡过;有咸味,是用盐水泡过;有甜味,是用糖水拌过;有碱味,是用碱水泡过。

(十一) 茶叶

1. 警惕 铅铬绿染色,提防颜色太鲜艳。

2. 识别方法 铅铬绿是一种工业颜料,具有毒性,正常"碧螺春"色泽比较柔和鲜艳,加铅铬绿的"碧螺春"发黑、发绿、发青、发暗;用开水冲泡后,正常"碧螺春"看上去柔亮、鲜艳,加色素的看上去比较黄暗。另外,正常的"碧螺春"茶叶上有白色的小绒毛,着色茶叶的绒毛则是绿色。

(十二) 腐竹

1. 警惕 加入"吊白块"。

2. 识别方法 "吊白块"是一种工业用增白剂。不法分子为了让腐竹变白、光洁度提高、韧性增强,违规掺入有毒物质"吊白块"。

"吊白块"能改善食品的外观和口感,但加热后会分解出剧毒的致癌物质。合格的腐竹为淡黄色,蛋白质呈纤维状,迎着光线能看到一丝一丝的纤维组织;捏一捏,易碎的腐竹质量比较好;取几块腐竹在温水中浸泡,变软且泡出的水是淡黄色、不浑浊的,即为质优腐竹。

(十三) 水发食品

1. 警惕 甲醛泡发,一握就碎。

2. 识别方法 常见的有水发蹄筋、水发海参、水发鱿鱼等。不法之徒常利用甲醛或双氧水来加工水发食品。鉴别时,一是看,如果食品非常白,体积肥大,应避免购买和食用;二是闻,甲醛泡发的食品会留有一些刺激性异味;三是摸,用甲醛泡发的食品手一握就很容易碎。

(十四) 虾米

1. 警惕 用氨处理,要选干爽不粘手的。

2. 识别方法 有的商家在虾米发潮后,用氨加以处理,使其表面与一般虾米无异。所以挑选虾米一定要选干爽、不粘手、味道清香,细闻一下有没有刺鼻气味的。

（十五）毛肚

1. 警惕 双氧水、甲醛泡制，又白又大千万别吃。

2. 识别方法 特别白的毛肚是用双氧水、甲醛泡制三四天才变成白色的。购买时如果毛肚非常白，而且体积肥大，应避免购买。用甲醛泡发的毛肚，用手一捏很容易碎，加热后迅速萎缩，应避免食用。

（十六）注水鱼

1. 警惕 鱼易腐败变质，营养成分流失。

2. 识别方法 表现为肚子大。如果在腹部灌水，可将鱼提起，就会发现鱼肛门下方两侧凸出下垂，用小手指插入肛门，旋转两下，手指抽出，水就会立即流出。

（十七）注水肉

1. 警惕 牛肉灌水以后单从外观上看，反而更加好看，易使肉品感染微生物，易腐烂变质，如果注入畜禽体内的是含有大量细菌或病毒的污水，则可能引起人体疾病。

2. 识别方法 ①观肉色：正常肉呈暗红色，且富有弹性，经手按压很快能恢复原状，且无汁液渗出；而注水肉呈鲜红色，严重者泛白色，经手按压，切面有汁液渗出，且难恢复原状。②观切面：正常肉新切面光滑，无或很少汁液渗出；注水肉切面有明显不规则淡红色汁液渗出，切面呈水淋状。③吸水纸检验法：用干净吸水纸，附在肉的新切面上，若是正常肉，吸水纸可完整揭下，且可点燃，完全燃烧，而若是注水肉，则不能完整揭下吸水纸，且揭下的吸水纸不能用火点燃，或不能完全燃烧。④看砧板：有时也可以把肉从案板上提起来看案板是否潮湿，这也是判断是不是注水肉的有效方法。

（十八）瘦肉精猪肉

1. 警惕 "瘦肉精"泛指能够降低脂肪、促进瘦肉生长的一类药物。在我国"瘦肉精"一般指的是盐酸克伦特罗，现在还泛指盐酸克伦特罗、莱克多巴胺、沙丁胺醇等 $\beta2$-兴奋剂。摄入瘦肉精达到一定程度会出现中毒症状，如肌肉震颤、心慌、战栗、头疼、恶心、呕吐等症状，特别是对高血压、心脏病、甲亢和前列腺肥大等疾病患者有一定危害。

2. 识别 ①通过看猪肉皮下脂肪层的厚度判断是否大量使用瘦肉精。一般情况下"瘦肉精"猪因吃药生长，其皮下脂肪层明显较薄，通常不足1cm；正常猪在皮层和瘦肉之间会有一层脂肪，肥膘约为1~2cm。②通过看猪肉的颜色判断。喂过"瘦肉精"的猪瘦肉外观特别鲜红，纤维比较疏松。③切成二三指宽的猪肉比较软，不能立于案板上。④瘦肉与脂肪间有黄色液体流出，脂肪特别薄；一般健康的瘦猪肉是淡红色，肉质弹性好，瘦肉与脂肪间没有任何液体流出。

（十九）地沟油

1. 警惕 外观上很难和正常食用油脂区分，但会引起腹泻、腹痛、肿瘤等疾病。

2. 识别方法 ①一看：纯净的植物油呈透明状，在生产过程中由于混入了碱脂、蜡质、杂质等物，透明度会下降；看色泽，纯净的油为无色。②二闻：可以在手掌上滴一两滴油，双手合拢摩擦，发热时仔细闻其气味，有异味的油，说明质量有问题，有臭味的很可能就是地沟油。③三尝:用筷子取一滴油,品尝其味道,口感带酸味的油是不合格产品,有焦苦味的油已发生酸败,有异味的可能就是地沟油。④四听:取油层底部的油一两滴,涂在纸片上点燃,燃烧正常无响声的是合格产品;燃烧不正常且发出"吱吱"声的,表示水分超标,燃烧时发出"噼啪"爆炸声的,表明油的含水量严重超标,而且有可能是掺假产品。

(二十) 大米

1. 警惕 工业产品白蜡油和矿物油抛光,鲜亮无比可能有毒。

2. 识别方法 购买的大米鲜亮无比时,很可能大米是用矿物油抛光的。用少量热水浸泡这种大米时,手捻之有油腻感,严重者水面可浮有油斑。另外仔细看,因上油抛光米颜色通常是不均匀的,仔细观察会发现米粒有一点浅黄。

(二十一) 其他食品的质量鉴别

1. 香油 ①看颜色。颜色淡红或红中带黄者为正品。机榨香油比小磨香油颜色淡,如颜色黑红或深黄,则可能掺进了棉籽油或菜籽油。②闻香气。小磨香油正品香味醇厚、浓郁、独特,如掺进花生油、豆油或菜籽油,香气变差,并带有花生、豆腥等气味。③看形状。用筷子蘸油,在凉水上面滴一滴,好的香油呈薄薄的无色透明的大油花,直径约 1cm,如果是棉籽油,则呈较厚、较小的黄色油花,区别明显。其他油渍滴在凉水上面,形状也不与香油相同。④看变化。香油在日光下清晰透明,如掺进凉水,在光照下不透明;若掺水过多,香油会分层并容易沉淀变质。

2. 面粉 ①看:精度高的富强粉,色泽白净;标准粉为稍带淡黄的白色;质量差的面粉则色泽较深。②闻:质量好的面粉气味正常,略带香味;凡有霉味、酸苦味、土气及臭味等,均为质量较差的面粉。③捏:用手抓一把面粉使劲一捏,松开手后,面粉随之散开,说明水分正常;如面粉不散开,则说明含水分大。④捻:捻搓面粉,如有绵软的感觉,说明质量好;如感觉过分光滑或较涩,则说明质量较差,或掺有滑石粉、石膏粉等杂物。

3. 如何鉴别好奶粉 ①试手感。袋装奶粉,用手指捏住包装袋来回摩擦,好奶粉会发出"吱吱"声,而劣质奶粉由于掺有葡萄糖等成分,颗粒较粗,故发出"沙沙"流动声。②辨颜色。好奶粉呈天然乳黄色,劣质奶粉细看有结晶和光泽,或呈漂白色。③闻气味。打开包装,好奶粉有牛奶特有的乳香味;劣质奶粉乳香甚微,甚至没有乳香味。④尝味道。少许奶粉放进嘴里品尝,好奶粉细腻发黏,易粘住牙齿、舌头,且无糖的甜味;劣质奶粉放入口中很快溶解,不粘牙,甜味浓。⑤看溶解速度。把奶粉放入杯中,溶解越快的越不好。用热开水冲时,好奶粉形成悬漂物上浮,搅拌之初会粘住调羹;劣质奶粉溶解迅速,没有天然乳汁的香味和颜色。

4. 油豆腐 充水的油豆腐油腻感差,表面粗糙。有的褪色,边色发白,用手一捻,有水分滴落。优质的油豆腐捻后很快恢复原来的形状,充水的油豆腐用力一捻就易变烂,不能恢复原形。

5. 水产品 新鲜正常的水产品均带有海腥味,但经甲醛浸泡过的水产品,看起来特别亮、特别丰满,有的会出现颜色过白、手感较韧、口感较硬,如甲醛量过大,会有轻微福尔马林味。

第五章 食源性疾病及预防

第一节 概 述

食源性疾病(food born disease,FBD)是当今世界上分布最广泛也最为常见的疾病之一。人可因摄入了被生物性、化学性、物理性致病物污染的食物和水,导致致病物进入机体而发病。绝大多数食源性疾病发病的病理基础为中毒或感染,在临床上呈轻度自愈性。食源性疾病的发生涉及广泛存在的生物性、化学性、物理性致病物以及食物和饮水,故发病较为频繁,且波及的面广人多,对人体健康及社会经济影响较大,已成为世界各国的公共卫生问题。食源性疾病的预防和控制受到各个国家政府及卫生部门的关注。由于这类疾病的发病与食品和饮水有关,随着食品原料生产的全球化,新食品加工技术的应用,使食品及饮水生产的安全性成为大多数国家政府及卫生部门关注的焦点。食源性疾病发病的全球报告分析制度正在逐步建立,获得食源性疾病的有关信息,以发现新的或正在出现的食源性疾病并进行预防和控制是可能的。

一、食源性疾病的概念

食源性疾病通常指摄取了随食物或饮水进入人体的生物性、化学性、物理性有害物而引起的疾病。包括最常见的食物中毒、与食物有关的变态反应性疾病、经食品而感染的肠道传染病、人畜共患病、寄生虫病及由食物中有害污染物所引起以慢性毒害为主要特征的疾病。简言之,因摄入了被生物性、化学性、物理性有害物污染的食物和饮水后所患的疾病,在临床上的表现包括急性的中毒性或感染性疾病以及以慢性损害为主要特征的疾病。

二、食源性疾病的病原物

食源性疾病的病原物可概括为生物性、化学性、物理性三大类。其中以生物性病原物种类最多,引起的食源性疾病也最为常见。

1. 生物性病原物 污染食物的微生物、寄生虫及其卵都可引起人类食源性疾病。

(1) 细菌及其毒素:细菌及其毒素是食源性疾病中最重要的病原物。①引起细菌性食物中毒的病原菌:包括沙门菌属、大肠埃希菌属、副溶血性弧菌属、葡萄球菌属、变形杆菌属、耶尔森菌属等。②引起人类肠道传染病的病原菌:如引起细菌性痢疾的志贺菌,引起霍乱的霍乱弧菌等。③引起人畜共患病的病原菌:如家畜感染炭疽、鼻疽等传染病时,其病原菌可通过其感染的肉类食物进入人体,引起人类患病。此外,人摄入患结核、布氏杆菌病的畜肉、乳品,也可引起人体患病。

(2) 病毒:①引起婴儿秋季腹泻的常见病毒,如轮状病毒、柯萨齐病毒、埃可病毒、腺病毒、冠状病毒等。②引起甲肝流行的甲型肝炎病毒,如1990年江苏等地市民因摄入带有甲型肝炎病毒的泥螺而引起爆发性甲型肝炎流行。

(3) 真菌:①镰刀菌属中谷禾镰刀菌产生的多种毒素,如雪腐镰刀菌烯醇等引起人类赤霉病麦中毒。②曲霉菌属产毒株所产生的毒素,如黄曲霉毒素可引起人类急、慢性肝细胞坏死为主要特征的中毒性疾病。③毒蘑菇:多种毒蘑菇中含有不同的有毒物质可引起人类神经、血液、消化道、肝脏等多个系统的中毒性疾病。

(4) 寄生虫及其卵:主要指人畜共患的寄生虫病。人摄食了被蛔虫、绦虫、华支睾吸虫及旋毛虫等寄生虫及其卵污染的食物后,可引起人感染相应的寄生虫病。①旋毛虫是猪、狗等家畜或野畜、老鼠等易感染的一种寄生虫,人摄入了带了旋毛虫的肉类,使人患旋毛虫病。②绦虫(囊虫):可寄生在猪、牛等家畜体内,人摄入了寄生绦虫的畜肉后,可感染绦虫病。

(5) 动植物中存在的天然毒素:作为人类食物的动植物是自然界最常见的生物体,一些动植物内含有天然毒素;一些动植物作为食物储存时可产生毒性物质;当人摄入这些食物后,可发生中毒性疾病。①鱼体毒素:河豚(pufferfish)体内的河豚毒素(tetrodotoxin)及某些海鱼鱼体中雪卡毒素(ciguatoxin)可引起人类以神经系统病变为主要特征的中毒性疾病。②有毒贝类:贝类在滤过有毒藻类时,将其毒素(石房蛤毒素,saxitoxin)富集在体内,人摄入这些贝类可引起人类以神经麻痹为主要症状的中毒性疾病。③果仁中的有毒物质:主要是苦杏仁及木薯中含有的氰甙类引起人类以缺氧和窒息为主要特征的中毒性疾病。④粗制棉籽油中所含的毒棉酚(gossypol):可引起人类棉酚中毒。⑤其他植物,如四季豆中皂素,鲜黄花菜中的类秋水仙碱等均可引起人类中毒性疾病。⑥动植物食物储存时产生的毒性物质:某些鱼体不新鲜或腐败时所形成的组胺可引起人类的变态反应性中毒;马铃薯在储存时发芽,其芽眼处产生的龙葵素引起人类食物中毒;蔬菜不新鲜或低盐腌制过程中可产生亚硝酸盐,既可引起人类急性亚硝酸盐中毒,也可在人体内与仲胺作用生成对人体具有慢性潜在危害的亚硝胺。

2. 化学性病原物 引起人类食源性疾病的化学性病原物主要包括污染食品的有害金属、非金属、有机化合物和无机化合物,如汞、镉、铅、砷、有机磷、亚硝酸盐等。这些有毒物质可经多种途径、多种方式进入动植物体内,如通过环境污染及生物富集作用,通过不合要求的食品添加剂等进入食物,然后进入人体。

(1) 不合规定的农药使用:不合规定的农药使用致农药在农作物中残留,如含有机磷农药的蔬菜引起人类的急性有机磷中毒。

(2) 使用不合要求的食品生产工具、容器、食品包装材料以及使用不合要求的食品添加剂:其中的有害化学物质如镉、铅、砷、偶氮化合物等可能引起人类急性疾病或慢性中毒性危害。

(3) 食品加工中可能产生的有毒化学物质:食品加工中可能产生的有毒化学物质也可引起人类的食源性疾病,如反复高温加热油脂所产生的油脂聚合物;烘烤动物性食物或烟熏动物性食物所产生的多环芳羟类化学物;食品腌制过程中所产生的亚硝酸盐等均可引起人类急性或慢性中毒性疾病。

3. 放射性病原物 引起人类食源性疾病的放射性病原物主要来源于放射性物质的开采、冶炼、国防以及放射性核素在生产活动和科学实验中使用时其废物的不合理排放及意外性的泄漏。通过食物链的各个环节,污染食物。其中碘-131、锶-90、锶-89、铯-137是可能污染食品的放射性核素,其向人体的转移有三个主要途径,通过环境向水生生物体内转移,向农田作物转移,通过食物链向动物体转移,然后通过动植物食物进入人体,而引起人体慢性损害及远期的损伤效应。

三、食源性疾病的范畴

1. 分类　关于食源性疾病的分类,目前尚无一致意见,为便于理解,按发病因素分为三类。

（1）内因性食源性疾病:指由自然界动植物食物中天然存在的有毒成分或有害物质引起的食源性疾病,如河豚体内的河豚毒素,毒蕈中的有毒成分,苦杏仁、木薯中的氰甙化合物等。以中毒性疾病为主。

（2）外因性食源性疾病:多指食品在生产加工及储存过程中受到有害物的污染而引起食源性疾病,如细菌、霉菌及其毒素对食品的污染;不恰当使用农药造成对食品的污染;不合卫生标准添加剂的使用使有毒物质进入食品而引起的疾病;其病原物既包括生物性也包括化学性,其发病机理既包括感染性也包括中毒性。

（3）诱发性食源性疾病:多指在食品加工或储存过程中因化学作用或物理作用产生了引起食源性疾病的有毒物质,其有毒物质为化学物质,所引起的食源性疾病为中毒性疾病。如食品在烘烤过程中产生的亚硝胺;烟熏食品时产生的多环芳烃;腌制食品中产生的亚硝酸盐;以及油脂加热时所产生的热聚物等。

2. 范畴　根据食源性疾病的定义,食源性疾病主要包括下列范畴。

（1）食物中毒:指摄入了含有生物性、化学性有毒有害物质的食品或把有毒有害物质当作食品食用后引起的非传染性急性、亚急性疾病。是最常见的食源性疾病。

（2）食源性肠道传染病:因摄入了被各种致病菌(霍乱、伤寒、志贺菌等),病毒(甲型肝炎病毒、轮状病毒、脊髓灰质炎病毒等)污染的食物和饮水而引起细菌性及病毒性肠道传染性疾病。

（3）食源性寄生虫病:因摄食了感染绦虫、旋毛虫等人畜共患寄生虫的未烧熟煮透的畜肉,或进食了生的或半生不熟的感染过吸虫(如华支睾吸虫)、线虫(如有棘颚口线虫)的鱼、虾、喇咕、蛙等食物后引起的人体寄生虫感染性疾病。

（4）其他:包括食源性变态反应性疾病;暴饮暴食引起的急性胃肠炎,酒精中毒等。

四、食源性疾病的预防

食源性疾病的发生与食物有直接的关系,全面贯彻《食品卫生法》、加强食品卫生监督管理是预防食源性疾病最根本的措施。而认真落实食品企业卫生规范、良好生产工艺(GMP),并采用危害分析关键控制环节(HACCP)对食品生产、经营中可能出现的危害环节进行控制,为食品生产、经营的安全性提供了保证。而食源性疾病预防,需食品企业及食用者两方共同努力防止食品受有毒、有害物质的污染。

（1）在食品生产、加工、销售、储存的各个环节防止各种生物性、化学性有毒有害物质对食品的污染,以预防食源性疾病的发生。

（2）严格食品从业人员的体格检查制度和上岗制度,提高食品从业人员的食品卫生知识,防止从业人员带菌者传播食源性疾病。

（3）进行广泛的食品卫生知识宣传教育工作,增强消费者自我保健意识,减少家庭传播食源性疾病的机会。以 WHO 推荐的家庭食品制作安全条例为主要内容进行营养教育。

1）选择安全食品:选择新鲜、干净、保质期内的食品。

2）彻底加热烹调食品,对食品烧熟煮透。

3）立即食用煮熟的食品。

4）安全储存食品,冷藏食品并生熟分开。

5）经储存过的食品食前需彻底再加热。

6）保持厨房、食品容器等的清洁卫生,避免昆虫、鼠类及其他动物接触食物。

7）使用符合卫生要求的水。

8）处理及食用食品时需反复清洁双手。

第二节　食物中毒及预防

一、食物中毒的概念

1. 食物中毒　指摄入了含有生物性、化学性有毒有害物质的食品或把有毒有害物质当作食品摄入后所出现的非传染性(不属传染病)急性、亚急性疾病。

扩展来看,食物中毒属食源性疾病的范畴,是食源性疾病中最为常见的疾病。食物中毒既不包括因暴饮暴食而引起的急性胃肠炎、食源性肠道传染病(如伤寒)和寄生虫病(如旋毛虫、囊虫病),也不包括因一次大量或长期少量多次摄入某些有毒、有害物质而引起的以慢性毒害为主要特征(如致癌、致畸、致突变)的疾病。

2. 中毒食品　含有毒有害物质并引起中毒的食品。概括为如下五类。

(1) 细菌性中毒食品:被致病菌或其毒素污染的食品。

(2) 真菌性中毒食品:被真菌及其毒素污染的食品。

(3) 动物性中毒食品:主要有 2 种。①将天然含有有毒成分的动物或动物的某一部分当作食品;②在一定条件下,产生了大量有毒成分的可食的动物性食品(如鲐鱼等)。

(4) 植物性中毒食品:主要有 3 种。①将天然含有有毒成分的植物或其加工制品当作食品(如桐油、大麻油等);②在加工过程中未能破坏或除去有毒成分的植物当作食品(如木薯、苦杏仁等);③在一定条件下,产生了大量的有毒成分的可食的植物性食品(如发芽马铃薯)。

(5) 化学性中毒食品:主要有 4 种。①被有毒有害的化学物质污染的食品;②被误认为食品、食品添加剂、营养强化剂的有毒有害的化学物质;③添加非食品级的或伪造的或禁止使用的食品添加剂、营养强化剂的食品,以及超量使用食品添加剂的食品;④营养发生化学变化的食品(如酸败的油脂)。

3. 食物中毒的发病特点　食物中毒发生的原因各不相同,但发病具有如下共同特点。掌握食物中毒的发病特点,尤其是发病的潜伏期和中毒的特有表现,对食物中毒的诊断有重要意义。

(1) 食物中毒的发病与食物有关。中毒病人在相近的时间内都食用过同样的中毒食品,未食用者不中毒。停止食用该食物后发病很快停止,发病曲线在突然上升之后呈突然下降的趋势,无余波。

(2) 发病潜伏期短,来势急剧,呈爆发性。短时间内可能有多数人发病,发病曲线呈突然上升之趋势。

(3) 所有中毒病人临床表现基本相似。最常见的是消化道症状,如恶心、呕吐、腹痛、腹泻等,病程较短。

（4）一般无人与人之间的直接传染。

二、食物中毒的流行病学特点

1. 食物中毒原因分布特点 1995～1997 年三年食物中毒的统计资料表明,食物中毒原因分布发生了一些变化。过去最常见的细菌性食物中毒构成比下降,而化学性食物中毒构成比较过去升高。以广东省为例,细菌性食物中毒发生的例数占总例数的 20.4%,占总人数的 39.5%,而化学性食物中毒发生的例数占总例数 74.5%,占总人数的 55.2%,其中有机磷农药引起的食物中毒是化学性食物中毒中最常见的食物中毒。以 1997 年为例,全年共发生 35 起食物中毒,中毒总人数 1945 人,其中有机磷农药引起的食物中毒最多,为 15 起,中毒人数为 773 人。

2. 引起食物中毒的食品种类分布特点 1995～1997 年三年食物中毒的统计资料表明,食物中毒的食品种类分布也发生了一些变化。植物性食物引起的食物中毒占食物中毒的构成比增加,而由动物性食物引起的食物中毒构成比下降。以广东省为例,三年的统计资料发现,植物性食物中毒发生的例数为总例数的 66.2%,占总人数 55.16%,动物性食物引起的食物中毒,为总例数的 25.2%,为总人数的 37.9%。从 1997 年统计资料看,植物性食物引起的食物中毒中果蔬类引起的食物中毒居首位,占总例数 45.7%,占总人数 25.2%。动物性食物引起的食物中毒以肉与肉制品为最多,占总例数的 34.3%,占总人数的 67.3%。其次为水产品引起的食物中毒,其中河豚引起的食物中毒是引起死亡的直接原因,应予以重视。

3. 食物中毒发病的季节性、地区性特点 由于近年来细菌性食物中毒减少,化学性食物中毒增加,食物中毒发生的季节性已不像过去那样明显。细菌性食物中毒的发生仍集中在 2、3 季度。绝大多数食物中毒发生有明显的地区性,肉毒梭菌毒素中毒主要发生在西北的新疆、青海等地。由于海产食品的市场流通副溶血弧菌食物中毒可散在发生于全国各地,但沿海各地仍是多发区。霉变甘蔗中毒多发生在北方,椰毒假单孢菌引起的酵米面或银耳中毒分布全国 16 个省区。针对上述食物中毒病因分布、中毒食品种类分布及地区分布特点,安排食品卫生管理工作计划,制定针对性预防措施,对控制食物中毒有重要的意义。

三、食物中毒的分类

最常见的分类方法是按病原物质分类,将食物中毒分为 5 类。

1. 细菌性食物中毒 指因摄入细菌性中毒食品引起的急性或亚急性疾病,是食物中毒中较常见的一类。发病率通常较高,病死率通常较低。发病有明显的季节性,5～10 月最多。细菌性食物中毒主要包括如下几种:①沙门菌属食物中毒;②变形杆菌属食物中毒;③大肠埃希菌属食物中毒;④副溶血性弧菌属食物中毒;⑤葡萄球菌肠毒素食物中毒;⑥肉毒梭菌毒素食物中毒;⑦蜡样芽孢杆菌食物中毒;⑧产气荚膜梭菌食物中毒;⑨椰毒假单胞杆菌酵米面亚种食物中毒;⑩小肠结肠炎耶氏杆菌食物中毒;⑪肠球菌食物中毒;⑫志贺菌属食物中毒;⑬细空肠弯曲菌食物中毒。

2. 真菌及其毒素食物中毒 食用有毒真菌或被产毒真菌及其毒素污染的食物而引起的急性中毒性疾病。发病率较高,死亡率也较高。发病的季节性及地区性均较明显,如毒蘑菇中毒常见于温暖潮湿的春季及丘陵地区,霉甘蔗中毒常见于初春的北方。

3. 有毒动物中毒 指食入动物性中毒食品而引起的中毒性疾病。发病率较高,病死率因动植物种类而异。如河豚中毒常见于清明前后及海河交界地区,病死率高。

4. 有毒植物中毒 指食入植物性中毒食品引起的食物中毒。如含氰甙果仁、木薯、四季豆等中毒。发病有地区性,发病率因引起中毒的食品种类而异。

5. 化学性食物中毒 指食入化学性中毒食品引起的食物中毒。发病的季节性、地区性均不明显,发病率和病死率均较高。如有机磷农药、某些金属或类金属化合物、亚硝酸盐等引起的食物中毒。

四、细菌性食物中毒

1. 概念 细菌性食物中毒是指因摄入被致病菌或其毒素污染的食品引起的食物中毒。细菌性食物中毒是食物中毒中最常见的一类。可分为感染型和毒素型。凡食用含大量病原菌的食物引起的中毒为感染型食物中毒;凡是食用由于细菌大量繁殖产生毒素的食物而引起的中毒为毒素型食物中毒。

2. 特点

(1) 发病率高、危害面广:在发生的各种食物中毒中,以细菌性食物中毒的发病率为最高,发病人数最多,约占我国食物中毒总数的30%~60%,中毒人数占60%~90%,但由于频繁呕吐和腹泻,大部分毒素和细菌迅速排出体外,因此严重毒血症和败血症很少发生,所以病死率较低(个别较高如肉毒中毒),恢复也快。但其危害面广泛,常为集体突然爆发,抵抗力低的老人、儿童等症状较为严重。

(2) 中毒食品:主要集中在动物性食品,如肉、鱼、奶、蛋等。糯米凉糕、豆制品也有发生。

(3) 中毒季节:主要发生在天气炎热的夏秋季节。

3. 中毒原因

(1) 屠宰、运、储、销等过程中受到致病菌污染;

(2) 被致病菌污染后在较高温度下存放使大量病菌繁殖、产毒;

(3) 未经彻底加热或受到二次污染(带菌容器、带菌从业人员)等。

4. 预防措施

(1) 防止污染:集体食堂应加强卫生管理,加工过程要严守卫生操作要求,炊事用具容器必须生熟分开,防止交叉污染。生食品可能会带有一些细菌,而加工过后的熟食品基本已杀灭细菌,加工过程中不注意将它们分开,会导致污染,如切过生食用过刀和菜板再切熟食,盛过生食品的容器未经洗净消毒盛放熟食品等,就会将生食品上的细菌、寄生虫再次污染到熟食品上,并在熟食品上大量繁殖,危害人体健康,因此,生熟食品要分开放置和加工,在冰箱内也应分开放置。外购熟肉类制品应加热消毒后食用加工场所及成品存放应有防尘、防虫、防蝇设施,保持加工环境的清洁。患有皮肤病,咽炎者不要接触食品。合餐是我国传统的进食习惯,大家围在餐桌旁,举箸共进,你来我往之间,容易导致交叉污染。即使明知道有人患有传染病,因"碍于面子"同吃同喝,抱有侥幸心理。分餐制是一种文明的就餐方式。每人一份饭菜,有利于饮食卫生,减少"病从口入"的机会。

(2) 控制繁殖:引起食物中毒的细菌一般繁殖和产毒条件要求很低,稍不注意就可大量繁殖产毒,最有效的措施是将剩余食物或新购进的熟食低温保存,一般将食物放置在冰箱中或阴暗通风处;冰箱冷藏室的温度是 4 ~ 10℃,有一定抑菌作用,但食物不宜在冷藏室中存放过久,因为冰箱不是食物的保险箱,低温环境只能是减慢微生物的生长繁殖,冰箱中存放的剩饭菜在食用前要彻底加热。要经常清理冰箱,保持冰箱清洁。同时做到防鼠、防尘、防蝇等工作。

(3) 杀灭病原菌:一般引起食物中毒的活菌对热都比较敏感,只要加热煮沸一段时间即可杀灭,因此存放的食品必须彻底加热后再食用。在烹调动物性食品时,肉块不宜过大,时间应充分,剩余的饭菜在食用时一定要加热。熟食品在 10℃ 上存放 4h,带肉馅的食品在常温下存放 2h,隔夜存放的食品,在食用前都必须重新加热蒸煮灭菌。(如果怀疑食物被葡萄球菌污染,因为葡萄球菌肠毒素十分耐热,即使煮沸 2h 也不灭死,因此,即不能食用。)粥和饺子一定要热透。

5. 细菌性食物中毒的治疗原则

(1) 将毒物迅速排出,可使用催吐、洗胃的方法;

(2) 针对病情进行对症治疗;

(3) 特殊治疗。如细菌性食物中毒可用抗生素,肉毒毒素中可尽量使用抗毒血清等。急救方法:①催吐。对进食后不久即中毒者,如未呕吐,则应该催吐。可用手指、筷子等物刺激咽后壁催吐,吐后可喂温开水再催吐,以此法达到洗胃的目的,若胃内食物已经呕空,仍恶心呕吐不止,可用生姜汁 1 匙加糖冲服,以止吐。②如中毒者能饮水,应让其多喝些盐水、糖茶和食盐汽水,以补充由于吐,泻所丢失的水分和盐分。③如果发现中毒者有休克症状,如手足发凉,面色发青,血压下降等,应让患者平卧,双下肢尽量抬高,以增加重要器官的血液循环量,并注意保暖,以降低机体耗氧量。④中毒早期,如吐、泻严重,应禁食 8 ~ 12h,待病情好转后可吃易消化的半流质食品如面条,稀饭等,在病情好转的 3 ~ 5 天内不吃油腻食物。

五、化学性食物中毒

1. 概念　化学性食物中毒,主要指一些有毒的金属、非金属及其化合物、农药和亚硝酸盐等化学物质污染食物而引起的食物中毒。引起化学性食物中毒的原因,主要是误食有毒化学物质,或食入被化学物质污染的食物所致。

2. 特点

(1) 发病快。潜伏期较短,多在数分钟至数小时,少数也有超过一天的。

(2) 中毒程度严重。病程比细菌性毒素中毒长,发病率和死亡率较高。

(3) 季节性和地区性均不明显,中毒食品无特异性,多为误食或食入被化学物质污染的食品而引起,其偶然性较大。

3. 中毒原因

(1) 外形与食物相似,造成误食误用。

(2) 投毒或者事故污染。

(3) 常见中毒物质:亚硝酸盐、瘦肉精(盐酸克伦特罗)、农药(有机磷及杀虫剂)、灭鼠药、假酒(甲醇)、吊白块(甲醛)等。

4. 治疗原则　抢救要及时,主要采取以下措施,包括催吐、洗胃,对症治疗,特效治疗等。

(1) 蔬菜有机磷农药污染导致中毒:例如用阿托品和"氯磷定"等;

（2）砒霜（As_2O_3）中毒：二巯丙醇（BAL）、二巯丙磺酸钠等为特效解毒剂；

（3）亚硝酸盐中毒和肠原性青紫症：口服或注射美蓝（亚甲蓝）；

（4）河豚中毒：催吐、洗胃、导泻，对症治疗，静滴高渗葡萄糖溶液等；

（5）毒蕈中毒：洗胃、灌肠、输液、酸碱平衡、保肝、支持疗法，可给予巯基类解毒药。

六、有毒动植物食物中毒

1. 概念　有些动物和植物，含有某种天然有毒成分，往往由于其形态与无毒的品种类似，易混淆而误食；或食用方法不当，食物储存不当，形成有毒物质，食用后引起中毒。

2. 特征

（1）季节性和地区性较明显，这与有毒动物和植物的分布，生长成熟，采摘捕捉，饮食习惯等有关。

（2）散在性发生，偶然性大。

（3）潜伏期较短，大多在数十分钟至十多小时。少数也有超过一天的。

（4）发病率和病死率较高，但与有毒动物和植物种类的不同而有所差异。

3. 中毒原因

（1）误食误用。

（2）常见中毒物质：有毒蘑菇、四季豆、鲜黄花菜、发芽马铃薯、苦杏仁、生豆浆、棉籽油（游离棉酚）、雪卡、河豚等。

4. 预防措施

（1）广泛开展宣传，教育和引导广大居民不要食用有毒动植物。

（2）搞清分布，加强有毒动植物的管理。

（3）提高鉴别力，严防误食。

5. 治疗原则

（1）催吐：如食物吃下去的时间在1~2小时内，可采取催吐的方法。立即取食盐20g，加开水200ml，冷却后一次喝下。如不吐，可多喝几次，迅速促进呕吐。亦可用鲜生姜100g，捣碎取汁用200ml温水冲服。如果吃下去的是变质的荤食品，则可服用十滴水来促进迅速呕吐。有的患者还可用筷子、手指或鹅毛等刺激咽喉，引发呕吐。

（2）导泻：如果病人吃下去中毒的食物时间超过2小时，且精神尚好，则可服用些泻药，促使中毒食物尽快排出体外。一般用大黄30g，一次煎服，老年患者可选用元明粉20g，用开水冲服即可缓泻。老年体质较好者，也可采用番泻叶15g，一次煎服，或用开水冲服，亦能达到导泻的目的。

（3）解毒：如果是吃了变质的鱼、虾、蟹等引起的食物中毒，可取食醋100ml，加水200ml，稀释后一次服下。此外，还可采用紫苏30g、生甘草10g一次煎服。若是误食了变质的饮料或防腐剂，最好的急救方法是用鲜牛奶或其他含蛋白质的饮料灌服。

如果经上述急救，病人的症状未见好转，或中毒较重者，应尽快送医院治疗。在治疗过程中，要给病人以良好的护理，尽量使其安静，避免精神紧张，注意休息，防止受凉，同时补充足量的淡盐开水。控制食物中毒的关键在于预防，搞好饮食卫生，防止"病从口入"。

七、真菌毒素和霉变食品食物中毒

1. 概念　真菌毒素和霉变食品食物中毒是由于食入含有产毒霉菌产生的大量霉菌毒

素的食物所引起的食物中毒。

2. 特点

（1）被霉菌毒素污染的食品用一般烹调方法加热处理不能将其破坏去除；

（2）没有污染性免疫,霉菌毒素一般都是小分子化合物,机体对霉菌毒素不产生抗体；

（3）霉菌生长繁殖和产生毒素需要一定的温度和湿度,因此中毒往往有明显的季节性和地区性；

（4）中毒的发生主要通过被霉菌污染的食物。

3. 中毒的食品　主要通过污染粮谷类、甘蔗等富含糖类,水分含量适宜霉菌生长及产毒的食品引起。常见的还有:黄曲霉毒素中毒、赤霉病麦食物中毒、黄变米和黄粒米毒素中毒、霉变甘蔗中毒、霉变甘薯中毒等。

4. 预防措施

（1）加强田间和储藏期的防菌措施,包括选用抗霉品种；降低田间水位,改善田间小气候；使用高效、低毒、低残留的杀菌剂；及时脱粒、晾晒,降低谷物水分含量至安全水分；储存的粮食要勤翻晒,注意通风。

（2）制定粮食中赤霉病麦毒素的限量标准,加强粮食卫生管理。

（3）去除或减少粮食中病粒或毒素。可用比重分离法分离病粒或用稀释法使病粒的比例降低；由于毒素主要存在于表皮内,可用精碾法去除毒素；因为毒素对热稳定,一般烹调方法难以将其破坏,可用病麦发酵制成酱油或醋,达到去毒效果。

5. 治疗原则

（1）立即停止摄入有黄曲霉毒素污染的食物。

（2）补液,利尿,保肝等对症治疗。

第三节　食源性寄生虫病及其预防

常见的经食物传播的人体寄生虫包括可经肉类食品传播的绦虫、旋毛虫,经鱼贝传播的肝吸虫,经蔬菜传播的蛔虫等。

一、绦虫病和囊虫病

绦虫病是猪肉绦虫或牛肉绦虫寄生于人体小肠所引起的一种常见的人畜共患的寄生虫病,其中以猪肉绦虫最多见。人体可以被成虫寄生,也可被猪囊尾蚴幼虫寄生而引起相应疾病。

1. 病原学　经牛肉传播的,为牛肉绦虫；经猪肉传播的,为猪肉绦虫。其成虫均为乳白色,半透明,长2~8m,由800~1000个节片构成。分为头节、颈节和体节。头节呈球形,直径0.6~1mm,有四个吸盘,猪肉绦虫有一个顶突,顶突上有许多小钩。成虫以头节牢牢吸附于小肠壁上寄生并大量掠夺人体营养。成熟的猪囊虫大小如黄豆,呈半透明水泡状,膜上有一内翻头节。猪囊虫以"米粒状"主要寄生在猪的骨骼肌、心肌和大脑,故带猪囊虫的猪肉称为"米猪肉"。

2. 病因及症状　人因生食或食用未煮熟的已感染的猪肉或牛肉而感染绦虫病。幼虫进入体内经2~3个月在小肠发育为成虫,大量掠夺机体营养以维持生存,可引起宿主出现贫血、消瘦及消化道和神经系统其他症状。

人若食入被猪肉绦虫卵污染的食物就会感染囊虫病。有成虫寄生的可引起自体感染。囊虫寄生于肌肉可引起肌肉酸疼;囊虫寄生于脑组织可因受压迫引起癫痫、抽搐、瘫痪甚至死亡;囊虫寄生于眼睛可导致视力减退甚至失明。

3. 预防措施

（1）大力开展宣传教育,加强肉品卫生检验与管理。

（2）积极倡导食用烧熟煮透的肉类食品,不吃生肉和未熟肉品;加工用的工具、盛器要生熟分开,及时消毒。

（3）要人人讲究卫生,养成良好的卫生习惯。

二、旋毛虫病

1. 病因　旋毛虫病是人畜共患的寄生虫病,它是以损害骨骼肌为主的一种全身性疾病。旋毛虫为雌雄异体的小线虫,一般肉眼不易看出。雌虫为（3～4）mm×0.06mm,雄虫（1.4～1.5）mm×0.05mm。成虫和幼虫均寄生于同一宿主,如人、猪、狗、猫、鼠等几十种哺乳动物。人因生食或食用未熟的含有旋毛虫幼虫包囊的猪肉或其他动物肉而感染。其中以猪肉最多见,占发病人数的90%以上。也可经肉屑污染的餐具、手、食品等感染,尤其在烹调加工中生熟不分易造成污染而引起人的感染。粪便中、土壤中和苍蝇等昆虫体内的旋毛虫也可污染食物而感染人。

当人体摄入含有旋毛虫包囊的食物后,其包囊中的幼虫逸出并钻入小肠壁发育为成虫并产幼虫,幼虫穿过肠壁随血循环到达全身的骨骼肌形成包囊。包囊可在数月或1～2年开始钙化,包囊钙化并不影响虫体生命,虫体死亡后也钙化。肌肉内旋毛虫的寿命可达数年。

2. 症状　人感染旋毛虫可引起肠炎。幼虫移行和以包囊寄生时可引起急性血管炎和肌肉炎症。可出现头痛、高热、颜面水肿及全身肌肉疼痛等症状。重者可因毒血症或其他合并症死亡。

包囊的抵抗力较强,盐腌、烟熏不能杀死肉块深层的虫体。在盐腌肉块深层的包囊幼虫可保持活力一年以上,在外界的腐败肉里幼虫可存活100天以上。包囊耐低温。在-20℃可活57天,-23℃可活20天。其预防与绦虫病预防相同。

三、华支睾吸虫病

1. 病因　华支睾吸虫病又称肝吸虫病,是由华支睾吸虫寄生在人体肝胆管内所引起的一种慢性寄生虫病。肝吸虫成虫背腹扁平,体狭长呈叶状或葵花子状,体薄而软,半透明,有口腹吸盘。虫卵在水中的第一中间宿主淡水螺内发育为毛蚴、尾蚴,再侵入第二中间宿主淡水鱼、虾皮下和肌肉成为囊蚴。

肝吸虫囊蚴抵抗力不强,鱼片加热90℃很快死亡。引起人体感染主要是加热不彻底或餐具、工具污染食物而造成。在我国广东、香港等地居民喜食生鱼片、烫鱼片、生鱼粥等,因此很易发生感染。

2. 症状　人食用生的或没有烧熟的含囊蚴淡水鱼、虾即被感染。幼虫在肠道沿胆道至胆管发育为成虫并寄生于胆管并产卵繁殖。成虫可在人体寄生15～25年,引起慢性病症状。如引起肝大,胆道阻塞,肝硬化和腹水。儿童体内大量成虫寄生可影响生长发育甚至还可引起侏儒症。

华支睾吸虫病的传播途径主要是食物传播,因此要预防经口感染,要改变不良饮食习惯,不吃生鱼、虾及未熟食物,生熟餐具分开;同时要做好卫生宣传教育及环境卫生。

四、蛔 虫 病

1. 症因 蛔虫病是蛔虫寄生于人体小肠引起的一种最为常见的寄生虫病。在儿童中发病率相对较高。也是我国农民的主要寄生虫病之一。蛔虫是圆柱形的大线虫,雌虫较粗长,达30~40cm,雄虫15~20cm。成虫寄生于人体小肠,雌虫每天可产卵20万个,随粪便排出体外。受精卵在土壤适宜的条件下经二十多天左右发育为感染期虫卵。感染期虫卵污染食物、饮水等经口感染人。在人体内幼虫侵入肠壁进入静脉至肺,然后移行至咽经吞咽入消化道发育为成虫。

2. 症状 蛔虫病是最为常见的寄生虫病,分布于世界各地。在我国农村发病率高,可达50%~80%,儿童高于成人。病程早期幼虫在体内移行可引起呼吸道炎症及过敏症状。当成虫在小肠寄生时则可引起蛔虫病,出现腹部不适或脐周疼痛,消瘦,夜间磨牙及荨麻疹等。少数病人可发生胆道蛔虫、肠梗阻、肠穿孔等严重并发症。

本病的预防主要是养成良好的个卫生习惯,不饮生水,不吃不洁净的食物,饭前便后要洗手。凉菜制作中原料一定要清洗干净,生熟分开。

第四节 食 具 消 毒

一、食 具 的 热 力 消 毒

热力消毒法通常又可分为两种,即湿热消毒法和干热消毒法。

1. 湿热消毒法 湿热消毒法是食具消毒的首选方法,一般采用煮沸消毒和蒸汽消毒。

(1)煮沸消毒:煮沸消毒食具是简便可靠的消毒方法。它主要适用于碗、碟、筷、勺等的消毒,具体操作如下。

将洗净的食具放入100℃水中,此时,由于食具放入锅内水的温度很快下降到80℃左右,故食具应放在继续加热的热水中,待水温达到100℃时,持续10min,就达到了消毒的目的。煮沸消毒对肠道致病菌有明显的效果,同时也能达到对肝炎病人使用过的食具消毒的目的。

碗、盘等食具应直立放置,并全部浸泡在水中,这样食具在水中会自然散开,使食具各部分均接触沸水,以确保消毒效果。若将碗、盘等食具叠着平放,则由于紧密叠合,其内部达不到所要求的温度,从而影响消毒效果。消毒时间应从水煮沸后算起。

(2)蒸汽消毒:通过管道将蒸汽引入消毒柜内进行消毒,这种过饱和蒸汽在没有压力情况下,温度约为90℃。采用蒸汽法消毒食具,如时间充分,消毒箱密封较好,同样可取得煮沸的效果。但是,蒸汽消毒需要特殊的设备,即有供给热汽源的蒸汽锅炉,具有充足的热源,通过管道将蒸汽引到柜内进行消毒。

蒸汽消毒的效果,主要取决于蒸汽的温度和消毒柜的密闭程度;如温度达到90℃,应保持10min才能达到消毒目的。采用此法可避免煮沸消毒易破损食具的缺点。

商业出售的多为蒸汽消毒柜和消毒车两种形式,适用于大、中型餐厅和饭馆等食具用量大的单位,蒸汽消毒柜、消毒车多为非高压的蒸汽消毒。

注意事项:漏气会影响消毒效果,因此,一旦消毒柜漏气应及时加以维护,以确保消毒效果。在消毒时还应注意排出箱内的冷空气,有实验证明,排出与不排出冷气,在同一时间内可相差 4 ~ 5℃,排气时间长短,由消毒箱的体积大小决定,一般排气 1 ~ 2min 即可。蒸汽消毒的时间应从水沸腾后有蒸汽冒出时算起。

2. 干热消毒法 红外线辐射消毒,被认为是干热消毒的一种,对食具的干热消毒一般采用此法。红外线是 0.7 ~ 1000nm 波长的电磁波,有较好的热效应;以 1 ~ 10nm 波长者最强。红外线由红外线灯产生,不需要经空气传导,加热速度较快,但热效应只能在被照射物品表面产生。

(1)作用时间:我国规定,如果使用这种方法消毒时,要将温度控制在 120℃、保温 15 ~ 20min 才能达到消毒的目的。有关试验证明,远红外线消毒箱实际温度达到 90℃以上;作用 5min,可杀灭大肠杆菌,温度达到 140℃以上;作用 10min,可杀灭蜡样脂肪杆菌芽孢和枯草杆菌黑色变种芽孢,也可以灭活乙型肝炎表面抗原。

(2)注意事项:食具应洗干净后再进行消毒,以防附着在表面的污物炭化。灭菌过程中不得中途打开消毒箱放入新的物品。消毒后应待温度降至 40℃以下,再打开烤箱,以防食具的炸裂。灭菌时间从箱内温度达到要求温度时算起。

热力消毒法在我国大多数城市的饮食业、食堂广泛采用。该方法简单,操作方便,消毒效果好,且食具上没有消毒剂的残留。但该方法也存在一些缺点:首先,只适用于瓷器、金属等耐热材料的食具的消毒,不适用于塑料、玻璃等食具;其次,热力消毒还需要有热源,如采用蒸汽消毒还需要特殊的设备,费用较高;而且热力消毒所需的时间较长,影响食具的周转,如果没有配备足够的食具,消毒也难以得到保证,食具受热易损耗;此外,食具多次受热后易损耗。

二、食具的化学消毒

化学消毒法适用于不具备热力消毒条件的单位,或不能使用热力消毒的食具,尽管化学消毒法不如热力效果可靠,但其同样可以达到一般的消毒目的,且适用于那些不能用热力消毒法处理的物品的消毒。食具与人民的健康有着密切的关系,因此应采用高效消毒剂,使用的消毒剂、消洗剂应注意失效期,有条件的单位可定期测定其有效成分的含量,并有专人负责保管。常用的高效消毒剂有含氯消毒剂、含碘消毒剂、过氧乙酸等,这类消毒剂能杀灭包括细菌芽孢和真菌孢子在内的各种微生物。

1. 含氯消毒剂 含氯消毒剂是指溶于水中可产生次氯酸的消毒剂。本类消毒剂分为无机化合物与有机化合物两类,其杀菌作用主要取决于水中的次氯酸;次氯酸为小分子,它能扩散到带负电荷的菌体表面,并通过细胞壁,穿透菌体内部起氧化作用,破坏细菌的酶系统,阻碍细菌的新陈代谢,而使细菌死亡。次氯酸的浓度越高,杀菌作用越强,因此使用剂量一般按药物的有效氯含量计算。

用于食具消毒的有效氯浓度应达到 250mg/L,食具全部浸泡于液体中作用 5min,才能达到消毒目的。但是含氯消毒剂消毒后的餐具留有氯气味,因此多数人不欢迎。有人建议,在用饭前,最好用少量开水冲洗一下,这样可使氯味明显减少。

氯消毒液的有效氯浓度越高,其杀菌作用越强。pH 对氯在溶液中的杀菌作用影响很大,pH 越高,氯的杀菌作用越弱。温度对含氯消毒剂的杀菌作用也有一定的影响,温度越高杀菌作用越强。在有机物存在的情况下,可降低其杀菌效果,因为有机物能消耗有效氯在含有氨和氨基化合物的水中,游离氯的杀菌作用也大大降低。

常用于食具消毒的含氯消毒剂有漂白粉、漂白粉精片、二氯异氰尿酸钠等。

（1）漂白粉:漂白粉为白色或淡黄色粉末,具有刺激胆氯气臭味,能溶于水,在水中呈浑浊状,并产生沉淀。漂白粉 66 主要成分为次氯酸钙,还含有氯化钙、氧化钙、氢氧化钙。其速效氯含量为 25%～32% ,一般以含有效氯 25% 为合格产品。漂白粉的稳定性很差,遇热、日光、潮湿即分解;在一般储存过程中,有效氯每月可减少 1%～3% 。当有效氯含量低于 15% 时,不可作为食具消毒之用。因此,漂白粉应密封保存于通风、干燥、阴冷、避光处,溶液应现配现用。

配制方法　先在称量出的漂白粉中加入少量水,充分搅拌成稀糊状,再按所需配制的浓度加入 25℃ 左右的全部水,先混悬液,如在每 1000ml 水中加入有效氯 25% 的漂白粉 200g,搅匀后的悬液,即为 20% 乳剂;将此乳剂静置于暗处过夜,其上清液即为 20% 漂白粉澄清液;使用时按所需浓度稀释。已配好的澄清液要密封保存于暗处,且在临配前应先测定其实际有效氯的含量。

（2）漂白粉精片:漂白粉精片为较纯的次氯酸钙,白色,有氯臭味,易溶于水,有少量的沉淀,含杂质少,且不易受潮分解玻璃瓶中或避光带盖容器内,阴凉处保存。一般 2 周内有效。

2. 碘伏消毒剂　碘伏是以表面活性剂为载体和助溶剂的不定型络合物,又称碘络合物。碘被载于表面活性剂所形成的胶粒束中央,可在水或溶剂中逐渐解聚释放出游离碘,而起到杀菌作用。

（1）理化特性:碘伏的化学成分随载体不同而异,其物理性状各不相同,由于碘伏是一类复合物,故无一定的分子式和分子量。目前常用的剂型有液体（有效碘含量 0.3%～1%）、固体（有效碘含量 9.0%～21%）、乳剂（有效碘含量 0.5%～2%）、膏剂（有效碘含量 0.85%～1.15%）和栓剂（有效碘含量 0.017～0.023/粒）等。碘伏的颜色为红棕色,随其有效碘含量的下降逐渐向黄色转变。

（2）杀菌机制:在水溶液中碘主要以 I_2（非结合碘）、HIO（次碘酸）、IO（次碘酸根）等形式存在。其中 I_2、HOI 被认为在杀菌作用中起主要作用,I_2 能穿透细胞壁;HOI 具有很强的氧化作用,对于不同的病原体它们的杀菌效力不同,对细菌、芽孢的杀菌效果,I_2 高于 HIO 的 2～3 倍;而对病毒的灭活效果 HIO 高于 I_2 的 5 倍。碘伏对细菌、病毒、真菌及芽孢均具有杀灭作用。

（3）影响因素。①温度:在 10～30℃ 的范围内,温度影响较小;温度增至 40℃ 以亡杀菌效果有明显提高。②pH:当碘伏溶液呈酸性时杀菌作用较强;当碘伏溶液呈碱性时杀菌作用减弱。③有机物:有机物对碘伏的杀菌效果有一定的影响,尤其是使用低浓度稀释液时,有机物可降低碘伏的杀菌作用。

（4）注意事项。碘伏对二价金属器具有腐蚀性,尽量不用此消毒剂对金属器具进行消毒。消毒时若有机物含量过高,应提高药物浓度或延长作用时间。由于碘与淀粉作用可生成蓝色物质,因此在消毒前食具应充分清洗干净,否则食具上会出现蓝色斑痕。消毒后的食具常有泡沫,应再用清洁的自来水过清后再用。

3. 过氧乙酸　过氧乙酸具有广谱、快速、高效的杀菌作用,可杀灭各种细菌、病毒和细菌芽孢,对肉毒杆菌毒素也有较强的破坏作用。

（1）理化性质及作用机制:过氧乙酸又名过醋酸,为无色透明液体,有刺激性气味。易挥发,易溶于多种有机溶剂和水。遇热、强碱有机物或重金属离子等易分解,高浓度溶液(45%)经剧烈震荡或加热可爆炸。市售消毒用过氧乙酸,浓度在20%左右无此危险。过氧乙酸之所以具有强大的杀菌作用,主要依靠其本身强大的氧化能力,而不是酸的作用;过氧乙酸的分解产物有乙酸、过氧化氢、水合氧。目前认为活性氧起主要的杀菌作用。

(2)剂型和配制方法:我国市售过氧乙酸有两种剂型。①过氧乙酸水溶液。过氧乙酸浓度为20%左右,含有0.1%的稳定剂。保存于15～20℃室温下,每月分解率为2.88%。②配合剂型。为了克服过氧乙酸不稳定的缺点,国内研制出配合剂型过氧乙酸(也称二元包装过氧乙酸)。把过氧乙酸配制成A、B两种剂型,平时分开存放,使用前混合均匀。A型为经过处理的冰乙酸,B型主要是按比例配制好的过氧化氢溶液。使用前1天,先把A、B两液按10∶8(体积)或12∶10(体积)混合,第2天过氧乙酸的含量即可达到20%左右;若温度低于10℃,可适当延长反应时间;若温度为30℃左右配好后6h浓度即可达20%左右。配合剂型过氧乙酸的稳定性好,在室温下存放2年浓度仍在18%左右。

过氧乙酸消毒液的配制方法

用于浸泡或擦拭消毒的过氧乙酸溶液一般浓度在0.2%～0.4%(2000～4000mg/L)之间。例如,用20%过氧乙酸配制成0.2%消毒液1000ml,所需过氧乙酸的用量计算如下:即取水990ml,加过氧乙酸10ml,即为0.2%的过氧乙酸消防车毒液。

(3)使用浓度及作用时间:用0.2%的过氧乙酸浸泡20min,可杀灭细菌及其芽孢、病毒和真菌。

(4)影响消毒作用的因素:①浓度与作用时间。过氧乙酸的杀菌作用随浓度的增加与时间的延长而加强。②温度。温度对过氧乙酸的消毒作用有直接的影响,温度高,杀菌力强,温度低则杀菌力弱。但与其他一般消毒剂不同,过氧乙酸不仅能在常温下消毒,即便在低温下也具有良好的杀菌作用,即使温度低至零下20～40℃仍有显著的杀菌作用,不过消毒时间需延长十至数百倍,而其他消毒剂在低温下可能已丧失消毒作用。③有机物的影响。有机物能降低过氧乙酸的杀菌效果,其影响大小与菌种、有机物的种类及浓度有关。有机物可消耗消毒剂,减低作用浓度;此外,有机物对细菌有保护作用,以减轻或延缓消毒剂的攻击。④化学物质。醇能增强过氧乙酸的杀菌作用,过氧乙酸加入20%～70%醇类可增强杀菌效果1～4倍,其中以加入甲醇和异丙醇的效果最好。需注意,凡是用化学消毒剂消毒的食具,都必须在消毒完毕后再用清水冲洗残留消毒液后方可再供使用。

另外,食具的消毒还可采用红外线及臭氧消毒法等,操作方便快捷,已得到广泛应用。但必须在将食具彻底清洗之后应用,效果才有保障。

下篇　大学生营养与保健

第六章　大学生的营养

第一节　大学生的生理特点

一、身高和体重

1. 身高　身高是人体发育的基本标志。青春期男子每年可增长 7~9cm，女子每年增长 5~7cm。总体而言，大学生基本上处于青年发育后期，身高增长趋于平稳。

人体身高的增长主要决定于脊椎骨和下肢骨的生长。脊椎骨生长速度比下肢骨慢但较持久，一般在 24 岁左右才停止。青春期前身高的增长主要是下部量，后期主要增长上部量。此外，性成熟早、晚对身高有重要影响。如性成熟早则成熟速率较快，持续时间短者身高可能会较矮，相反则稍高。另外，遗传、地域、气候、饮食营养等因素对身高增长也有影响。因此，如能养成健康的生活方式，摄入足够的营养，多做户外锻炼，特别是多参加有助于下肢长骨增长的锻炼项目如跑步、跳高、跳远、跳绳等，男大学生和年龄较小的女大学生还有再长高一点的可能。

2. 体重　体重的增加也是青春期的变化之一。在青春期前，一般每年增加不足 5kg，青春期每年可增加 6~7kg。体重增加的速率存在性别差异。男性最初增加较慢但到 14 岁左右即超过女性。总的来说，大学生体重的增加渐趋平稳，波动不是很大。

二、生理功能特征

大学生身体结构和功能既不同于少年，又与中老年人相异。大学生犹如早晨八、九点钟的太阳，朝气蓬勃，生龙活虎。青春活力的物质基础源于大学生健壮的体魄和生理特征。

（一）心血管功能

心血管系统由心脏和血管组成。心脏是由心肌组织构成，并具有瓣膜结构的中空器官。它分为右心房、右心室和左心房、左心室，是血液循环的动力装置，起"泵血"功能。血管是一个密闭的管道，起输送血液和实现物质交换及气体交换的功能，它可分为动脉、静脉和毛细血管。

1. 心脏活动　正常人心脏重量为 250~300g（男性平均 270g，女性平均 240g），和本人的拳头大小相当。生命过程中，心脏不断作收缩和舒张交替的活动，舒张时容纳静脉血返回心脏，收缩时把血液射入动脉，为血液流动提供动力。通过心脏的这种节律性活动以及由此而引起的瓣膜的规律性开启和关闭，推动血液沿单一方向循环流动。心脏的这种活动形式与水泵相似，因此可以把心脏视为实现泵血功能的肌肉器官。心脏活动呈周期性，每个周期中心脏表现出以下三方面活动：①兴奋的产生以及兴奋向整个心脏扩布；②由兴奋触发的心肌收缩和随后的舒张，与瓣膜的启闭相配合，造成心房和心室压力和容积的变化，从而推动血液流动；③伴随瓣膜的启闭，出现心音。心脏泵血作用是由心肌电活动、机械收缩和瓣膜活动三者相互联系配合才得以实现。

心脏一次收缩和舒张构成一个机械活动周期，称为心动周期。心房与心室的心动周期均包括收缩期和舒张期。由于心室在心脏泵血活动中起主要作用，故心动周期是指心室的活动周期而言。一次心搏一侧心室射出的血液量，称每搏输出量，简称搏出量。每分钟射出的血液量，称每分输出量，简称心输出量，等于心率与搏出量的乘积。左右两心室的输出量基本相等。心输出量与机体新陈代谢水平相适应，可因性别、年龄及其他生理情况而不同。如健康成年男性静息状态下，心率平均每分钟 75 次，搏出量约为 70ml（60～80ml），心输出量为 5L/min（4.5～6.0L/min）。女性比同体重男性的心输出量约低10%，青年时期心输出量高于老年时期。心输出量在剧烈运动时可高达 25～35L/min，麻醉情况下则可降低到 2.5L/min。心脏的舒缩活动称为心搏（心跳），每分钟心搏次数称为心率。正常成年人安静时的心率为 60～100 次/min。心率因不同年龄、不同性别和不同生理情况而有差异。

心脏的泵血功能能够广泛适应机体不同生理条件下的代谢需要，表现为心输出量随机体代谢率的增长而增加。前已述及，健康成年人静息状态下心输出量为 5L/min，在剧烈运动时心输出量可高达 25～35L/min，为静息时的 5～6 倍。心脏每分钟能射出的最大血量，称最大输出量。它反映心脏的健康程度。可见，在平时心输出量不是最大的，但能够在需要时成倍地增长，表明健康人心脏泵血功能有一定的储备力量。心输出量随机体代谢需要而增加的能力，称为心脏泵血功能储备，或称心力储备。健康人有相当大的心力储备，而某些心脏疾患的病人，静息时心输出量与健康人没有明显差别，尚能够满足静息状态下代谢的需要，但在代谢活动增强时，输出量却不能相应增加，最大输出量较正常人为低；而训练有素的运动员，心脏的最大输出量远比一般人为高，可达 35L 以上，为静息时的 8 倍左右。心脏的储备能力取决于心率和搏出量可能发生的最大、最适宜的变化程度。当进行剧烈体力活动时，由于交感-肾上腺系统活性增加，主要通过动用心率储备及收缩期储备，使心输出量增加。坚持体育锻炼可促使肌纤维增粗，心肌收缩能力增强，因此收缩期储备增加，同时，心率储备也增加。大学生如果经常进行体育锻炼则可以增进心脏健康，提高心力储备。

2. 血压变化 血压是指血管内的血液对于血管壁的侧压，也就是血液作用于单位面积血管壁上的压力，原来用毫米汞柱（mmHg）表示，现在通常用千帕（kPa）表示。血压分为收缩压和舒张压，安静时正常成年人的收缩压为 12～16kPa（90～120mmHg），舒张压为 8～12kPa，（60～90mmHg）。如果收缩压低于 12kPa（90mmHg）或舒张压低于 6.65kPa（50mmHg），即为血压偏低；如果收缩压超过 18.7kPa（140mmHg）或舒张压超过 12kPa（90mmHg），即为血压偏高。

青少年在青春发育期收缩压和舒张压都随年龄增长而逐年升高，收缩压男子在 13～16岁升高最快，每年平均升高 0.39～0.532kPa（3～4mmHg），16 岁以后开始缓慢，到 18～19岁基本趋于稳定；女性血压逐年升高的速度均匀，每年平均升高约 0.266kPa（2mmHg），到18～19 岁也基本趋于稳定。

血压的变化有两次交叉现象，男、女性在 10 岁以前收缩压差别较小，男性略高于女性。

10~12岁女性进入发育突增年龄阶段,出现第一次交叉,血压略高于男性。13岁以后男性开始进入突增年龄阶段,出现第二次交叉,血压又超过女性。成年男性收缩压高于女性约1.33kPa(10mmHg)、舒张压约高0.665kPa(5mmHg)。此外,收缩压高低与发育成熟早晚有关。一般来说,发育早的青少年收缩压升高偏早,而发育晚的则收缩压升高偏迟。但相对成人心脏收缩力仍较弱,神经系统的调节功能尚不完善,有时血压会出现一时性的升高。凡是能影响心输出量和外周阻力的各种因素,都能影响动脉血压。

(二) 呼吸功能

机体与外界的气体交换过程,称为呼吸。完成呼吸运动的器官共同组成呼吸系统。呼吸系统由呼吸道和肺两部分组成。呼吸道包括鼻、咽、喉、气管和支气管,是传送气体进出的通道,它的主要功能是将外界空气中的氧气送入肺内并将肺内的二氧化碳排出体外。肺由导管部和肺泡组成,它的主要功能是将呼吸道传送来的气体在肺泡内进行交换,为人体提供氧气,同时带走并排出二氧化碳。

成年人有3亿~4亿个肺泡,总面积为77~100m²,是气体交换的场所。婴儿1岁左右时肺泡增长最快,然后缓慢增长,到12~13岁时,肺泡数量是初生儿的9倍,体积增大为4倍。随着年龄的增长,肺泡数量和体积逐渐接近成年人。

正常成年人肺活量与性别、年龄密切相关,男性为3500~4000ml;女性为2500~3500ml。青春发育期前,由于胸廓窄小,呼吸肌力量较弱,肺活量较小,从青春发育期开始,肺功能日趋成熟。此外,肺活量大小还与身高、体重、体表面积、体育锻炼、体位改变、呼吸肌发达程度,以及肺和胸壁的弹性等因素有关,如经常参加体育锻炼者,肺活量可达5000ml以上,学生尤其如此。

肺通气量是指单位时间内吸入(或呼出)的气量。一般以分钟为单位计量,故也称每分通气量,以呼吸频率乘以呼吸深度来计算。成年人安静时为46L。少年的肺通气量较小,运动时主要靠加快呼吸频率来增加肺通气量,而呼吸深度增加很少。进入青春发育期后,呼吸系统功能发育完善,呼吸肌收缩有力,此时在运动中呼吸频率加快的同时,又可增加和保持一定呼吸深度,使肺通气量增大。长期参加体育锻炼,运动时肺通气量可增加到180~200L,为机体获取足够的氧气提供了良好的物质基础。

(三) 造血和免疫功能

1. 造血功能 人类的血液由液体成分(血浆)和有形成分(红细胞、白细胞和血小板)组成。1L血浆中含有900~920g水(90%~92%),65~85g蛋白质(6.5%~8.5%)和20g低分子物质(2%)。低分子物质中有多种电解质和小分子有机化合物,如代谢产物和其他某些激素等。血液在医学诊断上有重要价值,因为很多疾病均可导致血液组成成分或性质发生特征性的变化。

骨髓的造血功能随着人体生长发育日益增强。男性的红细胞总数和血红蛋白有所增加,女性此项指标升高不明显,白细胞有所下降,但中性粒细胞升高,淋巴细胞减少。科学家认为,少女时期卵巢分泌雌激素增加,促进细胞生成透明质酸酶。这种酶使皮肤渗透性增加,改善了皮肤的营养状况和新陈代谢,增加了含水量,使少女的皮肤显得娇嫩。美丽红润的肤色多归功于皮肤良好的血液循环。一般成年人体表面积1.6~1.7m²,静息时心输出量为5~6L/min,故其心指数为3.0~3.5L/(min·m²)。当皮肤血管极度充盈时,血流量可增加 7 倍。而大学生在一般情况下均能保持皮肤良好的血管扩张度,所以脸上总是泛着自然的轻微的红晕,透出青春的朝气。

2. 免疫功能 人体为了防止各种致病源的侵入,自身存在比较完备的防御体系,即免疫功能。能引起免疫反应的物质叫做抗体。免疫功能是机体的一种保护性生理反应。其作用是"识别"和排除抗原性物质,以维护机体内环境的平衡和稳定。机体的免疫功能由胸腺、脾脏、淋巴结以及消化道、呼吸道中的淋巴组织来完成。进入青春发育后期的大学生,虽然淋巴系统开始退化,但白细胞中的中性粒细胞随年龄的增长而功能增强。机体的防御功能加强能有效地防止外界有害物质的侵入,同时对外界环境变化的适应能力也明显增强,患病率逐步下降。实践证明,合理营养与科学锻炼可以提高机体免疫功能。

(四) 神经功能和视觉器官

1. 神经功能 神经系统是人体重要的功能调节系统,人体各器官的活动乃至整体活动都是直接或间接地在神经系统控制下进行的。神经系统分为中枢神经和周围神经两大部分。脑和脊髓组成中枢神经,是神经细胞(神经元)集中的地方。大脑是人体的高级中枢,脊髓是人体的低级中枢,低级中枢受高级中枢的控制。周围神经是由中枢分布到全身各组织、器官的神经所组成,包括脑神经和脊神经。

大学生时期,神经系统的结构和功能在不断加强,思维能力、理解能力、记忆能力得到迅速发展,但大脑皮质的兴奋和抑制过程仍不平衡,表现为兴奋占优势,抑制稍弱。他们喜欢明快而又高调的乐曲,喜爱热情奔放的舞蹈,这种激情可使大学生们好学上进。许多科学家出成果并不是在他们经验丰富的中老年时期,而是在他们激情的青年时代。大脑皮质是一个巨大的信息储存库,在这里储存着大部分过去经验的记忆。大脑皮质的正常活动全靠兴奋性和抑制性两类神经元的突触和突触的化学递质作用的平衡和相互制约。去甲肾上腺素、多巴胺、5-羟色胺为兴奋性递质;γ-氨基丁酸、甘氨酸为抑制性递质。大学生的兴奋性占优势,因此遇事容易激动。神经元的兴奋和抑制不单靠脊髓中枢来完成,还必须依靠高级中枢的控制,大脑皮质也参与了影响神经元活动的自我稳定系统。也就是说,人的理智完全可以稳定控制自身的冲动。

2. 视觉器官 视觉器官由眼球和眼副器两部分组成,眼睛是引起视觉的外周器官,它的适宜刺激是波长 370 ~ 740nm 的光波。当光线从外界进入眼球,经过各种折光系统折射,使物体的倒置实像正好落在视网膜上。视网膜在光的作用下发生光化学反应,发出神经冲动,沿视神经经间脑到大脑皮质的枕叶视区引起视觉。视觉的功能是感知物体形象、色泽、远近和运动。

大学生会出现两种近视眼,一是少数人因先天性的眼球前后径过长,形成先天性的"真性近视",可能与遗传有关。二是不注意用眼卫生而形成的近视眼,如看书时间过长、写字距离太近、姿势不正确、光线太强或太弱、躺在床上或在晃动的车船上看书,以及走路看书等,导致持续用眼过度,使眼睛调节过度紧张,眼肌过于疲劳,致使晶状体凸度过大,折光力过强,使外界光线不能聚焦在视网膜上,而是成像在视网膜之前。一开始这种因屈光过度造成的近视是暂时的,所以叫"假性近视"。此时如能注意用眼卫生和坚持做眼保健操等,多能使视力恢复。如在发生"假性近视"后,仍不注意用眼卫生,任其发展下去,就会变成后天性的"真性近视",这时眼球变长,想恢复视力就显得困难了。

因此,大学生要特别注意用眼卫生,看书、写字的姿势要正确,桌子高低要合适,书本和写字距离眼睛保持33cm左右。一般而言,连续看书、写字1h后,要休息5～10min,闭眼或向远处眺望一会儿以防眼睛过度疲劳;桌面的光线要适宜,不能太强或太暗,避免光线直接射入眼睛;台灯应放在左前方,避免造成阴影而影响视线,不能躺卧、坐车、走路看书。此外,还应注意加强营养,经常参加体育锻炼,增强体质,积极预防近视的发生。

(五)运动系统

运动系统由骨、关节和肌肉组成。骨是杠杆,关节是骨骼运动的支点,肌肉是动力。在神经系统的支配下,肌肉收缩,牵动骨骼在关节处形成各种运动,使人体在空间移动,身体各部分相互的位置发生改变,维持身体各部分与整体的姿势和位置。

青少年期的骨较柔软、较细,软骨成分较多,骨化尚未完成。在15～16岁以前骺软骨不断增长并骨化,使骨不断增长,因此骨的长度增长较快;16岁以后,骨膜中的成骨细胞活跃并不断增生,骨开始明显增粗;到了青春后期,大学生的骺板骨化,身体不再长高。脊柱正常生理弯曲在20～21岁才能最后定形,骨盆骨化在19～24岁才能完成。因此,大学生要注意培养正确的姿势,防止脊柱发生畸形;避免不合理的锻炼方法,以防下肢骨过早骨化或发生变形。

关节是由关节面、关节囊和关节腔组成,它是人体骨连接的形式。青少年期,构成关节的两关节面之间的差度比成年人相应的关节要大。关节面的软骨比较厚,关节囊较薄,关节周围肌肉细长。因此,青少年的关节活动幅度比成年人大,灵活性和柔韧性均比成年人好。但关节的牢固性则比成年人差,故大学生参加体育活动时应注意保护,防止因外力作用使关节发生脱位或其他损伤。

男女大学生的肌肉收缩时产生的力量是不相同的,一般女性低于男性。据报道,成年男性上体伸肌力量(背力)为160kg,而女性为100kg,约相当于男性的2/3,女性腰部肌力约为男性的2/3;下肢爆发力约为男性的3/4。大学生在力量性练习中,重量负荷和静力性力量练习及维持静止用力的时间,均应与成年人有所区别,负荷相对要小些,静力性力量练习的时间要短些。如果不注意这时期的特征,则会影响心肺功能和肌肉的正常发育,对人的身心健康带来不利的影响。

大学生的肌力、速度、耐力、下肢爆发力、协调性、灵活性等身体运动功能明显增强。研究表明,骨的有机基质约95%是胶原纤维。骨的胶原纤维像肌膜的胶原纤维一样,有很强的抗张强度。骨的胶原纤维上,每64nm就有一个横纹,而羟磷灰石结晶(主要含钙和磷酸盐)就像"混凝土"紧靠在纤维的每一段上,并且和它结合得很紧。此外,相邻的胶原纤维节段相互重叠,这就使羟磷灰石像墙砖那样一块块互相压着叠起来。胶原纤维和羟磷灰石结晶结合在一起,使骨组织既有很强的耐张强度,又有很强的耐压强度。骨骼中的钙盐不断沉积和不断吸收。骨钙的沉积和骨必须负担的压力负荷是成正比的,大学生的骨骼由于不断有物理上的应力,能刺激骨母细胞形成骨,因而变得又粗又重。骨的形状也调整成适合支持机械的力,加上胶原纤维的不断更新,使其保持比儿童或老年人有更强大的坚韧性。此外,甲状旁腺素、降钙素对人体钙和磷的代谢也起着重要作用。一般说来,大学生的分泌功能最为完善而旺盛,这为骨能源源不断输送优质"建材"起到了良好的"调度"作用。

(六)内分泌系统

人体内分泌腺分泌的激素对青春发育有很大的影响。它可调节蛋白质、糖类(碳水化合物)、脂肪和水盐代谢,维持代谢的平衡,为生命活动提供热能,能促进体形发生改变,确保机体各个器官、组织的正常发育与成熟。当机体内外环境发生剧烈变化时,激素分泌增加,发挥其重要的调节功能,使机体得以适应环境的变化。

青春发育期时,身体形态和器官功能的发育都受内分泌系统的影响。脑垂体的主要功能就是控制内分泌腺分泌激素,但它又受下丘脑的神经调节控制。当青春发育期来临时,下丘脑格外活跃,加强了对脑垂体的控制,使其兴奋性提高。使那些与生长发有关的生长激素、甲状腺素、肾上腺皮质激素和性激素等在脑垂体的调节下,控制着全身各器官的生长发育。生长激素是脑垂体前叶直接分泌的,作用于全身各组织器官,可促进骨和软骨生长发育,肌肉及结缔组织细胞数目增加和生长,肝、肾、肺、肠等脏器体积及重量增加。

甲状腺素的主要功能是调节新陈代谢,维持机体正常的生长发育,特别对神经系统的发育、分化和骨的生长及性器官成熟都有重要的促进作用。有些青少年在青春发育期,会出现脖子增粗,这是由于甲状腺增生和功能活跃所造成,多数人过了青春发育期后肿块可自行消失。

肾上腺皮质网状带可分泌少量的性激素,以脱氢异雄酮(雄激素)为主,还分泌少量雌二醇(雌激素)。雄激素能加速青春发育期的到来,促进身体快速生长,同时对体毛的长出与童声的改变都有一定的作用;雄激素对女孩尤为重要,因为雄激素在男孩还可以由睾丸分泌,而女孩只能由肾上腺皮质分泌。

性激素由睾丸间质细胞或卵巢分泌。男性睾丸的内分泌功能在青春发育期开始后才明显增强,有产生精子和分泌睾酮两大功能。睾酮的主要作用是刺激男性性器官的发育并维持其功能,刺激男性出现第二性征并维持其正常状态,同时也可使骨骺愈合过程加快,促进长骨生长。女性的卵巢在垂体分泌激素的作用下,促进卵泡成熟、排卵,还分泌雌激素和孕酮,可促进子宫内膜发生周期性改变,出现月经和月经周期,同时促使乳房发育,体形发生变化。

第二节　大学生的心理特点

大学生正处于青年中期,是一个活跃的群体,是其社会生活领域迅速扩大的时期,是心理、生物学因素和心理、社会学因素综合作用的时期。在整个大环境的影响下,随着自我意识的发展,人格的再构成,人生观、价值观的形成,经过了心理延缓偿付期,大学生逐渐从边缘人走向成人,实现了第二次诞生。

一、大学生心理发展

大学生生理和心理已接近成熟或达到成熟,为他们的独立生活和学习、工作提供了必要的生物前提。生理发展接近成熟,必然进一步促进心理发展变化。大学生脱离了孩童的群体,不仅从体态上感到自己像个大人了,而且从内心体验上加强了这种成熟感,因而强烈要求他人和社会把他们当做成人看待。同时,大学生精力旺盛,朝气蓬勃,勇往直前,处处体验到自己的青春活力,他们也向往未来,血气方刚,思维敏捷,充满热情,富有创新精神,会出现众多的新需要,尤其是精神方面的需要。要求丰富多彩的文化生活,希望自己取得成就,并深信自己的能力,力求处处彰显自己。他们的智力发达,性意志增强,但是,他们的心理成熟却落后于生理的成熟。所以,大学生既具有由于迅速走向成熟而形成的积极面,又存在由于未完全成熟而产生的某些消极面,这就是大学生心理的发展特点。大学生需要完成发展的课题,一是生理发育,尤其是性成熟引起诸多变化的理解和适应;二是从精神上和经济上脱离父母走向独立,逐渐完善作为男性或女性的性别角色对新的人际关系特别是异性关系的适应,掌握作为社会一员所必须具备的知识和技能并付诸社会实践,使自己在心理上逐渐成熟,顺利步入成人社会。

(一) 接近成熟

1. 两面性 心理的两面性是青年期的一般特征,大学生心理尚未完全成熟,易表现出急于求成的蛮干,有勇无谋的傻干,挫折后的情绪失控,自以为是的自我中心等消极的一面。但是,随着自我意识的发展,自我同一性的确立,大学生的心理也在迅速走向成熟,并表现出积极的一面,比如情感丰富,热情积极,精力充沛,朝气蓬勃,敢想敢干,勇往直前,富有理想,向往美好,善于思考,敢于创新,求知欲强,能力提高快等。

2. 矛盾性 大学生的心理不仅有两面性,而且发展也不平衡,容易引起矛盾冲突。主要有:理想的我与现实的我的矛盾,强烈求知欲与识别力低的矛盾,独立与依赖的矛盾,交往需要与封闭独立的矛盾,自尊自信与怯懦自卑的矛盾,情感与理智的矛盾,积极勇敢与消极退缩的矛盾,强烈的性欲望与正确处理异性关系的矛盾等。这些冲突虽然会使他们感到焦虑苦恼,痛苦不安,但也促使他们设法解决矛盾,促进自我发展,使心理发展更加趋于成熟。

3. 统一性 无论内心有怎样不同的两种心理,它们之间有怎样激烈的矛盾冲突,大学生在某一时间、地点的外在表现总是尽量统一的。绝大多数大学生所做的都是消除矛盾冲突,使自己趋近社会评价高、体现个体成熟的一面。比如努力改善现实自我,让现实趋近理想,修正不切实际的过高标准。

(二) 阶段发展

大学生活可分为前、中、后三个阶段,不同阶段的心理状况有所不同。

1. 大学初期 入学适应是迈进大学校门的新生都要经历的一道关卡。在这一阶段,大学生面临从中学生活到大学生活的急剧变化,不仅生活环境、人际环境、生活方式和学习方法不同了,而且从家庭到学校,再从学校到社会,社会角色也不同了,大学生原有的心理平衡被打破了,但是又必须面对家长、老师、社会的期望和要求。适应是心理健康的标志之一,是发展的基石。

2. 大学中期 经过一段时期的调整后,大学生不仅适应了大学学习生活,而且逐渐确立了自己的生活目标和适合自己的生活方式,进入了大学生活最主要、最长久的稳定发展阶段。多数大学生的专业兴趣渐浓,求知欲强烈,兴趣广泛,思维活跃,人际交往增多,交往能力增强,一些大学生还建立了较稳定的恋爱关系,有的大学生会遇到许多困难和问题,出现某种程度的心理障碍,但总能在自己和他人的帮助下,解决这些问题或障碍,并不断发展和完善自我。

3. 大学后期 大学后期毕业在即,大学生大多面临毕业考试、论文答辩、求职择业等棘手问题,这既是大学生的毕业准备阶段,也是就业准备阶段,更是从学生生活向职业生活的心理过渡时期,因此心理压力和冲突将会不断出现。此时大多数大学生经过四年至五年的专业学习和心理发展,已经具备比较稳定的人生观,丰富的知识,良好的心理调控能力,但也有部分学生因在学业或求职中遇到挫折,产生种种心理问题,或悲观失望,无所适从,或做出发泄行为。

二、大学生的心理特点

(一) 思维

1. 思维的独立性和批判性增强　　大学生思维的独立性体现在他们不仅善于理解知识,而且善于获取知识。由于旺盛的求知欲,强烈的成才需要和心理渴求,大学生希望能够最大限度地了解未知领域,想尽一切办法获取自己感兴趣的知识,甚至有猎奇心理。在思考和解决问题时,不愿沿袭现成的方法,也不愿依赖他人,希望自己独立地探索新的途径,探求事物的根源,获得新的结论,求得自己的独创见解。大学生思维的批判性体现在他们喜欢质疑,思维活跃的他们好像对一切都不轻易认可,对书本知识,对权威观点,对他人意见甚至对自己都抱有怀疑态度。他们喜欢与他人探讨任何具体或抽象的人、事、物、现象,这不仅促进了他们的各种"怀疑",而且促进了创造性思维的发展。但也有人怀有对一切都无端怀疑的极端思维,可能会最终一事无成。

2. 辩证逻辑思维开始发展　　通过学习和广泛接触社会,通过对事物各种信息的分析、综合、判断、推理、归纳、演绎之后,大学生对事物内部本质和发展规律的认识加深了,而且逐渐意识到围绕同一问题多种观点的存在以及解决问题方法的非单一性的事实,这有利于辩证逻辑思维的发展。辩证逻辑思维是对客观现实本质联系的对立统一的反映,其主要特点是既反映事物之间的相互区别,也反映相互联系,既反映事物的相对静止,也反映相对运动,要求在对立统一中把握矛盾的各个方面,从矛盾的必然性上去考虑对象,从系统结构中发现事物的内在联系,在强调确定性和逻辑性的前提下,承认相对性和矛盾性,是一种以辩证法为核心的科学思维方式。

大学生用辩证逻辑思维的方式去认识事物,对事物进行分析就能因时而异、因人而异,从不同的角度、不同侧面、不同层面把握事物的因果关系,深刻地认识事物的本质及其发展规律。

3. 创造性思维逐渐确立　　创造性思维是一种极为复杂的心理过程,是一个人发挥发散思维、复合思维和远距离联想能力,用新颖的方法解决问题,从而产生具有首创性、发现性和突破性的成果的思维方式。创造性思维是思维能力日趋成熟的重要标志。大学生的思维具有敢于求新、富有创造性的特点,但是并不能说大学生创造性思维的水平已经提高了。依据吉尔福特的智力结构理论对大学生创造性思维发展特点进行研究,得出的结论是:在大学生阶段,一个人的创造性思维虽有了相当程度的发展,但尚未达到成熟水平,仍处于创造性思维的发展积极准备阶段。创造性思维的渐渐确立,是大学生发现、认识、利用规律的一条重要渠道,有意识地培养和锻炼大学生思维的独立性、变通性和流畅性,对其创造性思维的发展、完善具有重要作用,而且对以后一段时间内创造性思维的表现都大有裨益。

(二) 自我意识

1. 自我认识更加深刻　　在相当多的大学生心里总在考虑一些问题,比如"我应该成为怎样的人"、"我的前途究竟如何",为了得到一个满意的答案,他们的自我认识的广度和深度大大扩展和加深了,也比以前更加主动地认识自己,不仅关注自己的外表、举止,而且关注自己的能力、性格,更加关注自己的社会角色、社会归属、社会地位、人生价值等,反复的审视自己的整体形象。通过一定的思考、实践和学习,大学生逐渐学会了多角度、多层次的认识自己、接纳自己,而且逐渐力图将社会的期望内化为自我的品质,能够自觉地按照社会要求、参照老师和同学进行自我评价,设想自己的发展或进行自我设计。

2. 自我评价日趋完善　个体对自己的评价是通过他人的能力和条件的比较而实现的,是一个比较过程。大学生在进行自我评价时要选择对手,如果自我评价与现实自我存在一定差距就容易引起大学生的自我评价具有一定的片面性,有的过高估计自己,有的过低估计自己。但总的来说,大学生在多角度、多层次的认识自己、接纳自己的基础上,对自我评价的能力已明显提高,逐渐变得比较全面、客观和主动。

3. 自我体验敏感细腻　大学生对自己在别人心目中的形象很重视,对涉及自己的名誉、地位、前途、理想及男女社交等方面的言行态度特别敏感,并因此产生自豪或自卑,成功或羞耻,自尊、自信或内疚等多种复杂情绪体验。当发现自己的观点、态度、人格、能力符合社会要求,被他人赞同,就会兴奋、愉快;反之,则会沮丧、焦虑、萎靡不振。同时,大学生自我体验容易受环境左右,起伏性较大,在短时间内可以一会儿信心百倍,洋洋得意,一会儿又灰心丧气,悲观失望。

4. 自我控制能力增强　大学生已逐渐开始综合社会标准、社会期望和社会条件,明确自己的意志,明确规划自己和设计自己的行动目标和行动计划,根据目标计划和反馈信息,使外界的要求转化为主我的需要,从而推动客我的态度转变,改变不合适的目标与方法,决定新的行动,使自己心理机能处于积极活跃的状态。

三、当代大学生心理问题的新特点

由于我国改革开放的不断深入,高等教育理念的不断更新,大学校园逐步开放,就业压力进一步增强,加上社会多角度对大学生的影响,大学生群体中的心理问题已经成为大学校园中跃居首位的重点和难点问题。大学生中许多个案的发生,如暴力事件、交往冲突、厌学逃课、越轨恋爱甚至偷窃犯罪,究其原因,都与最初反常的心理因素有关系,或者说诱因是心理问题。当前带有共性的心理问题主要有以下几个方面。

(一) 失恋导致的心理问题比例呈上升趋势

20 世纪 90 年代,大学校园中最突出的心理问题是学习焦虑。那时,大学生对恋爱问题相对而言还比较保守,特别是低年级大学生多持谨慎态度,真正涉足恋爱的并不多。而近几年来,随着青少年性早熟和社会环境的影响,一年级大学生恋爱的比例直线攀升。在"众人皆醉我独醒"的环境中,那些没有谈过"恋爱"的学生甚至会被当作"另类"而感到压力。正是由于不懂爱情时却涉足爱河,所以恋爱的成功率很低,而恋爱中的"当事人"应对"失恋"的承受力又极低,由失恋导致的心理问题就越来越突出。失恋心理的表现是情绪低落、精神恍惚、无心学业、对身边的一切失去兴趣,得过且过,对一切无所谓,干什么都提不起精神。极端的表现是精神呈病态,纠缠对方、以死要挟,甚至由爱生恨,酿成血案。

(二) 人际交往障碍导致的"郁闷"心理越来越普遍

"郁闷",成为当代大学校的流行词。郁闷的原因各种各样,但更多的大学生承认,"郁闷"主要不是来自学习的压力,而是人际交往中的不愉快。据调查有64%以上的大学生对此难题感到困惑或烦恼,位居心理困惑的第二位。许多大学生认为自己"不善于处理人际关系"、"与室友不够融洽,只喜欢背着书包上教室去学习,好像寝室不是我快乐的空间"、"对某些人的虚伪行为很反感,但又不愿说出来,因此心里有一种闷得慌的感觉"、"不能忍受别人感觉不到我的存在"、"心理空虚,想交流,想知道别人是怎么想的"、"不善与人交往,总觉得无话可说"。因此,在大学校园中,因自负而不屑交往、因恐惧而不敢交往、因孤僻而不愿交往者每班都有。当代大学生都把人际交往能力看做评价一个人综合素质的重要指标,特别重视自己这方面能力的培养,也特别在意别人对自己这方面能力的评价。但人际交往问题却恰恰成为众多大学生的难题之一。

(三) 经济困难导致的自卑心理越来越突出

由于社会经济的多元化,导致社会收入的差距不断被拉大。大学校园中富裕学生和贫困学生形成鲜明的对比。来自富裕家庭的学生,有种天生的优越感,而来自贫困家庭的学生则感觉心理压力比生活压力本身还要大。现代大学生的攀比心理很强,过去是攀比学习、攀比能力;现在是攀比谁家里有钱、谁的父母有权、谁的父母官大等,"我爸是××"就是这种现象的典型代表。来自贫困家庭的自卑者又往往极度自尊,自卑心理导致心理变态和心理扭曲,极度压抑之下,得不到宣泄,同学关系紧张,导致极端事件,马加爵案件即有此因素的诱因。目前,虽说从全社会到各个学校,都在设法解决贫困大学生的生活困难问题,但却无法消除这种社会现象,贫困大学生的自卑心理一旦形成,可能影响他们的整个大学时代甚至一生。

(四) 适应困难成为心理问题的一个诱因

随着高等教育从精英教育走向大众教育,大学生已经不是20世纪人人尊重的天之骄子,他们成了令人操心的问题青年。尤其是独生子女一代成为校园的主体,他们适应独立生活的能力极差,有相当一部分一年级大学生的心理问题都是因不适应新生活而产生的(在高年级学生中,这个比例则较低),一般需要2个月至半年的适应期。在这个适应期间,学生会产生各种心理问题,比较集中的是考试焦虑。特别是高校扩大招生后,入学门槛降低,学生的学习基础参差不齐,又在应试教育的训练下考入大学,根本不会学习,在学习方式上不适应从中学到大学的转变。不会从老师大量的讲述中找出重点,归纳总结所学内容,没学会站在一门学科的高度分析统领材料,没学会记笔记看参考书,仍然沿用中学的学习方法从而导致学习困难产生考试焦虑。

当代大学生不再像中学时代,也不像以前的大学生追求高分数,相当多的学生追求的是及格,"60分万岁"是大学校园中的流行语。所以相当一部分学生不是怕考不过别人,考不了第一,而是由于怕不及格而产生学习焦虑、考试焦虑、惧学厌学等与学习有关的心理问题。

四、大学生心理问题的防治措施

(一) 发挥党、团组织的导向作用,为大学生心理健康创造良好的客观环境

人的心理是对客观现实的反映。环境中存在的种种刺激是人的心理活动的源泉。环境不良,人就不会有健康的心理,良好的环境培养健康的心理。校园文化活动是我国高等

学校思想政治工作和育人工作的具体形式,而且是最易为大学生接受的、适合大学生心理特点的主要形式之一。健康向上、丰富多彩的校园文化活动能够为在校大学生营造起怡悦身心的客观环境,是大学生深为欢迎的,也是对大学生身心健康极为有益的。党、团组织是校园文化活动的主要领导者和组织者。所以,党、团组织在校园文化活动中的这种导向作用,能够引导大学生走出自我,开阔视野,从被动接受信息到主动参与社会活动,扩大自己的人际关系,使个人的"自我"和群体的规范、社会的准则融为一体,个人的社会化程度就会提高,大学生的自信心和社会责任感就会增强,尤其是一年级大学生能通过校园文化活动发现大学生活的独特与美好,在心理上缩小理想与现实的距离。如组织大学生心理健康宣传日或宣传周、心理剧场、心理沙龙、心理知识竞赛等活动;开办网上心理健康栏目,组织成立大学生心理健康社团组织,发挥大学生在心理健康教育中互助和自助的重要作用。党、团组织应该更好地发挥这种导向作用,打破校园文化活动总是"特长"学生唱主角的局面,使所有大学生置身其中,体验主角的感受。

(二) 发挥任课教师的育人作用,帮助大学生提高心理承受力

教书育人是对教师职责的极佳概括。由任课教师帮助大学生解决心理问题、尤其是大学生的学习心理问题,往往比其他途径更佳。因为大学生对任课教师都很尊敬,由这种尊敬极易产生信任。另外,学生与任课教师之间不存在害怕暴露自己真实思想、影响自己"名誉"或"进步"的顾虑。因此,师生之间容易产生沟通。许多平时不大与辅导员或主管领导接触的学生却往往与任课教师能够产生良好的师生感情。作为任课教师应该掌握基本的心理学知识和必要的心理咨询技巧,随时为学生进行"心理咨询"。考核一个教师是否胜任教师工作,应该把是否能够对学生进行心理指导作为考核的必要条件。韩愈早就讲过:师者,传道、授业、解惑也。传道即对学生进行如何做人的思想道德教育,其中包括心理教育。任课教师解决学生心理问题主要应从设法提高他们的心理承受能力入手。在此基础上帮助他们尽快掌握学习方法和学习技巧,提高学习能力。

(三) 发挥班主任的感化作用,激发大学生的积极心态

大学生接触的第一位老师是班主任,接触时间最长的也是班主任。班主任是大学生们思想政治工作和学习生活管理工作的最直接作用者和参与者,很容易与大学生建立起深厚的师生感情。由于与学生接触时间多,可以随时掌握学生的心理、随时与学生谈心,成为学生的良师益友,所以班主任最适合做自己学生的心理转化工作。特别是对一年级大学生而言,刚刚开始大学生活,中学时代那种依赖老师,靠老师领着走的心理还没有消除。因此,当他们面临各种问题时,特别渴望班主任老师的指点和引导,一年级大学生的班主任应该利用这种心理达到双方感情和心灵的沟通,当然这种感化的目的不是永远扶着学生走,而是通过这种感化作用更好地做他们的心理转化工作,使他们更快的自立、自强。大学生的班主任应该由自身素质高,擅长做心理转化工作的教师担任,能够给学生以言传身教的影响。动之以情,晓之以理是班主任的工作艺术,也是解决心理问题的方法。心理转化工作的特点是具有持续性和反复性,这不但需要班主任有爱心,还要有耐心,更要有决心。

(四) 发挥心理咨询的疏导作用,完善心理咨询工作体系

目前,很多高等学校都已经注意到大学生中心理问题的严重性和开展心理咨询的必要

性和紧迫性。据统计,到目前为止,全国已有 65% 左右的大学开展了心理咨询活动,心理咨询正成为高等教育的组成部分,发挥着特有的作用。但高等学校内的心理咨询有别于社会的心理咨询机构,它的对象比较单一,基本是大学生;它的咨询员必须有做学生工作的经验,善于与大学生沟通。应着重从两个方面做好工作:一是强调心理咨询的疏导、化解作用,端正对心理咨询的认识,使大学生、尤其是一年级大学生认识到,并不是只有"有'病'的人"才需要接受心理咨询,在学习、生活中遇到了任何问题,如果自己感到难以应付或不好解决,都可以接受心理咨询的指导;二是坚持正确的咨询原则,与求询大学生建立真诚的联系。能否与求询大学生建立真诚的联系是心理咨询工作成败的关键。心理咨询人员在心理咨询过程中要做到四个坚持,即坚持同情原则、坚持负责原则、坚持指导原则、坚持审慎原则。《中共中央国务院关于进一步加强和改进大学生思想政治教育的意见》中,特别强调了要制定大学生心理健康教育计划,确定相应的教育内容、教育方法。要建立健全心理健康教育和咨询的专门机构,配备足够数量的专兼职心理健康教育教师,积极开展大学生心理健康教育和心理咨询辅导,引导大学生健康成长。

第三节　大学生的营养需求

一、大学生的营养需求

在校大学生学习负担较重,紧张的脑力劳动,需消耗大量的营养来提高能量。由于大学生相对独立的饮食习惯和生活、学习方式,饮食结构欠平衡合理,进餐不定时、无规律,随意性大,已成为普遍的现象,导致部分学生营养不良。上课注意力不集中,思维能力、记忆力下降,无疑将严重影响学习效果,甚至引发肠胃等疾病,因此合理膳食是促进大学生身心健康、消灭饮食疾患的一项重要保证。

1. 维生素　①维生素 B 族:能增强脑细胞活力,改善精神状况,提高记忆力,集中注意力,激起学习欲望。如果缺乏此类维生素,就会因无法供给脑细胞能量而产生疲劳及睡意。一天宜摄取 1.1 ~ 1.3mg。②维生素 C:作为一种抗氧化剂,维生素 C 能抵御自由基对细胞的侵害,并促进体内铁的吸收,能防止脑细胞老化,减轻长时间用脑所产生的疲劳。一天宜摄取 100mg。③维生素 E:可防止过氧化脂质的形成与脑细胞膜的老化,有助于抗氧化、保持头脑血液循环畅通,使头脑清醒。一天宜摄取 10 ~ 12mg。④维生素 A:是维护视力与皮肤健康,促进生长发育,提高机体抵抗力的重要营养素,也是大学生最容易缺乏的维生素之一,因此,大学生每天应摄入 800μg 视黄醇当量。

2. 无机盐与微量元素　①铁:有助于形成血红素,增加脑部氧气与养分的供应,防止缺铁性贫血,减轻疲劳,增强机体对疾病的抵抗力。一天宜摄取铁为 15mg/d(男),20mg/d(女);②锌:对大学生进一步的生长发育,性成熟成等有重要影响,男女性应分别摄入 15mg/d 和 11.5mg/d;③钙:1200mg/d;④碘:150μg/d;⑤硒:50μg/d;⑥镁:能促使心智功能的健全,预防心脏病,提高记忆力,缓解考前紧张焦虑的情绪,可作为天然的镇静剂。一天宜摄取 300mg。

3. 产热营养素　大学生正处于成长期,活动量大,热能消耗比成年人轻体力劳动高 10% ~ 30%,甚至更高。所以能量推荐摄入量(RNIs)至少达到中等体力活动的水平,即 2700kcal(男)和 2300kcal(女)。热能来自食物中的碳水化合物、脂类和蛋白质三大产热营养素,它们分别占总热能的 60%～70%、20%～25% 和 10%～15% 为宜。碳化化合物来自主食,应做到粗细搭配。蛋白质供给量为 1.0～1.2g/(kg·d)。在青春发育后期(18 岁以上)的大学生(活动相当于中等体力劳动)对蛋白质的 RNIs:男生 80g,女生 70g;相当于每天每千克体重 1.2g,必要时还可适当增加。脂类以每天 50g 以内为宜。另外,胆碱参与制造脑部神经传导物质,是一种有助于记忆的化学物质,适量补充能促进神经细胞膜和神经腱的健康,促使脑部组织健全。

4. 水　水也是身体不可缺的重要营养素。每天喝足水对大学生身体成长、加快代谢和废物排除意义重大。一般至少要达到 1200ml/d(根据机体活动、环境温度等情况而定)。按照一杯 200～250ml 计算,每天至少饮用 6 杯水;专家建议,为促进新陈代谢、加快废物排泄,每天饮够 8 杯水(1600～2000ml)为宜。

二、合理膳食的原则

合理的营养是促进和保证身体健康的基础,营养不足和营养过剩都会损害人体的健康,而合理的营养是靠科学的饮食结构和饮食习惯才得以实现的。

在人体中,维持机体正常运转的主要营养是蛋白质,如果蛋白质长期供应不足,则会导致发育迟缓,智力低下,记忆力障碍以及抗病力减弱。摄入过多时,多余的蛋白质可以异生为糖原。糖和脂肪过多,可导致肥胖,诱发冠心病和高血压等。维生素 A 缺乏时会产生夜盲症,骨骼和牙齿发育也会受到影响,如过多地摄取维生素 A,则会造成维生素 A 中毒。可见,营养需要充足而又适度,全面而又平衡,这就需要讲究用膳的科学。科学用膳实质上要解决好三个问题,第一是饮食的质,即如何选择食物;第二是饮食的量,即如何定量吃喝;第三是进餐时间的安排和习惯,即何时、如何进食。

根据医学证明,科学的饮食必须遵循以下原则:

1. 全面摄入营养素　年轻人特别要注意蛋白质和维生素的补充。各种营养素的摄入量以能满足需要又不过量为原则。人体所需要的全面营养素只能从食物中取得,吃的食物种类越多,获得的营养素越丰富。现在的学生中,独生子女越来越多,很多人从小养成了偏食、忌食的习惯,进入大学后,脱离了父母的监管,饮食上的单一性就愈显突出,这就必然会妨碍营养物质的摄取,甚至产生某种营养物质的缺乏病。比如有人不吃芹菜,其实,芹菜中含有丰富的蛋白质、矿物质和芳香油,还有降低血压,促进血液循环和健脑的作用,这是很多其他蔬菜所不可代替的;还有些人不吃动物肝脏、血制品,这样铁的吸收则可能受到影响,尤其是女同学,因其月经失血,发生贫血的可能性相对较大。

2. 定时定量进食　一日三餐是人在漫长的岁月中形成的适应人体肠胃环境的生理功能定型的生理节律。定时进餐可以维持血液中营养物质的稳定,保证人体的正常活动,一般来讲,每餐之间间隔 4～5 小时是根据食物在人体胃中停留的时间决定的。

在大学生中,有相当一部分人由于学习紧张或其他什么原因不吃早餐,一天只吃两餐饭,或者进食无规律,饥饱不定,这些做法都是不可取的,因为人的脑力活动主要靠血中葡萄糖的氧化供给热量,而血中葡萄糖则是由一日三餐的饮食供给的。如果晚上 5 点半吃饭,到第二天早晨 5 点半已经 12 个小时了。这时血糖已降到较低水平,如再不补充饮食,血糖还会继续下降。血糖量不足,脑力活动将会因能量缺乏而减退,这时注意力不集中,思维紊乱,并出现饥饿、头昏、四肢乏力、手抖、心慌等症状。经常这样还会使机体抵抗力下降,容易患各种疾病,通过试验证明,一天只吃两餐饭,进人体内的蛋白质吸收率为 75%;而一日三餐者,蛋白质的吸收率达 85% ;一日五、六餐者,相反也会降低食物的消化和吸收。另外,早餐不能吃得太少,并应有一定量的蛋白质,否则会影响学习和工作效率。晚餐则不能吃得过饱。否则,胰岛素将不断分泌,所吸收的糖类因夜间睡眠时运动少或不运动很容易变成脂肪,造成皮下脂肪增多导致肥胖。

此外,进餐时还需注意食量,食量以满足食欲而又不觉饱胀为度。热能供应量以维持体重为原则。体重超过标准的人应控制进食量;体重低于标准的人适当增加进食量。食量绝不是越多越好,总之,三餐的安排原则是早餐好、中餐饱、晚餐少。早餐的热量要占全天热量的 30% ,中餐占 40%~45% ,晚餐占 20%~30% 。良好的进餐习惯,习惯卫生与否,与食物摄入后的消化、吸收有着密切的关系。

总之,大学生膳食应该杂食为优,偏食为忌;粗食为好,淡食为利;暴食为害,慢食为宜;鲜食为妙,过食为弊。平衡膳食,蛋类、牛奶、肉类、豆制品必不可少。

3. 良好的饮水习惯 新鲜而洁净的水在我们身体中扮演着重要角色。他在食物消化和营养吸收的过程中起着关键作用。你若在两餐之间不喝水,口腔分泌唾液的速度就会放慢,消化系统因而会受到损伤。水还会清除我们体内的废物。所以大学生一定要养成良好的饮水习惯。

4. 考前的饮食调理 在考试前学生大都处在脑力劳动强度大,学习时间长的紧张状态,因而常常会出现精神疲惫,头昏脑涨,复习效率不高的现象。有时还会出现暂时性的失眠、低血糖、神经衰弱等症状。产生这些现象的重要原因之一就是营养不良。那么考试前应吃那些食物呢?

除了有足够的主食提供充足的热量外,最好多吃些瘦肉、动物肝脏、坚果类、鸡蛋、牛奶、大豆及制品,以补充足够的卵磷脂和胆碱。卵磷脂是构成神经组织和增加脑代谢的重要物质。实验证明,用大豆卵磷脂给正常人服用,精力比不服用前充沛,工作和学习的持续性大大增强。胆碱是乙酰胆碱的前身,而乙酰胆碱是神经细胞的传递物质,有增强大脑记忆力的作用。

另外,要多吃些绿色蔬菜和水果,如胡萝卜、大白菜、菠菜、西红柿、黄花菜、韭菜、橘子、香蕉、山楂等,以补充足够的维生素 B_1、维生素 B_2、维生素 B_3、维生素 C、膳食纤维等。维生素 B_1、维生素 B_3 能通过对碳水化合物的代谢作用,影响大脑对能量的需求;膳食纤维则可以促进肠的蠕动,有利于粪便的形成和排泄,以防止由于精神紧张出现的便秘。

夏季考试前,可以准备些清凉解毒防暑降温的饮料,如菊花茶、绿豆汤、决明子茶等。对于睡眠不佳易紧张的学生,可以在正餐之间加些汤羹,如百合汤、酸梅汤、莲子红枣汤等,最好在考试前一周就开始饮用。

第四节 大学生营养调查与评价

一、营养调查的目的

营养调查的目的一是了解居民食物摄入状况,发现居民营养方面存在的主要问题,分析其产生的原因、营养不良的发病程度和分布范围。二是根据调查结果提出有针对性的改善营养状况的措施。营养调查既可以针对个人进行,也可以在团体或社区范围内进行。

二、营养调查的内容

全面的营养调查包括:膳食调查,营养状况体格检查,人体营养水平的实验室检查。

(一) 膳食调查

是营养调查的重要内容,通过了解调查对象在一定时间内摄取食物的数量和种类,计算出每人每日热能与各种营养素的平均摄取量,然后与参考摄入量比较,分析调查对象的营养现状,评定其膳食质量。

1. 膳食调查的方法

(1) 询问法:询问法又称 24 小时回顾法。由经过培训的调查人员通过与调查对象谈话,询问并记录其 24 小时内吃下的所有食物(包括点心、水果、饮料等)的数量。这种方法常用于医院门诊及个人、家庭的膳食调查。使用询问法时,调查人员要耐心、细致,避免疏漏。询问法的优点是简便易行,缺点是准确性差。

(2) 记账法:又称查账法。通过记录查阅购买食物的账目,来了解调查期间调查对象消耗的各种食物量,一般用于建有伙食账目的集体食堂,调查期限可长可短,一般以一个月为调查期限,也可以按季度调查。记账法可以节省人力,方便快捷,但无法统计调查期间膳食的浪费情况,所以结果会有误差。

(3) 称重法:调查人员用天平将被调查对象每一餐的食物(烹调前)数量直接称量,从而获取被调查对象每人每日食物摄入量,需要注意的是,对每餐剩余的食物要在计算中减去,即虽经烹调但未食用的剩余食物,将其按生熟比折合成生重量并由烹调前称得的食物量中减去。称重法精确可靠,但费时费力,还要有被调查对象的配合,所以一般只用于有特殊营养需要的人群,如儿童、老人、特殊疾病病人、运动员等。

(4) 化学分析法:调查人员搜集调查对象一日消耗的全部熟食,在实验室进行分析测定食物的热能及所含各种营养素含量。因为该方法复杂繁琐,一般只用于特殊需要的营养研究。

(5) 食物频度法:是估计被调查者在指定的一段时期内吃某些食物的频率的方法。这种方法以问卷形式进行膳食调查,以调查个体经常性的食物摄入种类,根据每日、每周、每月甚至每年所食各种食物的次数或食物的种类来评价膳食营养状况。

2. 膳食调查结果的分析评价

(1) 热能及营养素摄入量:一般根据被调查者的年龄、性别、劳动强度,对照相应的膳食营养素推荐摄入量来分析。若摄入量达到供给量标准的 90% ~ 110% 即为适中,若低于 90% 表明该营养素摄入不足,超过 110% 则为过量。

(2) 能量来源分配比例:蛋白质、脂类、碳水化合物为产热营养素,它们之间的产热比例在正常情况下应分别维持在 10% ~ 15% ,20% ~ 25% ,60% ~ 70% 。

(3) 蛋白质来源:一般要求来源于动物性食物的蛋白质和来源于豆类的蛋白质应点到蛋白质总量的 30% 以上较为适宜。

(4) 三餐热能分配比例:一般按早餐占 25% ~ 30% ,午餐占 40% ~ 45% ,晚餐占 30% ~ 35% 或者早、中、晚各1/3。

(5) 其他方面:比如膳食质量、膳食组成、膳食制度等是否合理,饮食卫生制度是否落实等。

另外,膳食调查的结果应该和人体测量、生化检查、营养缺乏病的临床检查结合起来,相互印证,相互补充,才能比较完整的反映个体或群体的营养水平。

(二) 人体测量资料及其分析

1. 身高和体重 是人体测量资料中最基础的数据。一般情况下体重可以反映一定时间内营养状况的变化,而身高可反映较长时期的营养状况。

(1) 理想体重:一般用改良布洛卡公式:

$$理想体重(kg) = 身高(cm) - 105$$

实际体重在理想体重 ±10% 为正常范围,±10% ~ 20% 为超重或瘦弱,±20% 为肥胖或极瘦弱。

(2) 身体质量指数(body mass index,BMI):

BMI = 体重(kg)/[身高(m)]^2,BMI = 18.5 ~ 24.5 为正常,24.5 ~ 28.5 为超重,>28.5 为肥胖,<18.5 为消瘦。

2. 上臂围 被检查者上臂自然下垂,取上臂中点的周长,软尺测量。

上臂围与上臂肌围的评价标准均是:实测值占正常值的 90% 以上为正常;80% ~ 90% 为轻度营养不良;60% ~ 80% 为中度营养不良,<60% 为重度营养不良。

3. 皮褶厚度 皮下脂肪含量约占全身脂肪含量的 50%,通过皮下脂肪含量的测定可推算出体脂总量,体脂总量的变化间接反映了热能的变化。测定皮下脂肪的方法是测定皮脂厚度,常见部位如下:①三头肌皮褶厚度:正常参考值男性为 8.3mm,女性为 15.3mm。实际值占正常值的 90% 以上为正常;80% ~ 90% 为轻度亏损;60% ~ 80% 为中度亏损;小于 60% 为重度亏损。②肩胛下皮褶厚度:以肩胛下皮褶厚度与三头肌皮褶厚度之和来判断。正常参考值男性为 10 ~ 40mm,女性为 20 ~ 50mm;大于上限为肥胖,小于下限为消瘦。③总体脂:根据三头肌、肩胛下、脐旁的皮褶厚度的值推算总体脂,公式为:总体脂(%) = 0.91137 × 三头肌 + 0.17871 × 肩胛下 + 0.15381 × 脐旁 - 3.60146,结果大于 20% 为肥胖。可以反映机体营养状况的指标还有头围、胸围、腰围、坐高、腿围等,根据具体情况进行选择。

(三) 生化检验

是通过采集生物材料测定人体各种营养素营养状况的方法。通过生化检查可以提供早期、客观的结果,并且可确定某种营养素缺乏的程度。常见检查项目包括:

1. 血尿中营养素含量 如血浆蛋白、血脂、血中维生素和矿物元素的含量及尿中维生素、矿物元素的含量。

2. 营养代谢物的血尿浓度 某些维生素,如硫胺素是体内酶的组成成分,当维生素摄入不足时,正常代谢受阻,某些代谢产物堆积或减少,测定营养代谢产物可以评定机体该营养素的营养状况。

3. 营养素吸收和代谢有关的各种酶的活性检查 蛋白质、维生素和矿物元素是酶或辅酶的重要组成成分,这些营养素的缺乏可以造成酶活性改变,血中酶活性水平的检查可以说明营养素的营养状况。

4. 生理功能检查 包括暗适应能力、凝血酶原时间和血管脆性实验,分别用以评定机体维生素 A、K、C 的营养状况。

5. 头发、指甲中营养素含量 头发、指甲中某些必需微量元素的含量与摄入膳食中的含量有一定的对应关系,通过测定头发、指甲中某营养素的含量可以评定其营养状况。

生化检查项目及参考范围见表6-1。

表6-1 营养状况与生化检验结果参考标准

营养状况	生化检验参考值
蛋白质	1. 血清总蛋白>60g/L
	2. 血清白蛋白>36g/L
	3. 血清球蛋白>13g/L
	4. 白/球(A/G)1.5~2.5:1
	5. 空腹血中氨基酸总量/必需氨基酸量>2
	6. 血液比重>1.015
	7. 尿羟脯氨酸系数(mmol/L尿肌酐系数) >2.0~2.5
	8. 游离氨基酸40~60mg/L(血浆),65~90mg/L(RBC)
	9. 每日必然损伤氮(ONL) 男58mg/kg,女55mg/kg
血脂	1. 总脂4500~7000mg/L
	2. 甘油三酯200~1100mg/L
	3. α-脂蛋白30%~40%
	4. β-脂蛋白60%~70%
	5. 胆固醇1100~2000mg/L(其中胆固醇酯70%~75%)
	6. 游离脂酸0.2~0.6mmol/L
	7. 血酮<20mg/L
钙、磷、维生素D	1. 血清钙90~110mg/L(其中游离钙45~55mg/L)
	2. 血清无机磷 儿童40~60mg/L,成人30~50mg/L
	3. 血清 $Ca \times P > 30 \sim 40$
	4. 血清碱性磷酸酶 成人1.5~4.0,儿童5~15菩(或博)氏单位
	5. 血浆 $25\text{-}(OH)\text{-}D_3$ $10\sim30\mu g/L$; $1,25\text{-}(OH)_2\text{-}D_3$ $30\sim60ng/L$
铁	1. 全血血红蛋白浓度(g/L)成人男>130,成人女>120,儿童>120,6岁以下及孕妇>110
	2. 血清运铁蛋白饱和度 成人>16%,儿童>7%~10%
	3. 血清铁蛋白>10~12mg/L
	4. 血液红细胞压积(HCT或PCV) 男40%~50%,女37%~48%
	5. 红细胞游离原卟啉<70mg/LRBC
	6. 血清铁500~1840μg/L
	7. 平均红细胞体积(MCV)80~90fl(飞升,1fl=10^{-15}L)
	8. 平均红细胞血红蛋白量(MCH)26~32μg
	9. 平均红细胞血红蛋白浓度(MCHC)(34±2)%
锌	1. 发锌125~250μg/g(暂用:临界缺乏<110μg/g 绝对缺乏<70μg/g)
	2. 血浆锌800~1100μg/L
	3. 红细胞锌12~14mg/L
	4. 血清碱性磷酸酶活性 成人1.5~4.0菩氏单位,儿童5~15菩(或博)氏单位
维生素A	1. 血清视黄醇 儿童>300μg/L,成人>400μg/L
	2. 血清胡萝卜素>800μg/L

（四）营养缺乏病临床检查

营养缺乏症常为多发性，几种营养素缺乏可以同时存在，临床表现也很复杂，诊断时要细心，还要注意鉴别其他病因导致的相似症状。营养缺乏症检查的重点是原发性营养缺乏，对于继发性营养缺乏也应重视，如肠胃疾病、寄生虫病引起的腹泻呕吐、手术后引起的营养素吸收障碍等。常见营养缺乏症见表6-2。

表6-2　营养缺乏症的表现

临床表现		所缺乏营养素
全身	面色苍白	铁、维生素C、硫胺素、叶酸、维生素B_{12}及其他B族维生素
	体重过轻、身高过低	热量、蛋白质、钙、磷、各种维生素
	食欲缺乏、易感疲倦	硫胺素、核黄素、烟酸、维生素C
头发	干燥、易断、脱发	蛋白质-热量、必需脂肪酸、锌
指甲	舟状指、指甲变薄	铁
皮肤	毛囊角化、皮肤干燥	维生素A
	脂溢性皮炎	核黄素
	寻常痤疮	核黄素、维生素B_6、维生素A
	皮下出血（淤斑）	维生素C、维生素K
眼睛	睑缘炎（烂眼边）、畏光（羞明）	维生素A、核黄素
	夜盲、角膜干燥、色素沉着	维生素A
口唇	唇炎	B族维生素
	口角炎	B族维生素、铁
口腔	猩红舌	烟酸、叶酸、维生素B_{12}、蛋白质
	地图舌	核黄素、烟酸、蛋白质
	牙龈炎、牙龈出血	维生素C
神经	营养性多发性神经盐	硫胺素及其他B族维生素
	中枢神经系统失调	维生素B_{12}、维生素B_6
其他	单纯性甲状腺肿大	碘
	克山病	硒
	性腺机能减退或发育不良	锌

三、营养状况的综合评价

对调查对象进行营养状况评价时要结合膳食调查、体格检查和人体营养水平的实验室检查三方面的结果资料综合评价。三项材料共同评价被调查者的营养状况。有时三者存在相关性，也有时三者相互矛盾，无论是膳食调查还是临床检查都有它的局限性和特殊性，膳食调查结果说明调查期间食物或营养素的摄入情况；体格检查说明较长期的营养状况；营养缺乏症的发病速度可随体内外条件的变化而变化；实验室检查结果则反映机体近期的营养状况。膳食调查和实验室检查结果的正常标准，都是适用于群体的参考值，用于个体评价时应该联系饮食习惯、机体的健康状况和工作生活特点等，要综合考虑三方面的资料，不能单纯凭一个方面来下结论,只有考虑周全才能做出正确的评价。

第五节　当代大学生常见营养问题

在我们每个人从生命孕育、出生,一直到生长发育、衰老的漫长过程中,无不和营养发生着密切的关系,依靠着各种营养物质的补充和滋养。现在我国正处在社会经济快速发展和快速转型的时期,我们的膳食模式和生活方式也随着发生了快速的变化。而在校大学生作为一个特殊的群体,良好的营养状况是其以后健康的基础,关系到中华民族未来的整体素质。然而从他们身上,我们既能看到他们追求健康、积极向上的一面,又能看到他们在饮食营养方面的一些偏离行为,饮食消费行为基本处于盲目状态,随意性较大,能按科学方式对待饮食的人为数不多。所以,及时开展营养教育将为大学生建立合理的膳食制度奠定基础。

一、当代大学生饮食营养类型

1. 洁癖型饮食　对食品的清洁要求过度,多见于有洁癖的学生。此类学生不但饮食过求洁净,就连衣被用具也是如此。常戴手套、口罩,不断地洗手、漱口。晒洗衣物不许别人触动,动则必重新洗晒。饮食上要求绝对的绿色食品、无公害食品。不吃有防腐剂的食品,不吃有添加剂的食品,不吃剩饭,不吃电冰箱中的食品……吃饭时绝不用手接触食物,严格执行"无菌观念"。这种饮食习惯使人难与共食,不适宜学校的团队生活,适应环境的能力差,影响身心健康。

2. 西洋型饮食　有些学生饮食上很洋化,喜欢牛排、炸鸡、面包、牛奶、碳酸饮料、巧克力、蛋糕等,每天都要喝咖啡,休息日喜欢去西餐厅或者西式快餐厅就餐。这样的饮食习惯,往往会造成热量摄入过多,容易引发肥胖,而且还会造成营养不均衡,影响健康。

3. 相悖型饮食　主食与副食相悖。一般来说,我国的饮食习惯以主食为主,副食为辅,以米面谷物为主要食物,佐以肉类、蔬菜、糖、茶、水果等。实践证明,这种饮食搭配是科学的,对身体有益的。部分在校学生饮食主副颠倒,把副食作为主食,每日三餐以糕点、面包、水果、肉、糖为主,很少吃饭与蔬菜。每周去超市采购一次副食品,基本上不进食堂吃饭。此为主食副食相悖型饮食,多不利于健康。

五味调配相悖。多见于本地学生。此类学生家在本地,在校住宿,饮食应以学校食堂为主,但他们多以家庭饮食为主或择优饮食。不管家庭或食堂,哪儿饭可口就在哪儿吃。忽略了饮食的粗细搭配,往往出现饮食偏嗜。中医认为,饮食应谨调五味,是说饮食中辛、甘、酸、苦、咸五味调和适度为宜。经常吃过辣、过酸、过甜、过咸的所谓"可口儿"的食物,对身体有害。此为五味偏嗜型饮食。

饮食时间相悖。不按正常时间进食。早饭一般在早7点,但他们往往在9～10点进食。上课时推门而入,拿着食物入座,边吃边听课,吃喝并举,自诩"把学问都吃进去了"。晚上吃夜宵已成习惯,中午不吃饭,这种饮食时间的相悖也不利于健康。

季节相悖饮食。饮食不顺应四时气候。冬天严寒,饮食宜温。有些学生冬季特喜冷饮、冰棍、冰激凌,导致腹痛、月经不调、痛经等病症随之而出。夏日酷暑,饮食宜清凉。有些学生不然,麻辣烫、羊汤、火锅、涮羊肉照吃不误,造成牙痛、上火、烦躁、吐泻等随之而来。

4. 放纵型饮食　有些学生家庭富裕,在家时山珍海味吃惯了,来校后受不了委屈,经常到校外饭馆大吃大喝。这些学生喜欢享受美食美酒,不计较花钱多少。正如《内经》中所说:以酒为浆,以妄为常。醉酒、腹泻、胀满、呕吐等病症经常不断,对身体健康极为不利。

5. 愚昧型饮食 有些学生自恃身强力壮消化功能好,自认为吃石头都能消化,"不干不净,吃了没病"。饮食不讲搭配,不讲节制,不讲卫生。饥一顿饱一顿,饮食全无规律。食堂、饭馆、路边餐桌、校外盒饭,想吃就吃,毫无顾忌。还有的学生在考试、考研、写论文等学习紧张的时刻废寝忘食,睡眠不足,饮食无常,焦虑过度。中医说:"饮食自倍,肠胃乃伤。"又说:"思虑过度则伤脾"、"膏粱厚味,足生大疔"。此型饮食者多不注意调养,以至出现胃肠受伤,肝脾不和等病症。

6. 恐惧型饮食 有些学生怕"病从口入",对食物的选择极严,不吃剩饭剩菜,不吃着色食品,不吃防腐食品,不吃生冷食品,不吃荤类食品……了解一些食品的制作过程之后,拒食多样食品。比如报纸披露饭店"地沟油"事件之后,不敢吃油条,不敢吃蛋糕,不敢吃小馆饭菜。怕水果中有激素而不吃,怕猪肉中有瘦肉精而不吃,怕大米是抛光米不吃,怕白面有添加剂而不吃,怕酒为假酒,怕豆制品为劣质品,怕这怕那,限制了自己的食品范围,导致必要的营养成分缺乏,达不到食养的目的而百病缠身。此类学生虽较为少见,但绝非没有。

7. 辟谷型饮食 部分学生追求线条美而盲目减肥。除经常服用减肥药减肥茶之外,不敢进食,唯恐长肉,于是选择辟谷型饮食。辟谷乃道家方士修炼成仙的方法,即不食五谷(五谷杂粮),仅以水、果品、蔬菜充饥。这当然不是科学的饮食方法。部分肥胖学生也误入此途,导致头晕、乏力、困倦、虚脱等时有发生。

8. 区域型饮食 高等学府,学生来自五湖四海。不同区域的学生有不同的饮食习惯。比如山西省喜面食,食味多酸;湖广喜食大米,食味多辣;冀鲁喜食菽黍,食味多甘;蒙疆喜炙肉脔,食味多厚等。这种饮食习惯反映了不同的饮食文化,且与当地的地理环境、民俗、自然气候有关。比如湖、广、蜀地域气候潮湿闷热,当地居民多食辣椒,是借用辣椒之辛散通阳发汗,排除体内之湿热。学生带着各自的地区饮食习惯进入学府,不能适应学校的普通饮食而坚持区域性饮食,不能因地制宜,亦为饮食之误,往往给生活带来烦恼。

二、大学生饮食营养方面存在的问题

1. 营养态度积极但营养知识贫乏 大学生现有的营养知识是来自中学的生物课程、电视、杂志及家庭的教育,大学里没有适当的渠道获得科学系统的营养知识。绝大多数同学不了解每天应该摄入哪些食品来满足对能量、蛋白质、脂肪和维生素及矿物质等营养素的需要,这些营养素主要存在于哪些食物。对食品的选择大多凭嗜好和传统的观念,绝大多数同学不知道如何利用有限的经济条件,吃得合理,吃得健康,而是一味的相信有钱了就可以吃出健康。许多调查研究结果显示,大学生对营养与健康的重要性认识明确,绝大多数大学生关心自己的健康状态,并愿意为了健康而改变不合理的饮食习惯。但对于营养知识的了解方面很不乐观。如2009年郭爱伟调查显示,大学生对一些营养常识问题能够准确回答的只有20%,不能正确回答的高达80%。2007年蒋海英对山东临沂市4所大学的调查结果发现只有24.2%的大学生了解《中国居民膳食指南》。

2. 营养观念偏颇 由于大多数学生家长没有受过系统的营养教育,所以他们普遍缺乏应有的营养与健康知识,在指导学生饮食方式和营养摄入方面存在着许多传统的错误做法,给学生的营养与健康带来了许多传统观念问题。

饮食是人类获取营养的重要手段。因此,在饮食上应掌握科学获取营养的方法,而在目前,却存在不少获取营养的误区。走入饮食误区的大学生,应及时调整自己的饮食观,改变不良饮食习惯,塑造健康的体魄。现列举大学生常见饮食营养误区:

误区一:水果一定比蔬菜的营养好。事实上,大多数水果的营养价值不如日常的蔬菜。

误区二:瘦肉不含大量脂肪。一般来说,瘦猪肉中的脂肪含量是各种肉中最高的,达25%～30%,而兔肉最低,仅为0.5%～2%。鸡肉(不带皮)的脂肪含量也比较低。牛肉的脂肪含量一般在10%以下,但如果是肥牛,即便是里脊部位也布满细细的脂肪点,脂肪含量甚至超过猪肉。

误区三:多吃植物油利于长寿。人群调查和实验证明,动物脂肪摄入量高的人,心血管疾病发病率较高,植物油摄入量高的人,心血管疾病发病率确实低一些,但奇怪的是,两类人的寿命并没有大的差别。经调查,原因是植物油摄入高的人癌症发病率比较高。如果多吃植物油,最好能够补充摄入维生素E等抗氧化物质。

误区四:鸡鸭鱼肉中才有优质蛋白。动物性食品中的蛋白质确实质量高,但是廉价的豆类和含油种子如花生、葵花子等也含有丰富的优质蛋白质。

误区五:饮用水越纯净越好。事实上,人们身体所需要的很多元素,一部分就是从饮水中获得的。含有某些微量元素或化合物的矿泉水甚至能够对某些疾病有疗效。蒸馏水本身几乎不含溶质,能够把人体中的一些物质溶解出来,对于一些金属元素中毒的人有好处,但正常人常喝可能造成某些矿物质的缺乏。

误区六:没有咸味的食品就不含盐。盐是氯化钠,然而除此之外,钠还有各种化合物形式。因血液中含有大量的钠离子,所以动物性食品毫无例外都含较多的钠。此外,加工食品中也含有大量的钠。因此即使您吃没有咸味的食品照样可以获得不少钠。

误区七:含有多种氨基酸的食品都是高级营养品。氨基酸本身并没有什么神秘之处,它只是蛋白质的组成单元。食品中含有蛋白质,也自然含有氨基酸。廉价的玉米和土豆中照样含有多种氨基酸。健康人既然具有消化蛋白质的能力,就完全可以从普通食物中获得氨基酸,也就没有必要喝什么昂贵的氨基酸营养液。

误区八:纯天然食品一定对人体无害。食品化学分析也发现,许多纯天然食品中都含有有害物质。例如,生豆角中有溶血物质,发芽土豆中有毒素,某些鱼类中含有胺等可能导致中毒的物质等,如果对这些食品处理不当就会发生危险。

误区九:加了添加剂的食品一定有害。比起烟和酒来,食品添加剂对健康成年人造成的危害微乎其微。只要遵守国家有关限量规定,现在允许使用的添加剂都是相当安全的,而且总的来说利大于弊。

误区十:洋快餐营养丰富。营养学家认为,洋快餐高热量、高脂肪,缺乏绿色蔬菜,膳食纤维不足,营养不平衡。其他品质的快餐也存在相似的问题。经常食用,势必会带来营养不良的后果。

3. 营养行为不良　高考前,有家长照顾学生的日常饮食,对于学生自己而言,吃什么基本都由"家长决定"。而进入大学后,大学生的日常饮食由学生们自己掌握。很多同学的生活习惯极不科学,所以高校普遍存在不良的饮食行为,主要表现在:①不吃早餐。不吃早餐的现象在大学校园非常普遍。调查显示,坚持每天吃早餐者仅占35.71%,14.29%的同学从不吃早餐,其余的同学时而吃早餐,时而不吃早餐。尤其在周末,学生们常将早午餐合为一餐食用。大学生不吃早餐的原因主要包括缺乏食欲、为了省钱、减肥或睡懒觉等。②偏食挑食。偏食挑食都是非常不良的生活习惯,对生长发育极为不利。由于没有科学的营养知识做指导,所以大学生挑食偏食现象普遍。他们挑食偏食的原因部分是从小在家庭生活中养成,有的是被错误的饮食观念所引导,有的是为了一些特殊的目的(如减肥等)。他们选择食物的主要依据是口感、价钱、方便等。大学生钟情的食物往往是西式快餐、路边摊高油高脂食品以及方便快捷食物如方便面、榨菜、麻辣烫等。大学生喜欢的食物加工方法主要是炸、烫、烤、腌、熏等,而他们选择的食物特点表现为干、硬、烫、酸、辣、咸等。正是由于大学生在饮食方面的这些特点,腹泻、消化性溃疡、营养不平衡、急性胰腺炎等时有发生。③夜食。诸如上网、谈恋爱等各种原因导致的大学生晚睡现象常见。在晚睡前,很多学生养成了加餐的习惯,而此时的加餐一般都是方便面、肉肠、榨菜、蜜饯等食物为主,这些方便食物营养密度低且含大量添加剂等。一方面造成了学生营养摄入不均衡的问题,另一方面进一步影响了大学生的生活规律,是大学生健康的潜在危害。④零食。零食(snacks)是指非正餐时间所吃的各种少量的食物和饮料。随着我国经济的发展,零食品种繁多,已成为人们饮食生活中不可缺少的组成部分。合理的零食可作为日常膳食的有益补充,然而,零食摄入不当,也可能导致营养摄入不平衡。大学生吃零食的现象比较普遍。尤其是女生吃零食的比例高于男生。"味道好"是大学生选择零食的最主要因素,大部分大学生对零食的卫生质量和营养不太重视。而这些味道好的零食多是高脂高糖低营养素的食品。2008 年卫生部发布了由中国营养学会制定的《中国儿童青少年零食消费指南》和《零食指南扇面图》。《扇面图》中将零食分为十大类,每类又分为"可经常食用"、"适量食用"和"限制食用"三个级别。武洁姝等的调查发现,每天吃零食的比例女生占 53.4% ,男生占 27.1% ,在"可经常食用"的零食中,大学生吃新鲜蔬菜水果和纯/酸奶的频率达到每周 3 次以上的分别占 58.2% 和 43.7% ,女生消费的频率均显著高于男生。在"限止食用"的零食中,熏烤肉类、油炸食品、膨化食品、糖块,每周吃 3 次以上的学生分别占 14.3% 、13.7% 、11.0% 、17.8% 。除膨化食品和油炸食品,其他各类零食男女生的消费频率有差异($P<0.05$),女生对糖块和果脯蜜饯的消费频率高于男生,而男生对熏烤肉类、方便面和薯条的消费频率高于女生。大学生零食消费频率最多的时间是在晚餐后到睡眠前之间,考虑大学生晚上自习,吃零食可作为部分能量的补充很有必要,但考虑晚上活动少,过多的零食可能会影响消化、能量储存或影响睡眠。所以,大学生应注意睡眠前零食不能吃得太多。《指南》中指出,零食应是合理膳食的组成部分,不要仅从口味和喜好选择零食,要购买卫生、有益健康的零食。所以,大学生在选择零食时,应多考虑营养和卫生。

三、大学生产生营养偏离行为的原因

1. 营养知识宣传普及程度不够 丰富的膳食营养知识是大学生科学饮食、健康饮食的基础,也是形成良好饮食习惯的前提。大学生掌握的一些膳食营养知识,主要是通过课外泛读和收听收看广播电视获得的,家庭和学校在营养知识的宣传普及方面作用发挥不够。从家庭因素看,由于未接受过系统的营养健康教育,对一日三餐应该"吃什么、怎样吃、吃多少",大多数学生的父母不是很清楚;从学校方面看,对营养学知识的普及和重视程度不够,营养学课程开设的范围有限、时间较短,且以灌输为主,缺乏实践干预,因而对学生的饮食行为正面影响不大。家庭和学校在营养知识宣传上的软弱无力,使得广告宣传效应进一步凸显,为追求经济收入,有些代言广告在对产品营养成分概括和效用的描述存在虚假现象,误导了大学生。

2. 低收入水平带来的消费窘境 当前,大部分大学生基本没有固定收入,主要靠家庭供给,部分大学生的可支配收入来自学校助学金和课余打工所得。大学生的日常消费,除了衣食住等开支外,还有支付手机通信,购买化妆品、礼品,外出旅游、同学聚会等必要的费用。由于收入水平不高,支出项目较多,有时还存在盲目消费、攀比消费、奢侈消费等非理性消费因素,因而大学生饮食消费行为只能在低层次上徘徊。孙玫的调查显示,月饮食消费水平在200~400元的男生高达88.3%,而女生则为86.3%,6.9%的女生的月饮食消费小于200元。有的大学生饮食消费在月消费总额中几乎占了一半。由于受经济条件的限制,大学生不得不在节衣缩食方面想办法,于是就出现了廉价的、口味好饭菜在大学餐厅较欢迎,而营养价值不受重视的现象。

3. 流行审美观直接助推的结果　当前社会盛行以瘦为美、以骨感为美的大众审美观,加之大众传媒的大肆渲染和误导,为保持一副姣好身材,将来能找个好工作,有更好的发展前景,许多女大学生走上了盲目节食之路,尤其以不吃早餐最为普遍。据健康网报道,2006年山东烟台十所大学里,有近半数女大学生选择以节食方式控制体重,有80%左右的女大学生对脂肪类食物表示厌恶。过度节食带来的直接后果是就是营养不良或引发各种疾病。

4. 生活随意导致饮食缺乏规律　当前,高等院校倡导自主学习和以自我管理为主的核心育人理念,松弛有节奏和怠惰怠缓并存,对学生的约束和限制相对减少,因而部分学生放松自身要求,学习生活自由散漫。有些学生面对考试压力的突然消失、外界诱惑的不断增多,一时茫然不知所措,养成通宵上网,打游戏,吸烟喝酒、晚睡晚起等不良生活习惯,从而导致饮食无规律,不吃早餐、不按时进餐、吃零食、吃快餐等现象比较普遍,膳食营养平衡难以保证。

5. 学校餐饮业市场化的负面影响　在高校普遍推行后勤社会化保障的今天,学校餐饮业也不可避免地被打上商业化的烙印。为了压低人员工资、降低饭菜成本,很多大学餐厅违规聘用了一些低素质的厨师和服务人员。蒋海英调查发现:食堂餐饮业服务人员中,初中及以下文化程度者占90.2%,高中以上学历占9.8%,95.2%为非正式工,厨师中有60.2%没有厨师证,食堂未配备营养师。有的大学餐厅摊位饭菜品种单一,偷工减料,以低价位吸引学生;有的还存在单方面迎合学生饮食追求口味的习惯,对主副食、蛋肉禽、蔬菜营养合理搭配、科学烹饪等要求不管不顾的现象。

四、大学生营养现状

与中国居民膳食营养素参考摄入量相比,大学生的膳食结构不尽合理,主要表现在以下几个方面:

1. 膳食构成不尽合理　中国营养学会吸取西方和日本膳食构成的经验教训,在我国传统膳食结构模式的基础上,制定了我国近期成人合理膳食构成指标,并向全国人民推荐。这一膳食构成指标是:成人每人每月摄入粮谷类14kg、薯类3kg、豆类1kg、肉类115kg、鱼类500g、植物油250g、蛋类500g、奶2kg、蔬菜12kg、水果3kg。这样平均每天摄入总能量10MJ,蛋白质70g,可以达到膳食营养基本平衡。而目前高校男生膳食以谷类及其制品为主,占总摄入量的44.3%,其次是蔬菜、瓜茄类,占25.3%,其余依次为畜肉类、豆类及其制品等。女生膳食以蔬菜瓜茄类、谷类及制品为主,前者占35.68%,后者占32.22%,其次是畜肉类、豆类及其制品等。男、女生蔬菜、水果、鱼类、乳类、蛋类摄入均未达到要求,女生粮谷类摄入严重不足,可见膳食构成不够合理,学生食堂应增加这些食品的供应,以满足学生合理膳食结构的要求。

2. 营养素摄入量不足　与中国居民膳食营养素参考摄入量相比,男、女生核黄素摄入严重不足,只达到标准的41.8%和33.9%;钙摄入量男生稍有不足,占标准的78.7%,女生不足较明显,占标准的57.4%。女生的蛋白质、热量、视黄醇(维生素 A)、硫胺素(维生素 B₁)的摄入量不足,分别占标准的70.9%、71.3%、74.5%和69.1%,其他营养素基本正常或充足。膳食中核黄素、硫胺素、视黄醇主要来源于各种动物性食品,特别是动物性内脏、奶、蛋、豆类和新鲜蔬菜,食堂应增加这些食品的供应,学生要适当多进食这些食品。

3. 热量的营养素来源不均衡　学者们认为,我国人们膳食中蛋白质、脂肪、碳水化合物所提供的热量分别为12%~14%、20%~25%、60%~70%较合理,通过调查发现,男、女生蛋白质、碳水化合物,男生脂肪提供热量较为适宜,女生脂肪偏高,达38%。

4. 蛋白质的食物来源　调查表明,男生膳食中动物性蛋白和豆类蛋白之和为43%,女生两者之和占48.8%,男、女生蛋白质来源较为合理。但是,女生的蛋白质摄入量不足,应增加动物性、豆类、谷类等食物的摄入。

5. 钙、磷比例失调　男生钙、磷比例为1:2.3,女生为1:2.0;钙磷比例建议值为1.5~2:1,可见大学生钙磷比例不合理。磷广泛存在于动植物组织中,一般不会缺乏,应增加钙的摄入,钙类的来源以奶制品最好,豆类含量亦高。另外,骨头汤是补充膳食钙的有效措施,必要时,可补充钙片,以促进钙、磷的吸收。

正是由于大学生膳食摄入存在以上问题,蛋白质-热能营养不良、维生素 A 缺乏症、缺铁性贫血和钙的摄入量不足等在一定程度上威胁着高校学生健康。

五、改善大学生饮食营养的措施

怎样安排好一日三餐?这对当代大学生们来说,似乎是一个再简单不过的问题,但要真正做到合理膳食,以适应大学生的要求,却又不是那么容易。当前在校的大学生,年龄一般都处在二十岁左右,身体还处于发育的旺盛阶段,一方面要求有合理的充分的营养来满足生理的需要;另一方面,要消耗大量的脑力劳动,以适应大学的紧张学习。因此,大学生应该合理的安排好饮食,特别是对那些第一次远离父母独立生活的学生们,更应注意自己的饮食问题。

由于各地的食物来源及饮食习惯差别显著,每个大学生的消费水平也不尽相同,所以饮食安排也不可能千篇一律,结合多地对大学生进行的营养状况调查分析,从总体上应注意以下几个方面:

1. 加强营养知识教育,端正大学生营养态度　学校要把营养教育提到议事日程上来,可以开设《营养与健康》、《营养学》、《食品安全》等方面的公共选修课,定期邀请营养专家举办各种形式的营养知识系列讲座、有关营养与健康的专题报告,也可以在新生入学期间进行宣传,介绍各种食物营养价值和营养素对人体的生理功能的影响,食物来源以及饮食行为与健康及疾病的关系等,学习《中国居民膳食营养素参考摄入量》、《中国居民膳食指南》、《中国居民平衡膳食宝塔》等,从根本上增加学生的营养知识,激发积极的生活态度,改变不良的饮食习惯。在校内积极展开营养知识宣传,可在食堂、教学楼等地开辟营养宣传专栏,通过板报和橱窗展示膳食营养知识,在学校快捷的网络平台、广播台特设营养栏目,在校报刊登相关文章,通过科学、趣味和艺术的内容形式,提高营养教育的效果,各种渠道的宣传,耳濡目染,使营养教育融入生活,把健康知识化为实际生活行动,端正营养态度,增强身体素质。

2. 加强高校食堂管理　食堂是学生就餐最主要的地方,高校应强化学生食堂管理,延长开放时间,向学生提供卫生且品种丰富的食品。加大食堂工作人员的营养知识教育,配备高水平的营养师和厨师,根据学生生长发育和生理特点,规范和量化食品,保证采购食品质量,合理搭配食物,确保各营养素和能量的合适比例,提高学生的营养状况。充分保障大学生们的蛋白质及热量供给,增加动物性蛋白质的比例,增加新鲜蔬菜、水果的供给。倡导食堂向学生提供配搭好的种类丰富的营养早餐,提供各类营养素达到推荐摄入量的营养午餐和晚餐。引导学生克服挑食、偏食和厌食的不良行为,改变饮食不规律、经常性夜宵、不按时就餐、为减肥用水果、副食代替正餐的习惯。

3. 提倡大学生膳食革命

(1) 食物搭配多样化:在饮食中尽可能选择多样化的菜肴和主食,以确保各种营养的充分供给。众所周知的六大营养素是:蛋白质,脂肪,碳水化合物,无机盐,维生素,水。每种食物所含营养素的种类及数量不同。如果偏食,则往往会引起营养素供给的不充分,会造成营养缺乏。目前大学餐厅的菜肴中营养素比较全面,都已包含在不同的菜肴中,但是大学生的消费水平有限,不可能在一餐中饮食全面,这样就很难保证营养素的充分供给,况且有一部分学生对喜欢的食品就胃口大开,对不喜欢的就嗤之以鼻,这样就更加难以保证比较全面的摄取营养素。因此,学生就餐时,应不断变换品种,保证饮食多样化。(如两三个同学可以买上几份不同的菜肴,共同就餐)。最好的方法是餐厅根据食物的营养给菜肴以合理的搭配,搞好营养膳食,使学生能够吃到营养全面的饭菜。

(2) 三餐热量摄入均衡化:适当安排好三餐热量摄入的比例。有这样一句谚语"早餐要吃好,午餐要吃饱,晚餐要吃少"。目前大学生的热量供应基本达标,但三餐之间热量的分配也并非尽善尽美,早餐要吃得好,也要吃得饱,现在不少学生早餐吃得少,且质量差,而不少大学上午的课程安排很满,如吃不饱、吃不好,很难坚持到中餐,同时也影响上课的效果。除此以外,晚上也要吃得饱,否则也会影响到晚自习。三餐热量的摄入以早餐30%,中、晚餐各占35%的比例为好。人不可缺少的微量元素还包括铁、氟、锌、铜、钳、钴、铬、锰、镍、硅、碘、硒、锡、钒等十三四种。医学把它们称作人体必需的"微量元素"。为了增强体质,怎样从"盘中餐"获得理想的元素呢?一是:常吃"粗食"。谷物的许多营养元素,集中在谷皮里。如出粉率72%的精制白面,仅能保留原小麦五分之一的"镁"和七分之一的"铬"。精制的白糖,只含有粗糖1%的镁,7%的铬,无机盐比粗糖少30倍。一些专家认为,缺"铬"会导致动脉粥状硬化;相反,"镉"少"铬"多且"铅"积累少的健康人,有可能活到90~100岁。二是:不可"偏食"。品种多样、合理搭配的饮食,是摄取多种营养的保证。"偏食"的人,把三餐美味中的一部分营养元素都拒之体外,时间久了,自然而然就发生营养缺乏症。三是:"吃菜喝菜汤"。做菜、吃馅常"挤"掉菜汤。岂不知,菜汤里富含植物细胞内宝贵的金属"钾";菜本身反而成为"低钾菜"。缺"钾"对心脏、血压、都十分不利。所以,"原汤化原食"既吃菜又喝汤,是科学合理的膳食。四是:避免"以药代食"。自然食品的营养是均衡的。如果"以药代食",过量的摄入某种元素——包括必需的微量元素,都会变得具有"毒性",生命可能因此而受到影响。例如大量服用铜剂,能引起难以医治的威尔逊症。所以,我们还是应从"盘中餐"里去索取营养,不可滥用营养药物。五是:不吃"污秽饮食"。众所周知,重金属的污染,比农药等有机物的污染还要严重。因为农药等化合物在自然界中尚可缓慢分解,净化为"无毒"物质。而有毒元素却无法分解,进入人体后就会引起不良后果。因此,有毒元素污染过的饮食,以避免入口。

（3）蛋白质供应优质化：应增加蛋白质的摄入量。蛋白质是生命活动的基础，在体内不能储存，每天都必须摄入，因而必须保证蛋白质的供给。从调查结果看，目前大学生的蛋白质供应量普遍不足，组成上以植物性蛋白质居多，动物性蛋白质比例很少，且质量较差。因而在膳食中应增加富含蛋白质的原料做的饭菜，像瘦猪肉、鸡鸭肉、蛋类、奶类以及豆制品等。早餐可喝些豆浆，有牛奶更好。考虑到部分学生的经济状况，可多吃些豆制品，对补充蛋白质大有裨益。蛋白质的摄入量每天应达到70g的供给量标准，其中动物性、豆类的蛋白质最好占三分之一以上。

（4）脂肪摄入标准化：在日常饮食中应适当增加脂肪的摄入量。脂肪包括中性脂肪和类脂，是人体重要的热能营养素。此外，脂肪中含有的磷脂固醇对增进大脑神经的功能有一定的作用；还有一部分脂溶性维生素，是供给维生素 A、D、E、K 的主要途径。因此，摄入的脂肪量应满足机体的需要。目前，有部分学生受"节食风"的影响，过分节制脂肪的摄入，有点谈"脂"色变，这是不可取的。况且现在学生脂肪的摄入量很少达到每天50g 的标准。所以要通过多吃些动物型菜肴或用植物油烹制的菜肴的方法来增加脂肪的摄入量。

（5）维生素吸收丰富化：在饮食中多吃一些富含维生素的食物。维生素包括脂溶性和水溶性两种，它们是调节体内生理功能所必不可少地物质。动物的肝脏，一些海产品，植物油等是脂溶性维生素的主要来源；而蔬菜水果则是水溶性维生素的主要来源。有些维生素，譬如维生素 C 在烹调过程中极易受到破坏。所以，学生在选择菜肴时，应以富含维生素的瓜果蔬菜以及肝脏等为主，也可采取一些补救措施，如平时多吃些（生食）水果蔬菜中含维生素多的如西红柿、黄瓜、菜青椒、红心萝卜等。

（6）饮食安排合理化：应注意根据季节变化合理安排饮食。食物有寒热温凉四性：冬季宜吃温热性食物；夏季宜吃寒凉性食物；春秋两季也应区别对待。对于大学生，特别是一些女同学更应注意，冬天可多吃些以烧、炖、焖方法烹制的羊肉、狗肉、猪肉等。

总之，应大力宣传营养方面的知识，加强学校食堂管理，把正确的饮食态度、良好的饮食习惯真正落实到每位学生的日常饮食行为中去，均衡膳食、合理营养，保证大学生身体能够健康发展。

第六节　营养咨询与营养教育

一、营养咨询

（一）营养咨询的概念

咨询是指商谈、征求意见、寻求别人帮助。是通过人际关系而达到的一种帮助过程、教育过程和增长过程。即通过咨询给来访者以帮助、教育，使他们获得益处。咨询是一个过程，因此，需要多次，每次常需持续一段时间。

营养咨询是通过语言、文字、图片、音像等媒介，借助体格检查、计算机软件、实验室检查资料等工具，给咨询对象以帮助、启发和教育的过程。可以帮助咨询对象了解和学习营养知识、端正营养态度、培养良好的饮食行为。

（二）营养咨询的方式与内容

1. 营养咨询的方式　①门诊营养咨询,②信函咨询,③电话咨询,④专题营养咨询,⑤现场营养咨询,⑥住院病人营养咨询。

2. 营养咨询的范围　①各种营养异常(营养不良和营养过剩),②各种与营养相关的疾病,③疾病的营养治疗,④疾病的营养支持,⑤健康者的营养保健。

3. 营养咨询的注意事项　①正确处理与咨询对象的关系。②把握咨询时间:每次咨询的时间为 30min 至 1h,一般不要超过 1h。③态度鲜明,应答审慎。④全面了解咨询对象的情况。⑤审慎使用药物。⑥重视运用心理治疗。

（三）营养咨询的理论

营养咨询的技术和方法很多,比较常用、操作性强的当属 SOAP 咨询方法。

（1）SOAP 法简介:①主观询问(subjective),②客观检查(objective),③评价(assessment),④营养支持计划(plan)。

（2）SOAP 的一般步骤

1）收集病史:观察、交谈、阅读等收集咨询对象的病史资料。

2）采集饮食史:24 小时回顾法、食物频率法、食物记录法等。

3）膳食调查

4）营养异常的诊断

二、营 养 教 育

健康教育是指健康信息在教育者和受教育者之间的传递和交流的过程,其目的是使受教育者具有自我健康保健意识,并自觉采取有益健康的行为。其目的是:培养人群以及社区对自己健康责任感;促进医疗保健资源的有效利用;增进人群自我保健能力;提高医疗保健服务质量。

营养健康教育(nutrition health education):是通过营养信息传播和饮食行为干预,帮助个人或群体掌握营养保健知识,树立健康观念,自愿采纳有利于营养健康行为和生活方式的教育活动与过程。

（一）营养健康教育的意义

1. 营养教育是一种重要的健康促进手段　随着疾病谱和死亡谱的变化,冠心病、肿瘤、中风已成为当今社会的主要死因,这些疾病与不良的生活方式、行为、膳食结构有关。通过健康教育,促使人们自愿地采纳健康的生活方式与行为,降低致病的危险因素,就能够达到预防疾病、促进健康的目的。营养教育与膳食结构的改善程度业已成为评价一个国家或地区文明程度的指标之一。可见开展营养教育,促进营养科学知识与信息在人群间的有效传播是一件利国利民的大事。

2. 营养健康教育是一项投入少、产出高、效益大的保健措施　通过营养健康教育,使广大居民了解食物营养相关的基本知识及其与健康的关系,消除营养误区,改变不良食物禁忌和习惯,养成良好的饮食行为,采取合理的膳食模式,减少自身制造的危险,就能够预防疾病,促进健康水平。因此,有巨大的社会效益和经济效益。

3. 通过营养健康教育可以提高现有食物的利用度 各种食物的营养构成都有其特点，但没有一种食物含有人体所需要的全部营养素。因此，科学合理的食物搭配，就能使食物间的营养成分起到互补的作用，使各种营养素达到最大限度地吸收与利用，提高食物的营养效能与健康效应。

（二）营养教育的内容

（1）有计划有步骤地对相应部门管理人员进行营养知识培训，包括农业生产、食品流通、粮食供应、食品工业等部门。

（2）利用各种媒体，广泛开展群众性营养宣传教育活动，使营养科学知识成为人们日常生活的指导原则，通过提供信息，培养技能，让居民掌握合理选择、正确烹调和利用食物的知识与技能，帮助人们更好地维持自身健康。

（3）调查和了解各地膳食结构的主要特征和存在问题，通过健康营养教育，使居民纠正营养误区。

（三）营养健康教育的方法

1. 专题讲座法 一般是由卫生专业技术人员对有关健康的某个专题进行讲座，以口头配合书面的方式，将信息传达给学习者。

2. 讨论法 针对学习者的共同需要，或存在相同的健康问题；以小组或团体的方式进行健康信息的沟通及经验交流；让大家就共同关心的问题展开讨论，各抒己见。

3. 角色扮演法 角色扮演法是一种制造或模拟一定的现实生活片段，由学习者扮演其中的角色，将角色的言语、行为、表情及内心世界表现出来，以学习新的行为或解决问题的方法。

4. 实地参观法 带领学习者实际参观某一健康场所，以配合教学内容，使学习者获得第一手的资料。

5. 示范法 常应用于教授某项技术或技巧。

6. 个别会谈式教育

7. 视听教材的应用 利用有关教具，如单页材料、小册子、录像、幻灯等，使学习者在最短的时间内对某一教学内容有所了解。

第七节　大学生的自我保健

一、自我保健的内涵和指导思想

（一）大学生自我保健的内涵

所谓大学生自我保健是指大学生开展的群众性的依赖自身努力的保健活动，是大学生自觉地进行各种从健康角度出发的自助和互助活动。在层次上，大学生自我保健包括个体水平和群体水平两个方面，个体水平是指大学生在学校医疗机构和医务人员的指导下，对自己或他人进行的医学照顾，群体水平是指由学校（包括院系和年级）所采取的一系列有关促进自我保健的决定和措施。在内容上，大学生自我保健包括维护健康、预防疾病、自我诊断、自我治疗以及在校内外医疗机构诊治后的各种卫生保健的个人继续。在方法上，大学生自我保健是建立在健康教育的基础上，开展体育锻炼，注意营养平衡，重视起居卫生，重视心理训练和心理调节，进行行为矫正等一系列自我管理、自我观察、自我评价、自我调节的卫生保健措施。因此，从性质上说，大学生自我保健的根本目的是保持和促进大学生的健康水平，纠正不良行为和生活方式，一旦患病后可应用掌握的医学知识和方法来进行自救和互救，它是提高大学生健康素质的积极措施。

（二）大学生自我保健的指导思想

大学生自我保健的基本出发点是"多依靠自己，少依赖医生"，其基本指导思想是，健康既是一项基本人权（即每个人应享有的健康权利），又是每个人应尽的社会责任，强调每个人对社会健康负责。因此，自我保健是一种最为充分的保健，它特别强调每个人在卫生保健中的主观能动性，强调自己在健康中的地位。

现在，大学生在健康问题上的主要倾向是过度依赖医院和医生的现象仍然比较严重，这与世界卫生组织多次倡导"健康的真正主人是每个人自己"的精神是相悖的。如果给大学生一份问卷，要求回答：您认为健康的获得主要依靠谁？您认为您的健康问题主要应该由谁来负责？是医生，还是自己？可能有相当数量的大学生会不假思索地回答：是医生。其实这一回答是错误的。这种将自己在健康和疾病问题上摆在被动角色地位的现象是有其历史原因的。在科学不发达和文明程度不高的社会发展阶段，人们对健康的态度只能听天由命，有了疾病只能熬受病魔的折磨，得不到应有的治疗和照顾。随着社会的进步，人类文明和科学的发展，人们懂得也有条件允许在患病后可去医院诊治，但是由于医学服务的方向是重视临床，忽视预防，更忽视自我保健，从而造成了似乎唯有医生才是自己生命救世主的思维定势，在医患关系上不是把医生和病人放在平等的地位，而是把病人置于完全被动的从属地位。

按理说，绝大多数慢性病的治疗主要不是依赖住院治疗，而是依靠病人在家中的各种调理，依靠在家庭进行各种自我疗法、营养饮食、健身养生、康复锻炼等自我保健措施才能奏效，但在非依赖医生不行的思维定势影响下，有些病人竟然会出现只有在医生直接现场指导和参与下才会有效，否则就会毫无疗效的依赖心态。这种依赖心态将会严重影响人们健康水平的提高。当然，我们并不否认医生在激发人们进行自我保健中的关键作用，他们能够通过健康教育来帮助人们学会如何观察常见病症的主要迹象，学会掌握一般疾病和损伤的处理方法，增加有益于健康行为的知识，并且促进积极的健康行为。也并不是说，强调自我保健的重要性，就可以完全不需要医生了，而是认为每个人在人生旅程中能否基本上或较长时期地保持较高的健康水平，主要依靠自己。自己的健康只能依靠自己来保持和创造，而医生只是在当你患病后给予医学照顾，"只求医生，不问自己"是对自己健康不负责任的态度。

二、大学生自我保健的内容

自我保健的内容主要包括以下几个方面：

1. 接受健康教育　健康教育可以普及卫生科学知识，强化人们的健康意识，大学生要主动接受健康教育，并不断付诸实施。

2. 建立良好的生活习惯　建立良好的生活习惯非常重要，好的习惯受用终身，主要包括①不吸烟;②不酗酒;③节制饮食,减少热量、脂肪、盐和糖的摄入量;④适当地锻炼身体;⑤定期健康检查;⑥爱好清洁,注意安全。

3. 注意维持心理、生理健康 劳逸要适度,生活要有规律,心胸豁达,情绪乐观,与人为善,自尊自爱,家庭和谐,提高社会适应能力和对挫折的耐受力。

三、如何进行自我保健

(一) 集体自我保健

1. 学校 可以通过学生会、团委、医疗部门开展健康教育,树立大卫生观念,以多种形式传播保健知识,开展心身健康咨询,可以成立大学生身心健康协会,建立社会支持网络。

2. 学院、系、班级、宿舍 可以通过公约形式,约束不良卫生习惯,如无烟教室、无烟宿舍、无酗酒班组等,建立起互相制约、监督的集体,共同树立良好的健康的生活习惯。

3. 自助小组,自行组织,按需参加,相互监督 如坚持每天跑步、打拳、做保健操等,矫正不良行为,戒烟限酒。

(二) 个体自我保健

1. 饮食保健 大学生正处于长知识、长身体的关键阶段,一定要保证足够的营养素,充足的热能,丰富的蛋白质,且比例均衡。由于蛋白质、维生素不能在体内大量储存,所以一日三餐营养分布一定要合理,要从大学生的学习、生活特点来安排饮食。

2. 体质锻炼 每个人在体力活动中表现出来的力量、速度、耐力、灵敏性、柔韧性统称身体素质,是学习和工作的基础,只有"持之以恒",坚持锻炼,才能增强体质,不坚持就会倒退,突击锻炼对增进体质没有什么益处。自我保健式锻炼不同于竞技锻炼,要"循序渐进",运动量不宜大,精神要放松,逐渐增加强度,有了健康的体魄,可以提高智力活动的效率,又可以增强抵抗力。

3. 合理睡眠 自我保健要针对具体情况,把学习和休息安排得当,休息可以坐着、躺下、散步、有节制地进行文艺活动,不能几天连续工作不休息,也不能整天"闷头睡大觉"。合理的睡眠,以精神饱满,能更好地进行一天的学习和工作为标准,每个人的睡眠时间是不同的,不要强求,但要把学习和休息安排好,紧张与松弛交替,劳逸结合不能偏废。人们经过一整天的紧张学习或工作后,大脑已经很疲劳,便从兴奋转入抑制状态,需要通过睡眠来恢复,然后再从抑制转入兴奋状态。破坏这种用脑规律,就会头昏脑涨,全身无力,学习、工作效率也不会高。

有些大学生学习一紧张就加班加点,晚上直熬到深夜,甚至通宵达旦。特别是遇到期末考试,就用晚上睡眠时间复习功课,俗称"开夜车"。长时间睡眠不足,可造成神经功能紊乱,免疫力下降。睡眠不足时血液中的血脂、脂蛋白和胆固醇的含量就会增高,易发生动脉硬化。睡眠不足时,心血管系统、呼吸系统、消化系统的功能均可降低,进而导致器质性病变或早衰。为了身体健康及高效率的学习工作,必须少开夜车,保证充足的睡眠时间。大学生每天应保证 7~8 个小时的睡眠。

4. 科学用脑 脑力劳动时,大脑对氧需要量很大,而血液循环却相对缓慢,故氧的供给量常常不能满足大脑的需要,容易引起脑缺氧,进而产生大脑疲劳。因此,在脑力劳动一段时间之后,应适当地活动全身,如打球、跑步、做操等,以加快全身的血液循环,增加氧的供给,从而消除大脑疲劳。

大脑皮质的功能区各不相同。单一的功能区活动极易产生疲劳。若几个功能区协同活动,就不易产生疲劳。因此采取读、写、思三法齐用,就会加深记忆痕迹,提高记忆力,使学习获得良好的效果。大脑保健的要点:①积极用脑:人脑尚有相当大的潜力未被利用,有巨大的潜力可以发掘。人的大脑和人体其他器官一样,需要积极锻炼,才能逐渐发达。因此,应当多学多思,潜心钻研,探索问题,让更多的信息进入大脑。只要按照科学的方法有节奏地用脑,人的大脑就会不断变得聪明起来。闲来无事就读书,读书之余多思考。读书使人富有,会读使人智慧。②注意休息:大脑的最佳连续工作时间为1小时左右。根据这一生理特点,应充分利用上课的时间,全神贯注地听讲,提高学习效率。应充分利用课间的休息时间,使大脑得到调整和休息。③坚持锻炼:长时间地学习和思考的时候,全身的血液循环减慢,流经大脑的血液就会减少,这时,就可能产生暂时性的“脑缺氧”,导致学习和记忆效果下降。如果能在紧张的学习之后进行体育锻炼,开展多样化的文体活动,促使全身的血液循环加快,就能向大脑补充更多的营养素,增强体质,提高神经系统的灵敏度,充分发挥大脑功能的潜力,提高学习和工作效率。④注意营养:大脑对蛋白质、糖类、脑磷脂等物质的需要量比其他器官的需要量要多得多。在饥饿或低血糖状态时,脑力活动减弱,有时还会出现头晕或昏迷。只要在日常生活中不挑食、不偏食,多吃鱼、肉、蛋、蔬菜和水果等,就可以满足大脑对蛋白质、脑磷脂、维生素等营养素的需要。这对于脑力的恢复,提高大脑的工作效率,是十分必要和有利的。

5. 心理自我保健　　目标在于保持心态稳定,维持心理健康。要自知、自爱、自信、自尊和自强。现代青年必须克服失落感、消极颓丧、自暴自弃的精神尘垢,主动参与环境变迁,建立自信适应社会潮流,乐于从生活的变动中寻找机会,该紧张时紧张,该放松时放松,在有所为和有所不为之中,每个人都要使自己情绪放松些,再放松些。具体包含:①自我意识良好,能正视现实,认识自己;②社会功能良好,有良好的适应能力,善于在实践中总结经验。良好的人际关系可以支持增强个体对挫折的耐受性,是个人所处群体中的自我保健力量,人永远害怕孤独而珍视与周围人群的和谐关系,爱是消除孤寂最有效的方法,友谊能使痛苦减半,欢乐倍增,同志间的关心、爱护及亲密无间的友谊是医治疾病的良药;③正确的价值观。从价值观而言,“有所作为”是人生的最高境界,有所为才能有内心的充实感、幸福感和最佳的精神状态。有的同学说:“我什么病都没有,就是觉得活的没意思”,这是一种对生活、工作、学习缺少充实感,感到厌倦的“无兴趣病”。人只有不断进取、刻苦奋斗才会有乐趣。现实社会永远不会是十全十美的,我们要正视现实,把现实融入生活中,抱负要切合实际,要正视现实对个人愿望的相约。对自己评价过高或过低,便会对自己形成压力;如果对自己认识不深刻,难以面对现实,其最终结果是导致自我否定,将对健康产生严重威胁。

我国高校大学生存在心理健康问题,已经是一个普遍的现象。调查显示,有20%～30%的人有明显的心理障碍。刚入学的大学生,适应高校学习、生活环境的能力比较差,自理、自律能力欠缺,常产生自卑心理。许多人在学习紧张与竞争压力面前,容易失去自信心,有些学生有不健康的竞争心理,甚至产生嫉妒和报复心理,甚至视学友为竞争对手与仇敌。有些大学生对从简单、单调的中学生活步入丰富多彩的高校生活很不适应,待人处事缺乏应对能力。有些大学生生活自由散漫,有些人松松垮垮,盲目混日子,有些则对社会上的阴暗面看得过重,产生悲观情绪、精神空虚。有些大学生过早加入“恋爱族”,因对爱情缺乏正确理解,屡屡受挫,饱经失恋之苦,但又难以自我调适。资料表明,大学生中的自杀事件中有 3/4 以上是由于失恋或情感受挫所引起的。大学生自主择业是对每个人的严峻考验。大学生不再有"天之骄子"的优势,职场处处有强手,这也使一些大学生感到心理失衡,不能正确对待选择职业,产生恐惧心理,甚至采取不正当的做法找工作。大学生心理保健的要点如下:

(1) 提高自我适应能力,积极培养创新精神:大学生来自四面八方,刚刚入学的新生生活、学习环境、教学内容、学习方法都发生了一系列的变化,往往感觉很不适应。即使是入学几年的老生,遇挫折或失败时,感到茫然、苦恼、困惑也是常有的事。对成长中的大学生来说,挫折也是有价值的,它可以锻炼适应能力,并可以转变为促使其成长的人生经验和机遇。因此,培养和提高适应能力以及承受挫折的耐受力十分重要。

尽管学习适应和环境适应是相辅相成的,但对以学业为主的大学生而言,适应问题的核心还是学习的适应,学习适应了,环境的适应也会相对容易些。大学学习生活的适应,需要一种健康的竞争心理。学会科学用脑,不断拓宽自己的知识面,积极进取,培养创新精神,以适应高科技发展的需要。

有创新精神的人更容易发掘自身潜力,具体表现是"喜欢探索未知世界"、"喜欢琢磨各种事"、"总是有自己的独立见解"、"不管别人怎么想和反对,也要明确说出自己的意见"等。牢记"失败乃成功之母"这句话,善于从失败和错误中学习,向新的更高的目标奋进。

(2) 培养与他人的合作能力,学会处理人际关系:学会与不同地域、不同性格、不同兴趣爱好的同龄人友好相处与合作,培养团队精神,为进入社会做好各方面的准备。如果一个人长期缺乏与人的积极合作,很难建立稳定良好的人际关系,而这将直接影响其心理健康状况及健康人格的养成。许多大学生产生心理危机,都与缺乏正常的交往、合作和良好的人际关系有关。培养合作精神就要充分认识自我,要有自知之明,才能很好地与人相处与合作,这也有利于个人的学习、工作和生活。在与人坦诚相处中,让别人了解你的长处和缺点,能更好地与你共事。

人和人的关系是互动的,即相互作用、相互依存。要相互沟通、交流、配合。要以诚相待,相互尊重,相互信任,尤其是在协作处于关键的发展时刻、困难时刻、受到挫折的时刻,不要轻易退出协作,不能推脱责任,不能相互埋怨、相互猜疑、相互指责,竞争与合作时要互惠互利、互相沟通、理解、配合,共同争取最大利益,并把损失降到最低。

(3) 克服抑郁与焦虑,努力克服个性缺陷:对社会和他人的期望值过高,对现实美好愿望的艰巨性、复杂性估计不足,于是造成了愿望和现实之间的巨大落差,失落感强烈而产生抑郁的情绪。为了克服抑郁消极的心理状态,要将自己的志向立得高一点。让自己人生的目标坚定一点、现实一点,不要只看阴暗面、消极面,要对前途充满信心、充满希望;要努力克服个性上的缺陷,意志要坚强一点,胸怀开阔一点,性格活泼一点。

焦虑是紧张、不安、着急、担心、忧愁、恐惧等多种成分组成的复杂的情绪状态。当有某种危险、威胁来临,但是又说不清楚这种危险、威胁究竟来自何方,大学生中性格软弱者易产生焦虑,这类人意志薄弱,缺乏主见,一旦出现精神创伤时易产生焦虑。有些大学生对做好某件事情期望值太高,周围的舆论对自己又不很有利时感到压力大,处于焦虑不安状态。有些大学生社会适应能力很弱,生活处处碰壁,此时易产生焦虑。克服自卑倾向,重新树立自信心是解除焦虑状态的最重要的前提。适当降低自己过高的、不切实际的期望值,减轻来自周围的压力,是克服焦虑情绪的重要方法。正确对待挫折,学会自我安慰,这是缓解自我焦虑状态的有效武器。将压力化为动力,采取多种途径,提高自己的适应能力,是医治焦虑的良策。如果焦虑发展得很严重,就应找心理医生进行对症治疗。

（4）正确对待爱情婚姻,做好就业思想准备:学习科学的性知识,建立正确的爱情婚姻观念,大方潇洒地与异性交往,避免婚前性行为;为爱情婚姻的幸福做好充分的心理准备,培养健康乐观的情感。认真了解社会发展趋势和市场经济特征,在社会实践中,以务实进取的观念,思考自己的社会角色与职业选择,树立自信心。

（5）学习心理卫生知识,适时接受心理咨询:为了追求自身心理与人格的健康,应当学习一些心理卫生的知识,学会心理上的自我调节,学会做自己的心理保健医生。当察觉自己有心理障碍或心理异常时,如果自我调节有困难,应及时向本校或社会上的心理医生求助,以得到心理上的帮助。

（三）行为自我保健

行为自我保健就是矫正不良行为和建立良好生活习惯。

1. 不良饮食习惯纠正有利健康　偏食,暴饮暴食,节假日聚餐之风盛行,易引起肠胃功能紊乱,导致营养失去平衡;饮食不讲卫生是更为严重的不良饮食习惯,大学生因病休学中肝炎居于首位,与不卫生饮食有关。

2. 戒烟限酒有利健康　吸烟是一种"慢性自杀"行为,世界卫生组织称为"20世纪"的瘟疫。已知与吸烟有关的疾病有肺癌、膀胱癌、支气管炎、肺气肿、冠心病等。我国香烟消耗量占世界第一,10岁以上男性吸烟率占56%,女性为8%。据估计,全国约有二亿以上的人吸烟,吸烟不仅危害本人健康,还可以通过"被动吸烟"危及他人。美国通过宣传戒烟20年,肺癌死亡率已呈下降趋势,冠心病发病率也日趋下降。大学生中每逢节假日、生日聚会、毕业等喝烈性酒者不少,酒后斗殴伤害,酒精中毒时有发生,对健康极为不利。

3. 休息无常不利于健康　有些同学上网、看影碟、下棋、搓麻将往往通宵不睡觉,影响学习和身心健康。

4. 不积极参加文体活动不利于健康　因种种原因,有些同学课间不休息,早晨不上早操,平时很少参加文体活动,导致学习效果不佳,学习过分紧张,构成恶性循环,不利于身心健康。

四、大学生自我保健的意义

（一）落实"三早"措施,降低"富贵症"发病率

随着生物医学模式向"生物-心理-社会医学模式"的转变,现在严重威胁人体健康的疾病已从传染病和寄生虫病转变为心脑血管疾病、肿瘤和意外事故伤亡等。这些疾病主要是不良的行为和生活方式以及不良的环境因素造成的,其中有许多虽然是中老年的常见病,但对其防治却要从青少年时期甚至儿童时期就开始。而且这些疾病一旦发生,医生也是感到非常棘手的,甚至一筹莫展。因此,要降低这些疾病的发病率,主要依靠自我保健。例如,糖尿病、高血压、高血脂、冠心病、心肌梗死、脑中风(可统称为"现代文明病"或"富贵症")的预防主要依靠改变饮食习惯,注意控制高血压,戒烟,适当体育锻炼,避免过度紧张刺激。这些自我保健的内容在国外已成为人人皆知的防治心血管的座右铭。又如第12届国际癌症大会明确提出的要降低癌症的死亡率和提高治愈率,必须落实"三早"措施(即早期发现、早期诊断、早期治疗)。而要做到"三早",关键是加强自我保健,要做到家喻户晓,

开展群众性自查,以期早期发现。再如,被人们称为"20 世纪新瘟疫"和"超级癌症"的艾滋病的防治,在当前主要还是依靠自我保健。

(二)"了解你自己身体",做健康真正主人

现在,有些大学生平时对自己的健康并不很重视,但是一旦患病后,依赖大医院的思想又比较严重,一般小病小伤在校内医院或卫生所诊治不感满意,非要到大医院才放心。在就诊过程中,迷信老医生,轻视年轻医生;迷信各种高精尖仪器的检查和迷信吃进口药、贵重药;有的甚至过分迷信中医的"号脉"。这种现象反映了这些大学生对自己能够掌握健康主动权的重要性缺乏足够的认识,对自己能够成为健康主人的可能性缺乏足够的信心,对自己应在健康问题上所负的社会责任缺乏足够的负责精神。

自我保健不仅对预防疾病有重要作用,而且即使已患病,自我保健仍然是十分重要的措施,它能帮助病人发挥主观能动性,能更好地懂得和掌握在医生指导下如何主动配合医生,完成各项治疗计划。医不贵于能愈病,而贵于能愈难病;病不贵于能延医,而贵于延真医。人们通常所说的"久病成良医",是指病人对自己的疾病的了解、体会和研究已达到"准医生"的水平。我们常能发现一些心脏手术(包括换瓣手术)的病人能够对手术要注意做好什么准备工作,手术后如何度过危险期,今后如何做好日常保健等问题说得井井有条和非常透彻,能在病人相互间交流体会和介绍经验,其中有许多内容是无法从医生那里得到的。

美国健康基金会曾进行了一项题为"了解你自己身体"的健康研究项目,证实了以下三个基本点:①人们(尤其是病人)是渴望医生能帮助教会他们掌握自我保健方法的,即迫切性;②绝大多数人对自我保健的知识和技能是容易掌握的,即可能性;③人们学会自我保健后对提高健康水平发挥的作用是不能低估的,即重要性。我们认为,大学生具有较高的文化教育素养,应该说比其他人群更具有接受自我保健的能力和条件。通过正确的自我保健活动,可使大学生了解和掌握更多的自我保健知识,树立自己是健康的真正主人的信念,从过去单纯地把自己的健康交给医院和医生的做法,转变为交给自己,转变为在不患病时就应积极地参与决策自己的健康行为。从宏观的角度来说,自我保健不仅有利于提高大学生的健康素质,而且有利于提高全民族的健康素质,他们今后在走上工作岗位后,可成为自我保健的传播者和指导者。这也是在当今"人人参与,创造健康世界"的主旋律下,大学生要积极承担的对健康所负有的社会责任。

(三)提高自我心理素质,强化社会适应能力

大学生自我保健有利于提高心理素质和社会适应能力。因为自我保健重视锻炼、营养、睡眠、休息、娱乐等各种生理调节,更重视心理状态和社会适应对健康的重要作用,尤其是帮助人们学会对自己情绪的自我控制和调节,学会能够淡化受到的各种精神压抑,消除紧张,预防和减少心理刺激,改变不良的心理环境,转变不良的心理状态,矫正不良的行为和生活方式,重视人的精神和社会化,努力提高社会适应能力。高校的培养目标是面向 21世纪,迎接新技术革命的挑战。要培养"宽厚型、复合型、外向型"的德智体全面发展的合格人才,其重点是培养和提高大学生的能力,这不但包括业务上的独立工作能力,还包括社会适应能力和应变能力。要实现这一培养目标,自我保健就是重要的保证。因为自我保健的主要措施是对健康的自我管理,自我管理的理论基础是自我调节,而自我调节的内容又包

括自我监护、自我评价和自我加强,这都与心理素质和社会适应有关。

自我保健是实现人人健康的重要措施。世界卫生组织提出的所谓"人人健康"并不是指人人都不患病,而是指达到最高可能的健康水平,表示人们将可运用比现在更好的办法去预防疾病和伤残,通过更好的途径进入中年老年;表示人们能够充分参与并享受到基本的卫生保健服务;表示人们能够懂得自己有力量摆脱那些可以预防的疾病的桎梏,并明白疾病并不是完全不可避免的。要实现这一战略目标,必须通过自我保健,因为自我保健是不受地理、经费等条件限制随时可得到的。现在,自我保健已成为世界性的医学服务新趋势。我们相信,随着大学生自我保健的进一步加强,必将有利于培养大学生良好的心理素质和社会适应能力,有利于培养更多更好的社会主义合格人才,它也是高校社会主义精神文明建设的重要组成部分。因此,学校、社会和政府对积极关注和支持大学生自我保健工作的开展,具有义不容辞的责任。

总之,一句话"学会自我保健,必将受益终生"。

第七章　营养与营养相关疾病的保健

营养相关性疾病是指因营养素供给不足、过多或比例失调而引起的一系列疾病的总称。主要包括营养缺乏病、营养过多症(或中毒)、饮食不规律、营养代谢障碍性疾病和以营养为主要病因的一些慢性退行性疾病等。由于营养对人体健康的影响是渐进性的,甚至是潜在性的,因此营养性疾病的发生与发展都需要一个较长过程,往往易被忽视。随着社会经济、文化和科学技术的发展,人们饮食结构发生变化,营养性疾病对人类健康的影响愈来愈明显,许多疾病的营养因素更加明确,如何防制营养性疾病就成为保护人类健康的重要内容。营养缺乏与过多引起的疾病在第一章中已有所论述,本章主要论述肥胖、高血压、糖尿病、心脑血管病以及营养因素在防治中发挥重要作用的疾病。

第一节　肥　胖　症

一、肥胖的定义及诊断标准

(一) 肥胖的定义

肥胖症(obesity)是指体内脂肪堆积过多导使体重增加,脂肪组织与其他组织失去正常比例的一种状态。常表现为体重超过相应标准体重 20% 以上或体质指数(BMI)≥ $28.5 kg/m^2$。

关于肥胖的定义要注意的是虽然肥胖常表现为体重超过相应标准体重,但超重不一定全都属于肥胖,到底是不是肥胖,要综合考虑机体的瘦肌重和骨骼发育情况。如健美运动员因为肌肉组织和骨骼特别发达使体重增加超过正常标准体重就不能认为属于肥胖,但这种情况并不多见。一般情况下,所谓肥胖必须是机体脂肪组织增加,导致脂肪组织所占机体重量的比例增加。

(二) 肥胖的诊断标准

针对肥胖的定义,目前已建立了许多诊断或判定肥胖的标准和方法,常用的方法有三大类:即人体测量法、物理测量法和化学测量法。

1. 人体测量法　人体测量法包括对身高、体重、胸围、腰围、肢体的围度和皮褶厚度等参数的测量。根据相应参数制定了相应的判断标准。常用指标有:

表 7-1　肥胖的评定标准

等级	BMI 值(kg/m²)
肥胖Ⅲ级(病态肥胖)	≥40
肥胖Ⅱ级(中度肥胖)	35.0 ~ 39.9
肥胖Ⅰ级(轻度肥胖)	30.0 ~ 34.9
肥胖前期(超重)	24.5 ~ 28.5
正常值	18.5 ~ 24.5

(1) 标准体重法:参考体重(kg)= 身高(cm)- 105,实际体重在标准体重的正负 10% 以内为正常范围,10% ~ 20% 为超重,正负 20% 以上分别为肥胖或消瘦。

(2) 体质指数(body mass index,BMI):BMI= 体重(kg)/[身高(m)]²

具体评判标准见表 7-1,当 BMI≥28.5 时可定义为肥胖。有人建议中国人的肥胖标准定为 BMI≥28.5。

2. 物理测量法　就是用物理方法测定人体成分,从而推算出体脂的含量。包括全身电传导、生物电阻抗分析、双能 X 线吸收、计算机控制的断层扫描和磁共振扫描等方法。其中前两种方法已经普遍应用于工作实际。

3. 化学测量法　化学测定法的理论依据是中性脂肪不结合水和电解质,因此机体的组织成分可用无脂的成分为基础来计算。假设人体去脂体质(fat free mass,FFM)或瘦体质的组成是恒定的,则可通过分析其中的一种组分(如水、钾、钠)的量就可估计出 FFM 的量。然后用体重减去 FFM 的重量就是体脂的量。包括稀释法、尿肌酐测定法、体钾测定(放射性核素钾-40 计数)法等。但由于操作相对麻烦,日常工作中应用较少。

二、肥胖的分类

(一) 肥胖的病因学分类

1. 遗传性肥胖　肥胖相关基因突变导致的肥胖,有家族倾向性。

2. 继发性肥胖　由于其他疾病原因而导致的肥胖,常见的病因有脑部肿瘤;脑垂体-肾上腺轴发生病变;糖尿病前期;内分泌紊乱、外伤引起的内分泌障碍等。另外某些药物也可使体重上升,如用于治疗过敏反应和类风湿性关节炎的泼尼松(prednisone),用于治疗精神分裂症的氯丙嗪,雌激素及某些避孕药等。

3. 单纯性肥胖　单纯由于营养过剩所造成的全身性脂肪过量积累。占肥胖的绝大多数。

(二) 肥胖的组织学分类

1. 脂肪细胞肥大型　单纯的脂肪细胞体积增大,成年后发生的肥胖多属于此种,饮食控制效果较好。

2. 脂肪细胞增生与肥大型　脂肪细胞数目增多,同时体积增大,儿童期肥胖多属于此种,饮食控制效果不佳。

三、肥胖的危险因素

1. 遗传因素　相当多的肥胖者有一定的家族倾向,双亲均为肥胖者,子女中有 70%～80% 的人表现为肥胖,双亲之一(特别是母亲)为肥胖者,子女中有 40% 的人较胖。种族、性别不同和年龄差别对致肥胖因子的易感性不同。研究表明遗传因素对肥胖形成的作用约占 20%～40% 。遗传因素在肥胖发生中的作用表现在两个方面:其一是遗传因素起决定性作用,从而导致一种罕见的畸形肥胖。现已证明第 15 号染色体有缺陷;其二是遗传物质与环境因素相互作用而导致的肥胖。目前研究较多的是后一种情况,并已发现有近 20 种基因突变与肥胖有关。与人体肥胖密切相关的基因主要有四种:神经肽 Y、黑色素皮质激素、瘦素和解偶联蛋白。动物实验已经初步证实了上述因素与肥胖的关系,在人体中是否有同样的作用还有等进一步证实。另外,环境因素在肥胖发生发展过程中也起着重要作用,大多数情况下是遗传因素与环境因素共同作用的结果。据估计肥胖大约有 40%～70% 由遗传因素决定,30%～60% 由环境因素决定。

2. 性别与年龄因素 由于激素水平、活动量的影响,人体随年龄增长,肌肉开始减少,基础代谢率下降,体重也渐渐上升,而且主要以脂肪组织的堆积为主。据统计 15 岁以前发胖的占 11.5% ;15 ~ 19 岁开始发胖的占 14% ;20 ~ 29 岁开始发胖的占 18% ;30 ~ 39 开始发胖的占 33.8% ;40 ~ 49 岁开始发胖的占 28.1% ;50 ~ 59 岁开始发胖的占 5.6% ;60 岁以上开始发胖的占 0.1% 。由此可见,30 ~ 39 岁开始发胖的最多,其次是 40 ~ 49 岁及 20 ~ 29 岁,这可能与 30 岁以上的人,生活趋于安定有一定关系。性别对肥胖也有重要影响。由于男女体脂含量和激素水平、基础代谢率不同,使女性较男性更容易肥胖,且表现出不同体型特征。一般情况下,男性肥胖时脂肪主要沉积在腹部和腰部,呈向心性分布,表现出苹果形外貌(apple appear-ance)。这种类型的肥胖者患心血管疾病及糖尿病的概率较其他类型肥胖者高。而女性由于体内激素水平的影响,大量脂肪向臀部分布,表现出梨形外貌(pear appearance)。这种类型肥胖患子宫内膜癌、膀胱癌等疾病的概率较高。但女性在绝经后这种差异开始缩小。

3. 饮食因素 饮食营养与肥胖的发生发展有密切关系。目前已公认的引起肥胖的直接起因是人体长期处于能量过剩状态。因此,任何使机体能量摄入过多、消耗过少的因素基本上都造成机体能量过剩,进而转变为脂肪诱发肥胖。如长期食用大量甜食、饮料,选用高热量食品、纯热能食品、高脂食品、低纤维食品等都是发胖的原因。另外,食物块大,咀嚼少,进食速度快,进食量大以及其他异常饮食行为如进食频繁,以进食缓解紧张、膳食过于精细、三餐分配不合理、夜食综合征、中止训练等因素都可促进肥胖的发生。尤其是胚胎期由于孕妇能量摄入过多可能造成婴儿出生时体重较重;出生后人工喂养,过早添加固体食物、进食速度快、食量大、偏食、零食、甜食等都是造成婴幼儿肥胖的重要原因。

4. 运动因素 随着社会的进步,人民生活水平的提高,人们从事体力劳动的机会相对减少,因而能量消耗也相应减少。在流行病学调查研究中发现,在成人和儿童中不参加锻炼的人易导致肥胖或体重超出正常,而积极参加体育锻炼的人一般体重正常。

5. 社会因素 随着社会经济的发展,社会生活的各个方面都在发生着深刻变化。如机械化、自动化,现代交通工具和生活方式都使人们的体力活动下降,能量消耗减少。另外食品工业的发展,食物的精度越来越高,精致食品、高能量密度的食品、快餐食品和即食食品加上快节奏的生活方式,也是诱发肥胖发生的危险因素。

6. 其他因素 除上述因素之外,许多其他因素在肥胖的发生发展过程中也有重要影响。内分泌因素如垂体、性腺、甲状腺、肾上腺皮质功能紊乱使激素代谢失调、甲状腺功能衰退等可使脂肪代谢失常,导致脂肪沉积,体重上升。所以很多女性在更年期后,因荷尔蒙的变化,会使体重逐渐上升。某些生化因素,如体内某些酶的数量和活性改变,许多激素类药物,神经精神因素,心理因素如封闭、自卑孤僻都会不同程度影响食欲、消化率等进而促进肥胖的发生。

四、肥胖对健康的危害

1. 肥胖是引起高血压患病率增加的重要危险因素 肥胖者周围动脉阻力增加,从而使血压升高。对我国 24 万人群的汇总分析显示,BMI ≥28kg/m² 者的高血压患病率是 BMI 在 24kg/m² 以下者的 3.3 倍。男性腰围达到或超过 85cm,女性腰围达到或超过 80cm,其高血压患病率是腰围正常者的 2.3 倍。一些减轻体重的试验表明,经减重治疗后,收缩压和舒张压也随平均体重的下降而降低。肥胖也增加了心脏的工作负担。

2. 肥胖者易患糖尿病　体重超重、肥胖和腹部脂肪蓄积是 2 型糖尿病发病的重要危险因素。BMI≥28kg/m² 者的 2 型糖尿病患病率为 BMI 在 24kg/m² 以下者的 3.0 倍。男性和女性腰围分别为≥85cm 和≥80cm 时，糖尿病的患病率分别为腰围正常者的 2～2.5 倍。肥胖症患者的胰岛素受体数减少和受体缺陷，发生胰岛素抵抗(对胰岛素不敏感)现象和空腹胰岛素水平较高，影响到对葡萄糖的转运、利用和蛋白质合成。中心型脂肪分布比全身型脂肪分布的人患糖尿病的危险性更大;肥胖持续的时间越长，发生 2 型糖尿病的危险性越大。

3. 血脂异常　血脂异常在肥胖者中十分常见。其特征是血中三酰甘油(TG)、低密度脂蛋白胆固醇载脂蛋白 B(LDL-apoB)的升高和高密度脂蛋白胆固醇(HDL)的降低。这种代谢特征在向心性肥胖者中更为多见。中国 8 万抽样人群资料表明，BMI 在 24～25kg/m² 和 28～29kg/m² 者的高 TG 率分别为 14% 和 2%，高 TC 率分别为 31% 和 38%。

4. 动脉粥样硬化性疾病　体重指数增高是冠心病发病的独立危险因素，冠心病的发病率随体重指数的上升而增高。115886 名护士被随访 8 年，发现其中 BMI>29kg/m² 者的冠心病风险是 BMI<21kg/m² 者的 3.3 倍，她们的 BMI 值与冠心病发病率之间呈正相关。40岁以前发生肥胖者的危险性更大。高血压、糖尿病和血脂异常都是动脉粥样硬化性疾病的重要危险因素，而超重和肥胖导致这些危险因素聚集，大大促进了动脉粥样硬化的形成。BMI≥24kg/m² 和 BMI≥28kg/m² 的个体，有 2 个及以上危险因素聚集者动脉粥样硬化的患病率分别为 BMI 在 24kg/m² 以下者的 2.2 和 2.8 倍。腰围超标危险因素聚集者的患病率为腰围正常者的 2.1 倍。

5. 某些癌症　与内分泌有关的癌症(例如妇女绝经后的乳腺癌、子宫内膜癌、卵巢癌、宫颈癌，男性的前列腺癌)及某些消化系统癌症(例如结肠直肠癌、胆囊癌、胰腺癌和肝癌)的发病率与超重和肥胖存在正相关，但究竟是促进体重增长的膳食成分(如脂肪)还是肥胖本身与癌症的关系更为重要，值得进一步研究。

6. 肥胖导致的社会和心理问题　在发达国家和迅速发展的国家中，肥胖者必须与来自社会和环境的偏见和歧视作斗争。肥胖者也往往受社会观点、新闻媒介宣传的影响，对自身的体形不满，总认为在社交中会受到排斥，尤其在受到中、高等教育的年轻女性中易受这种心理驱使，把减肥作为时尚;往往出现体重处于正常范围的人还在奋力减重的现象，有人甚至因此导致厌食症。从小就发胖的儿童容易产生自卑感，对各种社交活动产生畏惧而不愿积极参与，造成心理问题。其中暴饮暴食是肥胖患者中常见的一种心理病态行为。其主要特点是常常出现无法控制的食欲亢进，大多发生于傍晚或夜间，在夜里醒来后想吃东西。越来越多的观察发现，饮食习惯不良有时与肥胖患者的节食行为有关，如在上顿少吃或不吃后下顿大量进食的现象，严重影响治疗效果。

肥胖并发上述疾病外，还会引发一系列其他疾病。WHO 根据肥胖发生各种疾患的相对危险度(RR)将疾患分为三类:①健康危险高度增加的疾患(RR>3)，如糖尿病、胆囊疾病、血脂异常、代谢综合征、呼吸困难和睡眠呼吸暂停。②健康危险中度增加的疾患(RR 2~3)，如冠心病、高血压、骨关节炎、高尿酸血症和痛风。③健康危险轻度增加的疾患(RR 1~2)，如癌症、性激素分泌异常、多发性卵巢囊肿综合征、不育、腰背痛、增加麻醉危险性、母亲肥胖引起胎儿缺陷等。

总之，肥胖除影响患者精神、心理和生活质量外，还会并发多种严重疾患，致使人的生活质量下降,寿命缩短。

五、营养保健原则

营养治疗应位于综合治疗之首。只有长期坚持正确、系统的营养治疗,改变不良的生活方式与生活习惯,做好平衡膳食,在此基础上增加运动,才能真正达到治疗的目的。

1. 控制热能 肥胖者的能量摄入要保持负平衡,但控制要因人而异,适可而止,并应坚持适当活动,以增加其能量的消耗。控制能量的常用方法有四种:①饥饿:每日能量摄入小于 200kcal 时为饥饿,体重丧失快,每周可达 2.7kg。饥饿时除身体脂肪和体液减少外,人体蛋白质等成分也有明显丧失。②半饥饿:也叫极低热量法(very low calorie diets, VLCD),每天能量摄入介于 200 ~ 800kcal(2508kJ)之间,每月可减 7 ~ 10kg。规范化的 VLCD 是能满足机体蛋白质、维生素和无机盐等营养素的最低需要的低能量人工合成膳。③低热量(low calorie diets, LCD):800 ~ 1200kcal。LCD 由正常食物组成,挑选食物的原则是每日的膳食总能量摄入低于每日能量需要、膳食必须提供能够满足机体基本需要的其他营养素。肥胖者进食 LCD 较进食 VLCD 有利于节省身体蛋白质。④节食:能量约 1200 ~ 1500kcal。脂肪占总能量的 20% 以内,蛋白质 20% ~ 25%,碳水化合物 55% 左右。

对能量的限制方法中,应根据不同的病情及状况选择相应的方法。对于严重肥胖的患者可选用饥饿或半饥饿法,此时最好住院执行并要密切观察患者情况,如果出现异常应及时进行调整。减重速度也不宜过快,限制时间也不能太长,一般以 2 ~ 4 周为宜。

2. 产热营养素比例合理 因碳水化合物饱食感低,引起食欲增加。尤其对单糖类食品,因其消化吸收快,易使机体对糖负荷增加,反馈性使胰岛素分泌增加。故要限制。肥胖症的碳水化合物供应宜在膳食总能量的 40% ~ 55%,对于重度肥胖症,碳水化合物至少也应占 20%,应坚持多糖(非淀粉多糖和复合碳水化合物)膳食,少用果糖、麦芽糖等。

脂肪供应宜控制在总能量的 20% ~ 25%,尤其要注意控制饱和脂肪酸的摄入,同时膳食胆固醇的供给量,每人每日应低于 300mg 为宜。即使肥胖患者无心血管疾病、无高胆固醇血症,也不能超过 500mg。具体还应根据肥胖程度而调整。

采用低能膳食的中度以上肥胖者,蛋白质供给应控制在总能量的 20% ~ 30%。要保证优质蛋白的供给如瘦肉类、鱼类及禽类。在严格限制膳食能量供给情况下,蛋白质的营养过度将会导致肝肾功能的损伤,这又提示低能膳中蛋白质的供给量不可过高。

3. 补充维生素、微量元素 因低能膳食会引起某些维生素和微量元素的缺乏,肥胖症因多半合并有高脂血症、冠心病等,故应视患者具体的病情,须针对性补充所需的维生素与微量元素,尤其是维生素 B_1 和维生素 C 的补充。

肥胖者除进行合理的营养治疗之外,还需根据实际情况,结合运动疗法、药物疗法、非药物疗法方能取得最佳效果。对于一些 BMI≥40kg/m^2 以上的极度肥胖患者,采取饮食疗法或药物疗法不能取得效果,而肥胖又明显影响其生活质量、并发症危及生命的时候,还可采取必要的手术,如"胃分流术"、"胃成形术"等。

六、食物的选择

1. 宜用食物 低血糖指数的谷类食物;各种禽畜类瘦肉、鱼虾类、豆类及其制品、低脂牛奶等;各类蔬菜、瓜果均可选择,但应限量。

2. 忌用或少用食物　应严格限制零食、糖果和酒类,特别应限制低分子糖类食品如蔗糖、麦芽糖、蜜饯等及富含饱和脂肪酸的食物,如肥肉、猪油、牛油、动物内脏等。

第二节　消化系统疾病

一、急性胃炎

(一) 营养保健原则

急性胃炎营养治疗主要在于尽量避免食用对胃黏膜有刺激性的食物,通过合理的饮食调剂减轻胃肠负担,保护胃黏膜,必要时可暂时禁食。

1. 消除病因,对症治疗　停用可能有损于胃肠黏膜的药物、食物,嗜酒者应及时戒酒,卧床休息,腹痛和腹泻严重,伴有剧烈呕吐者,可暂时禁食。

2. 大量饮水　因为呕吐和腹泻可使机体丢失大量水分,补充水分可以缓解脱水并加速毒素排泄。在急性期除低脂全流饮食外,每小时应喝 100~150ml 温开水、淡果汁或口服补液。

3. 饮食以流质为主　使胃部得到充分休息。在急性发作期最好先采用清流食,如米汤、冲藕粉、杏仁茶和果汁等;待病情缓解后再逐渐增加牛奶、蒸蛋糕等;病情好转后可给予少渣半流食,继而少渣软饭。如伴有肠炎,则应减少脂肪量,禁用胀气食品,如牛奶、豆浆、蔗糖等。

4. 少量多餐　每日可进餐 5~7 次,每餐用量不应过多,以减轻胃肠负担。

(二) 食物选择

1. 急性期　主要以清流食为主,可给予新鲜果汁、米汤、冲藕粉、杏仁茶、鸡蛋汤等,也可采用低脂经肠营养制剂。由于传统的全流质饮食供给的能量和营养素均明显不足,因此,只适用于短期使用。

2. 缓解期　应采用少渣半流食,可给予大米粥、蛋花粥、鸡蓉粥、皮蛋肉末米粥、蒸蛋羹、薄面片等。

3. 恢复期　应采用少渣软饭,主食可采用软米饭、花卷、馒头、汤面等,副食宜选用烩鱼丸子、鱼片、炒嫩的瓜菜、纤维细的蔬菜及瘦肉末等。

以上各期均应禁用各种酒类、含酒精的饮料、产气的饮料以及辛辣的调味品。尽量采用蒸、煮、氽、烩、炖等烹调方法。

二、慢性胃炎

(一) 营养保健原则

营养治疗的目的是通过膳食结构、质地和餐次的调节,限制对胃黏膜具有强烈机械性和化学性刺激的食物,并利用饮食来减少或增加胃酸的分泌,调整胃的各项功能,促进胃黏膜的修复。

1. 充足的能量和蛋白质　供给标准可同正常人或略高,应适当提高优质蛋白质所占的比例,以满足机体的营养需要,防止蛋白质-热能营养不良。

2. 适宜的碳水化合物和脂肪　碳水化合物的供给量可同正常人,但应选用少胀气的精制米面,以减少膳食纤维的摄入,减轻对胃黏膜的不良刺激;脂肪的供给可略低于正常人,同时应适当减少饱和脂肪的摄取。

3. 注意维生素和矿物质的补给　应增加含纤维少的蔬菜和水果的摄取,以满足机体对维生素和矿物质的需求,必要时可补充维生素和矿物制剂。

4. 少量多餐、细嚼慢咽　每餐勿食太饱、进食切忌过快,使胃部负担不致过大,同时又能充分发挥唾液的功能,有助于食物的消化。为解决能量的摄取不足问题,可采用干稀搭配的加餐方式,如牛奶一杯、面包一片。

5. 注意食物的酸碱平衡　对于胃酸分泌过多者,可给予牛奶、豆浆、加碱的馒头、苏打饼干和面包等;对于萎缩性胃炎胃酸分泌减少时,可给予含氮浸出物丰富的食物,如浓缩的肉汤、鸡汤、鱼汤、带酸味的水果和糖醋食品,以刺激胃酸分泌,促进消化。

6. 去除病因　戒烟忌酒,少饮浓茶,禁用刺激性的调味品,食物不宜过凉、过热、过酸、过甜和过咸,以避免造成对胃黏膜的损害。

7. 注意烹调方法的选择　宜采用蒸、煮、氽、烩、炖、焖等方法,以利于食物的消化和吸收。

(二) 食物选择

1. 宜用食物　急性发作期治疗原则同急性胃炎。间歇期主食可选用细面条、薄面片、馒头、花卷、面包、馄饨、饺子等;副食可选用鱼肉、虾肉、畜禽类瘦肉、含纤维少而质地软的菜蔬如嫩黄瓜、嫩茄子、角瓜、冬瓜等。

2. 忌用食物　生冷、粗糙、辛辣刺激性食品与刺激性的调味品;高脂肪食物和油煎油炸食品;非发酵食品和难消化食品,如家常烙饼、糯米饭、年糕等;禁用各种酒类、含醇饮料、碳酸饮料等;在急性发作期应禁用牛奶、豆浆,并尽量减少蔗糖的摄入,以避免胃胀加重。

三、消化性溃疡

(一) 营养保健原则

由于胃和十二指肠的溃疡灶经常受到胃酸和食物的刺激,其发生、发展以及症状的轻重和有无均与膳食有着密切的关系。而营养治疗的目的就是通过合理的膳食结构和科学的烹调方法,减少胃酸分泌,降低胃酸和食物对黏膜的侵蚀作用,减轻胃肠负担,促进溃疡面愈合,防止复发并改善患者的营养状态。同时要注意避免精神紧张,保持良好的进餐心态。

1. 营养全面合理　应有足够的热能,适量的蛋白质、脂肪、碳水化合物、矿物质和充足的维生素。应做到质好、量少、平衡。

食物蛋白质在刚进入胃内时,均能对胃酸起缓冲作用并中和胃酸,但随着食物蛋白质在胃内消化时间的推移,其分解产物对胃酸分泌具有强烈的刺激作用,所以溃疡病患者并不适宜高蛋白饮食,一般认为可按 $0.8g/(kg \cdot d)$ 供给,如有出血,可酌情加量。饮食中的脂肪具有防治胃酸分泌的作用,但要避免过于油腻,以免加重胃肠负担。一般在缓解期每日可供给脂肪 70～80g。碳水化合物既无刺激胃酸分泌的作用,也无抑制胃酸分泌的作用,是溃疡病患者所需能量的主要来源。

2. 少量多餐、定时定量　可根据病情每日进餐 5～7 次。在急性活动期,为避免胃窦部的过分扩张,每餐进食量不宜过大,应增加进餐次数,使胃中经常保持适量的食物,以中和胃酸,有利于溃疡面的愈合。但对于已经痊愈的患者应鼓励其逐渐恢复正常的膳食习惯,这样可以避免因为多餐次所带来的食物对胃体的反复刺激而使胃酸分泌增加的弊端。

3. 适当控制一般调味品的使用　食品不宜过酸、过甜和过咸。胃液中盐酸的含量取决于血中钠离子的浓度,而后者与饮食中食盐的摄入量直接相关。由于溃疡病患者钠代谢减低,致使钠在体内潴留,多余的钠可增加胃液分泌,因此食盐的用量切忌过多,应采用清淡饮食,每日摄入量以 3～6g 为宜。

4. 细嚼慢咽,养成良好的进餐习惯　食物经口腔充分咀嚼后,能减少对消化道过强的机械性刺激,并能增加唾液的分泌,中和胃酸,以利消化。实际上膳食成分对溃疡病的影响也并非绝对,例如含有粗纤维的蔬菜,只要充分咀嚼,使之与唾液充分混合,就不至于对溃疡面造成伤害。所以,在非急性活动期的消化性溃疡患者,应根据本人的膳食习惯和生活状况来选择食物,不必限制太严。

5. 选用细软、易消化、刺激性弱的食品并注意烹调方法的选择　在烹调方法的选择上应以蒸、煮、氽、烩、炖、焖为主,各种食物均应切细煮软。待病情好转后再逐步过渡到一般饮食。

(二) 食物选择

1. 宜用食物　由于溃疡病的病情轻重不一,临床表现各异,应根据患者的具体情况给予相应的膳食治疗方案并随时予以调整。

在溃疡病急性发作或出血停止 12～24h 之后,应给予对胃液分泌刺激作用微弱的、不含动物和植物粗纤维的流质饮食,如豆浆、浓米汤、蒸蛋羹、冲藕粉、蜂蜜水、杏仁豆腐、鲜果汁等,每日进餐 6～7 次。在经过上述饮食控制 7～10 天,病情缓解的患者,应采用少渣半流食。饮食内容除前面提到的外,尚可加用去除含氮浸出物的蒸鱼、虾或烩肉丸子、烩肉末羹、烩鸡蓉羹等,主食可用大米粥、细挂面及面片汤、馄饨、苏打饼干等,每日进餐 5～6 次。症状明显减轻或基本消失,进入恢复期的患者应以软而易消化的食物为主,主食不限量,除前两个阶段饮食外,还可给予一些含纤维少的瓜菜和水果,如嫩黄瓜、去皮的嫩茄子、冬瓜、胡萝卜,成熟的苹果、桃、梨等,但应注意切细煮软或做成泥状,水果应煮熟。主食可选用蒸软饭、馒头、花卷、发糕、包子、面条、面片等。可采用三餐两点的进餐方式。一旦病情获得控制,溃疡面基本愈合后,可恢复为正常的一日三餐。

2. 忌用食物　忌用具有强刺激胃酸分泌的食品和调味品,如浓肉汤、肉汁、动物内脏、脑、香料、辣椒、咖喱粉、芥末、浓茶、浓咖啡、烈性酒等;忌用含粗纤维多的食品,如粗粮、芹菜、韭菜、雪菜、竹笋、藕、坚果类等;忌用容易产酸的食品,如土豆、地瓜、过甜点心以及糖醋食品等;忌用容易产气的食品,如生葱、生蒜、生萝卜、洋葱、蒜苗等;忌用生冷、坚硬和不易消化的食品,如冷饮、凉拌菜、腊肉、火腿、香肠、油炸食品、熏制品、糯米食品等。

食物不宜过凉与过热。任何过凉与过热的食物均能对胃黏膜表面血管产生不良影响,刺激溃疡面,导致消化不良,应尽量避免。

第三节　内分泌与代谢性疾病

一、糖　尿　病

(一) 营养保健原则

1. 限制总能量　合理控制能量摄入是糖尿病的基础治疗。总能量应根据患者的标准体重、生理条件、劳动强度、工作性质而定。对正常体重的糖尿病患者,能量应维持或略低于理想体重。每日每公斤体重成年休息者 105 ~ 125kJ(25 ~ 30kal)、轻体力或脑力劳动为主者 125 ~ 146kJ(30 ~ 35kcal)、中度体力劳动者 146 ~ 167kJ(35 ~ 40kcal)、重体力劳动者1678kJ(40kcal)、4 岁以下儿童 209kJ(50kcal)、4 ~ 10 岁 167 ~ 188kJ(40 ~ 45kcal)、10 ~ 15岁 146 ~ 167kJ(35 ~ 40kcal)。肥胖者应限制在 5020kJ(1200kcal)以内,以减轻体重,使体重逐渐下降至正常标准的±5% 左右。孕妇、乳母、营养不良及消瘦者、伴消耗性疾病而体重低于标准体重者,能量摄入可增加 10% ~ 20%,使患者适应生理需要和适当增加体重。

2. 保证必要的碳水化合物摄入　每日碳水化合物进量宜控制在 250 ~ 350g,约折合主食 300 ~ 400g。肥胖者酌情可控制在 150 ~ 200g,约折合主食 200 ~ 250g,米、面等谷类含淀粉属多糖类,可按规定量食用。蔬菜类含少量碳水化合物,含纤维素较多,吸收较慢,可适量多用。部分患者如喜欢食甜者可选用甜叶菊、木糖醇、糖蛋白或糖精作为添加剂。土豆、山药等块根类食物,因所含淀粉为多糖类,含量在 20% 左右,可代替部分主食。水果类含果糖较高,不同的水果其含糖量不同。含糖量在 10% ~ 20% 水果,因其吸收较快,对空腹血糖控制不理想应慎食,对空腹血糖控制较好者应限量食用。含碳水化合物的食物有蜂蜜、白糖和红糖等精制糖。这类糖易吸收,升糖作用快,故糖尿病患者应忌食。但在患者发生低血糖时例外。

3. 适量蛋白质摄入　糖尿病的蛋白质消耗量大,应保证摄入。谷类含蛋白质约 7% ~ 10%,因每天用量较多,故也是提供蛋白质不可忽视的来源。如每天食谷类 300g,相当于摄入蛋白质 21 ~ 30g,占全日供量的三分之一至二分之一。乳、蛋、瘦肉、干豆及其制品含蛋白质较丰富可定量选用。在糖尿病肾病时,因尿中丢失蛋白质较多,在肾功能允许条件下酌情增加蛋白质摄入,但在氮质血症及尿毒症期,须减少蛋白质摄入。

4. 限制脂肪摄入　为防止或延缓糖尿病的心脑血管并发症,必须限制脂肪的摄入。如肥胖伴血脂蛋白增高者,或者有动脉粥样硬化、冠心病者,脂肪摄入量宜控制在总能量的25% 以下。血胆固醇与心血管病有密切关系。血胆固醇过高者,还需限制总能量和碳水化合物的摄入。富含饱和脂肪酸的有牛油、羊油、猪油、奶油等动物性脂肪,含有较多的不饱和脂肪酸有植物油如豆油、花生油、芝麻油、菜籽油等可适当选用。

5. 增加膳食纤维摄入　膳食纤维每日摄入量约 35g。其在蔬菜中的含量为 20% ~ 60%,在水果和谷类中含 10% 左右。可在正常膳食基础上多用富含膳食纤维食品,如南瓜、米糠、麸皮、麦糠、玉米皮等,以利延缓肠道对葡萄糖吸收及减少血糖上升的幅度,改善葡萄糖耐量。需注意在补充不溶性纤维如麦麸、黄豆皮时,用量不宜过多,否则会影响无机盐和维生素的吸收。最好把膳食纤维和碳水化合物搭配一起食用以发挥其作用。

6. 注意维生素供给　糖尿病应保证维生素 B_1、维生素 B_2、维生素 C 的每日摄入量。维

生素 B_1 成年男子每日 1.2mg,成年女子每日 1.1mg;维生素 B_2 成年男子 1.2mg,成年女子 1.1mg;维生素 C 成年男子、女子均 100mg。提倡食用富含维生素 B_1 和维生素 B_2 的食物,如芦笋、牛肝、牛奶、羔羊腿、烤小牛肉等。富含维生素 C 的食物,如花椰菜、芽苷蓝、枣类、木瓜、草莓、辣椒等。

7. 注意微量元素补充　由于糖尿病患者尿量增大,组织失水及细胞外液的高渗,可引起机体严重失水、低钠低钾血症。平时钠摄入不宜过高,但酮症酸中毒时应注意补充钠、钾、镁等以纠正电解质紊乱。由于尿路失钙较多,可出现负钙平衡,加速骨质的丢失,也可能引起血压的波动,应进行适当补充。尤其是要注意铬、锌等微元素的补充,富含锌的食物有瘦牛肉、瘦猪肉、牡蛎、羔羊肉、牛奶、蛋等,富含铬的食物有动物肝脏、豆类、酵母等,建议常常选用。

8. 合理安排餐次　合理安排餐次也是糖尿病治疗中不可忽视的问题,是控制好血糖的必要措施。应该根据病情和实际情况,制定合理的膳食制度。

对糖尿病患者进行营养治疗的目的是帮助他们使血糖浓度达到或接近正常,并减少或治疗并发症。由于糖尿病患者中动脉粥样硬化和心血管疾病发病显著增加,制定营养治疗方案时须考虑与之有关的危险因素,包括肥胖、高胰岛素血症、高血压和高脂血症等。营养治疗的基础为限制能量以达到适度减轻体重、减少钠摄入量以治疗高血压以及适当调节膳食中的脂肪与碳水化合物的相对比例和形式来治疗高脂血症。但应注意的是没有一种“糖尿病食谱”可适用于所有糖尿病患者,应对病人进行健康与营养评估的基础上确定治疗目标与步骤,所制定的治疗饮食应考虑正常生长发育、工作和劳动、全身健康状况的需要,同时还要兼顾糖尿病伴发的代谢异常及其并发症的治疗。

(二) 食物选择

1. 宜用食物　低血糖指数的食物,如粗加工谷类中的大麦、硬质小麦、通心面、黑米、荞麦、强化蛋白质面条、玉米面粥等;干豆类及其制品如绿豆、蚕豆、扁豆、四季豆等;乳类及其制品如牛奶、酸奶、奶粉等;薯类如马铃薯、粉条、藕粉等;水果类如西红柿、黄瓜、李子、樱桃、猕猴桃、柚子等,但应根据血糖情况酌情摄取。

2. 忌用或少用食物　单糖食物、甜饮料、甜饼干,富含饱和脂肪酸与胆固醇的食物,如牛油、猪油、奶油及动物内脏、蟹黄、鱼子等。忌油炸、腌制等食物。

二、甲状腺功能亢进症

(一) 营养保健原则

营养治疗是甲亢各种疗法的基础治疗,忽视营养治疗往往会造成患者的病情反复与恶化。在甲亢患者接受手术或放射性核素治疗之前均要纠正营养失衡,使患者能顺利接受治疗并能早日康复。

1. 高能量、高蛋白质、高维生素摄入　甲亢因代谢旺盛、体重明显减轻、消瘦,每天要保证供给足够的能量,通常较正常人增加 50%~70%。除每天三次正餐外,可再增加三次点心。可选以碳水化合物为主的淀粉、粮谷类食品,如馒头、面包、蛋糕、粉皮、马铃薯、南瓜及各种甜食或各类水果。在副食上可选用各种肉类如牛肉、猪肉、羊肉、鸡肉、禽类和鱼类、豆类,保证蛋白质供给,特别要保证优质蛋白的补充。

2. 适当增加矿物质供给 甲亢伴低钾血症或周期性瘫痪,应及时补钾,应选用富含钾的食物,如扁豆、蚕豆、黄豆、竹笋、口蘑、白蘑等。严重者可酌情加用氯化钾口服液或静脉补钾。同时要选用富含钙磷的食物,如牛奶、果仁、鳝鱼等。甲亢时,血钡、镁、锰、锌等微量元素明显降低,其中血镁浓度与 T_3 呈负相关,甲亢伴低血钾周期性瘫痪时,镁减少显著,这也是持续低钾的原因。甲亢时由于肠蠕动增加致锌吸收减少,与甲亢性脱发有关。

3. 维生素供给要坚持全面多样 谷类是维生素 B_1 的最重要来源。可提供占40%的需要量。肉制品类、乳制品、豆制品也是维生素 B_1 的主要来源。水果和蔬菜是维生素 C 的重要来源。富含维生素 C 的水果有猕猴桃、橙子、芒果、草莓、李子、西瓜。果汁类有葡萄汁、橙汁。富含维生素 C 的蔬菜有芦笋、辣椒、马铃薯、西红柿、白菜、甜椒、丝枣。甲亢病人的食谱应设计合理。

4. 应适当限制含纤维素多的食物 甲亢患者常伴有排便次数增多或腹泻的症状;所以对食物纤维多的食品应加以限制。

5. 忌碘 首先要嘱患者忌用含碘的盐,富含碘的海带、紫菜、海鱼、蛤类、虾等,要避免用含碘的中草药,如海藻、昆布、丹参等。甲亢只有在发生甲状腺危象时,为了迅速减轻与控制危象症状,减少死亡率,可采用静脉滴注碘化钾或碘化钠。在甲亢接受手术治疗的术前准备,通常用 Lugol 液口服。除上述两种情况外,甲亢患者用碘后将会使病情加重,病情反复。常见的心律失常病人服胺碘酮治疗,可诱发碘甲亢。临床上患者避免使用各类碘造影剂。患者摄入富含碘的食物或药物均可增加血浆中的碘浓度,最终会促进甲状腺激素的合成与分泌,促使病情发展。

(二) 食物选择

1. 宜用食物 可选用含淀粉食物,如米饭、面条、馒头、粉皮、芋头、马铃薯、南瓜等等;动物食物,如牛肉、猪肉、羊肉及鱼虾类等;新鲜水果及富含钙、磷的食物,如牛奶、果仁、鲜鱼等。低钾时,可多选橘子、苹果等。

2. 忌用或少用食物 忌用含碘食物如海带、紫菜、发菜等。中药如牡蛎、昆布、海藻及丹参等。

三、碘缺乏病与甲状腺功能减退症

(一) 营养保健原则

碘缺乏病是全球性的健康问题,受到各国的关注。我国自从全民补碘以后,提高了我国人民的健康水平。广大医护人员应积极宣传,努力坚持做好碘缺乏病的防治工作。

1. 补充碘 ①服用碘盐:补充碘盐是纠正碘缺乏病最经济、最方便、最有效的方法。目前认为碘化钾或碘酸钾是一种较理想的添加剂。如每人每日摄入食用碘盐6g,即可从中取得120μg 的碘。但要注意在烹饪中和储存的耗损。要提醒居民在存放碘盐时不要让阳光照射,在烹饪时不要把碘盐过早放入,以免破坏。②摄入高碘食物:在补充碘盐情况下,可适当选用含碘食物,如海带、紫菜、海鱼和贝类。某些特殊地区还可供碘蛋、碘酱油等。但要注意碘过量的倾向。③口服碘化油:这是特定地区和特定人群,如孕妇、乳母、幼童等补充碘所用的方法之一。有的地方还采用饮水中加碘或碘糖丸,但必须在医务人员的指导下应用。

2. 补充蛋白质、限制脂肪　甲状腺功能低下应及时补充蛋白质。可选用蛋白质含量较高的食物,如鱼、鸡、牛肉等。因甲状腺功能减退症往往合并有高胆固醇血症、高脂血症,应限制富含脂肪和胆固醇的食品,如猪肥肉、猪脑、猪肝、猪肠、蛋黄等。

3. 补充铁剂、叶酸　补充富含铁的食物,可选用动物肝脏、鱼肉、禽、畜类食品和黑木耳、蘑菇类。富含叶酸的食物有动物肝、肾,蔬菜等可选用;但需注意食物储存或烹饪时间过长时损失较多。

(二) 食物选择

1. 宜用食物　因缺碘引起的甲减,需选用适量海带、紫菜,可用碘盐、碘酱油、碘蛋和面包加碘。烹调时应最后加入碘盐,以免挥发。蛋白质补充可选用蛋类、乳类、各种肉类、鱼类;植物蛋白可互补,如各种豆制品、黄豆等。供给动物肝脏可纠正贫血,还要保证供给各种蔬菜及新鲜水果。

2. 忌用或少用食物　忌食各种生甲状腺肿物质,如卷心菜、白菜、油菜、木薯、核桃等;忌富含胆固醇的食物,如蛋黄、奶油、动物脑及内脏等。限用高脂肪类食物,如食油、花生米、核桃仁、杏仁、芝麻酱、火腿、五花肉、干乳酪等。

四、血脂异常和脂蛋白异常血症

(一) 营养保健原则

血脂异常和脂蛋白异常血症的营养治疗目的是通过膳食的调理,限制饮食中脂肪、胆固醇的摄入,配合降脂药物的治疗,使血胆固醇、甘油三酯、高密度脂蛋白胆固醇等浓度恢复或接近正常。营养治疗的关键是长期限制高脂肪、高胆固醇食物摄入,增加膳食纤维,维持体内的脂代谢正常,控制体重,预防动脉粥样硬化、冠心病等器质性疾病。

1. 限制脂肪的摄入量　血浆甘油三酯水平与膳食中脂肪摄入直接有关。因此,限制脂类的摄入是控制热量和保持血脂正常的基础。尤其应减少动物性脂肪如猪油、肥猪肉、黄油、肥羊、肥牛等的摄入。这类食物饱和脂肪酸过多,脂肪容易沉积在血管壁上,增加血液的黏稠度,饱和脂肪酸能够促进胆固醇吸收和肝脏胆固醇的合成,使血清胆固醇水平升高。饱和脂肪酸长期摄入过多,可使甘油三酯升高,并有加速血液凝固作用,促进血栓形成。多不饱和脂肪酸 DHA,能够使血液中的脂肪酸谱向着健康的方向发展,能够减少血小板的凝聚,并增加抗血凝作用,能够降低血液的黏稠度。DHA 还可以降低血脂保护神经系统。因此提倡多吃海鱼,以保护心血管系统,降低血脂。烹调时,应采用植物油,如豆油、玉米油、葵花籽油、茶油、芝麻油等,每日烹调油 10~15ml。

2. 限制高胆固醇饮食　血浆中胆固醇部分来自富含胆固醇食物,如经常食用这些食物,尤其与含饱和脂肪酸较多的食物同时进食时,因甘油三酯能促进胆固醇吸收,其血浓度常增高。每天摄入胆固醇应控制在 300mg 以内。对高胆固醇血症患者,应控制在 200mg 以内。要忌食含胆固醇高的食物,如动物内脏、蛋黄、鱼子、鱿鱼等食物。而大豆中豆固醇有明显降血脂的作用,提倡多吃豆制品。

3. 供给充足的蛋白质　蛋白质的来源非常重要,主要来自于牛奶、鸡蛋、瘦肉类、禽类应去皮、鱼虾类及大豆、豆制品等食品。但植物蛋白质的摄入量要在 50% 以上。

4. 适当减少碳水化合物的摄入量　不要过多吃糖和甜食,因为糖可转变为甘油三酯。

每餐应七、八分饱。应多吃粗粮,如小米、燕麦、豆类等食品,这些食品中纤维素含量高,具有降血脂的作用。

5. 多吃富含维生素、无机盐和纤维素的食物 鲜果和蔬菜富含维生素C,无机盐和纤维素,能够降低甘油三酯、促进胆固醇的排泄,应保证摄入足够数量。可选用降脂食物,如酸牛奶、大蒜、绿茶、山楂、绿豆、洋葱、香菇、蘑菇、平菇、金针菇、木耳、银耳、猴头等食物。

(二)食物选择

1. 宜用食物 各种粗粮,如玉米、高粱、马铃薯等;各种瘦肉、鱼、牛奶、鸡蛋等;各种蔬菜瓜果,适量洋葱、大蒜、香菇、木耳、山楂、芹菜、冬瓜、粗燕麦、苹果等。

2. 忌用或少用食物 富含胆固醇食物,如蛋黄、奶油、动物脑、动物内脏、鱼子、蟹黄、果糖等。

五、胆囊炎与胆石症

(一)营养保健原则

胆结石是物质富裕、营养过剩所致的"富贵病",合理饮食在防治本病的发生、发展和改善患者营养状态方面均可起到不容忽视的重要作用。通过合理限制膳食中脂肪和胆固醇的摄入,可达到减少体内脂肪和胆固醇代谢,减轻或解除患者疼痛,保护肝脏功能,增强机体抵抗力的目的。

慢性胆囊炎多伴有胆石症,应坚持长期采用低脂肪、低胆固醇、高维生素膳食。具体原则如下:

1. 严格限制脂肪 胆囊炎患者因胆汁分泌障碍,影响了脂肪的消化与吸收,过多摄入脂肪,可能会诱发胆囊疼痛,故需严格限制脂肪摄入量,尤其应严格限制动物性脂肪。全日脂肪供给量为30~40g。由于植物油有助于胆汁排泄,可以适量选用,但应均匀分配于一日三餐中。

2. 限制胆固醇、适当增加磷脂的摄入 由于过多的胆固醇摄入可引起胆汁胆固醇浓度增高,导致胆固醇沉淀,形成胆固醇结石。因此对于胆石症患者需采用低胆固醇膳食,供给量应<300mg/d,若合并重度高胆固醇血症,则应限制在200mg/d以内,严格限制高胆固醇食品的摄入。临床研究表明,提高胆汁中磷脂/胆固醇的比值,有助于预防和治疗胆石症,因此,应增加富含磷脂食品的摄入或口服卵磷脂。

3. 适宜的能量 由于胆结石多见于肥胖者,而能量摄入过高易致肥胖。研究表明,随着体重的增加,胆固醇合成也增加,所以限制热能就显得尤为重要。供给标准依患者的一般状况及病情而定,可略低于正常量,以每日0.75~0.84MJ(1800~2000kcal)为宜。

4. 适宜的碳水化合物、增加膳食纤维的摄入 供给量为300~500g/d。应多选用复合碳水化合物,适当限制简单糖类的摄入。对合并高脂血症、冠心病、肥胖者更应限制简单糖类的摄入。膳食纤维能吸附肠道内的胆汁酸,具有利胆作用,而且又能刺激肠蠕动,加速有毒有害物质的排泄,从而防止胆囊炎发作,减少形成胆结石的机会。

5. 适量的蛋白质 供给量以1~1.2g/(kg·d),全天50~70g为宜。摄入过多的蛋白质将增加胆汁分泌,影响病变组织的恢复;而蛋白质摄入过少会影响患者的营养状态,同样影响病变组织的康复。应选用含脂肪低的高生物价优质蛋白,其中优选豆制品和鱼虾类。

6. 丰富的维生素　维生素 A 具有防止胆结石形成的作用,并有助于病变胆道的修复,大量补充对胆道疾患的恢复有利。维生素 K 对内脏平滑肌有解痉镇痛作用,对缓解胆道痉挛和胆绞痛具有良好的效果。而 B 族维生素、维生素 C 和维生素 E 也与胆道疾患密切相关。

7. 少量多餐、充分饮水　少量进食能减轻消化道负担,有利于食物的消化与吸收;多餐能起到经常刺激胆道分泌胆汁,防止胆汁淤积有利于胆道疾患的恢复,根据病情每日可进餐 5~7 次。烹调时以蒸、煮、氽、烩、炖、焖为宜,禁用油煎、油炸、爆炒、醋熘等烹调方式。充分补充液体可以起到稀释胆汁、加速胆汁排泄、防止胆汁淤积的作用,从而有利于胆道疾病的恢复。每天饮水量以 1000~1500ml 为宜。

胆囊炎急性发作时为使胆囊得到充分休息,缓解疼痛,应暂时禁食,所需营养可由胃肠外予以补充。为防止机体水、电解质紊乱,应多饮水及富含钾、钠等矿物质的饮料。随着病情的好转,逐渐调配饮食的种类与数量,顺序为:清流食或低脂、低胆固醇、高碳水化合物全流食逐步改为低脂少渣半流食及低脂少渣软饭。

(二) 食物选择

1. 宜用食物　宜多选用粮食类(尤其是粗粮)、豆类及其制品、新鲜的水果和洋葱、大蒜、香菇、木耳、海生植物等具有调脂作用的食物以及鱼虾、畜禽的瘦肉等。

2. 忌用或少用食物　应禁用高脂肪食物如肥肉、动物油、油煎和油炸食品,并限制烹调用油量;禁用高胆固醇食品如动物脑、肝、肾等动物内脏、蛋黄、鱼子、蟹黄等高胆固醇食物;少用刺激性食品和调味品如辣椒、胡椒、咖喱、芥末、烈性酒、浓茶和咖啡等;不宜进食山楂、杨梅、食用醋等过酸食品,以免诱发胆绞痛。

六、缺铁性贫血

(一) 营养保健原则

对于缺铁性贫血的患者,在进行营养治疗的同时,应尽可能消除致缺铁性贫血的根本原因,以适当的途径补充引起贫血的铁及相关营养素,纠正贫血,并给予高蛋白、高维生素膳食。WHO 针对缺铁性贫血提出了三条基本策略,即改善饮食,强化主食原料(如面粉)和调味品(如酱油和鱼酱)中的铁以及服用相应制剂。在改善饮食中应该注意以下几个方面:

1. 增加铁的供给量　通过增加动物性食物如畜肉类、禽肉类、鱼类等动物性食物的摄入量,增加铁的吸收效率。

2. 增加蛋白质供给量　蛋白质是合成血红蛋白的原料,而且有些氨基酸如胱氨酸、半胱氨酸、赖氨酸等有促进铁吸收的作用,应按 1.5g/kg 供给。

3. 增加维生素 C 和叶酸的供给量　绿叶蔬菜中所含的维生素 C 可促进铁的吸收,其中所含的叶酸、维生素 B_{12} 等在改善贫血过程中有很重要的作用。因此,应摄入充足的蔬菜水果。

4. 避免食物干扰因素　食物中的草酸盐和植酸盐影响铁的吸收,茶叶中的鞣酸与咖啡、可可中的多酚类也影响铁的吸收,故应避免上述食物与含铁丰富的食物同食。蔬菜中的草酸在水焯或爆炒后可以溶解或挥发。

5. 其他矿物质 铜能促进铁的吸收和利用,补铁的同时应补铜。钙、锌等可影响铁的吸收,补铁时应避免与之同时应用。

(二) 食物选择

1. 宜用食物 含血红素铁丰富的食物如畜禽肉类、内脏、动物全血等;含维生素 C 丰富的食物如大枣、猕猴桃等;有补血功效的食物如红糖、香菇等;铁强化食物。

2. 忌用食物 茶叶中的单宁、咖啡中的咖啡因等均能减少食物中铁的吸收,应尽量少用。

第四节　泌尿系统疾病

一、急性肾小球肾炎

(一) 营养保健原则

通过合理的膳食治疗,减轻肾脏负担,减轻或消除临床症状,改善患者的营养状态。主要应根据病人蛋白尿的程度和肾功能状况来确定,此外,还应兼顾水肿及血压等情况综合考虑。

1. 低蛋白质 供给量依病情而定。对于尿中仅有少量蛋白质及红细胞,偶有水肿或高血压的轻型病例,不宜过分限制蛋白质的摄入,以免影响受损的肾组织的修复,蛋白质的供给量应为 $1.0g/(kg \cdot d)$;若肌酐,尿素氮升高,则应严格限制蛋白质摄入,蛋白质供给量应限制在 $0.6g/(kg \cdot d)$ 以下,以减轻肾脏负担。同时,应选用含必需氨基酸多,而非必需氨基酸少的优质蛋白(如牛奶、鸡蛋、瘦肉和鱼等);不宜选用豆类及其制品。但低蛋白饮食时间不宜过长,以免影响患者的营养状况。

2. 限制钠盐及水分 根据病情、尿量及水肿情况限制食盐和水的摄入量,采用低盐,无盐或少钠膳食。①低盐膳食:是指全日烹调用盐不超过 2~3g(酱油 10~15ml),含钠高的食品,如咸菜、泡菜、咸蛋、松花蛋、咸面包和挂面等均应禁食。②无盐膳食:是指烹调时不加盐或日用盐量在 1g 以下(酱油 5ml 以下),同时应避免食用含钠高的食品。为了增进患者的食欲可使用无盐酱油、糖、醋、芝麻酱、番茄汁等调味。③低钠膳食:全日食物中除不加盐及酱油外,还应严格避免含钠高的食品(如加碱的馒头、挂面、饼干等)。全日钠摄入量以不超过 500mg 为宜。待患者血压下降,水肿消退后,再逐渐增加食盐量。每日摄入水量由排尿量多少而定。轻度水肿者,适当限制饮水量即可,一般的控制方式是前一日尿量 500~1000ml/d。当患者出现严重水肿或少尿时,每日入液量应限制在 1000ml 以内。

3. 限制钾的摄入 患者少尿或无尿时,应严格控制钾摄入量,避免食用含钾丰富的食品,如鲜蘑,香菇,红枣,贝类,豆类以及其他含钾高的蔬菜、水果等。

4. 适宜的能量 急性肾炎的治疗是以休息、药物和营养治疗相结合,严重时需要卧床休息。如病情稳定,每日能量摄入不必过多,可按 $104.6~125.5kJ/(kg \cdot d)$ 供给,相当于 $25~30kcal/(kg \cdot d)$。

5. 充足的碳水化合物 由于限制了蛋白质的摄入,膳食中应以碳水化合物和脂肪作为能量的主要来源。而充足的碳水化合物不仅能满足机体的能量需求,还可使所供的有限蛋白质用于组织修复和儿童的生长发育。

6. 适宜的脂肪　急性肾炎常常伴有高血压,为防止高胆固醇血症的发生,应限制动物脂肪的摄入,适当增加富含多不饱和脂肪酸的植物脂肪。

7. 供给充足的维生素和适宜的矿物质　多用新鲜的绿叶蔬菜和水果,以满足机体对维生素 A、B、C 等的需求。但在少尿期为了防止高钾血症的发生,应限制含钾高的蔬菜摄入。在恢复期可多供给山药、红枣、桂圆、莲子、银耳等具有滋补作用的食物,以利于肾功能的恢复并预防贫血的发生。

8. 多供给成碱性食品　在急性肾炎时尿液偏酸性,而食物的酸碱性可以调节尿液的pH,多供给成碱性食品,可使尿液接近中性,以利于治疗。①成碱性食品:指在体内代谢后生成偏碱性物质的食物,包括蔬菜,水果、奶类及豆类;②成酸性食品:指在体内代谢后生成偏酸性物质的食物,包括粮食、肉类、蛋类和鱼虾类等。

9. 限制香料、刺激性食品及动物内脏　茴香、胡椒等食物的代谢产物富含嘌呤;动物肝、肾等内脏含核蛋白多,其代谢产物含嘌呤及尿酸很多,而这些代谢产物均由肾脏排出,可加重肾脏负担,不宜多吃。

(二) 食物选择

1. 宜用食物　病情较轻者,食物的种类可与正常人相同,但宜多选用蔬菜、水果及奶类等成碱性食品。若出现肾功能减退,应尽量增加牛奶、鸡蛋、瘦肉等优质蛋白质所占的比例,减少植物蛋白的摄入,借以达到既减轻肾脏负担,又满足患者营养需求的目的。

2. 忌用或少用食物　茴香、胡椒、芥末等刺激性食品;肝、肾等含核蛋白较多的动物内脏;鲜蘑、香菇、红枣、贝类、豆类以及橘子、鲜橙等含钾丰富的蔬菜和水果。

二、慢性肾小球肾炎

(一) 营养保健原则

营养治疗的目的是减轻肾脏负担,减轻或消除症状。通过合理的膳食调配,增强机体抵抗力,减少诱因,防止病情恶化。由于慢性肾炎的分型多,临床表现错综复杂,营养治疗应主要依据病人的肾功能水平来确定营养素的供给。对于肾功能损害不严重的轻型病人,膳食限制不必太严格,但应密切关注患者的病情变化,以便随时调整营养支持方案。

1. 蛋白质　应根据肾功能损害的程度来确定蛋白质的摄入量。病程长、病情轻、无肾功能损害者,饮食中蛋白质不必严格限制,以不超过 1.0g/(kg·d) 为宜,其中50% 以上应为优质蛋白。病程长、尿蛋白质较多或有血浆蛋白低下但肾功能正常者,蛋白质摄入量可相应增加,以 1.0g/(kg·d)+尿蛋白丢失量。对于肾功能减退,出现氮质血症者,依病情应限制蛋白质的摄入,每日摄入量应小于 30~40g,并尽量多选用高生物价优质蛋白质。

2. 限制钠盐摄入　多进钠盐不但增高血压,还可加重肾脏负担,应根据患者的病情,分别采用低盐或无盐饮食。对于有水肿和高血压的病人,每日食盐用量应控制在 2~3g。水肿严重者食盐量应控制在 2g 以内或给予无盐饮食。即使血压恢复正常,也应采用清淡饮食。在慢性肾炎多尿期或长期限制钠盐摄入量,容易造成机体钠盐含量不足或缺乏。故应定期检查血钠、血钾水平,防止低钠血症和低钾血症的发生。

3. 确保充足的能量供给　慢性肾炎的病程较长,能量的消耗较大。为改善患者的营养状况,应确保充足的能量摄入,以满足机体活动所需。供给标准以 125.5 ~ 146.4kJ/(kg·d) 为宜。能量的主要来源为碳水化合物和脂肪。

4. 充足的维生素和矿物质　应多摄取各种富含维生素的食物,如新鲜蔬菜和水果。当出现高血钾时,则应慎重选择蔬菜和水果。

5. 密切关注病情变化　依据患者病情随时调整治疗方案。由于慢性肾炎的种类多,临床表现各异,所以膳食治疗原则应根据病情的变化而有所不同。当急性发作时,可按急性肾炎营养治疗原则处理。大量蛋白尿时,则应遵循肾病综合征的膳食治疗原则。总之,对于慢性肾炎患者,应密切关注患者的病情,结合病情变化来修订膳食配方,以利于病情的稳定与恢复。

(二) 食物选择

1. 宜用食物　在蛋白质允许量范围内,各种食物均可选用。宜多选用淀粉类、藕粉、糊精、山药、蜂蜜、食用糖等。因为这些高碳水化合物食物在体内代谢后完全燃烧,产生二氧化碳和水,不会增加肾脏负担。同时,应多食新鲜蔬菜和水果。

2. 忌用或少用食物　依据病情限制富含钾、钠、磷的食物,限制食盐用量及腌制品;戒烟、禁酒及含酒精性饮料、禁用辛辣刺激性的食品和调味品;限用油煎、油炸和过于油腻的食品。

第五节　心血管疾病

一、高　血　压

(一) 营养保健原则

1. 减少或限制钠的摄入　高血压的发病与钠过多摄入有关。减少或限制烹饪食盐的用量是预防与治疗高血压的重要方法之一。应提倡科学烹饪方法与食用新鲜食品,改变烹饪时盲目使用食盐与喜好腌制的饮食习惯。每天摄入食盐少于 5g,血压可下降 1.33/0.67kPa(10/5mmHg),长期坚持每天摄入食盐低于 6g,有利于稳定血压;其次过多的食盐摄入还会影响降压药的效果。

2. 适当增加钾与钙的摄入　钾与钙的合理摄入有利于高血压的防治。每日的钾摄入量要保证成年人约 1875 ~ 5625mg,特别在多尿、多汗时,要及时补充富含钾的各类蔬菜水果如蚕豆、毛豆、黄豆、花生、芋头、海带、紫菜、西红柿、柿子、桂圆、荔枝及柑橘等。钙的摄入也需合理调节,应多摄入鱼虾类、贝壳类、麦类等。

3. 控制能量、避免碳水化合物、脂肪过量摄入　高血压患者部分合并超重或肥胖。超重或肥胖症患者是高血压的高危人群,做好高血压的防治,势必要控制体重,使体重维持在标准体重的±5%。每日摄入的能量应以标准体重计算,且膳食要做到平衡合理,避免高碳水化合物与高脂肪食品的过量摄入。

(二) 食物选择

1. 宜用食物　稻米、玉米面、豆类、马铃薯、竹笋、海带、木耳、花生、瓜子、青椒、黑枣、番茄等;富含钙的食物如牛奶、虾、鱼、蛋等,富含胱氨酸的食物如香菇、菠菜、豆制品、桂圆等,各种水果与蔬菜类,烹饪以清淡为主。

2. 忌用食物　酒精饮料、过咸食品或者腌制食品等。

二、冠　心　病

(一)营养保健原则

1. 限制饱和脂肪酸和胆固醇的摄入　脂肪摄入量占热能 25% 或以下为宜。质比量更为重要,要少摄入饱和脂肪酸如动物脂肪,应以植物油为主。多用鱼类、禽类。蛋黄、动物内脏、大脑含胆固醇丰富,要少吃为宜。胆固醇控制在 300mg/d 以内,不饱和脂肪占热能20% 以上。

2. 控制热能摄入　能量摄入要平衡,不要吃得过饱,防止肥胖。

3. 碳水化合物比例适当　占总热能 65% 为宜,要严格控制单糖的摄入,少吃甜食,要有一定的膳食纤维。

4. 蛋白质合理调配　蛋白质可按 0.8～1g/kg 体重供给,主张以大豆蛋白代替动物蛋白。

5. 多吃蔬菜、水果和菌藻类食物　这类食物含有丰富的纤维素、矿物质、维生素 C 等,还具有抗氧化活性成分如生物类黄酮、胡萝卜素等,可降低冠心病的发病率。

6. 限制钠盐　高盐是高血压的危险因素,而高血压是冠心病的危险因素,因此限盐对预防冠心病有重要意义。

7. 少饮酒、多饮茶　少量饮酒可提高 HDL,可降低冠心病的发生,但过量反而有害。茶中的多酚类物质具有降压作用及抗氧化作用,可经常适量饮用。

8. 建立良好的膳食制度　定时定量进食,少食多餐。

(二)食物选择

1. 宜用食物　多选用植物蛋白及复合碳水化合物,前者主要指豆类食品等,后者则主要指淀粉类食物;宜食用富含维生素 C 的食物,因为维生素 C 可以使胆固醇羟基化,从而减少其在血液中的蓄积,如新鲜果蔬等;宜食用高纤维食物,以保持大便畅通,有宜于粪便中类固醇及时排除,从而起到降低血清胆固醇的作用;宜食用水产海味食物,如海带、海蜇、淡菜、紫菜、海藻之类等,这些食物中除含有优质蛋白和不饱和脂肪酸以外,还含有各种无机盐,它们对阻碍胆固醇在肠道内吸收有一定作用,同时对软化血管也有一定作用;宜食用植物油,如豆油、花生油、菜油、麻油等;烹饪以清淡为主;可少量饮用红葡萄酒。

2. 忌用食物　限制"三高"食物(高脂、高糖、高热);禁用烈酒及咖啡、浓茶;不宜多食糖类食品及辛辣厚味之品、过咸食品或者腌制食品;限制高胆固醇食物如蛋黄、动物大脑、动物内脏等。

第八章　大学生常见疾病与症候的营养与保健

第一节　非特异症候的营养与保健

一、发　　热

各种原因引起体温中枢功能紊乱,产热与散热不平衡,致使体温超过正常范围,称为发热(fever)。发热属全身性反应,按照发热的高低可分为低热(37.4~38 9℃)、中等度热(38~39℃)、高热(39~41℃)和超高热(41℃以上)。大多数情况下,发热是人体防御疾病的反应。

(一) 发热时的饮食原则

(1) 供给高能量、高蛋白质、富含维生素和无机盐以及口味清淡,易于消化的饮食。根据病情可给予流质、半流质饮食或软饭。流质饮食可选用豆浆、蛋花汤、绿豆汤、藕粉、去油鸡汤等,半流质饮食可选用大米粥、肉末菜末粥、面片汤甩鸡蛋、肉末菜末面条、馄饨、豆腐脑、银耳羹等,软饭可选用馒头、面包、软米饭、包子、瘦肉类、鱼、虾、蛋、瓜茄类、嫩菜叶、水果等食品。

(2) 供给充足液体,有利于体内的毒素稀释和排出,还可补充由于体温增高丧失的水分,可饮开水、鲜果汁、菜汁、米汤、绿豆汤等。

(3) 宜采用少吃多餐制,流质饮食每日进食6~7次,半流质每日进食5~6次,软饭每日3~4次,这样既可补充营养物质,还可减轻胃肠负担,有利于疾病康复。

(二) 发热时的禁忌

1. 忌多喝茶　浓茶、咖啡、酒精饮料及具有刺激性调味品(芥末、辣椒、胡椒等)会使大脑保持兴奋的状态,且使脉搏加快,血压升高,进而使患者体温升高、烦躁不安。同时,茶叶水会影响药物的分解、吸收,降低药物的疗效。

2. 忌多喝冷饮　如果是不洁食物引起的细菌性痢疾等传染病导致的发烧,胃肠道功能下降,多喝冷饮会加重病情,甚至使病情恶化而危及生命。

3. 忌多食蜂蜜　发烧期间应以清热为主,不宜滋补。蜂蜜是益气补中的补品,如果多服用蜂蜜,会使患者内热得不到很好的清理、消除,还容易并发其他病症。

4. 忌多食辛辣　由于体温升高,体内新陈代谢旺盛,在此情况下乱吃姜、蒜、辣椒之类的温热辛辣食品,会以热助热,加重病情,不利于退热与早日康复。

5. 忌强迫进食　有些孩子发烧时,家长往往认为发烧消耗营养,不吃东西那就更不行了。于是,他们强迫孩子进食,有的还拼命给孩子吃高营养食物。其实,这种做法适得其反,不仅不能促进食欲,而且还会倒胃口,甚至引起呕吐、腹泻等,使病情加重。

6. 忌多吃鸡蛋　鸡蛋所含营养的确丰富,但不宜在发烧期间多吃鸡蛋,这是因为鸡蛋内的蛋白质在体内分解后,会产生一定的额外热量,使机体热量增高,加剧发烧症状,并延长发热时间,增加患者痛苦。

二、咳 嗽

咳嗽(cough)是人体清除呼吸道内的分泌物或异物的保护性呼吸反射动作。虽然有其有利的一面,但剧烈长期咳嗽可导致呼吸道出血。引起咳嗽的原因很多,常见的有上呼吸道感染、支气管炎、肺炎、急性喉炎、过敏、呛咳、吸烟等。咳嗽的发生在各种人群都比较常见,大学生咳嗽的主要原因为感冒引起。

(一) 预防保健措施

(1) 加强锻炼,多进行户外活动,提高机体抗病能力。
(2) 气候转变时及时增减衣服,防止过冷或过热。
(3) 流感发生时不去拥挤的公共场所,减少感染机会。
(4) 接触新鲜空气。新鲜空气不会加重刺激肺和气管,要经常开窗,流通新鲜空气。家人有感冒时,室内可用醋熏蒸消毒,防止病毒感染。
(5) 及时接受预防注射,减少传染病发生。

(二) 营养保健

(1) 多喝水,可补充身体上消耗过多的水分。
(2) 饮食以清淡为主。吃得太咸易诱发咳嗽或使咳嗽加重。应尽量减少或不食用咸鱼、咸肉等重盐食物。糖果等甜食多吃可助热生痰,也要少食。不食或少食油煎炸食物。咳嗽时胃肠功能比较薄弱,油炸食品可加重胃肠负担,且助湿助热,滋生痰液,使咳嗽难以痊愈。
(3) 摄入充足的蔬菜水果。

(三) 饮食禁忌

1. 忌冷、酸、辣食物 冷冻、辛辣食品会刺激咽喉部,使咳嗽加重。因此,咳嗽时不宜吃冷饮或冷冻饮料,从冰箱里取出的牛奶最好加温后再喝。患"过敏性咳嗽"的孩子更不宜喝碳酸饮料,以免诱发咳嗽发作。酸食常敛痰,使痰不易咳出,以致加重病情,使咳嗽难愈。

2. 忌花生、瓜子、巧克力等 上述食品含油脂较多,食后易滋生痰液,使咳嗽加重。

3. 忌鱼腥虾蟹 常见咳嗽在进食鱼腥类食品后咳嗽加重,这与腥味刺激呼吸道和对鱼虾食品的蛋白过敏有关。过敏体质的咳嗽时更应忌食上述食物。

(四) 咳嗽食疗方介绍

1. 风寒咳嗽 白萝卜1个,梨1个,白蜜50g,白胡椒7粒,放碗内蒸熟服用;或生姜50g,红糖50g,红枣50g,水2碗煎后服用,发汗。

2. 咳嗽不止 可试用1只鸡蛋,磕在碗内(蛋黄、蛋白不要搅碎),加1匙食糖和1匙食油(菜油、花生油均可)。搅拌,隔水蒸熟,睡前趁热一次吃完。冬令咳嗽者,夏季三伏天每日食用。严重者应及早做进一步检查,针对病因治疗,以免延误。

3. 肺肾虚咳嗽 蚂蚱(俗名草蜢),去头足,焙干研末。每次服6g,一日2次;或五味子250g,放入瓷器内,加水煮沸30min,待药汁凉透,放入鸡蛋10个,放阴凉处浸泡7天,每天早晨吃1个(注:该方治支气管炎,入冬遇冷风即发时、伏天在未发病时用之更好)。

4. 热咳少痰 每日早晨喝盐开水一杯。也可用柿饼煎汤代茶,饮茶同时食柿饼。

5. 哮喘 柚子外皮适量,切碎,加蜂蜜煮烂。每日早晚以温黄酒调服一茶匙。每日吃柚子肉 100 ~ 200g,连吃一周,对哮喘的发作有一定的预防作用。

三、头 痛

头痛(headache)是较常见的症状,通常将局限于头颅上半部,包括眉弓、耳轮上缘和枕外隆突连线以上部位的疼痛统称头痛。头痛病因繁多,神经痛、颅内感染、颅内占位病变、脑血管疾病、颅外头面部疾病以及全身疾病如急性感染、中毒等均可导致头痛。发病年龄常见于青年、中年和老年。

(一) 预防保健

1. 适当地分散压力 压力之下的人处于紧张状态,此时血管收缩绷紧,而当放松下来后,血管开始放松变粗,这时候就会出现头痛。如果你能把压力分散开来,让忙时不要太忙,闲时也不要太闲,可有效预防或缓解头痛。

2. 不要"卑躬屈膝" 坐姿不好可诱发头痛,在学习工作中要保持正确的坐姿,选择合适的桌椅,经常改变姿势,每隔 45min 左右休息 3 ~ 5min,哪怕只是在办公室里倒杯水也好。

3. 规律运动 对有偏头痛的人来说,着重呼吸训练、调息的运动(例如瑜伽、气功),可帮助患者稳定自律神经系统、减缓焦虑、肌肉紧绷等症状,这是预防偏头痛的注意点之一。

4. 按摩 平时可用指尖像洗头那样抓挠或用天然鬃毛硬刷或木齿梳子梳头来进行头部按摩。其具体方法是:从鬓角朝额头向后脑勺缓慢圆周运动,不论你采取以上哪种方式,按摩时都会感觉很舒服轻松。经常按摩足部,可促进血液循环、强身健体、增强免疫力、预防和治疗头痛失眠。

(二) 营养保健

1. 因外感所致的头痛 饮食应以清淡为主,不宜过食油腻之品,以免影响脾胃功能。

2. 因诸虚所致的头痛 平时宜多食具有补益作用的食品,如红枣、桂圆、莲子百合汤及鸡肉、猪肉、猪肝、蛋类等。

3. 因热所致的头痛(如肝阳肝火引起的头痛) 应多摄入凉性食物,如青菜、水果、莲心、绿豆等,少食或不食羊肉、狗肉等温热食品。

4. 因寒所致的头痛 则可应用一些具温热作用的食品或佐料,如生姜、红糖、葱白、桂皮、茴香等。

5. 月经期多喝水 偏头疼常会在女性月经期发作,所以当经期快到时及经期之间,最好比平常喝更多水,以帮助身体排毒,有效降低偏头疼的发病概率。

(三) 饮食禁忌

1. 含高酪胺的食物 如咖啡,巧克力,奶制品等食品含有能够使血管收缩的物质,随着血管的扩张会引起头部疼痛感。冰淇淋等冷的食物都会引起头痛,这很可能和突然的冷感传到口腔或咽喉组织有关系。

2. 动物脂肪 其诱发偏头痛占全部食物因素的 49.8% ,严格控制此为食物可防止偏头痛发作。

3. 酒精饮料　特别是红葡萄酒,白酒,柠檬汁,柑橘,冰淇淋等。

4. 牛肉香肠　肉类腌制品,酱油等加工肉品等含有亚硝酸盐的食品,以及含味精多的食品会害你偏头痛,日常生活中最好尽量少吃些。

5. 警惕代糖食品　代糖"阿斯巴甜"(aspartame)会过度刺激或干扰神经末梢,增加肌肉紧张,而引发偏头疼。而低糖可乐、低糖汽水、无糖口香糖、冰淇淋、复合维生素和许多成药中都含有阿斯巴甜。

(四) 头痛食疗方介绍

1. 黄酒核桃泥　核桃 5 个取仁,白糖 10g,放在瓷罐中,捣碎成泥,再入锅,加黄酒50ml,小火煎煮 10min。每日食用 2 次,适于治头痛。

2. 天麻猪脑羹　猪脑 1 个,天麻 2g 研粉,加水适量,小火,稠厚羹汤,捞去药渣,每日分次喝汤、吃猪脑。经常食用,能治血虚头痛。

3. 豆豉黄酒汤　豆豉 10g,水 1 小碗,煎煮 10min,再加洗净的葱须 30g,续煎 50min,最后加黄酒 50ml,趁热服用。

四、失　　眠

失眠(sleeplessness)是指无法入睡或无法保持睡眠状态,导致睡眠不足。又称入睡和维持睡眠障碍,为各种原因引起入睡困难、睡眠深度或频度过短、早醒及睡眠时间不足或质量差等,是一种常见病。

(一) 预防保健

(1) 保持乐观、知足常乐的良好心态。对社会竞争、个人得失等有充分的认识,避免因挫折致心理失衡。

(2) 建立有规律的一日生活制度,保持人的正常睡醒节律。

(3) 创造有利于入睡的条件反射机制。如睡前半小时洗热水澡、泡脚、喝杯牛奶等,只要长期坚持,就会建立起"入睡条件反射"。

(4) 白天适度的体育锻炼,有助于晚上的入睡。

(5) 养成良好的睡眠卫生习惯,如保持卧室清洁、安静、远离噪声、避开光线刺激等;避免睡觉前喝茶、饮酒等。

(6) 自我调节、自我暗示。可玩一些放松的活动,也可反复计数等,有时稍一放松,反而能加快入睡。

(7) 限制白天睡眠时间,除老年人白天可适当午睡或打盹片刻外,应避免午睡或打盹,否则会减少晚上的睡意及睡眠时间。

(二) 营养保健

(1) 补充含钙丰富的食物。缺乏钙时会使你保持清醒无法入睡。应常喝牛奶,多晒太阳,以促进机体对钙的吸收。

(2) 失眠的人平日要注意摄取具有养心安神、促进睡眠作用的食物,如:核桃、百合、桂圆、莲子、红枣、小麦、鸡蛋黄、羊奶、蜂蜜、猪心、猪肝、牛肝、阿胶、灵芝、西参、紫河车(胎盘)等日常膳食应以清淡宜消化者为主,如:豆类、奶类、谷类、蛋类、鱼类、冬瓜、菠菜、苹果、橘子等。

（3）晚餐不可过饱，睡前不宜进食。

（4）不宜大量饮水。避免因胃肠的刺激而兴奋大脑皮质，或夜尿增多而入睡困难。

（5）饮食宜清淡。少吃油腻、煎炸熏烤食品。

（三）食物禁忌

1. 避免吃辛辣有刺激性的温燥食品　如浓茶、咖啡，忌食胡椒、葱、蒜、辣椒等刺激性食。

2. 避免喝酒　少量的酒可以促进睡意的产生，但之后会损害深沉睡眠循环。

3. 睡前避免食用酪胺丰富的食物　熏肉，奶酪，巧克力，茄子，火腿，土豆，糖和红酒，这些食物含有酪胺，酪胺会增加肾上腺素的释放，而肾上腺素会刺激脑部。

（四）失眠食疗方介绍

1. 水煎莲子心　可用莲子心 30 个，水煎，放盐少许。睡前服。

2. 小枣配大葱　小红枣 20 枚，用水泡发，煎煮约 10min，再加洗净的葱煮食之。

3. 百合瘦肉炖　百合 30g、瘦猪肉 200g 切块。共煮烂熟，加盐调味食之。

4. 猪心入归参　猪心 1 个，带血剖开，入党参、当归各 100g，煮熟去药食之。

5. 牡胶苟枣陈　牡蛎 20g，阿胶、白芍、炒枣仁、陈皮各 9g，蛋黄 1 个（冲）水煎服。

五、多　　汗

多汗（hidrosis）是由于交感神经过度兴奋引起汗腺过多分泌的一种症状。交感神经支配全身的出汗，正常情况下交感神经通过控制出汗散热来调节人体的体温，但是多汗症病人的出汗和面部潮红完全失去了正常的控制，多汗和面部潮红使患者每日处在无奈、焦躁或恐慌之中。

（一）预防保健

（1）要保持心情开朗，且不宜做剧烈运动。

（2）每天用肥皂水清洗几次，破坏细菌生长环境。

（3）注意个人卫生，勤沐浴、勤换衣。

（4）衣着要透气凉爽，出汗后及时擦干，并外用爽身粉。

（二）营养保健

1. 多食含钙质丰富的食物　如牛奶、奶酪、豆腐、骨头汤等。同时要摄入含维生素 D 较丰富的食物如动物肝脏、蛋黄等。

2. 进食具有益气补虚、养心补血、滋旺降火、敛汗固涩功效的食物　如糯米、小麦、高粱、山药、黑豆、淮小麦、猪腰、羊脂、鲫鱼、大枣、乌梅、梨、枇杷、桑椹、百合、莲子、菠菜、甘蔗、金樱子、豆腐、豆汁、韭黄、白木耳、胡萝卜等。

（三）饮食禁忌

（1）少吃辛辣或者刺激性食物。

（2）忌食煎炸、油腻等不消化食物。

（四）多汗食疗方介绍

1. 大枣乌梅汤 大枣、乌梅各 10 只，加水适量煮服。每日一剂，分 2 次饮用，10 日为一疗程。

2. 百合莲子羹 百合 20g，莲子 30g，冰糖 30g。将百合、莲子洗净，放入锅内加适量水，炖至百合、莲子烂熟，加入冰糖溶化后即食用。每天 1 次，连服数天。

3. 蔗皮淮麦饮 紫甘蔗皮（2 株甘蔗之皮），加淮小麦 1 把，加水适量煮，去渣饮汁。

六、腹　　胀

腹胀（ventosity）即腹部胀大或胀满不适的一种症状，可由多种原因引起，如食物发酵、吸入空气、胃肠道中气体吸收与排出障碍、胃肠道疾病如慢性胃炎、胃扩张、胃扭转、胃下垂、幽门梗阻、吸收不良综合征，急、慢性肠梗阻、便秘等均可引起不同程度的腹胀。

（一）预防保健

1. 良好进食习惯 首先要饥饱得当，避免暴饮暴食；其次要细嚼慢咽，避免进食过快；第三，饮食要有时有节，一天以三至四餐为宜；第四，避免节食省食；第五，避免边走边吃，否则容易带吞进不少空气，加重腹胀感。

2. 防止不良情绪 焦躁、忧虑悲伤、沮丧抑郁等不良情绪都可能使消化功能减弱，或刺激胃部制造过多胃酸，其结果是胃气增多，腹胀加剧。

3. 增强体质 注意锻炼身体，每天坚持适量室外运动，不仅有助于克服不良情绪，而且可帮助消化系统维持正常功能。尤其饭后不要一直闷坐在沙发上，可以起身走一走，洗个碗，或是散个步，温和轻缓的运动都有助于帮助消化。

4. 预防和治疗胃肠道疾患 腹胀是某些胃肠道疾病的先兆或是症状之一，如果能及时预防和治疗原发病，就可避免病因性的腹胀。

（二）营养保健

1. 适度补充高纤维食物 高纤维食物有减轻腹胀之效，特别是在摄入高脂食物后。这是因为，高脂食物难以被消化吸收，因而在肠胃里逗留时间也往往较长，而一旦有纤维加入，受阻塞的消化系统很可能迅速得以疏通。

2. 避免进食含气的食物 例如蛋奶类，打起泡沫的奶油、打起泡沫的加糖蛋白，还有汽水。有些人认为喝汽水能助人打嗝，其实打嗝虽能令人感觉，但大部分的气仍在肠内。

3. 应避免吃容易产气的食物 易产气的食物有萝卜、洋葱、卷心菜、豆类、白薯、蜂蜜、韭菜、生葱、生蒜、生苤蓝、芹菜等。吃萝卜胀气是因为萝卜含辛辣的硫化物，在肠道酵解后产生的硫化氢和硫醇，抑制二氧化碳吸收。白薯含气化酶和植物纤维，所以肠里产生气体，植物纤维不容易被消化，易被细菌酵解为二氧化碳及氢气。大豆类食品胀气是因为大豆含水苏糖与棉子糖等聚糖，这些糖不能被消化，故很能容易被微生物发酵产气，但大豆制成豆腐时这些糖类已被溶在水中而流失，故较少引起腹胀。

4. 减少甜食或精细食物摄取 甜食多为酸性食物，容易产生胃酸过多现象；而精细食物则缺乏纤维质，易使便秘情况加剧。要少吃含有果糖或是山梨醇（糖）的食物或甜点，因为这也是产气的元凶。

5. 避免喝茶过量 茶叶中的单宁酸会妨害铁质吸收,咖啡因也会刺激肠胃,建议在餐后及两餐间饮用,并以发酵过的熟茶代替生茶,浓度也不宜过浓。

(三) 腹胀食疗方介绍

1. 消胀健胃粥 取砂仁一钱、陈皮二钱、枳壳二钱、佛手二钱。以上四种中药水煎取汁,并过滤药渣,再加入白米二、三两和适量的水,熬煮成粥,一天内分两到三次服完。

2. 消胀饮料 取干燥橘子皮切丝二钱、玫瑰花一钱,加热开水冲泡,当饮料喝,有消除胀气的功效。

3. 砂仁鲫鱼汤 砂仁3g,鲫鱼1尾,葱、姜、精盐适量。将鱼去鳞、鳃、内脏,洗净;将砂仁洗净,嵌入鱼腹中;鱼置于锅中,加水适量。武火烧开后用文火炖至鱼熟,加调料焖数分钟即可。食肉饮汤。行气利水,健脾燥湿,适用于由脾胃虚弱引起的食少腹胀,泄泻腹痛等症。

4. 夏朴蜜汁 半夏6g,厚朴6g,蜂蜜适量。将半夏、厚朴煎取药汁,然后加入蜂蜜和开水服用。1日服1次。适用于烦躁不安、脘腹胀满等症。

七、腹 泻

腹泻(diarrhea)是一种常见症状,是指排便次数明显超过平日习惯的频率,粪质稀薄,水分增加,每日排便量超过200g,或含未消化食物或脓血、黏液。腹泻常伴有排便急迫感、肛门不适、失禁等症状。腹泻分急性和慢性两类。急性腹泻发病急剧,病程在2~3周之内。慢性腹泻指病程在两个月以上或间歇期在2~4周内的复发性腹泻。引起腹泻的原因很多,如季节因素、消化不良、食物中毒、肠道疾病等。大学生发生腹泻常因为食用不洁食物引起。

(一) 预防保健措施

(1) 注意个人卫生。平时要常洗手,尤其是饭前、便后手要洗净。
(2) 注意休息,避免受凉、劳累,预防感冒和中暑。
(3) 尽量减少与腹泻病人的接触,特别是不要共用餐饮用具。
(4) 清洁环境,灭蝇、灭蟑,避免污染食物。

(二) 营养保健

1. 不要吃生冷的食物 生冷的食物很容易导致腹泻。

2. 不要大量食用水果 许多人腹泻时,认为吃油腻食物会加重消化系统的负担而加重病情,于是就想方设法多吃一些新鲜蔬菜,以为这样对病情有利。其实不然,此举不仅对疾病不利,而且还有害。因为许多新鲜蔬菜如小白菜、韭菜、菠菜、卷心菜等均含有亚硝酸盐或硝酸盐,一般情况下这些蔬菜对身体没有不良影响。但当人处于腹泻、消化功能失调,或胃酸过低时,肠内硝酸盐还原菌大量繁殖,此时食入上述蔬菜,即使蔬菜非常新鲜,也会导致中毒而引起肠原性发绀。当发生肠原性发绀时,亚硝酸盐会引起血液中无携氧能力的高铁血红蛋白剧增,从而造成机体出现缺氧,表现出相应的各种症状。轻者除黏膜、指(趾)甲呈灰蓝色外无其他症状,重者有头晕、头痛、恶心、呕吐、气促、血压下降等症状,而且皮肤、黏膜及指(趾)甲呈蓝褐色,更为严重者可出现神志不清、昏迷、惊厥、呼吸困难、心律不齐、瞳孔散大等症状,如不及时抢救可发展为呼吸循环衰竭。

3. 讲究食品卫生　食物要生熟分开,避免交叉污染。吃剩的食物应及时储存,在冰箱内且储存时间不宜过长。食用前要加热以热透为准。尽量少食用易带致病菌的食物,如螺丝、贝壳、螃蟹等水海产品,食用时要煮熟蒸透。生吃、半生吃、酒泡、醋泡或盐淹后直接食用的方法都不可取。凉拌菜可加点醋和蒜。生食食物一定要洗净,尽量减少生冷食品的摄入。

4. 注意饮用水卫生　饮用水煮沸后用,可杀灭致病微生物。

5. 高蛋白高热能　慢性腹泻病程长,常反复发作,影响食物消化吸收,并造成体内储存的热能消耗。为改善营养状况,应给予高蛋白高热能饮食,并用逐渐加量的方法,如增加过快,营养素不能完全吸收,反而可能加重胃肠道负担。可供给蛋白质 100g/d 左右,热能 $10.46 \sim 12.55$MJ（$2500 \sim 3000$kcal）。

6. 低脂少渣饮食　每天脂肪 40g 左右,过多不易消化并加重胃肠道负担,刺激胃肠蠕动加重腹泻。故植物油也应限制,并注意烹调方法,以蒸、煮、余、烩、烧等为主,禁用油煎炸、爆炒、滑溜等。可用食物有瘦肉、鸡、虾、鱼、豆制品等。注意少渣,粗纤维多的食物能刺激肠蠕动,使腹泻加重,当腹泻次数多时最好暂时不吃或尽量少吃蔬菜和水果,可给予鲜果汁、番茄汁以补充维生素;少渣饮食可减少肠蠕动、减轻腹泻,故宜进食细挂面、粥、烂饭等。

（三）食物禁忌

1. 禁忌食物　如粗粮、生冷瓜果、冷拌菜等,含粗纤维多的韭菜、芹菜、榨菜等;坚硬不易消化的肉类如火腿、香肠、腌肉等;刺激性食物如辣椒、烈酒、芥末、辣椒粉,以及肥肉、油酥点心等高脂肪食物。

2. 忌生冷肥甘　生冷之品易使胃肠收缩加快。

3. 忌辛辣刺激　辛辣食品可刺激肠道,使炎性渗出增多。

4. 忌酒水无度　酒精和饮料会使肠道水分过多。

（四）腹泻食疗方介绍

1. 生姜鲜藕汤　鲜藕（去节）500g、生姜 50g。将鲜藕和生姜洗净剁碎,用洁净纱布绞去汁液,开水冲服,一天内分 24 次服完,连服 $2 \sim 3$ 天。可缓解和治疗腹泻。

2. 葱白粳米粥　连根葱白、粳米,一同煮粥。可缓解和治疗寒湿腹泻。

3. 山楂粳米粥　山楂、粳米煮粥:①萝卜山楂汤:萝卜、山楂煮汤;②麦芽山楂水:麦芽、山楂（炒）加红糖煮水,频饮。可缓解和治疗伤食腹泻。

此外,大蒜、马齿苋煮汤或蒸大蒜;马齿苋、粳米煮粥;香椿叶、粳米煮粥;或绿茶煮浓频饮,均可缓解和治疗肠炎等疾病。

八、便　　秘

便秘（astriction）是临床常见的复杂症状,而不是一种疾病,主要是指排便次数减少、粪便量减少、粪便干结、排便费力等。上述症状同时存在 2 种以上时,可诊断为症状性便秘。通常以排便频率减少为主,一般每 $2 \sim 3$ 天或更长时间排便一次（或每周<3 次）即为便秘。大学生便秘的原因大多为功能性病因:①进食量少或食物缺乏纤维素或水分不足,对结肠运动的刺激减少。②因工作紧张、生活节奏过快、工作性质和时间变化、精神因素等干扰了正常的排便习惯。③部分女大学生还因滥用泻药而引起,形成药物依赖,造成便秘。根据

发生的原因,便秘可分为三类:即痉挛性便秘、梗阻性便秘和弛缓性便秘。

(一) 预防保健

1. 避免排便习惯受到干扰 由于精神因素、生活规律的改变、长途旅行、过度疲劳等未能及时排便的情况下,易引起便秘。

2. 避免滥用泻药 滥用泻药会使肠道的敏感性减弱,形成对某些泻药的依赖性,造成便秘。

3. 合理安排生活和工作,做到劳逸结合 适当的文体活动,特别是腹肌的锻炼有利于胃肠功能的改善,对于久坐少动和精神高度集中的脑力劳动者更为重要。

4. 养成良好的排便习惯 每日定时排便,形成条件反射,建立良好的排便规律。有便意时不要忽视,及时排便。排便的环境和姿势尽量方便,免得抑制便意、破坏排便习惯。

5. 多喝水 建议患者每天至少喝 1500ml 的水。晨起可以空腹喝 1 杯蜂蜜水。

6. 及时就医 慢性器质性便秘、急性便秘伴有腹痛、呕吐者应及早做进一步检查,针对病因治疗,以免延误。

(二) 营养保健

1. 痉挛性便秘

(1) 无粗纤维低渣饮食。先食低渣半流质饮食,禁食蔬菜及水果,后改为低渣软饭。

(2) 适当增加脂肪摄入量。脂肪有润肠的作用,脂肪酸可促进肠蠕动,有利于排便;但不宜过多,每天应<100g。

(3) 多饮水。多饮水及饮料,保持肠内粪便湿润,以利通便,如早晨饮含蜂蜜的水等。

(4) 进食洋粉制品。洋粉在肠内可吸收水分,使粪便软滑,体积增加,利于排泄。

2. 梗阻性便秘 若为器质性病变引起的,应首先治疗疾病,去除病因,如直肠癌、结肠癌等。若为不完全性梗阻,可考虑给予清流质饮食。饮食仅限于提供部分热能,并最低限度降低食物残渣,以胃肠外营养作为供给热能及营养素的主要方式。

3. 无力性便秘

(1) 高食物纤维饮食。多供给含食物纤维多的食物,刺激肠并促进胃肠蠕动,增强排便能力;如粗粮、带皮水果、新鲜蔬菜等。

(2) 多饮水。多饮水及饮料,使肠保持有足够的水分,有利粪便排出。

(3) 供给 B 族维生素。多食用含 B 族维生素丰富的食物,可促进消化液分泌,维持和促进肠蠕动,有利于排便。如粗粮、酵母、豆类及其制品等。

(4) 多食产气食物。多选食易于产气的食物,以促进肠蠕动,有利于排便;可选用洋葱、萝卜、蒜苗等。

(5) 高脂肪饮食。适当增加高脂肪食物,植物油能直接润肠,且分解产物脂肪酸有刺激肠蠕动作用。可选用花生、芝麻、核桃,及花生油、芝麻油、豆油等,每天脂肪总量可达100g。供给润肠通便食物,如洋粉及其制品、银耳羹等。

(三) 饮食禁忌

禁止饮用烈酒、浓茶、咖啡、辣椒、咖喱等刺激性食品。

（四）便秘食疗方介绍

1. 菠菜麻油通 菠菜 200g 开水烫后，以麻油调食。每日 2 次。有下气调中、止渴润肠等效用。适用于燥热及气滞型便秘。

2. 土豆蜂蜜通 马铃薯(不发芽)洗净，不去皮，捣烂挤汁。每日生服 14 匙。酌加蜂蜜适量，一日 2 次，连服 2~3 周。有补益中气、顺肠通便功效。适用于气血虚弱型便秘。

3. 桃仁芝麻通 核桃仁、芝麻各 30g，共捣如泥，开水冲服。每日一次空腹服。具有补气益血、润燥化痰等功效。适用于虚弱型便秘。

4. 萝卜蜂蜜通 白萝卜用凉开水洗净，切碎捣烂。用消毒纱布挤汁，加等量蜂蜜，每次 4~5 匙，每日 1~2 次。适用于习惯性便秘。

5. 荸荠海蜇饮 荸荠 4 枚，海蜇 50g 煮服。每日 2 次。具有清热、化痰、消气、润肠等功效。适用于燥热及气滞型便秘。

6. 桑根煎服饮 鲜桑根 60g，加水适量煎服。市售桑椹膏，每次 10~15g，每日冲服 2 次。空腹服用适用于习惯性便秘。

九、食欲减退

食欲减退(loss of appetite)是指由多种功能性障碍或器质性疾病引起的不想进食或进食量显著减少。常见原因有精神障碍、肠胃炎、肠梗阻、肝炎、甲状腺功能低下、癌症等。

（一）保健措施

1. 避免情绪紧张和过度疲劳 大学生由于考试、兼职等原因，常处在快节奏和竞争激烈环境或情绪中，很容易有失眠、焦虑等紧张情绪，导致胃分泌功能失调，引起食欲下降。因此应尽可能调整心态与情绪。

2. 避免过劳 过度的体力劳动或脑力劳动引起的胃壁供血不足，使胃消化功能减弱。

3. 加强体育锻炼 适度的体力活动，可以使愉悦身心，增强食欲。同时还要调整生活、学习节奏。

（二）营养与保健

食欲减退者应根据不同因素和疾病状况，合理调配食物。

（1）对原发疾病性缺乏食欲者，应以保护性食物为主，如肉类、牛奶、鸡蛋、绿叶蔬菜鲜果、豆制品类；若原发疾病缓解或消除，患者有求食欲望，则应以能量食物为主，如米、面、粗粮、糖和油，并辅以保护性食物。

（2）根据不同季节，挑选应时鲜、美味清口的食物或食品，如初春的嫩笋、入夏的西瓜、晚秋的蘑菇、寒冬的虾仁等。

（3）要讲究烹调方法，保证菜的色、香、味，如制成各种饮、汁、膏、羹、粥、饭等，能促进患者食欲，有利于食物的消化吸收；选用助消化、增食欲的食物，如藕粉、山楂等水果，山楂带酸，能增强胃的消化作用；各种鱼类如鲫鱼、青鱼、鲤鱼，营养丰富，且鱼肉肌纤维较细，易于消化。

（4）水果供给矿物质和维生素供给有机酸和纤维素。前者能刺激胃液分泌，后者能促进肠道蠕动,有利消化。此外,用膳时安定情绪,避免噪声,保持愉快的心情,有利于增强食欲。

(5) 暴饮暴食使胃过度扩张,食物停留时间过长,轻则造成黏膜损伤,重则造成胃穿孔。尤其是睡前饱食,必然使胃肠道负担加重,胃液分泌紊乱,导致食欲下降。

(6) 吃生冷食物。经常吃生冷食物,尤其是睡前吃生冷食物易导致胃寒,出现恶心、呕吐。

(7) 酗酒、吸烟。酒精可直接损伤胃黏膜,严重的还会造成胃和十二指肠穿孔。

(三) 食欲减退食疗方介绍

1. 生姜饴糖饮 生姜 10g,饴糖 15g,沸水冲服,能散寒、健脾。

2. 糯米红枣粥 糯米 100g、大枣 30g,加水 1200ml 武火煮沸,文火 1h,加红糖适量,早晚食用。温阳益气,健脾暖胃。

3. 荔枝大枣汤 干荔枝肉 15g、大枣 15g,加水 1000ml 武火煮沸,文火 1h,每日 1 剂,当点心食用。

4. 荔枝扁豆汤 干荔枝肉 30g、炒扁豆 20g,加水 800ml,煮烂熟(约 40min),当点心食用。补气和中,健脾止泻。

5. 藕粉糊 藕粉加冷开水调匀,沸开水冲后拌成薄糊状食用。

十、荨 麻 疹

荨麻疹(nettle-rash)又称风疹块,荨麻疹是一种血管反应性皮肤病。属过敏性皮肤病。病因是由于食用或接触了鱼、虾、动物毛发、植物花粉、化学药品、肠道寄生虫等过敏物质,加上过度疲劳及寒冷引起。一年四季均可发生;好发于冬春季节。临床以皮肤与黏膜的局限性、暂时性、瘙痒性潮红斑和风团为特征。特点是皮肤上出现瘙痒性风团,发无定处,骤起骤退,消退后不留任何痕迹。本病可发生于任何年龄、季节。药物、食物、吸入物、感染、物理刺激、昆虫叮咬等因素均可诱发。某些系统性疾病也可伴发。但多数患者原因不明。

(一) 保健措施

1. 不要去抓 一般人对于皮肤痒的直觉反应都是赶紧用手去抓,不过这个动作不但不能止痒,还可能越抓越痒,主要是因为当对局部抓痒时,局部的温度会提高,使血液释放出更多的组织胺(过敏原),因而会更恶化。

2. 不要热敷 虽然热可以使局部暂时获得舒缓,但热会使血管紧张,释放出更多的过敏原,例如有些人在冬天浸泡在热的温泉或是澡盆中,或是保暖过度包在厚重的棉被里都很有可能引发荨麻疹。

3. 注意环境卫生 宠物、花粉、粉尘、橡皮手套、染发剂、加香料的肥皂和洗涤剂、化纤和羊毛服装等,对于过敏体质的人或荨麻疹患者都可能成为不良刺激,应予避免。寒冷性荨麻疹的人不能洗冷水浴,冬季要注意保暖。吸烟者血液中的 IgE 与皮肤试验的阳性率明显高于非吸烟者,容易过敏。

4. 药物因素 如青霉素、四环素、氯霉素、链霉素、磺胺类药物、多黏霉素等抗生素,安乃近、阿司匹林等解热镇痛剂等。当你在服用多种药物而怀疑荨麻疹是由其中一种药物引起时,最简捷有效的方法是及时停用。

5. 治疗原有疾病　荨麻疹既是一种独立的疾病,也可能是某些疾病的一种皮肤表现。例如感染性疾病就有:寄生虫感染像肠蛔虫、蛲虫;细菌性感染像龋齿、齿槽脓肿、扁桃体炎、中耳炎、鼻窦炎等;病毒性感染像乙型肝炎;真菌感染像手足癣等。另外,糖尿病、甲亢、月经紊乱,甚至体内潜在的肿瘤等,都可能引起荨麻疹。

6. 心情调摄　保持健康心态,提高身体抵抗力。慢性荨麻疹的发作和加重,与人的情绪或心理应激有一定的关系。中医在防病治病方面有"精神内守,病安从来"的理论,认为保持一种清心寡欲的心态,可以使人体气机调和,血脉流畅,正气充沛,久而久之,荨麻疹自然会消失在无形之中。

7. 避免过敏　既往对某种物质有过敏史者,应避免再次接触。

8. 加强锻炼,增强体质　要加强体育锻炼及耐热耐寒锻炼,逐步增强体质。同时要劳逸结合,忌过度疲劳和熬夜。

(二)荨麻疹的食疗

除了避免接触过敏源之外,日常的调养也要注意几个原则:

1. 多食含有丰富维生素的新鲜蔬果,多吃碱性食物　如葡萄、绿茶、番茄、芝麻、黄瓜、胡萝卜、香蕉、苹果、橘子、绿豆、薏仁等。

2. 采用中药预防　某些中药,如首乌、枸杞、人参、黄芪、灵芝、大枣、女贞子、菟丝子、五味子、黄精、淮山药、党参等,具有抗自由基,提高免疫功能,促进代谢,调节神经系统和内分泌系统等多种功能,有明显的抗过敏作用。

(三)饮食禁忌

忌发物与刺激类食物。易发人群要避免海鲜、辛辣、酒、罐头、腌腊食品、冷饮。

(四)荨麻疹食疗方介绍

1. 风寒型　生姜桂枝粥:生姜 10 片,桂枝 3g(研末),粳米 50g,红糖 30g,煮稀粥食,每日 1~2 次。

2. 风热型　芋头茎煲猪排骨:芋头茎 50g,猪排骨 100g,将芋头茎洗净切块,猪排骨洗净切块,同放砂锅中加水适量文火煲熟食,每日 2 次。

3. 气血两虚型　归芪防风猪瘦肉汤:当归 20g,黄芪 20g,防风 10g,猪瘦肉 60g,将前 3 味中药用干净纱布包裹,与猪瘦肉一起炖熟,饮汤食猪瘦肉。

十一、痔 与 肛 裂

痔(haemorrhoids)是一种极为常见的疾病,多见于成年人,在校大学生也经常发生。痔有外痔、内痔和混合痔之分。外痔位于肛门边缘之外,可以看见,也能摸到,一般并无不适,只是大便后不易拭净。有炎症或血栓形成时会有明显的疼痛和水肿;内痔位于肛门内,唯一症状是便血,常在疲劳、大便干燥和酒后发生。血色鲜红,不与粪便混合一起;混合痔多为内痔发展而成。除出血外,主要症状是在排便后坠出肛门外,原先还可自行缩回,以后常需用手托回,最后每一用力就会坠出,十分难受。在校大学生比较常见的是内痔出血,血栓性外痔偶可见到。炎性外痔和混合痔比较少见。痔疮的发生常于疲劳过度或大便干燥引起。患了痔疮必须在医生的指导下及时治疗、可服用化痔丸、润肠通便药、外用痔疮膏、每日二次用热水坐浴,痔疮发作期间原则上要卧床休息数天,这样才能加快愈合。

肛裂(anal fissure)表现为肛门口皮肤全层的小裂口,实际上是感染所形成的溃疡。病因与大便秘结有关。肛裂的症状是出血和疼痛。出血在大便时发生,一般血量很少。大便时和大便后有疼痛感,常持续 0.5h 至 2h。肛裂的出血和疼痛也常使患者视排便为畏惧,但愈是推迟排便,大便就愈干结,症状也愈重。肛裂的预防措施与痔相同。如果肛裂发生不久就采取每日洁肛二次,服用润肠通便、消炎药,有可能使新鲜肛裂自行愈合。长期不愈者需手术治疗。

(一) 保健措施

(1) 防止便秘和排便时间过长,每天要定时去厕所,形成定时排便的条件反射,养成每天排便的习惯。在厕所看书,常使排便时间延长,尽量不要养成习惯。

(2) 其次是多吃蔬菜瓜果和多饮水。

(3) 有刺激性的食物和调味品不宜食用过多。也不宜过多地饮酒。

(4) 坚持体育锻炼,特别是从事久坐或久站专业的大学生,更要坚持课间操和跑步。

(5) 保持肛门清洁,每次便后用温热水清洗,如有痔疮病史者,在睡前再增加一次清洗,这样对防止痔的生成和发展有一定的好处。患痔疮的人肛门组织血管肿胀,有刺痛感。其病因大抵是持续便秘(便秘食品)或者经常久坐,导致血液无法流至下腹。肥胖症亦常常引起痔疮。

(二) 营养原则

1. 防止大便秘结,保持大便通畅 饮食应以高纤维膳食为主,高纤维素膳食可使90%的高肛压痔疮病人症状缓解或消失,这是因为纤维素具有较强的吸水性,使粪便含水量增加,便量增多,粪便变软,肠蠕动加速,促进排便。含纤维素丰富的食物有青绿蔬菜、新鲜水果,如芹菜、菠菜、韭菜、黄花菜、茭白以及苹果、桃、杏、瓜类等。

2. 控制盐的摄取量 过量的盐将使液体停滞于循环系统,这可能造成肛门及其他地方的静脉隆起。

3. 纠正不良饮食习惯 长期饮酒除对肝脏有损外,对痔疮的形成和发展也有利,应提醒痔疮病人注意节制饮酒。还应注意避免辛辣刺激性食物。此外,养成早起大便的习惯,可有效防治便秘和痔疮。

4. 治疗原发病 对患有全身性慢性疾病的病人,应注意营养的补充和原发病的治疗,以便减少痔疮的发生。

5. 补充营养 一些有症状的内、外痔病人,由于长期慢性出血或疼痛可造成心理紧张、食欲减退,临床上应给予注意。在积极治疗痔疮的同时,应注意补充营养,防止贫血及营养不良的发生。对一些出血量较大且持续时间较长的病人,甚至可给予适当的静脉营养补充。

6. 补充铁质 长期痔疮出血可引致铁(铁食品)质不足,因而贫血。富含铁的食物有肝(孕妇忌吃)、豆类、坚果和深绿色蔬菜。鲜果富含维生素 C,能帮助铁的吸收。

7. 足量饮水 应每天至少喝2L 水。

(三) 食物禁忌

1. 忌食辛辣刺激性食物 辛辣刺激性食物,如辣椒、胡椒、痔疮患者在饮食上一定要禁忌如下食物:生葱、生蒜、芥末、姜等,能刺激直肠肛门部位血管充血和扩张,造成排便时刺痛和坠胀感,从而诱发痔疮。

2. 忌饮酒 中医认为痔疮多属湿热,饮酒可助其湿热,而且酒(特别是烈性酒)可使直肠静脉充血,诱发或加重痔疮。

3. 忌食肥甘厚味、炙烤食物 这些食品可刺激直肠肛门部的黏膜皮肤,使充血明显,导致痔疮发生。

4. 忌食难于消化、坚硬的食物 食物难以消化会导致便秘,从而使直肠血管曲张。

5. 忌食味浓及香料多的食物 容易令肠道不适,同时令肝脏充血、下腹腔压力加大,可导致痔疮发生或使痔疮加重。

(四)痔与肛裂食疗方介绍

1. 绿豆紫米炖大肠 绿豆50g,紫米30g,猪大肠250g。将猪大肠洗净,绿豆、紫米用水浸泡,然后放入肠内并加少量水,肠两端用线扎紧,在砂锅内加水煮至烂熟可加适量盐。每日1剂,连服7~8天。

2. 桑椹粥 桑椹30g(鲜品60g),糯米100g,冰糖25g。将桑椹浸泡片刻,洗净后与米煮粥,再加入冰糖共煮。每日2次,早晚服用,5~7天为一疗程。

3. 阿胶粥 阿胶30g,红糖50g,糯米100g。将糯米洗净后煮成粥,阿胶捣碎,放入糯米粥中,再放入红糖,边煮边搅匀,稍煮3~5min即可。每日1次,3~5天为一疗程。

4. 蚕藕汤 藕500g,僵蚕7个,红糖120g。将藕洗净切厚片,与僵蚕、红糖放锅中加水煎煮成汤。每日1次,连服7天。

5. 木耳柿饼汤 木耳6g、柿饼50g、红糖50g。木耳摘洗净,与柿饼、红糖同煮成汤。每日1次,连服5~6天。

十二、口腔溃疡

口腔溃疡(dental ulcer),又称"口疮",是发生在口腔黏膜上的表浅性溃疡,大小可从米粒至黄豆大小、成圆形或卵圆形,溃疡面为凹、周围充血。病因及致病机制仍不明确。诱因可能是局部创伤、精神紧张、睡眠不足、食物、药物、激素水平改变及维生素或微量元素缺乏。系统性疾病、遗传、免疫及微生物在其发生、发展中可能起重要作用。溃疡的发生具有周期性、复发性及自限性等特点,好发于唇、颊、舌缘等。

(一)保健措施

1. 调整生活规律,保证睡眠时间 平时要调整好生活、学习节奏,尽量减少生活的压力,调节生活节奏,改善睡眠,避免机体疲劳过度、娱乐过度。

2. 注意口腔卫生 平时要保持口腔卫生,常用淡盐水、淡茶水漱口,常做口腔检查;发生溃疡后要小心刷牙,主张用软毛的牙刷;必要时口服一些抗菌消炎药、维生素 B_2、维生素C 等或局部敷锡类散、西瓜霜喷剂、云南白药等,短期内即可愈合。

3. 保持心情愉快,消除精神负担 避免太多焦虑、紧张的事情。

4. 加强身体锻炼,改善体质 有规律的体育锻炼能提高机体的抵抗力,预防口腔溃疡的发生。

（二）食疗

1. 保证维生素和微量元素　口腔溃疡的产生在一定程度上是与缺乏微量元素锌、铁和叶酸、B₂、烟酸等有关。应多摄入含上述营养素丰富的食物,如新鲜果蔬、奶类、糙米、瘦肉、硬果类食等。尤其是海产品含锌较多,应经常选用。同时要注意烹调加工方式与相互搭配,避免营养素的损失与吸收抑制。

2. 注意补充卵磷脂　卵磷脂可增进血液循环,改善血清脂质,对口腔溃疡有一定的作用,在口腔溃疡的预防上也要多注意这个方面。动物的脑、骨髓、心脏、肺脏、肝脏都含有卵磷脂。在平时的时候可以适当的多吃些这样的食物。

3. 保证优质蛋白质摄入　蛋白质是一切生命的物质基础,是机体细胞的重要组成部分,是人体组织更新和修补的主要原料,尤其是优质蛋白质摄入充足,就能保证修复口腔溃疡创面所必需的营养素。如牛奶、鸡蛋、瘦肉、海产品、豆类等均是优质蛋白的良好来源,每日应保证一定的摄入量。

4. 应多吃流体食物　溃疡活动期疼痛明显,应以流质为主,同时要细嚼慢咽。

（三）食物禁忌

（1）禁止吸烟饮酒。
（2）禁止辛辣刺激食物。

（四）口腔溃疡食疗方介绍

1. 萝卜鲜藕汁　生萝卜250g,鲜莲藕500g,将萝卜和藕用水洗净,于洁净器皿中捣碎烂,用消毒纱布双层绞取汁,每日数次取适量含于口中,片刻后咽下。

2. 银耳莲子羹　银耳25g,莲子50g,用水将银耳、莲子洗干净,入锅中,加水煮至银耳熟烂,加冰糖或白糖溶化,早晚各食1小碗。

3. 绿豆粥　绿豆100g,粳米150g,白糖15g。绿豆、粳米用水淘洗干净,入锅中,加水适量,小火慢慢熬煮成粥,粥成时加入白糖,每日早晚作正餐服食。

十三、足　癣

足癣(tinea pedis)俗称脚气,是发生在足部的真菌感染,多在趾间,发病率很高。初起时多为散在或成群的小水疱,奇痒,搔破后可引起糜烂和发炎,冬季常发生裂口。脚气的发生多通过公用或合用的浴巾、澡盆、脚盆、拖鞋而传染。脚汗较多的人以及平时穿胶底鞋而使足部持续潮湿的人,更易染上足癣。

足癣的害处很多,它可以引起体癣和股癣,更麻烦的是甲癣(灰指甲)。足癣在夏秋季节常常加重,甚至引起患足急性化脓、肿胀。所以,有了足癣,应该积极治疗,特别是继发感染时,除了应用抗真菌的癣药水或药膏外,还应将患足浸泡在低浓度的高锰酸钾溶液中(1:5000)、口服或注射抗菌药物,患肢抬高休息数天、穿的鞋袜每天要更换清洁的。预防的方法是:不用别人的或公用的脚布、脚盆、浴巾和拖鞋,洗脚后擦干趾间,鞋袜天天更换保持干燥。体癣、股癣、足癣、甲癣都要请医生诊治。不要随便用药,特别是不能使用激素类软膏(皮炎平、肤氢松),反之会使病情加重。

（一）预防保健措施

1. 勤洗脚　常洗脚、泡脚可以改善足部的血液循环,促进足部血液流动,应养成每天洗脚、经常泡脚的好习惯,对预防脚气发生有重要意义。

2. 勤换袜子　袜子是引起脚气的一个重要原因,有些人不喜欢换袜子,确切地说是懒得换,懒得洗,经常穿同一双袜子,久而久之便会造成脚气。所以要勤快点,每天动手洗洗袜子并不是什么难事,劳动的同时不但能锻炼身体,还能预防脚气。

3. 不要穿透气性不好的鞋子　鞋子也是引起脚气的另一个原因,有些人买鞋子的时候为了时尚,经常会挑选一些密不透风的鞋子,使脚长时间处于不通风的状态,为真菌感染创造了条件。建议挑选透气性良好的鞋子,最好不穿胶鞋。

4. 不要和别人共用拖鞋　拖鞋是传播脚气的一个重要途径,不要因为关系好,就穿他穿过的拖鞋,如果他有脚气的话,会直接传染给你,为了避免这种情况的发生,最好不要和别人使用同一双拖鞋。

5. 增强抵抗力　注意营养,增强身体的抵抗力能,对于那些产生脚气的病菌的抵抗能力就增强了,同样有助于我们预防脚气。

6. 防止感染和蔓延　已患脚气者应避免搔抓,脸盆及脚盆应分开使用,拖鞋、浴巾用后及时消毒等,防止自身感染。如发现有糜烂或感染应去医院治疗。平时注意保持皮肤干燥卫生,每晚洗脚,袜子每天或隔天洗换,不要用手抓脚,鞋子保持干燥,可以经常在日光下暴晒通风,最好不穿胶鞋。

7. 小心用药　外用足粉时,应先清洁患部,然后将皮肤擦干。涂抹糊状药剂时,应先将糊剂涂于纱布上,再贴于糜烂面。外用药期间,如局部出现红斑、水疱及瘙痒时,常为接触过敏反应,应立即停药,进行抗过敏处理。

（二）食疗

1. 补充维生素　充足的维生素对足癣的康复有重要意义,如维生素 C 可提高机体免疫功能、改善血液循环及伤口复原,并能帮助维生素 B 的吸收。维生素 A 可促进细胞再生。维生素 E 能够协助组织复原,B 族维生素能够起到修护组织及激发免疫系统功能的作用等。

2. 补充锌元素　锌不仅能激发免疫系统的功能,还可以促进蛋白质的合成及创口愈合等作用。

（三）食物禁忌

1. 忌辛辣食品　辛辣刺激性食物(如辣椒、大蒜、姜等)和兴奋性的饮料(如酒、浓茶)能影响交感神经的相对平衡,加速汗液的排泄,造成手足多汗。这种潮湿的环境有利于浅表霉菌的生长繁殖,加重病情。

2. 忌过食肥甘　本病多由湿热毒邪蕴结皮肤所致,而肥甘食品(如肥肉、油炸食品、白糖等)易蕴湿化热,加重本病病情,故不宜过食。

3. 忌烟酒。

4. 饮食宜清淡　应多吃新鲜蔬菜和水果。湿热下注和风湿蓄积型手足癣者,应多吃能清热利湿的食物,如薏苡仁、山药、白扁豆、白豆蔻、绿豆、芹菜、金针菜、香椿、冬瓜、黄瓜、苦瓜、西瓜、鲫鱼、黑鱼等。

（四）足癣食疗方介绍

1. **鲜桃叶汁** 鲜桃叶200g,捣烂敷于患处。
2. **荔枝核糊** 荔枝核100g,研末,调醋擦患处。
3. **米醋** 将足(手)浸泡米醋中,浸洗。1日3次,每次30min。
4. **生姜** 用老生姜适量切片,外擦,1日数次。

第二节　特异症候的营养与保健

一、视　疲　劳

　　视疲劳(asthenopia)是指近距离学习或工作,由于过度使用视力导致的眼睛疲劳。大学生由于学习、上网等原因,视疲劳的发生率较高,是影响大学生身心健康的主要症状之一。症状多种多样,常见的有近距离工作不能持久,出现眼及眼眶周围疼痛、视物模糊、眼睛干涩、流泪等,严重者头痛、恶心、眩晕等。常见原因有眼睛本身的原因,如近视、远视、散光等屈光不正、调节因素、眼肌因素、结膜炎、角膜炎、所戴眼镜不合适等;也有全身因素,如神经衰弱、身体过劳、癔症或更年期的妇女;另外环境因素在视疲劳的发生中具有重要作用,如光照不足或过强,光源分布不均匀或闪烁不定,注视的目标过小、过细或不稳定等。

（一）预防保健措施

　　1. 注意用眼卫生　连续用眼时间不能过长,避免劳逸失调,应学会正确休息方法。每工作1~2小时休息15min,可以闭目或远望,或做眼保健操或眼部按摩等。同时要保持正确的学习姿势,书本离眼的距离不能太近。

　　2. 学习环境要恰当　主要是光线要恰当,照明不足、或太强(使视色素消耗过多过快)都会促进视疲劳。寝室要保持通风和湿润。

　　3. 如果你是眼镜一族,配一副合适的眼镜很重要　应在读书写字近用眼工作学习时,尽量控制好近用眼距离,采用合适的近用眼镜,减轻疲劳,预防近视的产生和发展。

（二）营养保健

　　1. 注意饮食和营养平衡　平时应多吃些富含蛋白质维生素类的食物。蛋白质是细胞的主要组成成分,组织的修补、更新需要不断地补充蛋白质,食用高蛋白质食物有助于恢复精力和体力,增强眼部的调节能力,减轻视疲劳。如瘦猪肉、牛肉、羊肉、鸡鸭、动物内脏、各种鱼虾、奶类、蛋类、豆类及豆制品等均含有丰富的蛋白质。

　　2. 富含维生素的食物也有助于缓解视疲劳　尤其富含维生素C、维生素E、β-胡萝卜素的食物,它们具有较强的抗氧化作用,可改善血液循环,增强肌肉代谢,增强眼肌的调节能力,从而减轻视疲劳,且从天然饮食中摄取这三种营养成分比服用保健药效果好。

　　3. 维生素A　维生素A可补充眼睛视网膜上的感光物质视紫红质的消耗,对恢复和防止视力减退、缓解视疲劳也起着重要作用。其最好来源是各种动物的肝脏、鱼肝油、奶类和蛋类,植物性的食物,比如胡萝卜、苋菜、菠菜、韭菜、青椒、红心白薯以及水果中的橘子、杏子、柿子等。

4. 微量元素 微量元素锌在视网膜中浓度较高,具有较强的抗氧化作用,有助于减轻视疲劳,肉、禽、鱼、谷物和奶制品富含锌。

(三) 视疲劳食疗方介绍

1. 白菊煮猪眼 白菊花 60g,猪眼 1 对。洗净猪眼与白菊入锅同煮,熟后温服之。每日 1 次。

2. 豆奶消疲饮 黑豆 500g,核桃仁 500g,牛奶,蜂蜜。黑豆炒熟待冷后磨成粉,核桃仁炒微焦去衣待冷后捣成泥。各取 1 匙冲入煮沸过的牛奶(每次酌量,建议 200ml 左右)中,加入蜂蜜 1 匙。每日晨服 1 次。

二、神 经 衰 弱

神经衰弱(neuradynamia)是一类精神容易兴奋和脑力容易疲乏、常有情绪烦恼和心理生理症状的神经症性障碍,是心理疾病的一种。神经衰弱是由于大脑神经活动长期处于紧张状态,导致大脑兴奋与抑制功能失调而产生的一组以精神易兴奋,脑情绪不稳定等症状为特点的神经功能性障碍。其特征是易兴奋,易激惹,易衰竭,常有失眠、头痛、抑郁、注意力涣散,记忆力减退和情感脆弱等。多发于青壮年,16~40 岁多发,以脑力劳动者,青年学生多见。

(一) 保健措施

1. 坚持锻炼身体,参加文体活动 这样可以缓解情绪上的波动,较好地处理好人际关系。

2. 树立治愈的信心,确立科学合理的作息制度 神经衰弱患者应按照作息时间安排生活和学习。不能因为担心失眠而提早上床,也不能因为早醒而赖在床上睡懒觉。

3. 改善环境,减少刺激 改善生活和工作环境,减少紧张刺激。要避免长期紧张而繁重的工作,注意劳逸结合,有张有弛,必要时可减轻学习或工作量。待疾病缓解后,再恢复原来的学习和工作。

4. 学会放松自己,放松身心 当你感到疲乏和心烦时,暂时放下工作,给自己一个喘息的机会。例如,当电话铃响,先做个深呼吸,再接听。向窗外眺望,让眼睛及身体其他部位适时地得到松弛,可以暂时排解工作上面临的压力,你甚至可以起身走动,暂时避开低潮的工作气氛。

5. 按摩 大部分人在压力环境中,会发生某部位肌肉紧绷的现象。缓解肌肉紧绷的方法之一就是按摩。

6. 接受心理医生的帮助,改变不良的性格特点 患神经衰弱的朋友必要时可寻求心理医生的指导,进行心理、药物及作息安排等综合方法进行治疗,那么可能在某天,你会发觉神经衰弱销声匿迹了。

(二) 神经衰弱的营养原则

1. 富含脂类的食物 如肝、鱼类、蛋黄、黄油、大豆、玉米、羊脑、猪脑、芝麻油、花生及核桃等。脂类是构成脑组织的重要物质,其含量比身体其他器官都丰富,其中卵磷脂含量最多。服用大量卵磷脂可使脑细胞膜变柔软,因而有利于细胞之间的联系,可增强记忆力,改善脑功能,对神经衰弱有较好的疗效。

2. 富含蛋白质的食物 如瘦猪肉、羊肉、牛肉、牛奶、鸡、鸭、鱼及豆制品等。脑细胞35%由蛋白质构成,就其脑功能来说,蛋白质是大脑神经细胞兴奋和抑制过程的基础,人的感觉、记忆、语言、运动等无不和脑神经细胞的兴奋和抑制有关。

3. 富含糖的食物 如白糖、红糖、蜂蜜、甘蔗、萝卜、大米、面粉、红薯、大枣、甜菜及水果等。糖类在体内分解为葡萄糖,才能通过血脑屏障,被脑细胞所利用,是脑细胞唯一的能量来源。

4. 富含维生素 B 族、维生素 PP(烟酸与烟酰胺)**和维生素 E 的食物** 如酵母、肝、豆类、花生、小麦、胚芽、糙米、燕麦、玉米、小米、甘薯、棉籽油、卷心菜及海藻等。因维生素 B 族和维生素 PP 是神经系统新陈代谢的一种辅酶,具有催化作用,可加强脑细胞的功能,促进糖和蛋白质的代谢过程,因而促进了脑细胞的兴奋和抑制。维生素 E 是一种强力的防氧化剂,它是保护构成脑细胞的重要成分——卵磷脂不受氧化失效。但应注意的是,维生素 E 不能和含铁质的食物如芹菜、紫菜、菠菜、肝及贝类等同食,否则会失效。

5. 富含微量元素的食物 如动物肝、肾脏与牡蛎、粗粮、豆制品、鱼肉、菠菜、大白菜等。

(三) 食物禁忌

1. 忌具有兴奋刺激性食物 神经衰弱患者大多为脑力劳动者,这部分人常因工作需要而要食用咖啡、茶、酒、烟等来提神。而这些食物具有强烈的兴奋作用,但对患有神经衰弱的人来说,也是不用为好。神经衰弱患者如需提神,可在下午 4 时以前饮用,这样对晚上睡眠影响就不会太大了。

2. 忌辛辣刺激性食物物 辛辣刺激的饮食如葱、韭菜、大蒜、辣椒、辣酱、辣油、姜等,这类食品具有温性的特点。而患神经衰弱的人大多为阴虚火旺型的体质,如长期食用上述物品使人"火气"很大,故对阴虚火旺型的神经衰弱患者来说,这类饮食绝对是禁忌之物。

(四) 神经衰弱食疗方

1. 冰糖莲子糕 干莲子 300g,冰糖、白糖适量,京糕 25g。将莲子泡发,去掉莲心和两头,入锅开水淹没莲子为宜;上蒸笼 50min 左右,再用开水冲洗 2 次备用;将清水 750ml 倒入锅中,煮沸后放入冰糖和白糖;再次煮沸后将糖汁滤过;将京糕切成小丁,与少量桂花一并撒在莲子上,将糖汁浇入,当点心食用。清心降火,养心安神。

2. 龙眼红枣粥 龙眼 15g,红枣 15g,粳米 100g。各料淘洗干净,加清水 800ml,武火煮沸后再用文火熬半小时左右,以米烂为度,也可酌加少量白糖。每日早晚各服 1 次,热服,勿过量。健脾养心,补血安神。

3. 龙眼酒 龙眼肉 250g、白酒 1000ml。龙眼洗净、干燥、研粉,装纱布袋入坛,加酒密封浸泡。每日振荡 1 次,7 天后改为每周 1 次。一日 2 次,每次 20ml。补血养心,益脾长智。

三、遗 精

遗精(spermatorrhea)是指不因性交而精液自行泄出的病症,有生理性与病理性的不同。中医将精液自遗现象称遗精或失精。有梦而遗者名为"梦遗",无梦而遗,甚至清醒时精液自行滑出者为"滑精"。多由肾虚精关不固,或心肾不交,或湿热下注所致。但过多的遗精

（每周 2 次以上）导致精神萎靡、头昏失眠、腰腿酸软，则属病态，是男大学生中常有的现象，应该加以注意。

（一）预防保健

1. 注意精神调养，排除杂念　不看色情书画、录像、电影、电视，戒除手淫。青年学子要丰富文体活动。适当参加体力劳动或文娱活动，可增强体质，陶冶情操，排除杂念。

2. 注意生活起居　不吸烟、少喝酒，不喝浓茶、浓咖啡，少食葱蒜辛辣等刺激性物品。不用烫水洗澡，注意睡眠姿势，睡时宜屈膝侧卧位，被褥不宜过厚，内裤不宜过紧，不穿紧身衣裤等。

3. 既病之后，不要过分紧张　遗精后不要受凉，更不要用冷水洗涤，以防寒邪乘虚而入。青年学生偶尔出现一次遗精，遗精后并无不适，这是生理现象。千万不要为此忧心忡忡，背上思想包袱，自寻烦恼。如若经常发生，应在医生指导下进行有关检查，找出致病原因，及时治疗。

（二）营养原则

（1）饮食可以偏于补益的食物，如猪肾、鲫鱼、龟、水鸭、核桃、枸杞、五味子等。

（2）宜食玉米面、栗子面、黑豆、莲子、油菜、白菜等。

（3）少食辛辣、动火、刺激性的食物，如狗肉、雀肉、羊肉、辣椒、胡椒、生姜等。

（4）宜食高蛋白营养丰富的食品。

（5）禁食过于肥甘，辛辣之品。不酗酒，不饮浓茶、咖啡。不要妄服温阳补肾之保健品。

（6）少食下列食物，芝麻、虾子、牡蛎肉、海松子、茭白、各种冷饮、田螺、蟹、柿子、河蚌、鸭子、冬瓜、黄瓜、茄子、绿豆、绿豆芽、豆腐、地瓜、丝瓜、生萝卜、苦瓜、荸荠、柿饼、莼菜、马兰头、竹笋、瓠子、地耳、菜瓜、菊花脑、金银花、薄荷、西瓜、香蕉、柚子、西洋参、生地黄、白菊花、莴苣、水芹菜、蚬肉、螺蛳等食品。

（三）遗精食疗方介绍

1. 泥鳅虾米汤　泥鳅 100g、虾肉 50g、姜 5 片，素油适量。将泥鳅放入清水中，待排尽肠内污物并洗净，将油烧熟，放入姜片，入泥鳅煎至全黄，加水约 3 碗，放入虾米，共煮成汤，每日 1 次。

2. 山药糊　山药 30g、白糖 15g。山药洗净、干后研粉，加水 300ml，边撒边搅成糊，加糖调匀，热食。

3. 三子养精粥　金樱子、覆盆子各 30g，五味子 15g，粳米 50g。先煮上三药 15～20min，去渣取汁，用药汁煮米成粥。每晚睡前服食，连服 1 个月。有收涩固精的功效，适用于肾虚精关不固的遗精。

此外，桃仁炒韭菜、虫草炖黄雀、龙眼枣仁汤也可缓解遗精之症。

四、痛　　经

痛经（algomenorrhea）是女性的常见病症，据资料统计，约有 30%～40% 的女性在经期内常有下腹或腰底部疼痛的现象。痛经大多在月经来潮的当天出现，也有的在月经前出现。

常为下腹绞痛,并有面色苍白、头痛、恶心呕吐、手脚发凉,重者出现休克征象,痛经可持续数小时或 1~2 天。痛经分为原发性和继发性两种。原发性痛经又称为功能性痛经,是指经妇科检查未发现病理变化的痛经,通常发生在 13~25 岁未分娩过的少女身上。此类痛经大部分原因不明,常与排卵或前列腺素过多,造成子宫的高度收缩有关。另外与饮食、生活不规则、经期进食冷饮、腹部受凉、精神紧张、思想负担压力过大等因素诱发。继发性痛经又称病理性痛经,继发性痛经是指患者生殖器官有明显的器质性病变,如生殖系统肿瘤、盆腔炎症、子宫发育不良、子宫内膜异位等。继发性痛经多见于 25 岁以上妇女。所以对于存在顽固性痛经时,就需去医院找妇科大夫检查确诊。痛经轻者可以忍受、正常工作,重者可以造成疼痛性休克危及生命。

(一) 痛经的保健措施

(1) 用手掌上下左右来回轻轻按摩脐下至耻骨联合间小腹部。

(2) 月经前 3 天,每晚用双手重叠,掌心向下压于小腹正中,作逆时针旋转按摩 10 分钟,同时从小腹至脐部反推 30~50 次。

(3) 运动疗法:俯卧在床上两手平放在两侧,先将头部和胸部抬离床面,脚踝关节,轻轻向前拉,还可以将身体在床上前后摇动。然后将背部抬起呈弓状,如此反复进行,或俯卧于床上两手身后抓住两脚。

(二) 痛经的食疗

1. 适当饮酒　酒类能温阳通脉、行气散寒,适当地喝些米酒、曲酒、酒酿、红酒等,可以通经活络,扩张血管,起到缓解痛经的作用。例如,将 100g 红花在 400ml 白酒中泡一周,制作成红花酒,每天服用 10ml(可加少量红糖),可有温通经脉、活血之功效,适用于血瘀痛经者。

2. 补充富含维生素 E 的食物　维生素 E,又名生育酚,有维持生殖器官正常机能和肌肉代谢的作用,其含量高的食物有谷胚、麦胚、蛋黄、豆、坚果、叶菜、香油等,我们应适当多吃些这类食物。

3. 对症进行食物调理　根据痛经不同的症候表现,分别给予温通、化瘀、补虚的食品。寒凝气滞、形寒怕冷者,应吃些温经散寒的食品,如栗子、荔枝、红糖、生姜、小茴香、花椒、胡椒等。气滞血瘀者,应吃些通气化瘀的食物,如芹菜、荠菜、菠菜、香葱、香菜、空心菜、生姜、胡萝卜、橘子、橘皮、佛手、香蕉、苹果等。身体虚弱、气血不足者,宜吃些补气、补血、补肾之品,如核桃仁、荔枝、桂圆、大枣、桑椹、枸杞子、山药及各种豆类等。

4. 合理搭配饮食　可以多吃豆类、鱼类等高蛋白食物,并增加绿叶蔬菜,水果,也要多饮水,多吃些蜂蜜、香蕉、芹菜、甘薯等以保持大便通畅,减少骨盆充血。女性在月经来潮前应忌食咸食。因为咸食会使体内的盐分和水分储量增多,在月经来潮之前,孕激素增多,易于出现水肿、头痛等现象。月经来潮前 10 天开始吃低盐食物,就不会出现上述症状。

(三) 饮食禁忌

1. 浓茶、柿子　妨碍铁吸收,茶叶中含鞣酸,它特别喜欢与铁离子结合,大大妨碍身体对铁的吸收,这在经期可不是好现象。柿子也一样,柿子中的鞣酸一点不比茶叶中的少。

2. 含咖啡因的饮料　刺激神经,加重疼痛,含有咖啡因,可刺激神经和心血管,让你情绪紧张加重疼痛,或者导致经血过多,如咖啡、可乐、茶等经期应不喝或少喝。而温热的白开水是最安全、最舒服的选择。

3. 碳酸饮料　影响营养摄入,降低身体抵抗力,有的碳酸饮料中含有磷酸盐,同样会妨碍铁的吸收。而碳酸氢钠遇到胃液后会发生中和反应,月经期间本来就食欲缺乏,如果影响饮食营养摄入,缺乏抵抗力,痛经会更嚣张。

4. 啤酒、过量白酒　影响经期的整体状态,酒精与B族维生素格格不入,身体缺乏B族维生素,会严重影响经期身体的整体状态。葡萄酒味辛甘性温,可以散寒祛湿,活血通经,可适当少喝一点。

5. 奶酪类甜品　影响镁的吸收,芝士、黄油、奶油、酵母乳等甜食,最大问题是会影响到身体对镁的吸收,而痛经与体内缺镁也有关,镁能激活体内多种酶,抑制神经兴奋,镁缺乏可直接导致情绪紧张。

6. 寒性海鲜　寒性食品,加重痛经。海鲜中的螃蟹和贝类都为寒性食物,如果本就体寒,切忌不要在经期吃这些海鲜,以免加重经痛。

(四) 痛经食疗方介绍

1. 乌豆蛋酒汤　乌豆(黑豆)60g,鸡蛋2个,黄酒或米酒100ml。将乌豆与鸡蛋加水同煮即可。具有调中、下气、止痛功能。适用于妇女气血虚弱型痛经。

2. 山楂桂枝红糖汤　山楂肉15g,桂枝5g,红糖30~50g。将山楂肉、桂枝装入瓦煲内,加清水2碗,用文火煎剩1碗时,加入红糖,调匀,煮沸即可。具有温经通脉,化淤止痛功效。适用于妇女寒性痛经症及面色无华者。

3. 姜枣红糖水　干姜、大枣、红糖各30g。将前两味洗净,干姜切片,大枣去核,加红糖煎。喝汤,吃大枣。具有温经散寒功效。适用于寒性痛经及黄褐斑。

4. 姜枣花椒汤　生姜25g,大枣30g,花椒100g。将生姜去皮洗净切片,大枣洗净去核,与花椒一起装入瓦煲中,加水1碗半,用文火煎剩大半碗,去渣留汤。饮用,每日一剂。具有温中止痛功效。适用于寒性痛经,并有光洁皮肤作用。

5. 韭汁红糖饮　鲜韭菜300g,红糖100g。将鲜韭菜洗净,沥干水分,切碎后捣烂取汁备用。红糖放铝锅内,加清水少许煮沸,至糖溶后兑入韭汁内即可饮用。具有温经、补气功效。适用于气血两虚型痛经,并可使皮肤红润光洁。

五、智齿冠周炎

智齿,是指两侧上下最后一颗臼齿,也叫第三磨牙。随着儿童至成年躯体逐步发育及口腔咀嚼量的增大,这颗牙才开始萌出,一般在17~22岁左右,正是大学生的年龄段。发生冠周炎(pericoronitis)的一般都是下颌智齿。这是因为人类的颌骨在进化过程中发生退化和缩短,尤其以下颌骨为甚。但现代人的牙齿数目和大小与古代人并无显著差别。结果,往往没有足够的牙槽骨容许下颌骨正常萌出,常常造成智齿部分萌出而且位置不正,一部分牙冠被牙龈覆盖,二者之间形成一个又深又窄的盲袋,其中有食物残渣和细菌,不易清除。在咀嚼食物时,覆盖智齿的牙龈又易被咬伤而发生溃疡和糜烂。所以,智齿冠周炎在大学生中十分常见。

智齿冠周炎多发生在口腔卫生不良和身体抵抗力下降之时,下颌智齿比上颌智齿更易患病。初起时,患牙局部的牙龈肿胀疼痛,在咀嚼、吞咽和张口时尤显,进食和说话都有困难。严重时可伴有畏寒、高烧、患侧面部肿胀、颌下淋巴结肿痛等,十分痛苦。发生上述情况,都应去校医务室治疗,待炎症消退后,应去医院拔除该智齿,以免今后复发。如果智齿位置尚正,并有对口牙,可切除覆盖在智齿牙冠上的牙龈,以消除盲袋。

(一) 保健措施

(1) 注意口腔卫生,饭后及时漱口、刷牙,以减短食物在口腔内停留时间。每日可用温热水或盐水漱口或用口腔含漱液漱口。

(2) 保持充分的睡眠,避免受凉、感冒、过度劳累,提高机体抵抗力。

(3) 减少或及时消除食物嵌塞。如果把漱口、刷牙比作是普遍撒网的话,那饭后使用牙签、牙线就是重点突破了。

(4) 冲洗,可用消毒过的注射针头拧弯,选用洗必泰或双氧水以及生理盐水等冲洗冠用袋。

(5) 可口服磺胺类药物,必要时可注射抗生素,如有脓肿形成应到医院专科诊治。

(6) 尽早拔除阻生智齿,防止冠周炎和邻牙龋坏。

(二) 食疗

(1) 要软食,不能吃硬物,面条、稀饭均可。

(2) 清热泻火,胖大海泡水,黄连泡水,苦菜等。也可以买些黄连上清片,那东西不苦。

(3) 多饮水。喝水是消炎的最好方法,一定多喝水。

(4) 注意饮食的结构,食物以清淡可口为宜,忌辛辣刺激及温度较高之食物。

六、近 视 眼

近视眼(near-sighted)是指眼在不使用调节时,平行光线通过眼的屈光系统屈折后,焦点落在视网膜之前的一种屈光状态。近视的发病原因目前尚不十分明了,除部分高度近视眼与遗传因素有关外,绝大多数的近视主要是后天用眼的不良习惯和环境因素所造成。特别是青少年时期,不注意眼的卫生,诸如照明不良、姿势不正、看书写字距离太近等都是造成近视的直接原因。2002 年全国学生体质健康监测结果显示大学生近视发生率高达77.95%,且呈逐年增加的趋势。

(一) 保健措施

1. 近距离用眼的时间不宜过长 每隔 45~60min 要休息 10~15min。休息时应隔窗远眺或进行户外活动,使眼球调节肌得以充分放松。尤其在辐射下不能待太长(会损害黄斑)。

2. 近距离用眼时的光线要适中 近距离用眼时光线过强或太弱均是造成近视眼的重要因素。因此,在夜晚或光线暗的环境下,照明最好采用 40~60W 的白炽灯,放在书桌的左上角。这是因为白炽灯的光线比较柔和,显色性能良好,眼球容易适应,防止了光线过强或过暗所带来的用眼疲劳。

3. 近距离的用眼姿势要正确 近距离用眼姿势是影响近视眼发生率的另一个因素。近距离用眼时,桌椅高低比例要合适,端坐,书本放在距眼 30cm 的地方。坐车阅读、躺在床上阅读或伏案歪头阅读等不良的用眼习惯都将增加眼的调节负担和辐辏频率,增加眼外肌对眼球的压力,尤其是中小学生的眼球正处于发育阶段,球壁伸展性比较大,长时间的不良用眼姿势容易引起眼球的发育异常,导致近视眼的形成。

4. 积极参加户外活动与体育锻炼,增强体质　机体素质的好坏与青少年近视眼的发生也有密切关联。比如说,营养不良、患急慢性传染病、体质虚弱、偏食或贪吃甜食的孩子常见有近视眼。

(二) 营养保健

1. 矿物质元素不足　钙、铬等矿物质元素是保证视力正常的一个重要条件,钙元素在维持眼内晶体正常压力,铬元素在保持眼睛屈光度等方面部有不可替代的作用。故应多吃一些牛奶、蛋类、贝类、动物肝脏等含这两种矿物质元素的食物。此外,吃一些粗粮有益于视力健康。

2. 蛋白质　巩膜含有多种必需氨基酸,构成眼球坚固外壳,缺乏蛋白质不仅影响正常的身体发育,也会使巩膜的弹性降低,容易拉长形成轴性近视。因此,预防近视应保证蛋白质,尤其是优质蛋白质的充足摄入,如肉、鱼、蛋、奶、豆类等。

3. 维生素　应适当多补充些维生素 A、B_1、B_2、C、E。蛋、奶、肉、鱼、肝脏和新鲜的蔬菜、水果。

4. 叶黄素　叶黄素是视网膜黄斑的主要成分,对维护视力有促进作用,可以选用含叶黄素丰富的食物如黏玉米、菠菜、甘蓝菜、绿花椰菜、蛋黄、南瓜、胡萝卜等。

(三) 饮食禁忌

1. 甜食　甜食对孩子有较强的诱惑力,但甜食为酸性食物,吃甜食太多,一方面大量消耗体内的钙元素,另一方面升血糖,改变晶体渗透压,是导致近视眼形成的又一祸根,故应少吃为妙。

2. 蒜　如果长期大量地吃大蒜,尤其是眼病患者和经常发烧,潮热盗汗等虚火较旺的人过多吃蒜,会有不良影响。故民间有"大蒜百益而独害目"之说。

(四) 近视眼食疗方介绍

1. 龙眼枸杞蒸仔鸡　用童子鸡 1 只,去内脏后纳入龙眼、枸杞子、红枣各 30g,上锅蒸熟,调味食用。此品具有养血健脾、益肝明目之功效,可治疗近视、眼疲劳、头昏心悸、失眠神疲等症。

2. 牡蛎蘑菇紫菜汤　鲜牡蛎肉 250g、蘑菇 200g、紫菜 30g、生姜、麻油、盐、味精各适量。先将菇、姜煮沸 15min,再入牡蛎、紫菜略煮,调以上述作料,连汤吃下。该方具有滋肾养肝、补血明目的功效,擅治近视、视物昏花,或久病体虚、头昏目眩者。

3. 核桃乳蜜饮　用适量黑芝麻炒香研末,核桃肉微炒捣烂,分储瓶内。每次各取一汤匙,冲入牛奶(或豆浆)一杯,并加蜂蜜一匙调服。本方能滋补肝肾、明目润燥,主治近视及双目干涩、大便燥结诸症。

七、痤　疮

痤疮(acne)是一种多因素的疾病,其发病主要与性激素水平、皮脂腺大量分泌、痤疮丙酸杆菌增殖,毛囊皮脂腺导管的角化异常及炎症等因素相关。好发于青春期的男性和女性,男性略多于女性,但女性发病早于男性。有 80%～90% 的青少年患过痤疮,青春期后往往能自然减退或痊愈,个别患者也可延长到 30 岁以上。虽然痤疮是有自愈倾向的疾病,但是痤疮本身以及痤疮治疗不及时引起的瘢痕可以严重影响患者的生活质量,造成患者的精神压力和经济负担,需引起关注。

痤疮好发于面颊、额部、颊部和鼻唇沟,其次是胸部、背部和肩部。痤疮皮损一般无自觉症状,炎症明显时可伴有疼痛,可分为以下几种类型:①粉刺:包括白头粉刺和黑头粉刺。是与毛囊一致的圆锥形丘疹,不发红也不隆起与皮面,数量少则不易察觉,用手可以触及含在皮肤中的米粒大的皮损。可为闭合性的,也可为开放性的。开放性粉刺顶端呈黄白色,也可因色素沉积形成黑头粉刺。可挤出头部为黑色而其下部成白色半透明的脂栓。粉刺是痤疮的早期损害,加重时可形成炎症丘疹。②丘疹:可为粉刺发展而来的炎症性丘疹,皮损为红色丘疹。③脓疱:可在丘疹的基础上形成绿豆大小的脓包。④囊肿结节:如果炎症继续发展,可形成大小不等的暗红色结节或囊肿,挤压时可有波动感。

(一) 预防措施

1. 注意面部清洁 油性皮肤面部皮肤的油脂清理很重要,应该每天多用热水洗几次脸,可以选用硫磺香皂,硼酸香皂等抑制皮脂分泌的香皂,在鼻翼部位的皮肤应该重点清洗。不要用雪花膏和其他油脂类的化妆品。

2. 避免机械挤压痤疮 尽管痤疮的脂栓的排除有利于痤疮的愈合,但还是不提倡用手和器械机械挤压,因为挤压后很容易造成脂栓挤入真皮层内造成进一步的深层炎症,同时容易留下色素沉着和斑痕,尤其对斑痕体质的学生更应该注意这一点。如果实在要排除脂栓的话,建议对黑头较为明显的痤疮用专门的痤疮挤压器进行挤压,同时注意消毒避免感染,也可以去医院进行护理。

3. 养成每天运动的习惯 适度运动可促进新陈代谢,对于身体及肌肤都有良好效果,但是千万不要五分钟热度,要持之以恒,记住,即使是每天三分钟的体操,也是保持美丽肌肤的秘诀。

4. 保持愉快的心情 不要患了痤疮就悲观,要乐观自信,坚持积极、合理的治疗。

5. 生活方面 最好不吸烟,少晒太阳,避免风沙,太冷、太热、太潮湿的场所也对痤疮不利。

(二) 营养原则

1. 多吃水果和蔬菜 尤其是有利于减少皮脂分泌和促进痤疮愈合的水果和蔬菜更要吃,如:苹果、梨、西红柿、西瓜、黄瓜、丝瓜、冬瓜、苦瓜等,但注意像荔枝、橘子、榴莲等高糖的水果应该少吃。

2. 多吃含维生素 A 丰富的食物 含维生素 A 丰富的食物有金针菜、韭菜、胡萝卜、菠菜、牛奶等。

3. 多吃些含维生素 B_2、B_6 丰富的食物 含维生素 B_2 丰富的食物有奶类、蛋类和绿叶蔬菜等。含维生素 B_6 丰富的食物有蛋黄、奶类、干酵母、谷麦胚芽、鱼类和胡萝卜、菠菜、香菇等蔬菜。

4. 多吃含锌丰富的食物 含锌丰富的食物有瘦肉、奶类、蛋类等。

5. 多吃清凉食物 清热解毒的食物有瘦猪肉、蘑菇、银耳、黑木耳、芹菜、苦瓜、黄瓜、冬瓜、茭白、绿豆芽、黄豆、豆腐、莲藕、西瓜、梨等。

（三）饮食禁忌

1. 少吃辛辣食物　如辣椒、葱、蒜等。这类食品性热,食后容易升火。

2. 少吃油腻食物　如动物油、植物油等。这类食品能产生大量热能,使内热加重。因此,必须忌食如猪油、奶油、肥肉、猪脑、猪肝等。

3. 不能吃腥发之物　如海鳗、海虾、海蟹、带鱼等。腥发之物常可引起机体过敏而导致疾病加重,常使皮脂腺的慢性炎症扩大而难以祛除。

4. 不能吃补品　补药大多为热性之品,补后使人内热加重,更易诱发痤疮。

5. 少吃高糖食物　如白糖、冰糖、红糖、葡萄糖、巧克力、冰淇淋等。人体食入高糖食品后,会使机体新陈代谢旺盛,皮脂腺分泌增多,从而使痤疮连续不断地出现。

6. 少接触刺激性较强的食物　如烟,酒及浓茶等。

（四）痤疮食疗方介绍

1. 绿豆薏苡仁汤　绿豆、薏苡仁各25g、山楂10g,洗净,加清水500g,泡30min后煮开,沸几分钟后即停火,不要揭盖,焖15min即可,当茶饮。每天3～5次,适用于油性皮肤。

2. 果菜绿豆饮　用小白菜、芹菜、苦瓜、柿子椒、柠檬、苹果、绿豆各适量。先将绿豆煮30min,滤其汁;将小白菜、芹菜、苦瓜、柿子椒、苹果分别洗净切段或切块,搅汁,调入绿豆汁,滴入柠檬汁,加蜂蜜调味饮用。每日1～2次,具有清热解毒、杀菌之功效。

3. 海带绿豆汤　海带、绿豆各15g、甜杏仁9g、玫瑰花6g,红糖适量。将玫瑰花用布包好,与各药同煮后,去玫瑰花,加红糖食用。每日1剂,连用30日。

八、神经官能症

神经官能症(neurosis)又名神经症,是一组非精神病性功能性障碍的总称,患者深感痛苦且妨碍心理功能或社会功能,但没有任何可证实的器质性病变基础。病程大多持续迁延或呈发作性。病程不足3个月或仅有一次短暂发作者称为神经症性反应(neurotic reaction)。

神经症的发病通常与不良的社会心理因素有关,不健康的素质和人格特性常构成发病的基础。症状复杂多样,其典型体验是患者感到不能控制的自认为应该加以控制的心理活动,如焦虑、持续的紧张心情、恐惧、缠人的烦恼、自认毫无意义的胡思乱想、强迫观念等。

神经官能症虽然症状复杂,变化多端,波动不安,但其表现与五脏有明显的内在关系。该病以五脏归类分型,采取辨证与辨病相结合,以调心神安五脏为核心辨证,运用中药百合清脑静神汤剂调治,可切中病机,使机体功能恢复正常从而达到治愈的效果。如此可舒五脏之气,开五脏之郁,泻五脏之火,安五脏之志,调五脏之神,进而达到精神内守、气血平和,使神经官能症完全治愈。

（一）防治措施

1. 培养稳定的心态、防止反应过激　一个人在适度稳定的环境中一般能正常地生活、工作和学习,并能保持良好的精神状态。但在特殊的、突发的和变动较剧烈的环境中,是否能一如既往,则是一个人心理素质的重要反应。有的人能很快适应如常,有的人则难以适应并出现反常,这就会引起心身紊乱而导致神经症的发生。稳定的心理状态,必定能保持良好的心理健康,能适应各种环境,有充沛的精力和体力,有丰富的创造活力和健全的躯体。因此,日常注意培养自己对各种环境事件的正确认识,不回避困难,不因循守旧,改变脆弱的性格,锻炼坚强的意志,以形成积极向上的稳定的心理状态,是预防神经症的一个重要方面。

2. 锻炼坚毅顽强的性格、接受各种应激事件的冲击 每个人都有其性格特点,有的完整建全、有的欠缺不足,有的坚强、有的脆弱,有的敏感、有的稳重。一个人心理健康的好坏、完整与残缺、能否接受各种应激事件的冲击,继续保持良好的身心健康,与一个人的性格锻炼有关。一个人即使有最好的先天条件,但后天也绝不是一定能形成良好的性格;反之,虽有先天不足,但能执意刻苦学习培养,仍能造就出坚毅顽强的性格。

3. 加强品德修养,避免劣性刺激 一个具有良好品德修养的人,必然是心胸开朗、心地坦荡,对人对己都能做到和善、慈祥、宽容,在言语和行为上,不会去伤害他人,也能主动避免日常生活中纷繁、千变万化的人际冲突和纠纷而保持良好的心理状态。

4. 作息规律要正常 生活要有规律,合理安排生活,尽量做到劳逸结合,避免过度紧张,不宜从事持续时间过长、注意力高度集中的工作;经常参加力所能及的体育活动,如打太极拳等,锻炼身体,增强体质。

一般不必卧床休息,但可根据病情减轻或调整工作,合理安排生活,使之有规律性。适当参加体育活动和娱乐活动。症状较重者可服用少量镇静剂。治疗应持续 2~3 月以上,否则易引起复发。

(二) 营养保健

(1) 多食新鲜蔬菜和水果,并大量饮水,这对控制本病很重要。

(2) 胃肠不适时应选择温和的饮食,如便秘可食用高纤维饮食,腹泻宜改用少渣饮食,避免刺激性饮食。

(3) 睡觉前不要进食,进餐后应在 1~2h 后就寝。

(4) 慎重食用动物脂肪、黄油、碳酸饮料、咖啡、糖果、巧克力、油炸食物、冰淇淋、橘子、葡萄、柚子等,这些食物会刺激肠黏膜,阻碍营养的吸收。

(三) 饮食禁忌

1. 辣椒 《食物宜忌》说它"辛苦,大热",故易耗阴助热上火。《药性考》中指出:"辣椒,多食眩旋,动火故也"。这说明对肝阳上亢,肝火过旺,神经官能症患者应忌食之。

2. 烟酒 患者一定要忌饮酒及吸烟,因为烟酒中的有害物质会对胃和结肠黏膜有刺激。

3. 蜂蜜 性平,味甘,虽有补中益气的作用,但有黏腻壅滞之弊。因此,体虚眩晕者食之颇宜,但痰浊中阻眩晕之人则忌食之。

4. 大枣 性温、味甘,能补气益血,气血不足眩晕者相宜。但大枣滋腻助痰。《医学入门》中认为"多食动风"。对痰浊中阻眩晕者,食之则加重痰湿,故当忌之。

5. 其他 胃肠神经官能症患者忌食动物脂肪、黄油、碳酸饮料、咖啡、糖果、巧克力、油炸食物、冰淇淋、橘子、葡萄、柚子等,这些食物会刺激肠黏膜,阻碍营养的吸收。

(四) 神经官能症食疗方介绍

1. 胡椒炖肚 猪肚 1 个,白胡椒 13g,姜、葱、大茴香、料酒、精盐适量。制作时猪肚洗净,用开水烫内膜,刮洗干净;白胡椒捣碎填于猪肚内,并在肚内留适量水分,将肚的切口用线缝好,投入锅内,加适量水、姜片、葱段、精盐、大茴香、料酒,用文火炖熟即成。

2. 桑椹汁　原料有鲜桑椹 1000g,糖适量。制作方法是水煎 30min 取出煎液,再加水适量,共取出 2 次煎汁,混合起来,再用小火熬至浓稠,加糖适量,煮沸,待冷却后装瓶备用。每天早晚各 1 次,每次 1 汤匙,温开水冲服。功效是调节神经,安神健脑。

3. 豆豉炒猪心　原料有猪心一个,豆豉 20g,调料适量。制作方法是将猪心洗净,切片备用。将豆豉入锅,加入清水煮约 20min,再加入猪心,待猪心熟时捞出,加入调料拌匀即可食用。

第三节　大学生常见感染性疾病的营养与保健

由病毒、衣原体、支原体、立克次体、细菌、真菌、螺旋体、原虫、蠕虫等所引起的疾病均可称为感染性疾病(infectious disease)。机体的营养状况与感染之间有着密切而复杂的关系,当机体营养状况不良时,多伴有不同程度的免疫功能低下,发生感染性疾病的风险增大。营养不良的程度直接影响到发病率、病程及预后。同时,感染引起的分解代谢增强又会增加营养物质的消耗,加重营养不良。

一、病毒性肝炎

引起肝脏急慢性损伤的因素很多,如病毒感染、化学毒物、霉菌毒素等。其中以病毒性肝炎(virus hepatitis)最为多见。病毒性肝炎是一种多发性疾病,具有传染性强、传播途径复杂、流行面广泛、发病率较高等特点。根据病原可将病毒性肝炎分为甲型、乙型、丙型、丁型和戊型五种,其中甲型和乙型发病率较高,多经血液传播、母婴传播及密切接触传播。病毒性肝炎的临床表现有全身乏力、食欲缺乏、厌油、恶心、呕吐、腹胀、便秘或腹泻、肝脏肿大及压痛、黄疸、肝功能异常等。部分病人转为慢性肝炎,严重者可发展为肝硬化。

(一) 营养保健原则

对病毒性肝炎病人而言,营养治疗是极为重要的基础治疗手段。合理而充足地供给各种营养素,可以改善肝脏的营养状况,增强肝细胞的修复再生能力,调节营养物质的代谢紊乱,从而改善氮平衡和支链氨基酸/芳香族氨基酸比值,避免血氨升高,降低感染、腹水、贫血、肝性脑病等的发病风险。病毒性肝炎病人能量供给应适度,不宜过高。蛋白质的供给应根据病情变化随时调整。

1. 热能　肝炎病人应供给充足热能以减少蛋白质的消耗,但以能够保持理想体重为宜。高能量饮食可引起肥胖、脂肪肝、糖尿病等,增加肝脏负担,影响肝脏功能恢复,甚至延长病程。能量过低也不利于肝细胞的修复和再生,还会增加蛋白质的消耗。在无发热等并发症的情况下,成人每天能量需要量应为 104.5 ~ 125.4kJ(25 ~ 30kcal)/kg。计算有腹水或水肿者的能量需要时,应按实际体重计算,以满足病人分解代谢所需能量。

2. 足量蛋白质　肝脏是蛋白质合成和分解的主要器官,蛋白质又是肝细胞修复和再生的主要原料。肝炎病人由于消化吸收障碍,分解代谢加强,合成代谢减弱,如摄入蛋白质不足,可引起血浆蛋白下降,尤其是白蛋白下降,出现负氮平衡。为促进肝组织的恢复,蛋白质可按 1.5 ~ 2g/(kg·d)供给。有轻度肝性脑病者需适当限制蛋白质的摄入量,症状明显者应严格限制,可按 0.5 ~ 0.8g/(kg·d) 供给,待病情改善后,可每天增加 0.2g/kg,直至 1.5g/kg。合并感染、腹水、消化道出血等症的病人每日蛋白质摄入量不少于 1.5g/kg。

膳食中蛋白质增加,产生的氨和氨基酸也相应增多,因此还需降低血氨、调整血中氨基酸构成。植物性蛋白质含有膳食纤维,可加速体内含氮废物的排出,从而降低血氨。因此应增加膳食中植物性蛋白质的摄入量,以不低于总量 50% 为宜。研究结果显示,含 15% ~ 35% BCAA 的营养液能明显增加慢性肝炎(尤其是肝性脑病)病人体内 BCAA/AAA 的比值,纠正血浆氨基酸构成的异常,抑制蛋白质的分解,促进蛋白质的合成,改善肝性脑病症状。

3. 脂肪 脂肪摄入应适度,热比达 20% 为宜,一般不宜超过 25%。膳食脂肪过多,会增加肝脏负担,引起脂肪泻,还可导致急性蛋白下降。过分限制脂肪,又会影响食欲和脂溶性维生素的吸收。肝病病人对长链脂肪(long chain triglyceride, LCT)的吸收、代谢及利用不足,还会出现不同程度的脂肪泻。因此膳食中应以中链脂肪为主,补充少量 LCT 以保证必需脂肪酸和脂溶性维生素的摄入量,一般 LCT 占每日总能量的 10%。每日摄入 MCT 45 ~ 60ml。由于 MCT 主要在肝脏内代谢,故不宜大量应用于肝硬化病人。

4. 碳水化合物 碳水化合物的供给量应适量,一般占总能量的 60% 为宜,以低聚糖和多聚糖为主。碳水化合物对蛋白质有保护作用,并可促进肝脏对氨基酸的利用,促进肝细胞修复和再生。但也不宜过多,一旦超过机体需要量,多余的碳水化合物可转化成脂肪在体内储存,并使血液黏稠度增加,不利于疾病恢复。另外,肝硬化病人易出现肝性糖尿病。应增加膳食中淀粉类食物、蔬菜、水果以及豆类及其制品的摄入,以增加多聚糖、膳食纤维和低聚糖,减轻对胰岛素的刺激,调节餐后血糖,同时还能调节肠道菌群,维持正常 pH,促进废物的排出。

5. 维生素和矿物质 维生素和矿物质可以改善肝脏的解毒作用,调节免疫功能,有利于疾病恢复。肝脏病变时易出现脂溶性维生素和铁、锌等微量元素的缺乏。应根据病情适当增加相应维生素的摄入量,可增加富含该维生素食物的摄入量,也可服用相应膳食补充剂。对于肝硬化病人,补充维生素 D 有利于改善肝纤维化,建议补充量为 40 ~ 120μg/d。

6. 少量多餐 肝炎病人每天可吃 4 ~ 5 餐,每次食量不宜太大,以减轻肝脏负担。食物应新鲜可口,容易消化。主食应粗细结合,但合并静脉曲张者应慎用全谷类食物或纯粗粮食物,以免造成食管或消化道出血。膳食应合理加工、烹调,以提高食品的色、香、味、形,增进食欲,促进消化吸收。宜选用蒸、煮、烧、烩、炖、卤等烹调方法,菜肴制作要注意软、嫩,量少、质精。同时兼顾病人的口味和饮食习惯。

7. 戒酒 肝炎病人的肝脏对乙醇解毒能力降低,应严禁饮酒,以减轻对肝细胞的损害。不吃霉变和有防腐剂、着色剂的食品,控制辛辣和剧烈刺激的调味品的用量。

(二)食物选择

1. 宜用食物 乳类食物产氨量少,其次是蛋类。肉类食物产氨较多。因此乳类和蛋类食物应该是肝病病人摄入动物性蛋白质的主要来源;豆类及豆制品可以提供良好的植物性蛋白质;必需氨基酸含量丰富、种类齐全的食物(尤其是含 BCAA 丰富的食物),如鱼、虾、鸭、去皮鸡肉、牛乳、黄豆、红枣等;淀粉类食物,如南瓜、马铃薯、红薯、芋头、山药、藕、百合等;新鲜蔬菜和水果;肝损伤时(尤其在急性期),应选用全奶、奶油、黄油和人造奶油等提供膳食脂肪,烹调用植物油,少用或不用动物油脂。

2. 忌用或少用食物 带皮鸡、猪肉、牛肉、羊肉及兔肉等含芳香族氨基酸多的食物;酒精可加重肝细胞损害,应严格限制;不用煎炸、油腻食物;胡椒、辣椒等强烈调味品。

二、结 核 病

(一) 营养保健原则

营养、休息和药物治疗是结核病治疗不可缺少的三个重要环节,其中营养治疗占有不可忽视的重要地位。营养治疗和药物治疗相配合,可以减少药物的副作用,补充足够的能量和营养素,加速结核病灶的钙化,提高机体免疫力,促进机体康复。结核病(tuberculosis)的营养治疗的原则是高能量、高蛋白质及富含维生素和矿物质的半流质膳食或普食。

1. 高能量　能量应高于正常人,消化功能正常时,全天总能量 10.46～12.55MJ(2500～3000kcal)为宜,或 0.17～0.21MJ(40～50kcal)/(kg·d)。伴肥胖、心血管疾病者以及老年人,能量不宜过多,每日达到 8.37MJ(2000kcal)左右即可。

2. 高蛋白质　结核病人有大量消耗和蛋白质丢失,因此应供给高蛋白饮食。蛋白质每天应达到 1.5～2.0g/kg,其中畜、禽、乳、蛋和豆制品等优质蛋白应占 50% 以上。

3. 高维生素　结核病患者应重点补充难度维生素 A、D、C 和 B 族维生素。尤其是维生素 B_6 可减轻异烟肼引起的副作用,应供给充足。多食新鲜蔬菜、水果、鱼、虾、动物内脏及蛋类等,鼓励病人进行日光浴或户外活动以增进维生素 D 的吸收。必要时结核病患者可服用复合维生素。

4. 高膳食纤维和水　足够的膳食纤维和水可维持人体的酸碱平衡、保持大便通畅、防止毒素被肠胃吸收。因此,肺结核病患者应多吃富含膳食纤维的蔬菜、水果及粗粮,多饮水。

5. 丰富的矿物质　结核病灶的修复需要大量钙质。牛乳中钙含量高,吸收好,每日可摄取牛乳 250～500ml,以增加膳食中钙的供给量。豆制品、骨头汤、海带、贝类、紫菜、虾皮、牡蛎等也是供钙的良好来源。少量反复出血的肺结核、肠结核、肾结核病人常伴有缺铁性贫血,应注意膳食中铁的补充,如动物肝脏、动物血液、瘦肉类、绿叶蔬菜和水果等。用牡蛎加韭菜制成的菜肴对预防咯血有疗效。除饮食外,必要时可补充钙片或铁剂。进行性肺结核病人多极度衰弱,并伴有慢性肠炎和多汗,应注意补充钾、钠。

6. 碳水化合物　可根据病人的食量而定,应鼓励多进食,可适当采用加餐的方式增加进食量。伴有糖尿病时,每日碳水化合物应控制在 300g 以内。

7. 脂肪　每日脂肪供给量以 80g 左右为宜。但患肠结核的病人摄入脂肪过多会加重腹泻,应控制在 60g 以下。

(二) 食物选择

1. 宜用食物　多选用肉、禽、水产、乳、蛋、豆制品和新鲜蔬菜,特别是深绿色蔬菜和水果;乳类及乳制品中含有丰富的酪蛋白及钙,有促进结核病灶钙化的作用,增加乳类及乳制品的摄入有利于结核病灶的钙化;具有滋阴和补益精气的食物,如鲤鱼、墨鱼、甲鱼、猪肝、猪肺、猪瘦肉、鸡蛋、鸭蛋、牛肉、羊肉等亦富含优质蛋白质;肺结核病人可适当多选用青菜、胡萝卜、土豆、豆类(尤其是黄豆和豆制品)等食品。橘子、苹果、梨、番茄、百合、莲子、藕、菱、荸荠、芡实、银耳等都可选用。

2. 忌用或少用食物　不用油煎炸和不易消化食物。膳食应少刺激性,少用或不用辛辣食品和调味品。禁烟和烈性酒。酒精能使血管扩张,加重肺结核病人的气管刺激症状,加重咳嗽和咯血。服用异烟肼和利福平时应忌食含乳糖的食品,因为乳糖能完全阻碍人体对异烟肼的吸收,使之不能发挥药效。

三、传染性非典型肺炎

传染性非典型肺炎,又称严重急性呼吸综合征(severe acute respiratory syndrome, SARS),由 SARS 冠状病毒(SARS coronavirus,SARS-CoV)引起。SARS 病毒是一种新发现的冠状病毒,与已知的经典冠状病毒仅有 60% 左右的同源性。SARS 的主要传染源是 SARS 病人,最初可能是由动物传染的,但还未发现 SARS 是人畜共患病。SARS 的主要传播途径是近距离飞沫、气溶胶或污染物传播,也可能通过消化道传播。人群普遍易感,以青壮年为主,死亡病例中老年人比例较大。

(一) 营养保健原则

对于非典型性肺炎的病人,积极合理的营养治疗具有重要意义。原则上应以肠内营养为主,不足部分可经肠外补充。可通过供给足够能量和营养素并调整供能营养素比例,纠正病人营养不良状态,增强免疫力,纠正疾病和代谢紊乱导致的相应症状,减轻药物治疗产生的副作用,促进出院病人的完全康复。

1. 能量 计算住院病人的能量需要量时,应激系数可取 1.3 ~ 1.5(严重感染者可增至 1.8);持续发热者体温每升高 1℃,BEE 增加约 13% ;活动系数取值同一般疾病病人。病人虽处于高代谢状态,能量供应过多也会给机体造成负担,并可能出现其他并发症,因此应根据病人病情进展随时调整。病人临床治疗达到出院标准后,肺部阴影尚未完全吸收,呼吸肌和通气功能还未完全恢复,因此仍需增加能量摄入量,应激系数取 1.2 左右即可,活动系数取 1.3,2 ~ 3 个月后根据复查结果再进行调整。

2. 碳水化合物 SARS 病人发病后可出现高碳酸血症。持续感染和激素治疗时易出现应激性高血糖。因此,应适当减少碳水化合物的供给量,并调整碳水化合物来源,以减少 CO_2 产量,避免呼吸性酸中毒和胰岛素抵抗、糖耐量受损的出现。碳水化合物供给量可降至全天总能量的 45% ~ 50% ,过低可导致脂肪代谢的原料不足、酮体产生过多。碳水化合物的来源应以升糖指数较低的多糖类为主,以免引起血糖迅速升高,不利于控制感染。待病人肺部通气功能好转后,碳水化合物的供给量可增至 50% ~ 55% 。

3. 脂肪 脂肪的呼吸商(约为 0.7)较蛋白质(约为 0.8)和碳水化合物(约为 1.0)低,因此膳食中适当增加脂肪的摄入量可减少 CO_2 的产生,减轻肺的负荷。SARS 病人脂肪的供给量可达全天总能量的 35% ~ 40% 左右,不宜超过 50% 。研究结果表明,膳食中长期补充 n-3 脂肪酸可明显减少某些细胞因子的分泌,如白细胞介素-Ⅰ、肿瘤坏死因子(tumor necrosis factor,TNF)等,并能抵抗炎性反应,降低对分解代谢的敏感性。有人建议通过静脉输注的方式给病人补充 n-3 脂肪酸,以快速产生上述作用。病人的高碳酸血症得到控制、进入恢复期或出院后,可逐渐将脂肪摄入量降至 30% ~ 35% 。

4. 蛋白质 SARS 病人蛋白质的供给量应适度,要求既能纠正负氮平衡,增强免疫功能,又不给机体带来负担,导致其他并发症。一般每日供给 1.5g/kg 即可改善氮平衡,其中优质蛋白质应占 50% 以上。膳食蛋白质中植物性蛋白的含量至少为 50% ,以大豆及其制品为主,因为其中所含的大豆皂苷具有广谱抗病毒作用。

5. 维生素和矿物质　应及时补充维生素和矿物质,特别是维生素 A、维生素 C、维生素 E、维生素 D 和钙、硒、锌。维生素 A 具有维护、修复呼吸道黏膜上皮细胞完整性的作用。抗氧化剂维生素 E 和维生素 C 合用能显著降低急性呼吸窘迫综合征(acute respiratory distress syndrome,ARDS)病人的多脏器衰竭。硒是谷胱甘肽过氧化物酶的辅助因子,肺炎状态下,硒和谷胱甘肽过氧化物酶水平明显降低,对严重肺炎、呼吸衰竭者补硒,可大大降低病死率。锌是调节免疫的重要元素,能有效地增加 T 细胞的数量和活性。维生素 D 和钙可预防或减轻激素治疗导致的骨质疏松。

6. 食物选择多样化　日常饮食应以清淡为主,有轻度的呼吸道症状时,可选择半流质饮食,且少吃多餐;应避免高纤维化或有刺激性的食物;可适当选择具有清热、止咳和化痰作用的水果,如梨、橘子等;便秘者可食用香蕉;此外,还可选择一些对肺部、喉部有好处的水果,如杨桃、马蹄等。

7. 其他　纠正酸碱失衡和水、电解质代谢紊乱。另外,可在膳食中添加谷氨酰胺、精氨酸等物质,以增强病人免疫功能。

(二) 食物选择

1. 宜用食物　充足的鱼肉、禽肉、瘦猪肉、蛋类、乳类和豆类食物,保证足够优质蛋白质的摄入;多吃深色水果、蔬菜,保证维生素 C、维生素 A(或胡萝卜素)、黄酮类等物质的摄入;多喝水、温水、绿茶、花茶、果汁、蔬菜汁均可;健脾益气、益气养阴的食物,如薯类、蛋类、瘦肉、坚果类、乳制品、蜂蜜、胡萝卜、豆制品、百合、银耳、香菇等。

2. 忌用或少用食物　辛辣、刺激性食物,性味温、热的食物;干硬、油腻食物;单糖、双糖类。

四、急性肠道传染病

临床常见的急性肠道传染病(acute intestinal infectious diseases)包括新型肠道病毒感染、细菌性痢疾、细菌性食物中毒、伤寒及副伤寒等。发病大都是在病人自身免疫功能低下时,进食被细菌、病毒等病原微生物污染的食物所致。病理表现为肠道黏膜全部或局限性充血、水肿、出血、糜烂,严重者可形成溃疡。临床多表现为由肠蠕动功能失调、消化吸收功能障碍引起的恶心呕吐、腹泻等,病人出现水、电解质紊乱、酸碱平衡失调等营养不良状况。

(一) 营养保健原则

急性肠道传染病营养治疗的目的是供给充足的营养素,促进机体康复,减少肠管刺激,缓解患者腹泻症状,预防和纠正水电解质紊乱。在针对病因进行药物治疗的同时,选择适当的支持途径、营养剂或膳食对病人进行营养治疗,以预防或改善营养不良。

(1)重度失水或肠道症状严重者应完全禁食,行肠外营养治疗(一般为 3～5 天),口服等渗性补液,需大量、快速补足液体者,可采用鼻饲途径。

(2)中度失水或症状缓解者可经肠道补充一部分能量和营养素,不足部分经肠外营养途径补充,以修复受损肠道,促进肠道功能恢复。肠内营养治疗时由清流质饮食向普通流质饮食、半流质饮食、软食依次过渡,由肠外营养供给的能量逐渐减少直至终止。整个治疗过程中,肠外营养应在 7～10 天左右终止,以免出现并发症,造成病情恶化。

(3)轻度失水或恢复期者经肠内营养治疗即可,但需注意膳食种类和结构的调整,以免加重肠道症状。可由流质饮食向半流质饮食、软食、普食依次过渡。

（4）经肠外营养治疗时，能量可按疾病状态下需要量供给，计算时应包括补液中葡萄糖提供的能量。肠内与肠外营养并用时，能量供给量的计算同前所述，由两种途径一起提供。单独使用肠内营养时，由于治疗初期要避免大量进食刺激肠道，以及流质、半流质饮食的特点，能量供给量低于需要量，随着饮食的逐渐过渡，能量可逐渐增至正常需要量。

（5）无论经 PN（肠外营养）或 EN（肠内营养）途径补充，谷氨酰胺都可以给受损肠黏膜提供营养，保护其正常形态与功能，调节肠道免疫功能，防治肠道受损后易出现的菌群移位，以及由此带来的脓毒血症、内毒素血症等。通常按 0.3～0.4g/（kg·d）的剂量供给。

（6）出现代谢性酸中毒者，在药物治疗的同时，可增加果汁、菜汁的摄入量，以调节体液的 pH。

（7）在完全治愈之前，尽管腹泻等临床症状可能已经好转，膳食中仍需控制脂肪和膳食纤维的摄入量，以免刺激肠道造成病情反复。普食也应细软、易咀嚼、易消化。

（二）食物选择

1. 宜用食物　清淡、少油、细软、易消化的食物。

2. 忌用或少用食物　忌用浓稠的汤、汁；忌用油腻食物；忌用生冷、干硬、有刺激性的食物；忌用高膳食纤维食物；禁酒禁烟，浓茶和浓咖啡；乳糖不耐受症者忌用牛乳。

五、甲型 H7N9 流感

（一）营养保健原则

1. 吃熟食　H7N9 病毒对热敏感，65℃ 30min 或 100℃ 2min 即可灭活。因此，不要吃未经煮熟的禽肉、鸡蛋等，避免直接接触病死的禽畜。加工和保存食物时要生熟分开，防止交叉污染。

2. 摄入充足的优质蛋白质　在保证营养均衡的基础上，努力使各种营养素摄入，优质蛋白应占总蛋白量的 50% 左右，摄入一定量的鱼、豆、奶类食物。

3. 食物以清淡为主　注意选择含脂肪较少的食物，如低脂奶、蛋清、瘦肉、大豆制品等，避免摄入过多脂肪。

4. 保证充足的饮水　良好的身体"水合度"有助于提高身体的各项机能，包括对病毒抵抗能力。像疲劳一样，缺水亦增加病毒感染几率。天气渐冷，饮水量普遍减少，但应保证每天（24 小时）至少排尿 4 次。

5. 多吃水果蔬菜　新鲜蔬菜（尤其是绿色或红黄颜色的蔬菜）和水果富含维生素 C 和各种抗氧化物质，对提高人体免疫力具有重要作用。每天应摄入 500g 蔬菜，200～400g 水果。尤其应摄入一定量的葱蒜属食物，如大蒜、姜、大葱、洋葱（圆葱）等具有强烈的抗菌、抗病毒作用。对疾病的预防和治疗都有良好作用。

6. 保持个人卫生　经常运动　勤洗手、多通风、注意保暖、少去人多的场所，坚持定期运动，保持良好心情。如果外出，尽量戴口罩。

7. 保证充足睡眠　避免过度劳累，增强身体抵抗力。

（二）食物选择

1. 宜用食物　①增加免疫力的食物:橙子、红薯、芋头、莲藕、凉薯、慈姑、蘑菇、红萝卜、白萝卜、白菜、母乳(对婴儿)等。②提高肝脏解毒的食物:玉米、鱼片粥、红枣、番茄、茄子、黑米、小米、糯米、虾、柑橘、西瓜、薄荷、母乳(对婴儿)等。③利于毒素排除的食物:苹果、棕色梨、板栗、香蕉、雪梨、薄荷、绿豆、黑豆、黄豆、红豆、芝麻、莲子、葵花子、酵母、乳制品、腰果、肉松、南瓜子、叶类蔬菜等。

2. 忌用或少用食物　①禁吃咸食:咸食易使致病部位黏膜收缩,加重鼻塞、咽喉不适等症状。且过咸的食物易生痰,刺激局部引起咳嗽加剧。②禁食甜、腻食物:甜味能助湿,而油腻食物不易消化,故感冒患者应忌食各类糖果、饮料、肥肉等。③禁食辛热食物:如生姜、辣椒等辛热食物易伤气灼津,助火生痰,使痰不易咳出,故感冒患者不宜食用,尤其葱一定要少吃。④不宜吃烧烤煎炸的食物:此类食物气味刺激呼吸道及消化道,易导致黏膜收缩,使病情加重,且不易消化。⑤忌饮酒。

六、感　冒

感冒(cold)是由多种病毒或细菌引起的,以鼻咽炎为主要特征的急性呼吸道传染病。一般多见鼻塞、流涕、喷嚏、声重、恶风,继则发热、咳嗽、咽痒或痛、头痛、周身酸楚不适等。感冒有外感风寒、外感风热和暑湿感冒型。外感风寒为恶寒重、发热轻、无汗、头痛、四肢酸痛、鼻塞流涕、咽痒咳嗽、舌苔薄白、脉浮紧;外感风热为身热、微恶寒、微汗出、头昏胀痛、面色红赤、口干欲饮、咽喉肿痛、鼻塞流黄涕、舌苔薄黄、脉浮舒;暑湿感冒为夏季感冒,身热微恶风、微汗出、肢体酸重、头昏胀痛、心烦口渴、胸闷恶心。

感冒在大学生中发生率极高,每到流感发生高峰,高校也属感冒"重灾区"。原因主要是高校大学生住集体宿舍,集体上课,集体活动,有时一次活动最多人数的可达上千人,流感病毒容易传染扩散。其次,大学生由于经过紧张的高考过后,身心轻松,放松警惕,课余时间多,经常在校园内外卫生状况较差的大排档吃饭聚餐,受到感冒病毒感染几率较大。再次是大学生有95%以上基本是从外地前来读书,没有家庭照顾,对自身照顾方面有所疏忽,这也是导致容易患流感的重要原因之一。

（一）预防保健措施

1. 提高自身免疫力　在日常的学习生活中要通过以下方式,维持并提高自身免疫力。①坚持体育锻炼,如散步、跑步、爬山、打球、练拳等,可提高机体的御寒能力,防止感冒的发生。②充足的睡眠。这是最基本和最重要的保健条件。如果感觉到自己好像快要发病时,应给予自己充足的休息时间。③避免疲劳过度。疲劳会令身体变得虚弱,很容易被感冒细菌趁机进侵。④切忌积累压力。压力会对身体带来不良影响,故经常保持心情愉快,患上感冒的机会也会相对地减低。⑤留意室内温度和湿度。室内的温度应保持在18至20摄氏度,而湿度则以70%为最理想。室温过高会令身体对寒冷的抵抗力减弱,因此必须注意室内温度的调整。另外,可以利用加湿器或湿毛巾来增加室内的湿度,以免空气过于干燥。因为在湿度高的环境下,病菌的活动能力会减弱,其传染力便随之减低。此外,每天定时开窗通风,保持室内空气新鲜。

2. 减少传染机会　①避免人多地方。在人头涌涌的车厢内、百货公司、戏院、卡拉OK等公众场所,空气中都浮游着无数的病菌。为免受到感染,最好是尽量远离这些危险地带。尤其是在流行性感冒暴发期间,要早期就地隔离病人,减少大型集会和集体活动。②回家后应洗手和漱口。因为在户外四处都布满很多病菌,故当我们回家后,便应用肥皂和热水洗手,以及用含有杀菌力的碘质漱口水或盐水来漱口。除洗手和漱口外,外出时所穿的外套等都有机会沾上在空气中浮游的尘埃或病菌,因此,我们亦应换上清洁的衣服。家中如发现流感患者应及时熏醋进行空气消毒,在健康人鼻孔涂抹大蒜液或口服几瓣大蒜也可减少传染。

3. 接种流感疫苗 流感疫苗,顾名思义是对流行性感冒有效的一种预防措施,而对普通感冒不起作用。一般来说,通过接种流感疫苗产生的抗体可以在人体内维持一年,但因为流感病毒在不停地发生变异,所以流感疫苗需要年年接种。

(二) 营养保健

1. 饮食要营养充足 偏食或经常在外进餐,很容易造成营养不均衡,因而令身体的抵抗力减弱,故必须谨记均衡地摄取蛋白质、糖分、脂肪、矿物质、维生素等各种有助增强体魄的营养素。

2. 维生素 C 可抗感冒 就正常人群而言,每天补充 100mg 的维生素 C 可以避免维生素 C 的缺乏。如果人们要预防一些慢性疾病如胃癌或增强自身抵抗力,可长期每天服用 500 ~ 600mg。

对于特殊群体来说,维生素 C 同样可以起到预防感冒的作用。孕妇在怀孕期间对维生素 C 的最低需要量由 100mg/d 增加到 130mg/d。对于另一个特殊群体——儿童,在感冒流行期间尤其是过敏体质的儿童每天可服用 500mg 的维生素 C,用于提高免疫力。

但在此还要给您提个醒:在服用维生素产品时,应该仔细阅读说明书,严格按照说明书服用。此外,如痛风、肾结石病人也应慎用维生素 C。

3. 红颜色食品可防感冒 除了补充适量的维生素 C 以外,还建议您多吃红辣椒、胡萝卜、南瓜、西红柿、洋葱、山楂等红颜色的食品,其中所含的 β 胡萝卜素可防治感冒;每天喝一杯酸奶、喝一碗鸡汤也能有效预防流感。

4. 多饮绿茶 绿茶由于含有儿茶酚(catechin),有助抑制流行性感冒病菌的入侵。

5. 饮食应清淡 一般饮食宜清淡,常选汤、粥类,不宜生冷、油腻、油炸、荤腥食品;宜多饮开水及果汁,不宜进补和食酸、涩类食物。

(三) 饮食禁忌

凡感冒期间,无论风寒感冒或是风热感冒,忌吃一切滋补、油腻、酸涩食物,诸如猪肉、鸭肉、鸡肉、羊肉、糯米饭、黄芪、黄精、麦冬、人参、胎盘、阿胶,各种海鱼、虾子、螃蟹、龙眼肉、石榴、乌梅以及各种黏糯的甜点食品。

风寒感冒者还要忌吃上述的寒凉性食品,如柿子、柿饼、豆腐、绿豆芽、田螺、螺蛳、蚌肉、蚬肉、生萝卜、生藕、生地瓜、生菜瓜、生梨、生冷荸荠、罗汉果、冷茶、菊花脑、薄荷、金银花、白菊花、胖大海。

风热感冒者还应忌食生姜、胡椒、桂皮、茴香、丁香、砂仁、白酒、冬虫夏草等。

(四) 感冒食疗方介绍

1. 麦冬射干汤 麦门冬 15g、射干 9g、桔梗 9g、生甘草 6g,四味共水煎,去汤服之。

2. 鲜姜红糖煮　鲜姜 15g、红糖 20g,加水 300ml,煮 20min,热服,微汗。

3. 苏叶姜糖水　紫苏叶 10g、生姜 6g、红糖 15g,水煎,趁热服。

4. 鲜姜葱白汤　鲜姜末 10g、大葱白 5 根切碎,水煎 20min,趁热服。

5. 葱白豆豉汤　葱白 3 根、淡豆豉 30g,水煎服,祛寒避风。

七、急性结膜炎

急性结膜炎(hot eye)俗称"红眼病"。起因于接触感染,传染性极强,感染后数小时即可发病,是一种常见的传染性眼病,春、夏二季多见。结膜炎可由细菌或病毒引起。临床表现:眼部刺痒、畏光流泪、有异物感,分泌物增多,眼皮水肿,睁眼困难。结膜炎发展很快,一旦患病必须立即治疗,经及时治疗也需一周左右方能痊愈。

(一) 结膜炎的保健措施

(1) 注意用眼卫生,不熬夜,尽量减少用眼时间。

(2) 不用脏手揉眼睛。

(3) 阅读书写保持良好采光、距离。

(4) 注意个人卫生,不乱用他人的毛巾、脸盆及其他生活用品。

(5) 避免近距离接触病人,接触后要洗手。

(6) 洗澡或游泳后应滴上消炎眼药水。

(二) 结膜炎的食疗

1. 补充维生素 A　患有结膜炎的人可每天服用维生素 A 乳剂,50000 国际单位,2 周后减至 5000 国际单位,1 个月后,转用胶囊,每天 2500 国际单位。维生素 A 有助于分散毕托斑(Bitot),这些白斑可能是由于缺乏维生素 A 所引起的。

2. 补充维生素 C　保护眼睛免于更进一步的发炎,同时也促进组织复原。因此每日可分数次服用维生素 C 2000～6000mg。

(三) 饮食禁忌

1. 忌酒　本病属风热邪毒或兼胃肠积热侵犯肝经,上攻于目所致。饮酒(包括各种烈酒、黄酒、果子酒、米酒、啤酒等)可助邪热毒气,犹如煽风点火;同时饮酒还能损及肝阴,使肝经空虚,风热邪毒更易侵袭,以致本病病程延长。

2. 忌食辛辣之品　京葱、洋葱、韭菜、蓼蒿、芥末等辛辣之品,能温阳而助风热时邪,并可耗损肺胃之阴,使肺胃积热加重,使风热时邪与肺胃积热搏结难去,而不利于本病的早期康复。

3. 忌腥膻发物　红眼病患者应忌黄鱼、鳗鱼、橡皮鱼、桂鱼、鳝鱼、黑鱼、鳊鱼、蟹、虾之类腥膻发物,否则导致风热之邪更盛、热毒愈益内盛,给治疗、康复带来不必要的麻烦。

4. 忌食生姜　眼部炎症者不宜食用生姜。眼部炎症宜食用清凉散热之品,忌食温热辛散食物,生姜温热,且味辛走窜行散,既助火热,又伤阴液,眼部炎症者食用,将会加重病情。

(四) 结膜炎食疗方介绍

1. 猪油炒苦瓜　苦瓜 250g,猪油、葱、姜、盐各适量。将苦瓜洗净,剖成两片,去内瓤,切成丝。把锅烧热,放入猪油,烧至油九成热时,将苦瓜倒入,加葱、姜、盐、爆炒至熟即成。可作菜用。清热,养肝明目,润肺,补肾。适用于热性目疾,体衰等症。

2. 竹叶粥 竹叶 50 片,石膏 150g,白糖 50g,粳米 100g。竹叶用清水洗净后,用刀切成约 3 ~ 5cm 长的节。粳米淘净。然后将竹叶、石膏水放入锅内,加清水约 1000ml。用中火煮约 20min 后,滤出药汁,去渣不用,澄清,凉后滤出上层汁,备用。粳米、药汁放入锅内,用中火煮至米烂成粥。食时加白糖搅匀即成。清风热,益目赤。治膈上风热,头痛目赤,目视模糊等症。

3. 菊花龙井茶 菊花 12g,龙井茶 3g。将菊花、龙井茶放入杯中,开水冲沏,代茶饮。疏风清热。用于急性眼结膜炎的辅助治疗。失眠者不宜饮用。

八、沙 眼

沙眼(trachoma)是由沙眼衣原体感染引起的一种慢性传染性结膜角膜炎,是我国常见的眼病,在大学生中患病也较常见。常常因为个人卫生不好而感染或传染。

(一)预防保健措施

1. 注意卫生 预防沙眼要养成良好的卫生习惯,保持面部清洁,毛巾、手帕要勤洗、晒干,提倡一人一巾,绝不使用别人的或公用的毛巾和面盆洗脸。勤洗手,勤剪指甲,不用手或不洁物品擦、揉眼部。

2. 做好防护 遇风沙天气时尽量少出门,特殊情况外出时,提倡戴眼镜。

3. 避免传染 任何与患者分泌物接触的情况均可造成沙眼传播感染的机会,所以要减少与沙眼患者接触的机会。

4. 坚持用药 已患沙眼的人要引起重视,按时用药,症状消失后未经医生认定,不可随便停药。

(二)食疗

(1)摄取对眼睛有帮助的维生素如维生素 A、B_1、B_2、C 等,并注意营养均衡。富含维生素 A 的食物,多吃含维生素 A 具有明目作用的食物,如动物肝脏、蛋黄、枸杞、香蕉、桑椹子、胡萝卜、西红柿、苋菜等。而牛奶、蔬菜、水果等均富含 B_1、B_2、C 等,可多选用。

(2)可选用清热泻火的食物时令果蔬,宜清不宜补。

(三)饮食禁忌

(1)不能吃辛辣刺激性食物,如辣椒,生姜,火烤的食物等。

(2)忌油腻食物,如肥猪肉、肥牛腩等。

(3)大蒜对眼睛不好,巧克力会造成眼睛充血,应该避免吃。

(四)沙眼食疗方介绍

1. 枸杞子+米 煮成粥后,加入一点白糖,能够治疗视力模糊及流泪的现象。

2. 枸杞子+猪肝 煲汤具有清热、消除眼涩、消除因熬夜出现的黑眼圈。

3. 枸杞子+菊花 用热水冲泡饮用,能使眼睛轻松、明亮。

九、扁桃腺炎

扁桃腺炎(tonsillitis)是指扁桃体发炎红肿、出现白色脓样分泌物现象。根据发病的性质分为急性和慢性两类。在大学生中极为多见,病原虽然很多,但多由溶血性链球菌引起。如果事先有感冒,可能为病毒后继发性细菌感染。发病前可能有全身无力和发冷,随后有咽痛,吞咽时尤甚。开始时大多位于一侧(以后蔓延至对侧),颌下或耳旁淋巴结可出现肿痛。随着病情发展,临床出现高热、体温39℃以上、全身酸痛、头痛、食欲减退等症状。

(一) 预防保健

(1) 注意保暖,避免受凉感冒,要劳逸结合,不熬夜,娱乐过度,注意饮食营养,加强体育锻炼,逐步增强体质。以防疾病的发生。

(2) 平时要多饮水,注重口腔卫生,饭后、寝前用淡盐水漱口,以利细菌毒素的排出,并减轻咽痛。

(3) 扁桃腺炎是由细菌感染引起,一旦患病应注意用抗生素如青霉素、红霉素、阿莫西林等治疗,以免延误病情。同时应卧床休息,根据发热程度分别使用退热剂,减轻不适症状。对于反复发作,过于增大的扁桃腺可考虑手术切除。

(4) 治疗其他慢性疾病。鼻炎、鼻窦炎等常可诱发扁桃腺炎,所以要注意防治这些症状。

(二) 营养原则

1. 急性期的营养饮食调理　急性期患者会出现咽喉疼痛、吞咽困难、声音嘶哑、头痛、鼻塞,有时可伴有恶心、呕吐、发热等症状。这一时期饮食宜清淡、爽口,多采用流质饮食,可食用米汤、藕粉、豆浆、面条汤等,多吃西瓜、葡萄、梨、柑橘等水果,多喝水或各种果汁饮料,补充机体所需的水分。病情好转后,多进食营养丰富且易消化的软食,如蛋羹、绿豆粥、清蒸鱼羹等。

2. 慢性扁桃体炎的营养饮食调理　慢性扁桃体炎多由急性扁桃体炎发展而来,在急性期没有及时治疗,长期反复发作而转成慢性。患者常有咽喉疼痛不适、颌下淋巴结肿大、头痛、耳痛等症状。这时,宜食清热解毒的食物,如绿豆汤、赤小豆粥、白菜、白萝卜、鲜黄花菜、丝瓜、马齿苋粥,多饮纯净水以及鲜水果汁。一定忌食油腻、炸、烤及辛辣食物,忌烟酒。

3. 扁桃体切除术后的饮食调理　扁桃体切除是临床常见手术,如果用局部醉麻,术后4h即可给予冷牛奶、藕粉、冰淇淋等。多饮冷开水,以保持口腔和咽部清洁。若用全身麻醉者,应待清醒后,方可进食。食物宜清淡且易于消化。

(三) 饮食禁忌

禁食过咸、过酸的流食,因其易刺激创面,引起疼痛。也不宜进食过热的食物,以免使伤口血管扩张而不利于止血。一般手术后1~2天可改为半流质饮食或软食。忌吃辛辣、煎炸等刺激性食物如姜、辣椒、大蒜、油条等。禁烟酒。

(四) 扁桃腺炎食疗方介绍

1. 五汁饮　雪梨100g,甘蔗100g,荸荠100g,藕100g,新鲜芦根100g,榨汁混合,每日饮用,10 天为 1 疗程。

2. 百合炖香蕉 百合 15g,去皮香蕉 2 个,冰糖适量,加水同炖,服食之。

3. 枸杞炖猪肉 枸杞 30g,猪肉 500g,萝卜二味加入调料炖汤,佐餐食用。

十、甲 沟 炎

脚拇趾甲边缘一侧常发生红、肿、热、痛,逐步形成趾甲边缘脓肿,即所谓的甲沟炎(paronychia)。发生原因是穿的鞋子过小、过紧,脚拇指甲不能平稳地生长,边缘扎入趾头组织、引起细菌感染。轻微的甲沟炎局部用碘酒消毒或敷消炎膏可消散。重者需剪去或拔去趾甲,抗菌消炎治疗。

(一)保健措施

1. 穿鞋恰当 应选择大小肥瘦适当、合适轻便的鞋。鞋子要适当宽畅、透气,尽量不穿尖头鞋、高跟鞋,尤其是体育活动或较长时间走路更应穿舒适的平底运动鞋。

2. 勤剪脚趾甲 要常剪趾甲,要剪成弧形,且不宜过短,甲沟两侧不留趾甲尖,不随便剪甲沟,发现脚趾相互挤压应用适量消毒棉、软物放入趾缝中隔开,使脚趾正常发育,防止压迫趾甲扎入甲沟。

3. 注意手指的养护 洗手后、睡觉前擦点儿凡士林或护肤膏,可增强甲沟周围皮肤的抗病能力。手指有微小伤口,可涂碘酊后,用无菌纱布包扎保护,以免发生感染。

4. 注意个人卫生 养成良好的卫生习惯,天天洗脚、洗袜,保持鞋内干燥,不要随意拔除倒刺,一旦出现倒刺要用剪刀剪,切忌硬性拔除。

5. 及时就医 甲沟皮下已出现脓液时要到医院切开以利引流。如发生甲下脓肿时应将患甲拔除。

(二)食疗

1. 宜高蛋白饮食 高蛋白饮食是维持健康指甲所必需的,蛋黄是蛋白质的良好来源。燕麦片、核果、种子、谷物、豆制品都富含植物蛋白。含硫的氨基酸(*L*-半胱氨酸和 *L*-甲硫氨酸)是皮肤及指甲生长所必需的。

2. 多吃蔬菜水果 保证充足的维生素摄入,如 B、C、D、E 等。

3. 钙及镁及铁等 它们是指甲生长所必需的营养元素。硅(燕麦秆茶及木贼)是头发、骨骼及指甲所需之物。

4. 明胶 明胶为指甲的基本构成物,所以可适当选用含食用明胶的食物。

5. 铁质 缺铁会造成汤匙指甲和纵向突脊。

(三)食物禁忌

1. 不吃辛辣食物。

2. 戒烟酒。

(四)甲沟炎食疗方介绍

苎麻根赤小豆炖鸡 乌鸡 300g、苎麻根 3g、赤小豆 30g、盐 3g,同炖煮至汤熟时,加盐调味食用即可。

十一、疥　　疮

疥疮(scabies)是一种由疥虫(螨虫)所致的传染性皮肤病。本病一年四季均可发生,多在冬春两季流行。疥疮的传染性很强,可以通过同卧一床,同盖一被,或者使用病人用过的衣服鞋袜、帽子等物质传染,往往是一人患病,整个宿舍全部遭殃。同病人握手有时也会传染。引起疥疮的罪魁祸首是疥螨,疥螨通常喜欢侵犯皮肤细嫩的部位,如指缝、手腕、肘窝、腋窝、乳晕、乳房下、外阴、腹股沟等处。疥疮的皮肤损害除了表现为丘疹、水疱、脓疮以外,外生殖器及肛门周围等处感染后还可出现绿豆至黄豆大小的结节。患了疥疮常有剧烈的瘙痒,尤以夜间为重,故影响睡眠。

(一) 保健措施

(1) 注意个人及环境卫生,勤洗换衣服,避免同疥疮病人接触。

(2) 尽量做到早发现、早隔离、早治疗。

(3) 同学之间不要混睡,宿舍内物品堆放整齐,无蚊蝇、无垃圾、无臭味、开窗通风、空气保持新鲜,经常晾晒被褥,这样才能避免疥疮的传染与蔓延。

(4) 得了疥疮应立即进行治疗。在未痊愈之前最好不要与健康同学接触。

(5) 患者穿过的衣服,用过的被褥等物品必须用热开水烫洗,同时用硫磺肥皂洗。

(6) 杜绝不洁性交。

(7) 出差住店要勤洗澡,注意换床单。

(二) 食疗

1. 宜饮清淡食物,多吃蔬菜和水果,宜多吃清热利湿的食物　如丝瓜、冬瓜、苦瓜,马齿苋,芹菜、马兰头、藕、西瓜、薏苡仁、绿豆、赤小豆等。

2. 宜食寒凉食物　如马兰头、马齿苋、冬瓜、红白萝卜、苦瓜、丝瓜、绿豆、赤小豆、百合、菊花脑、芹菜等。

3. 宜多吃清热利湿的食物　如丝瓜、冬瓜、苦瓜,马齿苋,芹菜、马兰头、藕、西瓜、薏苡仁、绿豆、赤小豆等。

(三) 饮食禁忌

(1) 忌食生姜、胡椒等辛辣刺激物,如辣椒,川味火锅以免加重瘙痒症状。

(2) 忌用酒、咖啡、浓茶等浓烈性饮料。

(3) 不吃或少吃猪头肉、羊肉、鹅肉、虾、蟹、芥菜等发物,以免刺激皮损而增加痒感。

(四) 疥疮食疗方介绍

1. 黄藤合剂　黄藤根 500g、号筒杆 500g、黎辣根 1000g,洗净切碎捣烂(干药可研粉),用75% 乙醇溶液 5kg 浸渍 1 周,过滤装瓶。用药棉蘸药液外涂患处,每日 3 ~ 5 次,连续治疗5 日,5 日后换洗衣服、被单,并煮沸消毒,一般不需内服药。如皮肤有感染者,可用黄柏30g、一点红 30g、紫花地丁 30g,煎水外洗数次,待感染控制后再外用黄藤合剂。

2. 疥疮净方　苦参 100g、蛇床子 100g、花椒 30g、白藓皮 100g、菖蒲 30g。花椒、菖蒲加水蒸馏,得蒸馏液 50ml 备用,药渣及余药共煎 2 次,每次 1h,煎液合并,浓缩至 200ml,与蒸馏液 50ml 混匀加防腐剂装瓶即得。供浴洗用。

3. 苦参酒 苦参 50g、酒 250ml。浸渍 5 ~ 7 日后可饮,每饮 25ml,每日 1 次,空腹大口咽下,果蔬过口。

十二、急性阑尾炎

阑尾是附于盲肠末端的一个蚯蚓盲管,长 6 ~ 8cm,直径 0.5 ~ 0.7cm。它极易被粪石异物等梗死。是胃肠道的组成部分,当胃肠道功能紊乱时,阑尾壁的肌层发生反射性的痉挛,加重了阻塞和血运障碍,分泌物在阑尾腔内聚集,细菌侵入阑尾壁内形成阑尾炎。急性阑尾炎(acute appendicitis)是外科急腹症中最常见的疾患,大学生中发病率较高。最常见的体征是右下腹麦氏点压痛(右髂前上棘与脐的连线中三分之一的交界处)这也是阑尾所处的腹内位置。

(一) 预防保健

(1)饭后切忌暴急奔走,盛夏酷暑切忌贪凉过度,尤其不宜过饮冰啤酒,以及其他冷饮,平时注意不要过于肥腻,避免过食刺激性。

(2)积极参加体育锻炼,增强体质,提高免疫能力。如果有慢性阑尾炎病史,更应注意避免复发,平时要保持大便通畅。

(3)及时治疗便秘、腹泻。出现便秘和腹泻现象时,要积极寻找原因,及时调理和治疗,保持大便通畅和粪质正常。如有肠道寄生虫,也应及时就医,进行驱虫治疗,保证肠道健康。

(4)阑尾炎经医院确诊,原则上手术切除,轻者可行保守治疗,若反复发作应及时手术。

(5)防止过度疲劳。因为过劳会使人体抗病能力下降而导致病情突然加重。

(二) 食疗

(1)适量饮水:既可以中和胃酸,减轻胃液对溃疡面的刺激,同时还可补充因腹泻造成的身体轻度脱水。

(2)调节饮食结构:多吃素、少吃荤;多吃软、少吃硬。少食辛辣油腻的,多食蔬菜水果,适当补充营养,加强身体锻炼。

(三) 食物禁忌

(1)禁止饮酒,忌食生、冷、辛辣食品。生、硬、冷等难消化食物,可加重肠道负担,导致消化不良、胃肠功能紊乱。少食油炸及不易消化食物。

(2)避免暴饮暴食,做到少食多餐。

(3)忌食辛辣食物。

(四) 急性阑尾炎食疗方介绍

1. 桃仁薏苡仁粥 桃仁 10g(去皮尖),薏苡仁 30g,粳米 50g,加水同煮粥至极烂服用。

2. 芹菜瓜仁汤 芹菜 30g,冬瓜仁 20g,藕节 20g,野菊花 30g。水煎,每日分 2 次服。

3. 冬瓜仁苦参汤 冬瓜仁 15g,苦参 30g,甘草 10g,水煎,调蜂蜜适量饮服。

4. 败酱草汤　败酱草 30g, 忍冬藤 20g, 桃仁 10g, 薏苡仁 30g 克, 水煎, 每日分 2~3 次服。

第四节　现代生活方式病的营养与保健

一、旅游病 (tourism disease)

旅游是现代人现代生活方式的表现, 在国庆长假、寒暑假中, 大学生旅游的人数也在不断增加。旅游可使人们调剂生活、增长知识。但由于旅行中, 自然环境、气候条件以及饮食、作息时间发生的改变, 会令许多出游者患上了"旅游病"。因此, 出游者应对一些常见的"旅游病"的发病条件及预防方式有所了解。

(一) 常见旅游病的种类、危害及防治

1. 花粉过敏症　花粉过敏症多由各种树木或其他植物的花粉引起, 一般表现为呼吸道和眼部出现不适症状, 如鼻塞、流涕、打喷嚏, 鼻腔、眼角以及全身发痒, 与支气管哮喘相似; 严重者还会出现胸闷、憋气。春、夏、秋三季是花粉过敏症的流行高峰期。因此, 有过敏反应的人最好不要选择这个时期外出旅游, 尤其不要选择有风的天气去旅游。如需外出, 要备上脱敏药物, 如苯海拉明、扑尔敏等。

2. 旅游露宿症　有些青年人在夏、秋旅游时, 为了贪图凉快, 喜欢在野外露宿。结果, 第二天醒来不是头痛、头晕, 就是腹痛、腹泻、四肢酸痛, 周身不适。预防旅游露宿症, 最好的办法是不在野外露宿, 如确实找不到住处, 也应搭个简易帐篷, 且露宿地点应选择在干燥、通风、平坦之处, 最好选择东南坡, 搭地铺时, 可找些干草当"褥子", 既防潮又解乏。

3. 海滨旅游症　海滨空气湿度大, 空气中钠离子含量较高, 患有急性风湿病、糖尿病、甲状腺功能亢进、渗出性胸膜炎和心力衰竭的人不宜去海滨旅游, 否则会加重病情, 患上海滨旅游症。

4. 洞穴旅游症　洞穴里固然凉爽, 但并不是任何洞穴都可随便进去的, 一些人迹罕至的岩洞、荒废的古塔, 长年无人去, 阴冷潮湿, 久而久之, 便会滋生各种各样的细菌、病毒, 游人会被感染; 而且这些地方还常有毒蛇、蝙蝠等出没。因此, 外出旅游不要见洞即进, 要调查清楚, 以免受到伤害。

5. 旅途腹泻　又叫"旅行者腹泻"。该种腹泻是旅行者的肠道感染了外地不卫生饮食中的细菌或病毒引起的。80%~85% 的旅行者腹泻都是有害菌引起的, 10% 归咎于病毒, 极少情况是由于真菌和寄生虫感染。引起腹泻的常见食物主要为肉类、海鲜、乳类、及乳制品、蛋糕等。造成旅行者肠道容易被有害菌感染的原因是旅途饮食和作息变化引起的肠道菌群失调: 肠道自有的益生菌短时间内急速减少, 造成肠道免疫力底下。补充益生菌能有效预防腹泻的发生。需要提醒注意的是, 出游者千万不要滥吃抗生素来治疗腹泻。因为过量的抗生素在杀灭有害菌的同时也会杀灭益生菌, 使旅行者在感染性腹泻停止后, 出现因为严重缺乏益生菌的功能失调性的腹泻; 而且滥用抗生素会提高肠道有害菌的抗药性, 增加治疗的难度。当然, 最佳预防之道是注意饮水与食物卫生。关于用水方面, 不要饮生水、未经处理过或煮沸的水, 尤其是加入饮料的冰块和各种冰品, 建议可喝热茶、热咖啡、热汤、开水、矿泉水、罐装饮料。在食物方面, 应避免食用卫生不好的路边摊食物, 不食用室温下放置太久的食品, 避免食用生菜沙拉, 不食用生的肉类、鱼类、海产或腌制的鱼贝食品。而

在餐具方面也要注意，前往落后地区，如果可能应最好自备用后即丢的卫生筷、汤匙、纸杯，餐厅毛巾以擦手为宜，不宜擦脸。

6. 失眠　有些人在旅程中会出现失眠现象。原因之一是初到新地入睡环境改变、噪声影响、光感和气味变化导致入睡困难；原因之二是过度兴奋、疲劳或者由慢性病引发的不适影响睡眠。要克服旅游失眠，首先应保持情绪愉快，尽可能保持平时饮食、起居、睡眠等习惯，每到一处新地方应尽快适应当地的气候环境，克服生疏感，如果条件允许，出行时最好带上一两件日常陪伴自己睡眠的东西，比如抱枕、布娃娃或者放在枕边滴滴答答走个不停的闹钟。为减少和避免旅游中的失眠，睡前不要喝茶、抽烟，使用被褥、枕头厚薄高低都要适度，有条件的洗个温水澡，晚餐可饮少量酒。旅游期间应尽量保持原有的生活习惯。服用安眠药也是有效办法，常用药有利眠宁、安定、艾司唑仑（曾用名舒乐安定）等。但旅游中的失眠是暂时的神经失调，不是病态，最好不要轻易服用安眠药。

7. 运动病　晕车、晕船、晕机在医学上统称为运动病。造成运动的原因，主要在于车船的直线变速运动、颠簸、摆动或旋转时造成部分神经系统非常敏感的人的身体局部功能紊乱，这种情况多见于体质虚弱者，以女性为多。睡眠不足、饮食不当、精神紧张、某种气味的不良刺激，均可诱发或加重症状。天热时，车厢和船舱内开有空调，一般都处于密封状态，会加剧晕车晕船现象。防治晕车晕船，首先要保证睡眠充足，饮食宜清淡，不要过饥或过饱，不要喝酒，同时要保持良好的精神状态。如可能，座位应选择车船摆动最小的中部，身体方向与前进方向一致，不要去看窗外移动的景物。晕车晕船时，患者最好平卧休息。如无条件平卧，可将头靠在椅背上，闭目休息，最好能换坐在近窗的位置上，空气清新有利于缓解、减轻症状。同时，可用清凉油或风油精等涂擦额头部位，或在肚脐上直接贴上伤湿止痛膏。防治的药物最常用的有晕海宁、安定、复方颠茄片等。此外，用两片鲜姜帖在两内侧手腕的内关穴上，或含在嘴里都能减轻症状。

8. 高山反应　登山是出游者的一个主要选择，但由于海拔较高，旅游者在出游登山时很容易出现高山反应，表现为呕吐、耳鸣、头痛、发烧，严重者会出现感觉迟钝、情绪不宁、产生幻觉等，也可能产生水肿、休克或痉挛等症状。因此，旅游者登山上升的速度不宜太快，最好步调平稳并配合呼吸，同时要视坡度的急缓作调整，使运动量和呼吸成正比，尤其避免急促的呼吸。上升的高度应逐渐增加，每次攀爬的高度应适当控制，以适应气压降低、空气稀薄的环境。行程不宜太紧迫，睡眠、饮食要充足正常，经常性地作短时间的休息，休息时可作柔软操或深呼吸来强化循环功能及高度适应，平常应多作体能训练以加强摄氧功能。

9. 紫外线辐射　盛夏时节紫外线辐射加强，稍不注意就可能发生日光性皮炎、色素增加及引发雀斑，紫外线辐射还会抑制人体免疫系统，使潜伏的病毒感染复发。因此，要合理安排游玩时间，尽可能避免中午外出；要尽量穿色浅、质薄的衣服，以宽松、吸汗性强的长袖衣服为好；要在烈日下戴上防护帽及太阳镜；要减少"日光浴"；要多听当地的天气预报，了解紫外线辐射强度，并选用合适的防晒用品保护皮肤。

10. 水土不服　因地理环境的改变，发生胃口不佳、头昏无力、精神萎靡、腹泻和皮肤发痒等症状，统称为水土不服，此症一般不需药物治疗，如症状明显，可服少量药物。如皮肤发痒可服扑尔敏，胃口不好或腹泻可吃食母或多酶片等助消化药。

（二）营养与旅游

在旅游中，畅游奇山秀水、名胜古迹固然令人心旷神怡，但也因四处奔波、体力消耗造成极度疲劳。因此,在旅游活动期间,游客除了应保证充足的睡眠之外,千万别忘了营养食品的及时补充。

1. 补充水分　旅游过程中,水分丢失多,因此要及时补充水分,除矿泉水、茶水外,还可以多喝富含维生素与矿物元素的饮料如果汁、杏仁露、椰子汁、浓缩橙汁等饮料。每天若能加喝一杯牛奶或咖啡,则更为理想。

2. 补充维生素　旅游中最易缺乏的营养素为维生素,尤其是维生素 C、维生素 B_2 等。可适当选食含维生素丰富的葡萄、苹果、柑橘等。也可食用相关的保健食物或维生素药片。

3. 补充蛋白质　旅游往往消耗较多的体力,除糖原的消耗外,机体中的蛋白质消耗也较多,加之旅游安排一般节奏较快,所以营养补充常常有不足、不及时的情况。另外,充足的蛋白质还可以提高机体免疫力。所以外出旅游者一定要足量食用含蛋白质丰富的食物如肉肠、蛋类、牛奶外,还可以补充蛋白粉或氨基酸胶囊。

4. 注意饮食卫生　若到一些卫生条件的较差的地域去旅游,最好不要吃生冷的东西,尽量以熟食为主。

5. 防止食物过敏　旅游过程中,人们往往是从自己熟悉的地方到一个陌生的地方。因此对当地的特色食物非常好奇,总想以食为快,但由于从来未接触过这些食物,造成过敏的现象时有发生。所以,在旅游过程中,对生僻的食物要慎重食用。

(三) 旅游禁忌

旅游对身体有诸多的好处,但旅游毕竟是要耗费体力的,特别是长途旅行。因此一般来说,患有下述疾病的人是暂时不适宜旅游的。

(1) 有比较严重的心血管、肺、肝、肾等重要器官疾病的患者,如严重高血压、心、肝、肺、肾功能障碍,严重的心律失常、肺气肿、肝硬化、慢性肾炎等。

(2) 处于各种传染期、恢复期和一切炎症性疾病发作期的病人,如果外出旅游,不仅会因劳累影响本人的康复,而且还会把炎病传染给他人。

(3) 大中型手术的恢复期病人。手术对人体是一种创伤,手术后总要有一段时间来恢复元气,重新调节机体功能,病人不能在旅游中耗损精力。

(4) 其他,如没法控制的癫痫和多发季节的气喘病患者等,均不宜进行旅游,否则有可能诱发或加重病情。

二、耳机综合征(headphone syndrome)

大学校园中随处可见青年学子无论在走路、就餐、出行、乘车或骑车时,都会带着耳塞机听音乐或长时间在电脑边戴上耳机上网。医学研究证明,耳朵的安全音响分贝为 85 分贝,超过 85 分贝的音量,会造成耳朵听觉神经的损害。原因是:人们戴上耳机后,外耳道口被耳机紧紧地包裹,立体声进入耳道内没有丝毫的缓和回旋的余地,很强的声压就集中地被传递到很薄的鼓膜上,直接刺激听觉器官,这样内耳的耳蜗听神经末梢的细胞和听觉纤毛在长期的高音刺激下,便发生萎缩或减少,使听觉不知不觉地发生减退。由于外界环境嘈杂,人们在听乐时还会不自觉地将音量调大,耳朵长时间接触强烈的音响,让人会出现"耳机综合征",其主要表现为:头晕、头痛、心慌、血压升高、反应迟钝、注意力不集中、思维能力减退,严重者可造成耳鸣,甚至突发性耳聋。若边听耳塞机边学习或工作,可降低人们的学习和工作效率。此外,长时间使用耳机,可影响大脑皮质和自主神经中枢,从而引起神经、心血管、消化等系统的功能紊乱,出现耳鸣、耳痛、头昏、恶心、食欲缺乏、心跳加快、健忘、思维能力减退、烦躁易怒等症状。

对于故宜常吃一些补肾的药膳,如下皂羹面(原料:白面条100g,羊肾二只,调料适量)、罗汉大虾(原料:对虾12个,鱼泥60g,鸡蛋清一个,豆苗12棵,火腿末3g,油菜末3g,油菜叶150g,清汤150g,味精适量,料酒12g,玉米粉15g,白糖15g,熟猪油45g,姜丝6g,食盐适量)等。

三、第二职业综合征(second occupation syndrome)

当代大学生在8小时以外,从事"第二职业"的人屡见不鲜,但是注重经济效益的人多,重视自身健康的人少,有些人因而病倒进了医院。医生给了一个新鲜名字——"第二职业综合征"。"第二职业综合征"的病因有两种:一是精神过度紧张。从现代医学观点来看,从事第二职业者整天心事重重,紧张忙碌,天长日久将给大脑皮层带来恶性刺激,导致神经系统功能紊乱。轻则使人头痛、眩晕、毛发脱落、牙齿松动、极易疲劳;重则能使血脂升高、血栓形成、血压升高、心肌需氧量增加,诱发心脑血管疾病。二是饮食缺乏规律。从事第二职业者整天忙忙碌碌,一日三餐饮食规律全盘打乱,或饥或饱,或饥不择食,使人体胃肠功能紊乱,酿成胃炎、胃溃疡等病。由于身体得不到充分休息,正常上班神态恍惚、体力不支,尤其是从事搬运、机床、驾驶、高空作业的人,一旦精神不集中,还容易发生人身伤亡的不测事件。因此,大学生在从事第二职业前,应深思远虑量力而行,选择最适合于本人情况的工作。既要保证有充足的精力完成学业,又要注意劳逸结合,保护身体,绝不可"拼着命干"。

四、"成人幼稚病"(adult infantilism)

"成人幼稚病"是一种心理障碍,属于"彼得·潘综合征"的一种。因为害怕承担责任,到了结婚年龄却不想结婚,成了家后拒绝要孩子,还有的人已经为人父母了大事小情还得请教父母。在现代都市里,面对各种压力越来越多的成年人拒绝长大,总想"装嫩",并且成为一种社会现象。在大学生中也不乏这种现象,一些大学生大多数是独生子女,从小在家里备受呵护。及至上大学了,心理上总是没有"断奶",柔弱的翅膀也不会飞翔。这类人一般表现为:责任感差,心理脆弱,优柔寡断,情绪化任性,难以自我克制;自我中心自私,不知道主动关心别人,而把别人对自己的关心视为理所当然;一旦事情不按照自己所设想的发展,就容易发脾气,而不考虑后果;依赖性强,什么事都需要依赖他人,生活自理能力差,不能独立生活,总是需要别人照顾自己;不敢承担责任,难以适应社会或者总感觉被社会拒绝,容易遭受挫折,进而引发情绪混乱。甚至有些大学生连最起码的生活料理都不会做、不愿做,包括洗衣服、购买生活用品都要花钱"雇"同学或其他人员替其完成。对其人际关系产生重大影响,这种病症难以用药物治愈,唯一的办法是接受心理治疗。俗话说"江山易改本性难移",多年养成的生活习惯和人生观不是单靠说教就能改变的,应由心理专家来进行专业的长期的干预治疗,要迫使他们面对现实,刚开始必然是痛苦的,但情况会越来越好。

五、鼠标手(mouse hand)

"鼠标手"即"腕管综合征",是指人体的正中神经以及进入手部的血管,在腕管处受到压迫所产生的症状,主要会导致食指和中指僵硬疼痛、麻木与拇指肌肉无力感。现代越来越多的人每天长时间的接触、使用电脑,这些上网族多数每天重复着在键盘上打字和移动鼠标,手腕关节因长期密集、反复和过度的活动,导致腕部肌肉或关节麻痹、肿胀、疼痛、痉挛,使这种病症迅速成为一种日渐普遍的现代文明病。有人将这种不同于传统手部损伤的症状群称为"鼠标手"。广义的来说,一切因为使用鼠标而导致的上肢(手臂、手腕、手掌、手指)不适,都应该称之为鼠标手或是鼠标伤害,除了上述手指手部的症状,更包括肩部甚至颈部的不适,手腕和前臂的疲劳酸胀,手腕的僵硬,手掌的酸涩。

预防鼠标手的措施是不要连续在电脑前工作过长的时间,在连续使用鼠标 1 小时之后就需要做一做放松手部的活动。研究发现,鼠标的位置越高,对手腕的损伤越大;鼠标的距离距身体越远,对肩的损伤越大。因此,鼠标应该放在一个稍低位置,这个位置相当于坐姿情况下,上臂与地面垂直时肘部的高度。键盘的位置也应该和这个差不多。很多电脑桌都没有鼠标的专用位置,这样把鼠标放在桌面上长期工作,对人的损害不言而喻。鼠标和身体的距离也会因为鼠标放在桌上而拉大,这方面的受力长期由肩肘负担。这也是导致颈肩腕综合征的原因之一。上臂和前身夹角保持 45 度以下的时候,身体和鼠标的距离比较合适,如太远了,前臂将带着上臂和肩一同前倾,会造成关节、肌肉的持续紧张。升高转椅也可防"鼠标手"如果调节鼠标位置很困难,可以把键盘和鼠标都放到桌面上,然后把转椅升高。桌面相对降低,也就缩短了身体和桌面之间的距离。用科学的方法放置鼠标,会大大降低"鼠标手"的发病概率,让每一名常坐在电脑前的上班族轻松、愉快地做好自己的工作。

六、电风扇病(electric fan disease)

电风扇以其使用上的方便和便宜的价格博得了人们的青睐。在炎热的夏天,它给人们带来了丝丝的凉意。但如果使用不当,如长时间地吹电风扇,会引起皮肤血管收缩,汗毛孔闭塞,体内的热量不能散发出来,破坏了人体自身的温度调节功能,会损害人的健康,产生头晕、头昏、疲乏无力、流鼻涕、咽部不适、失眠以及神经功能紊乱等症状,使局部抗病能力削弱,从而也极易诱发感冒、咽喉炎、扁桃体炎等疾病。

防治电风扇病要正确使用电风扇,要让风从远处吹来,最好使用摇头扇,不断改变吹风角度;吹风时间不能过长,浑身大汗时,不要马上吹强风;注意吹电风扇时不要置于身体一侧或脚底吹;少用高速挡,一般用中速挡就能使电风扇有足够风力,同时又较省电。

七、电视/电脑眼病(TV eye disease)

如果长时间盯着闪烁的荧光屏看,会使眼球充血、流泪,如果连续收看电视 4~5 小时,可出现视神经疲劳,视力暂时减退,严重者可出现立体视觉衰弱,远近高低难辨。

防治:不要长时间收看电视,注意休息,尽量增强室内的光线;要多吃富含维生素 A 的食物,如牛奶、鸡蛋、胡萝卜、白菜、豆芽、橘子、红枣等。

八、电视/电离尾病(TV tail disease)

由于看电视时间过长,坐姿不正确,不是将背向前弯,而是后弯曲,使尾骨紧压在椅子上,同时坐骨神经和臀部神经受到长时间压迫,必然引起尾骨和臀部疼痛。

防治:纠正看电视不正确的姿势,身体要坐正;看半小时左右起来活动一下身体。

九、电视斑疹（TV spots）

电视机打开后，电视屏及周围产生大量静电荷，使灰尘中微生物和各种粒子产生吸附力，如果粘到人的面部皮肤上，不及时清除，会使面部长出很难看的黑色斑疹。

防治：看电视的房间要保持清洁；看电视时要注意和电视机保持一定距离，不要太近；养成看完电视后洗脸、洗手的习惯。

十、不锈钢餐具中毒

不锈钢是由铁铬合金再掺入少量的镍、钼、钛、锰等微量元素制成，由于其金属性能好，不易锈蚀，制成的器具美观耐用，因此越来越多地被用来制造厨具，深受人们的喜爱。不锈钢这种合金制品正逐渐走入家庭，取代传统餐具。如果使用不当，其中的微量元素及其化合物会在人体内慢慢累积，当数量达到一定限度时，就会对人体造成不同性质、不同程度的危害。

防治：不要用不锈钢餐具长时间盛放盐、酱油、醋、菜汤等，因这些食物中含有很多电解质，会与不锈钢起电化学反应，使有毒的金属元素被溶解出来；不要用不锈钢锅煎熬中药；不要用苏打、漂白粉、次氯酸钠等强碱性或强氧化性化学药剂进行洗涤，因为它们会与不锈钢起电化学反应。

十一、汽车病（automobile disease）

现代城市，汽车拥有量迅速增长，交通也日益发达，越来越多的人与汽车朝夕相处，由此引发的汽车病也越来越多。众所周知，车内通常采用空调通风，环境封闭，其温度十分适合细菌的生长和繁殖，加上驾乘人员带入车厢的各种病毒、细菌生长快，极易造成交叉感染，同时，车内固有的皮革，塑胶异味、霉味及人为造成的烟味、汗味、体味等混在一起，常使人感到不适，若长时间待在这种环境中，易使人产生头晕、恶心、疲倦及鼻炎和上呼吸道感染等症状。为改变车内异味，人们常借助香水等来掩盖，因香水无法改善空气质量，长期积累车内的香水味反而会带来不良刺激，况且劣质香水对人体本身就有害。

防治：不要长时间待在车内，经常走出车外透气；开车时能不开空调就不开空调，汽车行进时最好打开车窗通风透气；在行长途时，在车内睡觉最好不要开空调，如果要开，冷气不要正对身体。隔一段时间就要对车内进行彻底的清晰和消毒。

第五节　大学生常见急诊处理与急救方法

一、出血与止血

血液是在心血管系统中循环流动着的液体组织，由血浆和血细胞两部分组成。正常成人血液量约为体重的 8%，男性略高于女性。一个体重为 60kg 的成年男子，血液总量约 4800ml。

血液从损伤的血管内向外流出称出血。血管里流出的血液经皮肤创口向体外流出称外出血，它是日常生活、工作、运动损伤中常见的一种出血。血液从损伤的血管中流出后向皮下组织、肌肉、体腔(如腹腔、胸腔)或空腔脏器(如胃、肠道)内注入称内出血。内出血的性质更为严重,容易被忽视。

(一) 出血的原因

出血主要由外伤引起,如刺伤、刀伤、擦伤、皮肤撕裂等。另外,凝血功能障碍者(如血友病),止血功能障碍者(如血小板减小)等都容易引起出血。

(二) 出血的表现

外出血时有血液自创口向体外流出;内出血时在体腔或组织、皮下有积血或瘀血,多有疼痛。少量出血时,可无全身表现,但如果出血量达 800～1000ml 时,可出现乏力、头晕、口渴、面色苍白等一系列急性失血的症状;出血量达 1500ml 以上,可出现休克,危及生命。

(三) 急救方法

怀疑有内出血,尤其是体腔出血,应立即送往医院诊治,以免发生意外;如果是外出血,应采取有效的止血方法。现场急救止血的方法主要有以下几种:

1. 绷带加压包扎法　用数层无菌敷料覆盖创口后,用绷带加压包扎,以压住创伤部位的血管,达到止血的效果。这种方法适用于出血范围小的小血管出血的止血,若无消毒敷料和绷带时,可用清洁的手帕和宽布带代替。

2. 指压法　指压法是在出血部位的向心端(靠近躯干),在相应的压迫点上用拇指或其他手指把该动脉压迫在邻近的骨面上,以阻断血流的来源,达到止血的效果。常用的压迫止血点及操作方法如下:①头前额部或颞部出血:将伤员的头用手固定,另一手的拇指在出血同侧的耳屏前上方约 1.5 cm 处摸到颞浅动脉的搏动,将该血管压迫在颞骨上。②下面部出血:将伤员的头固定。用拇指在出血同侧下颌角前 1.5cm 处摸到颌外动脉搏动后,将该动脉压迫在下颌骨上。③肩部及上臂出血:将伤员的头转向健侧,在锁骨上窝内 1/3 处摸到锁骨下动脉搏动后,用拇指将该动脉压迫在第一肋骨上。④前臂及手部出血:在上臂内侧肱二头肌内侧中点,摸到脑动脉脉搏动后,用拇指或其余四指将该动脉压迫在肱骨上。⑤大腿及小腿出血:伤员仰卧,出血大腿稍外展、外旋,在腹股沟中点稍下方摸到股动脉搏动后,用两手拇指重叠或用手掌根将股动脉压迫在耻骨上支。⑥足部出血:在踝关节背侧,将胫前动脉用拇指压迫在胫骨上,同时用食指和中指在内踝后方,将胫后动脉压迫在胫骨上。伤员自我止血时,可用受伤足的另一侧手,用食指、中指压迫胫前动脉、拇指压迫胫后动脉。

压迫止血时,应摸准搏动的动脉,将其用力压迫在邻近的骨面上。如果仍然明显出血应迅速改进操作方法或用其他方法止血。

3. 止血带止血法　用特制的止血带或宽布条、毛巾、橡胶管等代用品,环形扎在出血肢体的近心端,即在出血部位的靠近身体侧,这也是止住肢体出血的有效方法之一。上肢止血时缚扎在上臂上 1/3 处,下肢出血时扎在大腿并尽可能靠近创口处,这样可起到压迫动脉达到止血的效果。但这种方法易引起肢体供血障碍而造成肢体坏死。所以只能在四肢大动脉出血的紧急情况下应用。止血后应快速送医院处理。如路途较远,上肢应每隔半小时和下肢每隔一小时放松止血一次。

（四）几种其他出血的急救

1. 鼻出血 鼻出血常由于外伤、天气干燥、凝血功能障碍、高血压等原因发生。紧急止血的措施有以下几种：①鼻道堵塞法。用脱脂棉花或干净的普通棉花，用麻黄素滴鼻药水稍浸湿，用细筷子或用手将棉花慢慢塞入鼻道，应塞得较深、较紧，塞妥后如口中无血液倒流，1～2h 后，可轻轻将棉花取出。②冷敷法。患者平卧，用冷水浸湿的毛巾敷在鼻部及额部，也可用冰袋或毛巾包裹小冰块冷敷。用湿毛巾冷敷时，每隔数分钟换一次。③指压法。患者仰坐于椅子上，可用拇、食指紧捏双侧鼻翼，压迫鼻中隔前部，同时应抬头张口呼吸。

2. 咯血 咯血是呼吸道的出血，从口中咳出。咳出的血液呈鲜红色或混在痰液中呈粉红色。病人多有肺结核、支气管扩张等病史。大口咯血时应随时除去口腔内的血液，头偏向一侧，以免血液呛入另一侧支气管中，引起窒息。如因咯血过多引起喉头或支气管痉挛而发生窒息时，患者应取头低足高位，轻轻拍背部，使血液由气管咳出，并清除口中血块和痰液，紧急处理后，应平稳地送病人去医院治疗。如果咯血量少，应注意查看口腔、牙床、后鼻道是否有出血，以免误诊。

3. 呕血 呕血是由于食管、胃及十二指肠的出血，由口中呕出。一般为咖啡色或暗红色，量大时也可呈鲜红色。患者一般有溃疡病史或肝硬化病史，少数病人呕血前可无疾病症状。呕血病人可出现黑便。大量呕血时，患者必须绝对卧床休息，尽量少动，不要进食尤其是热的饮食。要严格观察病人的面色和脉搏。如果脉搏在 120 次/min 以上、面色苍白、心慌头晕等，虽然病人已停止呕血，也应考虑有出血，但未呕出的可能，可在上腹部放置冰袋，并立即送医院处理。如果病人自觉要呕血，要鼓励其呕出来，不应强忍不吐，以防吸入气管造成窒息。呕血后应该给病人清水漱口。

二、中暑的处理

中暑是长时间处在高温或热辐射环境中所引起的一种急性高温疾病。

（一）病因

在高温或高热环境中长时间的工作或体育锻炼，都可能发生中暑。特别是湿度高、通风不良及头部缺乏保护而被烈日直接照射等情况下，或老年、体弱、产妇等在上述环境中停留时间较长，容易因体温调节功能障碍而发病。

（二）临床表现

根据中暑的程度，可分为三级。①中暑前兆。在高温环境中工作或锻炼一定时间后，有大量出汗、口渴、头昏、耳鸣、胸闷、心悸、恶心、四肢无力等，体温一般不超过 37℃。②轻症中暑。有中暑先兆，同时具下列症群之一者为轻症中暑：体温 38℃以上伴有面色潮红、胸闷、皮肤灼热等；有面色苍白、恶心、呕吐、大量出汗、皮肤湿冷、血压下降和脉搏细弱而快等情况。③重症中暑。凡有上述症状，并有昏倒或发生痉挛；或皮肤干燥无汗，体温在 40℃以上。

中暑根据发病机理，又可分为四型。①循环衰竭型。面色苍白，皮肤湿冷，明显脱水，脉搏细弱，血压下降，昏倒，神志不清或恍惚。②高热昏迷型。体温达 39.5℃以上，烦躁不安，嗜睡或有昏迷。③热痉挛。因出汗过多，体内大量氯化钠丢失，引起肌肉疼痛和痉挛。尤以对称性排肠肌痉挛最为多见。④日射病。由日光直接照射头部，引起剧烈头痛、头晕、眼花、耳鸣、恶心、呕吐、兴奋不安或意识丧失,体温升高或正常。

（三）急救方法

中暑者应迅速脱离热环境,到荫凉通风处休息,并采取降温、消暑措施,如解开衣扣,喝清凉饮料（或冰冻饮料或凉盐开水）,服用人丹、十滴水或藿香正气水等。民间常用刮痧疗法也有很好效果。

对热痉挛及循环衰竭型患者,应重点补充生理盐水或葡萄糖生理盐水,可大量口服含盐的饮料。

对日射病患者,重点是进行头部降温。如让患者仰卧,垫高头部,额部作冷敷（如冰袋）或以 30% 的酒精擦身。同时用风扇向患者吹风散热。

（四）预防

在炎热季节,应适当延长午休时间。体育锻炼时间应在上午或傍晚,时间也不要太长。在烈日下停留时间不要太长,或戴遮阳帽,穿浅色、宽敞、通气的薄衣,注意室内通风、降温;经常饮用清凉饮料。有中暑先兆症状者应立即到荫凉、通风的地方休息,喝些解热消暑的饮料。

三、触电的急救

（一）发生原因

触电是由于电流通过人体而引起,一般是直接接触电源所致,也可能是雷击所致。

（二）临床表现

电流小、接触电源时间短时,病人一般神志清醒,可有心慌、四肢麻木、头晕、乏力及轻微心律失常。

如电流大,接触时间长,病人可昏迷,面色苍白、发绀,甚至呼吸、心跳停止。

（三）急救方法

一旦发现有人触电,若病人还与电源接触着时,应首先迅速切断电源,或用干燥的木棒、竹竿等不导电的东西拨开电线,不要用手去拉触电者。

如触电较轻、病人清醒,应就地平卧 1 ~ 2h,观察有无异常变化,特别是心跳的变化。如触电者呼吸、心跳已停止,必须在现场立即进行人工呼吸及胸外心脏按压。

1. 人工呼吸　口对口人工呼吸法的效果较好。操作时,先迅速将病人领扣和皮带解开,病人仰卧,救护人跪在一旁,一只手捏住病人的鼻孔,另一手托住他的下颚,打开口腔,并用掌根轻压环状软骨,以间接压迫食道,防止吹气时气体进入胃内。救护者先深吸气一口,然后对准患者的口部吹入,将气体吹入病人的呼吸道,吹气完毕将捏鼻子的手松开,用一手挤压胸部帮助病人呼气。每分钟反复有节律地进行 16 ~ 20 次,注意吹气时不要漏气太多,吹的气量要多。

2. 胸外心脏按压　如患者心跳停止,要立即进行胸外心脏按压。方法是把病人平放,仰卧在地上或硬木床上（软床可垫一块木板）。救护者将一手掌根放在病人胸骨下段两乳之间,另一手掌根叠放在该手的手背上,伸直肘关节,双手掌根部适度有力,有节奏地带有一定冲击性地向下压,使胸骨下陷 3~4cm,使心脏间接受挤压而排出血液,然后迅速放松(手不离开病人胸部皮肤),解除压力使胸骨复原,此时静脉血液又回流到心脏。如此一压一松,反复有节律地进行,造成人工的心脏收缩、舒张。挤压时用力要均匀,轻重适度。成人每分钟不少于 100 次,小儿 80~100 次。

若呼吸和心跳都停止,应同时进行人工呼吸和胸外心脏按压,两者操作频率之比为 2∶30。在医务人员来到前,不应停止人工呼吸和胸外心脏按压。

四、溺水的急救

1. 发生原因 溺水常由于游泳未掌握技术或发生肌肉痉挛,也可因冷水或吸水时的刺激引起反射性的咽喉痉挛,使空气不能进出肺部,而引起窒息。时间稍长即可引起死亡。

2. 表现 溺水者身体发绀(青紫)、面部肿胀、口鼻充满泡沫、肢体冰冷、昏迷,因胃内积水而上腹部膨大,甚至呼吸、心跳停止。

3. 急救方法 首先应尽快清除口、鼻中的泥沙、杂草或分泌物,如口腔紧闭,可将下颌推向前方,使口张开;解开衣扣、腰带,迅速倒水。倒水时,可将病人俯卧,腹部垫高,或把病人放在抢救者的大腿上,挤压背部,以倒出肺、胃内的水。如果是小孩,可倒提双脚,使积水倒出。神志清醒者经救后可给予漱口、喝热茶等,让病人安静入睡。

如病人呼吸、心跳已停止,不可过分强调倒水,以免延误抢救的时间,即使倒出的水量不多,也应立即进行有效的人工呼吸和胸外心脏按压。在就地抢救的同时,应迅速请医生前来处理。

五、一氧化碳中毒的急救

1. 发生原因 在日常生活中,煤炉产生的气体中含有大量一氧化碳,燃烧不完全时产生得更多;煤气泄漏也会在空气中存在大量一氧化碳。如果门窗紧闭、通风不良,就会因过量吸入一氧化碳而产生中毒。

一氧化碳在体内与血红蛋白的亲和力非常大,形成稳定的碳氧血红蛋白,使血红蛋白不能携带氧,造成机体缺氧,特别是脑和心,缺氧时间一长,可造成死亡。

2. 临床表现 轻度中毒时患者有头痛、乏力、活动时呼吸困难。

中度中毒时有严重头痛、恶心、呕吐、乏力、头晕、视力模糊、呼吸困难、晕厥等。

重度中毒时皮肤黏膜呈樱桃红色,神志模糊、步态不稳、晕倒、呼吸和心率加快、昏迷。危重者可因呼吸循环抑制而死亡。

3. 急救方法 立即将中毒者搬到室外空气流通的地方,使病人吸入新鲜空气,排出一氧化碳,同时注意保暖,保持呼吸道通畅。症状轻的,可喝些热浓茶。症状严重,恶心呕吐明显、神志不清或昏迷者,应及时送医院急救。护送途中要尽可能清除病人口中的呕吐物及分泌物,取出义齿(假牙),并将病人的头偏向一侧,以免呕吐物阻塞呼吸道引起窒息和吸入性肺炎。如果病人呼吸、心跳均停止,应立即进行人工呼吸和胸外心脏按压,在送到医院之前,必须坚持抢救。

六、高热的处理

高热是指口腔温度在 39℃ 以上的一种症状。

1. 病因　引起高热的原因很多,多见于各种急性感染,如肺炎、败血症、上呼吸道感染等。此外,还见于脑部体温调节中枢损害引起的高热,如中风、脑肿瘤、中暑等。

2. 处理方法　把高热病人移到通风的地方,松解衣服。然后用30%左右的乙醇擦浴降温,擦的部位可在四肢、颈部、额部、胸背部、腋下、腹股沟处,每次5~7min换一次。同时可服冷饮或适量饮水,以防脱水。必要时可遵医嘱服用一些解热药,但不要滥用,以防突然大量出汗引起虚脱。

七、晕厥的处理

晕厥是由于一时性脑缺血引起的意识障碍,发生和恢复都较快。

1. 病因　强烈的情绪激动、剧烈疼痛、恐惧、闷热、长期卧床病人或久蹲坐后突然站立等,都易发生晕厥。另外,清晨或午睡后,夜间小便时会发生排尿性晕厥。

2. 临床表现　晕厥时,病人突然感到头晕、恶心、心慌,无力,然后眼前发黑,随之摔倒在地,出现短暂意识障碍。此时病人四肢凉冷,脉搏缓慢,肌肉松弛,呼吸缓慢,血压可下降。另有一类较少见的晕厥为"心源性晕厥",这类病人有明显的心脏病史,晕厥常由于严重的心律失常引起,后果较严重,常威胁生命。

3. 急救方法　一旦发现有人晕倒,应立即让病人平卧,或取头低脚高位。但肥胖者不可取头低脚高位,以免影响呼吸。然后解开其衣领、腰带等,使其呼吸顺畅;注意保暖,针刺或手指掐揉人中、合谷穴等。经上述救护后,一般病人都能较快恢复。神志清醒后可喝一些热茶。如果是心源性晕厥,心跳突然停止时,应就地迅速作胸外心脏按压,并注意病人的呼吸情况。同时应设法尽快送医院抢救,或请医生来处理。

八、低血糖症的处理

正常人在空腹时每100ml血液中血糖含量为80~120mg,如每100ml血液中血糖浓度低于55mg,就会出现一系列临床症状,称为低血糖症。

1. 病因　低血糖症的病因很多,其中最常见的是功能性原因不明性低血糖症;其次为胰岛B细胞瘤及各种内分泌症引起的低血糖症;糖尿病患者饮食控制,进行降血糖治疗中也易引起低血糖症;严重的肝功能衰竭及进食太少或进食间隔时间太长也会引起低血糖症。

在运动和体力劳动中也常会出现低血糖症,主要是由于长时间剧烈运动或体力劳动,使体内血糖大量消耗,或运动和劳动前饥饿,肝糖原储备不足,不能及时补充血糖的消耗。赛前情绪过于紧张或身体有病也是引起此病的诱因。一般在长跑、超长跑等时间较长的激烈运动中较易发生。

2. 临床表现　轻者感到非常饥饿、极度疲乏、头晕、心悸、面色苍白、出冷汗。严重者可出现神志模糊、语言不清、四肢发抖、呼吸短促、烦躁不安或精神错乱,甚至惊厥,昏迷。体检时,脉搏细而快,瞳孔扩大。

3. 急救方法　当发生低血糖症时,应使患者平卧,注意保暖;神志清醒者可饮浓糖水或吃少量易消化吸收的食物,如饼干等,一般经短时间后即可恢复;对不能口服者,可静脉注射50%葡萄糖40~100ml;对昏迷不醒者可针刺或指掐人中、百会、涌泉等穴位,并快速送医院处理。

九、烧伤与烫伤的处理

开水、热汤、火炉、小儿玩火、火灾或爆炸等，均可造成皮肤灼伤。根据受伤面积大小，可进行以下急救处理。

1. 小面积烧、烫伤 尽可能在伤处肿起前除下戒指、手表及紧身衣服。如果伤处疼痛，可能是灼伤表皮，可用冷水冲洗伤口 10min。如疼痛未缓解，可继续冲洗。然后用消毒敷料或清洁的手帕敷盖，再用干净布条包扎。如果伤处皮肤呈深红色，并剥落或烧焦，伤处又不太痛，可能受伤严重，应把伤处盖好后即送医院治疗。

注意不要上膏药，也不要涂油剂或乳膏。如皮肤起泡，不要刺破，也不要触摸伤口。

2. 大面积烧、烫伤 手臂、大腿、小腿、胸部等大面积灼烧，可能引起休克，应马上送医院抢救。

灼烧后，应使伤者躺下，最好卧在毯子或床单上，以免伤处接触地面。在伤处未肿胀前，除下戒指、手表、鞋子等，立即脱去热水浸过的衣服。用无绒毛的洁净布料盖住伤口，再用毛巾或布条扎紧。如伤者神志清醒，可喝一些冷开水，以补充灼烧面失去的水分。如伤者胸部受伤并不省人事，可把头转向一侧并后仰，以使气管通畅，然后用垫子等物抬高身体的另一侧。如是背部受伤，应将身体安置成侧俯卧式，也要注意气道通畅。并尽快把伤员送至最近的医院急救。注意不要在伤处涂油剂或乳膏，也不要触摸伤处。

十、便 血

1. 病因及发病机理 消化道的血经肛门排出体外，称为便血。引起便血的原因可以是肠道的各种炎症、肠道传染病、肠癌或息肉、痔疮或肛裂等。不同病因、不同部位出血引起的便血性质不同。便血可为大便带血或全血便，其颜色可呈鲜红色、暗红色或柏油样黑色。一般出血部位越高，在肠道内停留时间越长，则便色越黑。而且常与粪便均匀混合。

2. 临床意义

（1）鲜血便一般来自回肠下端、结肠、直肠和肛门，其色鲜红或暗红，可混有脓或黏液。如果是痔疮或肛裂，常在大便后滴出少量新鲜血液，也可呈血丝附在粪便表面，同时可伴有肛门异物感或疼痛。如果是菌痢，可有少量鲜血与粪便混合，呈脓血样或脓血黏液样粪便，同时大便次数增加、先急后重和下腹部疼痛。直肠癌或息肉时，便血量不多，呈鲜红色，不与粪便混合，可有脓或黏液；结肠癌或息肉时，便血多呈暗红或鲜红色，有时混有脓或黏液，常与粪便混合排出。

（2）柏油样黑便当上消化道出血时，红细胞中的血红蛋白在肠内与硫化物结合成硫化铁，致使便色黑而发亮，外观似柏油。一般见于胃、十二指肠溃疡病、胃炎、肝硬化、胃癌等引起的出血。此外，食入大量动物血，或服用大量铁剂、某些中药等，大便也可呈黑色。

（3）隐血便消化道少量出血可不引起大便颜色改变，只有靠大便隐血试验才能确定。凡是消化道疾病引起少量出血的，均可有隐血便。常见于溃疡病、消化道恶性肿瘤。

第九章 大学生常见偏离行为与保健

第一节 吸烟与健康

人类吸烟已有悠久的历史,15 世纪末哥伦布发现美洲新大陆的同时发现了印第安人有吸烟习惯,后来他把烟草带回欧洲并逐渐传遍全球,很快由上流社会普及到各个阶层成为人类的普遍行为。然而吸烟危害人的健康已为广大人民所共识。据世界卫生组织报告显示,吸烟在全世界致死的人数已超过结核病、艾滋病和疟疾致死人数的总和,每年约有 500 万人死于吸烟,占全球 30 岁以上成年人死亡的 12%,平均 6 秒钟就有 1 人死亡。此外,全世界另有 60 万人死于被动吸烟。对青年学子来说,各生理系统、器官都尚未完全成熟,其对外界环境有害因素的抵抗力较成人为弱,易于吸收毒物损害身体的正常生长,较之成年人吸烟引起的危害性更大。因此,了解大学生吸烟的原因及特点,有针对性地开展健康教育,在大学生形成远离烟草的习惯,建设无烟校园具有重大意义。

一、大学生吸烟的原因

1. 好奇心 很多大学生吸烟缘于儿童少年时期对他人吸烟的好奇与模仿。进入大学后,往往在心理上产生成人感,这种好奇心理加强,不少青年学子把吸烟当成是否成熟的标志,开始模仿成人吸烟,久而久之养成了吸烟的习惯。

2. 模仿动机 大学生吸烟很大一部分起因于模仿。模仿对象一方面来自于他们所经常见到的家长、老师以及朋辈群体。大学生虽然各方面已经渐趋完善,但是他们还是处于不完全成熟的状态,认知还有待于加深,在此阶段往往容易受到他们所尊敬的人比如父母、老师的影响,此时家长、教师的吸烟行为能够强化他们的印象,使得吸烟行为合理化起来。大学生模仿的另外一个方面来自于社会。一些电影和电视中的英雄人物的吸烟行为容易对大学生产生不良的导向作用。

3. 镇静需要的动机 对于初始吸烟者来说,吸烟提神来自于他人的言论,经过一番试验之后更加确认其功效,由此养成吸烟习惯。对于已经上烟瘾的人来说,吸烟提神已经是一个理所当然的事情,他们对此已经形成依赖。

4. "伙伴"效应与从众心理 进入大学后,大学生正式开始没有家长监管的集体生活,他们对同学、舍友、同乡等具有较强的依赖感,因此,他们之间的相互影响突显出来,同学、舍友中出现吸烟的人,往往劝不吸烟者开始吸烟,在相互影响下,往往出现集体吸烟的现象。再加上大家都手头有了自己能支配的"收入",使吸烟由中小学时期的隐蔽变得光明正大。

5. 人际需要的动机 大学是一个开放的园地,它鼓励大学生去发挥各种特长,使之得到个性的张扬。在经历了中学阶段的磨炼后,大学生迫切需要要得到交际的锻炼,这也为他们日后走出社会打好基础。由于面临就业等多方面的压力,大学生交际是按照社会交际的模式进行的,因此兼带有社会交际的形式,吸烟行为在这个时候名正言顺地走进了大学生的交际中,成为他们交往中的一个重要元素。

6. 扮酷 一些青少年崇拜影视剧中明星的吸烟镜头,认为吸烟时髦、潇洒,因此盲目追求、模仿。有的女生说:"男生抽烟的姿势好看,给人一种成熟洒脱的感觉。"不少男生在这种心理暗示、鼓励下,为赢得女生好感,顾不得"抽坏身体抽臭嘴"。

7. 消愁动机 大学生往往涉世不深,社会经验不足,但又对社会往往有着较高的期望值。面对纷繁复杂的世界,难免遭受各种心理挫折,易出现心理失衡。而吸烟可暂时麻醉他们的神经,使他们暂时失去或忘却不平衡的心理,获得短暂的快乐,即所谓"一抽解千愁"。正因为抽烟满足了他们消愁解闷的心理需要,所以许多大学生在心理受挫时,特别钟爱吸烟与喝酒。

二、大学生吸烟的特点

1. 吸烟比例高 当代大学生吸烟的比例较高,尤其是在男生中尤其普遍。调查显示,有62.5%的男生和8%的女生尝试过吸烟,总吸烟率达70.5%。

2. 烟草品质差 大学生大多数由于没有固定收入,靠奖助学金、父母的资助或勤工助学来维持日常生活与学习之余,还要从事社交、上网等活动,常常存在"克扣"生活费用来吸烟的情况,所以他们购买香烟一般都是价格较低廉的品牌。

3. 相互影响 大学生的很多行为方式在群体间存在相互影响、相互学习、相互模仿等现象,即"群体效应",只在学生宿舍中有部分人吸烟,自然会引诱、劝导其他同学和他们一起吸烟。

4. 吸烟时间与地点 大学生白天上课,有老师的监督,吸烟频率较低,所以大多数吸烟行为发生在课间休息和晚自习后。课间休息时一般都躲到卫生间或楼梯间吸烟,而晚自习后较严重,一般都是回到寝室后和同舍的同学一起"腾云驾雾",且边吸边侃,时常推迟休息时间。

5. 少数女生也吸烟 当代大学生中,部分女生为了追求男女平等、张扬个性、寻找刺激或者因为受到不良影响或其他原因,也养成了吸烟的习惯。高校学生管理干部、教师等都应了解大学生吸烟的原因和特征,有针对性地开展健康教育,减少吸烟情况,保护大学生健康。

三、大学生吸烟的危害

1. 吸烟致病 大学生时期身体还未发育完善,吸烟对他们的呼吸器官、心血管系统和神经系统等都有严重影响,其中一些侵害不可恢复。韩玉清等对大学生吸烟与疾病关系的研究指出,吸烟的大学生患病率高达67.2%,导致大学生最易患的病症前三位分别为扁桃体炎、上呼吸道感染和咽炎。其次还有烟草的危害主要来于烟草烟雾中的4800多种化学成分。其中烟碱(尼古丁)有很强的成瘾性,戒断它并非易事,还有一氧化碳、焦油、苯并芘、刺激性化合物及砷、汞、镍等多种重金属元素。这些有害物质进入体内后,对组织器官的正常生理、生化和代谢产生破坏,使神经系统、免疫功能降低,甚至诱发癌变。

2. 吸烟致心理障碍,行为畸形 易成"问题青年" 烟草广告往往把吸烟与放松、成熟、时髦等联系在一起。对于心智还未健全的青年,缺乏是非明辨能力,加上从众、好奇、叛逆以及同伴的怂恿和引诱,很容易染上吸烟、饮酒、性行为甚至吸毒的恶习。另有一部分人则是由于对所学专业不感兴趣、情感受挫、人格或心理不健康等原因导致学习成绩下降,产生焦虑和烦躁情绪而以吸烟排解,从而陷入了吸烟—心理障碍—不良行为—学业荒废的恶性循环。说明吸烟容易成为其他诸多不良行为的媒介,决非毫无道理。贺兆涛等的研究指出:大学毕业生吸烟者中,饮酒、旷课发生率、严重违纪高于非吸烟者,且学习成绩明显落后,及格率下降。张洪波等研究也显示,男生香烟成瘾行为与酒后骑车、打架、制定过自杀计划以及过量饮酒呈高度关联。

3. 吸烟致被动吸烟人群健康受损　二手烟又称环境香烟烟雾,由吸烟者呼出的烟气(主流烟)和香烟燃烧过程中散发的烟雾(支流烟)组成,是室内重要的污染物之一。依世界卫生组织标准:每周至少有一次吸入二手烟且超过7min即为被动吸烟者。专家指出,支流烟毒性比主流烟大2至5倍,其中焦油、尼古丁的比例是主流烟的3倍,苯并花是4倍,一氧化碳为5倍,亚硝胺50倍,此外,甲醛、甲苯、二氧化碳、镉、镍的比值也很高。新西兰奥克兰大学的博尼塔博士及其同事研究发现,那些与吸烟者同住一室或者在过去10年中有1年以上与吸烟者在同一办公室共事的非吸烟者,患中风的危险性比常人要高出82%左右。这一结果为控制吸烟对降低中风发病率所引起的作用提供了具有说服力的证据。最新的研究发现,吸入二手烟可能会导致女性不孕,吸烟也同样会降低男性的生育能力。大学集体生活,基本上4~8人同居一室,只要1人吸烟,全屋受害,同学一场受烟害4年。

4. 吸烟导致学生经济受削弱　据统计,2012年我国城镇居民最基本生活开支的4.9%被用于购买烟草制品,而生活困难和文化程度低的人更倾向于吸烟,浪费了本该用于营养和教育必需开支的有限家庭资源。在贫困农村,家庭成员有一人吸烟,则意味着吸掉了孩子上学的学费。大学生刚刚脱离了父母管教,没有了以往高考般的学习压力,加之又有了一定的经济支配能力,一些人不可避免地放纵自己,学会吸烟或原本偶尔吸烟变成经常吸烟者大有人在,他们用于吸烟的开支绝大部分是从父母给的有限生活费中抽取,瘾君子每月抽烟的花销甚至比吃饭的钱还多,这样势必造成营养不良、影响身体发育和学习滑坡的恶果;另一部分人靠勤工俭学、亲友资助或奖学金等渠道获得的经济消费烟草制品,这些都违背了经济来源的真正目的,其后果只能导致健康受损、学习退步,最终失去打拼与竞争能力。

四、营养与戒烟

1. 补充维生素　烟气中的某些化合物,可以使维生素A、维生素E、维生素C等多种维生素生物活性降低,并使体内的这些维生素得到大量的消耗。因此,吸烟者宜经常多食一些富含这些维生素的食物,如牛奶、胡萝卜、花生、玉米面、豆芽、白菜、植物油等,这样既可补充由于吸烟所引起的维生素缺乏,又可增强人体的自身免疫功能。尤其是要常食用富含抗氧化维生素丰富的食物,因为这两种营养素均具有抗氧化和抗癌活性,可使吸烟者得肺癌的发病率降低大约20%。富含维生素E的食物包括坚果类,特别是杏仁、扁桃、榛果和榛子、核桃、葵花子、松仁、豆油和其他植物种子榨成的;富含β-胡萝卜素的食物有胡萝卜、菠菜、豌豆苗、苜蓿、辣椒等。

2. 多喝茶　因为烟气中含有的一些化合物可以导致动脉内膜增厚,胃酸分泌量显著减少及血糖增高等症,而茶叶中所特有的茶多酚等生物活性成分可有效地防止胆固醇在血管壁上沉积,增加胃肠蠕动及降低血糖、尿糖等。同时,茶能利尿、解毒,还可使烟中的一些有毒物随尿液排出,减少其在体内的停留时间。

3. 多食富硒食物　经常吸烟易导致人体血液中的硒元素含量偏低,而硒又是防癌抗癌所不可缺少的一种微量元素。因此,吸烟者应经常多吃一些含硒丰富的食物,如动物肝脏、海藻及虾类等。

4. 补充含铁食物 吸烟过程中产生的一氧化碳能减低红细胞将氧输送到全身的能力,所以吸烟者可以适当补充含铁丰富的食物,如动物肝脏、肉、海带、豆类。

5. 减少饱和脂肪酸的摄入 因为吸烟可使血管中的胆固醇及脂肪沉积量加大,大脑供血量减少,易致脑萎缩,加速大脑老化等。因此,吸烟者在饮食上宜少吃含饱和脂肪酸的肥肉等,而应增加一些能够降低或抑制胆固醇合成的食物,如牛奶、鱼类、豆制品及一些高纤维性食物,如辣椒粉、肉桂及水果、蔬菜等。

第二节　酗酒与健康

酒是人类生活中的主要饮料之一,人类酿酒饮酒的历史渊源久远,最初起始于商、周时期,距今已有三千余年的历史了。因此,酒文化也成了中华民族饮食文化的一个重要组成部分,渗透于整个中华五千年的文明史中,从文学艺术创作、文化娱乐到饮食烹饪、养生保健等各方面在中国人生活中都占有重要的位置。"李白一斗诗百篇,长安市上酒家眠,天子呼来不上船,自称臣是酒中仙"(杜甫《饮中八仙歌》);"俯仰各有态,得酒诗自成"(苏轼《和陶渊明〈饮酒〉》);"书圣"王羲之醉时挥毫而作《兰亭序》,"遒媚劲健,绝代所无",而至酒醒时"更书数十本,终不能及之";可见中国人对酒的喜爱。经常有人用曹操的名句:"对酒当歌,人生几何。譬如朝露,去日苦多。慨当以慷,忧思难忘。何以解忧,惟有杜康"来抒发情怀,或为其喝酒找到"名正言顺"的理由。

中国传统医学认为:"酒乃水谷之气,辛甘性热,入心肝二经,有活血化瘀,疏通经络,祛风散寒,消积冷健胃之功效。"《本草备要》记载:"少饮则和血运气,壮神御寒,遣兴消愁,辟邪逐秽,暖内脏,行药势。过量饮酒则伤神耗血,损胃烁精,动火生痰,发怒助欲,至生湿热诸病。"可见,酒对人体益害兼有,应认真对待大学生喝酒的问题。

一、大学生酗酒的原因

1. 家庭影响 每个人出生后,接触最多的人便是自己的父母,后天习惯的形成受影响最大的也是自己的父母。因此,家庭作为社会载体的基本单位,对大学生饮酒负有不可推卸的责任。一些家庭中家长本来就是爱好饮酒的人,每天饮酒已经成为了一种习惯,酒成为了生活中必不可少的一部分。有些家长甚至鼓励自己的孩子饮酒,认为经常饮酒能表现出大学生的风度和气概。这样一来,家庭环境的影响以及家长对孩子不恰当的教育便很容易导致大学生饮酒。

2. 学习及生活压力 自从我国加入世界贸易组织后,我国社会经济取得了飞速的发展,世界经济的全球化和一体化,一方面给大学生带来了很好的机遇,但同时又让大学生面临着严峻的挑战。大学生毕业以后不可避免要面临就业,而当今社会竞争愈来愈激烈,这无形之中便给大学生带来了很大的压力。有相当一部分大学生为逃避就业压力,便以饮酒来麻痹自己,希望通过饮酒借酒消愁,忘却烦恼,忘记压力。甚至可能导致比较严重的不良影响和社会后果。此外,饮酒在一定程度上影响着大学生的学习成绩和心理健康。

3. 酒精期望 随着社会经济的发展,人民生活水平的提高,我国酒消费也在不断增加。据调查显示,1989 年,我国的酒销售量是 1952 年的 20 倍,是 1978 年的 5 倍。由于有这样的前提条件,大学生酒消费便有了基本前提保障。有人对 800 名大学生进行了调查,结果其中有 588 人有不同程度酒依赖情况发生,发生率为 73.9%,其中轻度酒依赖学生占 64.8%,中度酒依赖学生占 4.5%,重度酒依赖学生占 3.5%,极度酒依赖学生占 1.0%。由此可见,相当一部分大学生有较高的酒精期望,甚至把饮酒当成了大学生活的一部分。

4. 同学及社会影响　随着市场经济的不断深入,社会环境进一步复杂化,加之高校办学体制的开放性改革,同学之间的聚会便成为了大学生饮酒的载体。如生日聚会、老乡聚会、洋节日聚会、传统节日聚会、迎新聚会、毕业聚会等。而酒又成了聚会、相识、相交的润滑剂,所以饮酒已被大学生交友所推崇,并被视为极富大学生的风度和气概。即使一个不会饮酒的同学,在这样的场合也不得不妥协,否则就会被同学视为不给面子,不够朋友。因此,喝酒现象就在大学生中一代一代相传并成为一促潜在的风气。

1998 年,美国联邦政府责成有关部门组成了一个"大学校园酗酒调查专案组",对美国大学校园里的酗酒现象进行调查,组成人员有研究员、大学校长和学生代表。具体由美国国家卫生研究院的下属单位全国酗酒和酒精中毒研究所负责实施。历时 3 年多的调查结果显示,1/4 的美国大学生有酗酒的习惯,而每年有多达 50 万起伤亡事故和 7 万起性骚扰或强奸事件与酗酒有关。

当代大学生中,失恋、找工作、朋友聚会等,已经成为了当代高校学生酗酒的理由。据调查中国大约有 40% 的大学生是故意酗酒,而且出现了少数性质恶劣的案例。如 2010 年 10 月 16 日晚,一辆黑色迈腾轿车在河北大学新区超市门口酒后飙车,撞飞两名穿着轮滑鞋的女生,其中一名被撞死,一名被撞伤。事发后,肇事司机若无其事,继续开车到校内送其女友,回来时被众多学生及学校保安截获。没想到这位年轻的肇事者面对失去的生命却毫无惧色,高声喊道:"有本事你们告去,我爸是××"。

目前我国大学生聚众喝酒现象表现出以下特点:即农村生源较城市生源;男性较女性多;少数民族学生(尤其是来源于北方的少数民族学生)较汉族学生多;北方生源较男方生源多;高年级较低年级多;白酒消费量较多。

二、大学生酗酒的危害

校园墙外的灯红酒绿、寝室中的推杯换盏、迪吧歌厅里的醉生梦死等种种酗酒行为严重地威胁着青少年的健康成长。主要表现在以下方面:

1. 摧残身体　长期过量酗酒会严重损害多脏器功能。常见的影响有:加重肝脏负担,使肝细胞受损变性,最终导致肝硬化;影响脂肪代谢,可引起脂肪肝;引起慢性胃炎、胃溃疡、十二指肠溃疡、急慢性胰腺炎、食道静脉曲张、食道出血等;影响心脏血管系统,初期轻微胸痛、心律不齐,逐渐变成心脏扩大、心室衰竭;酒会增高血压,容易造成中风或继发性心脏病;酗酒者身体许多部位癌症的发生率比一般人高,尤其口腔、咽喉、食道、肝脏等器官;酒精对人体具有强烈的麻醉作用。据测定,饮下白酒约 5min 后,酒精就进入血液,随血液在全身流动,人的组织器官和各个系统都要受到酒精的毒害;影响性功能、殃及后代。历史上"斗酒诗百篇"的大诗人李白所生 4 子,都无半点诗才。著名田园诗人陶渊明,56 岁即病逝,因他酷爱饮酒,他的 5 个儿子均愚昧无能。所以在《责子》诗中叹道:"白发被两鬓,肌肤不复实,阿舒已二八,懒惰故无匹;阿宣行志学,而不爱文术;雍端年十三,不识六与七,通子垂九龄,但觅梨与栗。无运苟如此,且进杯中物";缩短寿命。有资料表明,因酗酒死亡者为不饮酒者的 3 倍。酗酒者寿命比不喝酒的人平均短 20 年;据有关统计资料显示,酗酒的人自杀率比一般人高6倍。2009年1月21日某高校一大三男生酗酒后,在出租房内与女朋友发生口角,在没有任何征兆的情况下,纵身从22楼跳下,当场死亡。还有一些硕士研究生,甚至博士研究生,面对就业压力时,十分茫然、惶恐,对家庭、社会及本人极不负责任,以酒壮胆,只身跳楼、跳河,一走了之,给家庭造成无法弥补的损失。

2. 精神障碍,人格扭曲 在情绪方面:易产生焦虑、抑郁情绪,特别是形成酒精依赖后,在身体状况不佳、经济水平下降时尤为突出,严重者还可能出现自杀倾向;出现嫉妒妄想症:长期酗酒的男性,伴随出现功能障碍,常产生嫉妒妄想,怀疑朋友、亲人不忠而无故谩骂、殴打、侮辱、虐待,甚至威胁要将其置于死地等;容易出现幻觉:在神志清醒的状态下产生言语幻听,内容多是威胁性言语,通常以数人交谈或评论他人的方式出现,如骂某人贪杯好色、是酒鬼,或揭露其隐私等;出现短时幻视,如看见躲在门窗后的人影或闪烁的亮光、地板的条纹变成怪物等;出现遗忘综合征:表现为记忆能力发生障碍、近记忆缺损;出现人格改变。嗜酒成癖后,随着酒精中毒加深,其人格也将发生显著变化。如有的变得玩世不恭或多愁善感,有的变得冷漠或不可理喻等。

3. 扰乱社会治安 酗酒是一种病态或异常行为,可构成严重的社会问题。酗酒者常通过酗酒以期消除烦恼,减轻空虚、胆怯、内疚、失败等心理感受。醉酒后,由于身不由己、行不知所往,处不知所持,食不知所味,动辄摔倒、撞伤,酒后驾车酿成大祸一类案件屡见不鲜;酒后溺水身亡,自食恶果的悲剧也不乏其例,惨痛的教训实在太深刻了。另外,大量饮酒后原始的冲动使人变得野蛮、愚昧、粗暴;同时由于异常的兴奋,又能诱导为所欲为,出现迷离恍惚而又洋洋自得的举止。人在这种失去理智的状态下很容易对周围的人破口谩骂,动手殴打,或者从事一些莫名其妙的破坏活动。有的酗酒后拦路抢劫杀人,奸污妇女,陷入犯罪泥潭。有的大学生酗酒后,喜欢在公寓巷道或室内胡乱高歌,随地大小便等,严重影响其他人的工作和休息,是社会公德的缺失。

4. 自暴自弃,荒废学业 很难想象一个醉汉还能潜心于钻研什么学业。醉酒的程度同智力恢复所需的时间大致成正比,在当今知识飞快更新的信息时代,不难推算出一个经常醉酒的人在学习上的损失到底有多大。大学生过量饮酒,也会使思维迟缓,记忆力下降,学习效率下降。如果经常饮酒,使之产生依赖后,当中断饮酒,亦会产生如戒烟后的乏力、情绪低下、坐立不安等症状,在这种精神状态下何以能完成学业?极大可能出现挂科,甚至毕不了业的后果,从而影响择业、偏离正确的人生。

5. 增加负担,影响家庭 大学生的经济来源全靠家庭支持,首先长期饮酒就需要一笔经济支出,其次酗酒后造成身体疾病,更需要一笔不菲的治疗费用,再次酗酒肇事造成他人伤害的,不得不付出昂贵的代价,既要赔偿医药治疗费用,又要接受校规校纪的处理,甚至法律的严惩。可以说是得不偿失,"赔了夫人又折兵"。

6. 责任缺失,害人害己 嗜酒者,对酒有一种特别的亲和力,易作出平时所不敢承担的许诺,失去本来的社会责任感。这一特点被一些有预谋者所利用,可成为一种犯罪的手段。酒成为一种社会交往、送礼、行贿的手段及"武器",此外饮酒者醉后判断力下降常常造成工作、学习或业务的失误,甚至因此滑向犯罪的深渊,既是对自己不负责,更是对社会、家庭不负责,最终害人害己。

三、营养与饮酒

1. 保护胃黏膜 酒对胃黏膜有很强的刺激作用,空腹喝酒不仅可刺激胃黏膜引起病症,酒精在胃内也很容易被吸收,从而导致容易醉酒。所以在喝酒前应先吃点食物就非常必要,这样对酒精有一定有缓冲作用,也可减慢对酒精的吸收。具体吃点什么好呢?一般应先吃点主食,包括面食、饼干、大枣、山药、糯米、薏米、豇豆、扁豆、黄豆、土豆、南瓜、黑木耳、香菇、桂圆、糕点、米饭等。也可少吃一点高蛋白质的食物如牛奶、豆浆、酸奶等,可在胃中形成一层保护膜,防止胃黏膜受损。牛奶及酸奶还有中丰富的钙元素,可缓解酒后烦躁症状。

2. 促进乙醇代谢　蜂蜜含有丰富的果糖,能促进酒精的分解吸收,因此有利于快速醒酒并解除饮酒后的头痛感,尤其是红酒引起的头痛。另外蜂蜜还有催眠作用,能使人很快入睡。在饮酒前可少量食用 50g 蜂蜜或几块涂蜂蜜的饼干、面包,饮酒后可饮蜂蜜水(10~20g 蜂蜜+适量 30℃左右的温开水即可)。具有相似功能的还有西瓜、葡萄、西红柿等。

3. 保护肝脏　酒精对肝脏的伤害较大,喝酒的时候应该多吃绿叶蔬菜,其中的抗氧化剂和维生素可保护肝脏,如卷心菜、白萝卜、雪梨。豆制品中有丰富的卵磷脂,对肝脏也具有较好的保护作用。

4. 促进食欲　橄榄自古以来就是醒酒、清胃热、促食欲的"良药",能有效改善酒后厌食症状。既可直接食用,也可加冰糖炖服。

5. 饮酒忌食　切忌用咸鱼、香肠、腊肉下酒,因为此类熏腊食品含有大量色素与亚硝胺,与酒精发生反应,不仅伤肝,而且损害口腔与食道黏膜,甚至诱发癌症。

6. 酒后忌喝浓茶　有人错误地认为,饮酒后喝浓茶可以解酒。其实酒中的乙醇随着血液循环到肝脏中转化成乙醛再变为乙酸,然后分解成水和二氧化碳,经肾脏排到体外。而浓茶中的茶碱有利尿作用,促使尚未转化成乙酸的乙醛进入肾脏,造成乙醛对肾脏的损害。另外,茶碱能抑制小肠对铁的吸收,实验证明,酒后饮用 15g 干茶叶冲泡的茶水,会使食物中的铁吸收量降低 50%。

7. 吃药后绝对不要喝酒　特别是在服过安眠药、镇静剂、感冒药之后,更是绝对不能喝酒。

当血液中酒精浓度为 20mg/100ml 时,饮者是和风细语,心情好、精神爽,有欢快感,是饮酒后的最佳状态;当酒精浓度为 40mg/100ml 时,饮者是直言直语,表现如孔雀,愉快而健谈,思维敏捷,乐而忘忧,好展示炫耀自己;当浓度为 80mg/100ml 时,饮者是豪言壮语,表现如狮子,精神亢奋,语言傲慢,刚愎自用;当浓度为 120mg/100ml 时,饮者是胡言乱语,表现如猴子,自控力减弱,行为古怪,顽皮戏谑,喋喋不休;当浓度为 160~200mg/100ml 以上时,饮者将会是不言不语,表现如蠢猪,思维紊乱,步履蹒跚,反应迟钝,语无伦次,渐入昏睡。重者可导致昏迷,深度麻醉,直至死亡。

第三节　药瘾与健康

药瘾(drug addiction)是神经中枢经常接受药物刺激而形成的习惯性或依赖。它是一种以强迫性、持续性并不断加大用药剂量为特征的自行摄入药物行为。如解热镇痛药、安眠药、麻黄素、维生素 A、毒品等。随着药量的加大,耐药性增强。导致食欲缺乏、胃肠功能紊乱、记忆力下降、慢性中毒等。一旦没有用药就会出现戒断综合征,如心慌、头晕、全身乏力、面色青灰、出汗、呼吸困难、语言不清、眼球及舌手震颤或出现幻觉、妄想、恐怖等,严重者可致死亡。从行为角度讲,药瘾应具备下列特征:①无论是药品类型、用药方式和地点均不合理;②无医生指导的自我用药并超出了医疗的范围和标准剂量;③使用者对该药不能自拔并有强迫性用药行为;④因用药导致精神及社会危害。在药瘾中,较常见的为吸毒。虽然无法准确知道我国在校大学生吸毒及药物成瘾的真实情况,但部分调查研究从不同层面可以说明,我国少数大学生存在吸毒、淫乱、滥用药物等现象。其中云南、广州等地相对较多。李晓春等调查发现,新疆有 1.7% 的少数民族大学生有吸毒史,1.1% 的学生近 6 个月注射过毒品。张河川在云南的调查也显示在大学生中,占抽样人群 1.58% 的人已试用过海洛因。可见,大学生吸毒等问题应该引起高度重视。

一、大学生吸毒的原因

1. 压力大 当前中国大学生所承受的压力普遍较大。一方面是沉重的学习负担,由于新的知识、新技术、新学科不断涌现,学生需要学习的课程门类及内容增加,再加上英语"四六级"、计算机等级考试及其他考证热,使他们的精力几乎耗费殆尽。另一方面,相当一部分同学还要勤工助学,甚至身兼数职,使莘莘学子疲于应付。另外,当前大学生就业压力较大,他们在面临巨大的压力时,会产生痛苦和压力,有时会用娱乐逃避困难,自然地会从其他途径追求娱乐的满足,以此逃避学习的压力,追求快乐。冰毒等新型毒品正好迎合了这种需要,增强和扩大了他们追求感官快乐、逃避压力的娱乐体验。而且在学校产生的越轨观念与行为,也为日后采取吸毒等越轨行动、追求娱乐性生活奠定了越轨的思想和行为准备。因此广大学生吸食毒品成为他们用娱乐逃避学业困难的一种退却选择。

2. 交友不慎被人诱骗 青年学生涉世不深,对社会上的阴暗面缺乏足够的了解,分辨能力差。同时又有强烈社交意愿和浓厚的江湖义气,极易受到周围朋友、邻居的影响,在交往中称兄道弟,常常在毫无防备的情况下落入陷阱,从此而不可自拔。这种现象在女生中也较突出。

二、大学生吸毒的危害

1. 对健康的危害 各类毒品对人体都有严重危害,尤其是青少年,身心发育均未成熟,受到的摧残更加严重。毒品对人体的作用首先损害人的大脑,影响中枢神经系统的功能。使吸毒者对毒品产生强烈的渴求,并逐渐摧毁其精神和意志,使其堕落、道德沦丧,出现人格解体、心理变态。如一些吸毒成瘾又搞不到毒品的人,在毒瘾发作时,用切手指、砍胳膊、烟头烫等自残方式来缓解毒瘾,甚至走上自杀的道路。其次是影响心脏功能、血液循环及呼吸系统功能,还会影响正常的生殖能力,吸毒者或其配偶生下畸形儿、怪胎屡见不鲜。吸毒可使人的免疫力下降,容易感染各类疾病。这些人往往面色蜡黄、身体消瘦、嘴唇焦黑、神色漠然。严重的则丧失劳动能力,以至日渐衰竭而死亡。吸毒者多数命短,一般寿命不超过四十岁。吸毒者还会造成乙型肝炎、丙型肝炎、性病的传播等公共卫生问题,其中最严重的是艾滋病的感染和传播。

2. 引发刑事犯罪 吸毒是一种高额消费行为,一般说来凭正常的合法收入来维持高昂的消费是不可能的。为了支付巨额的毒资,吸毒者往往铤而走险,以身试法,给社会带来极大的危害。从大量的事实来看,吸毒者除了采用贩毒等方法获得毒资外,男性吸毒者采用盗窃、抢劫、诈骗等犯罪手段获得财物,供吸毒之用。女性吸毒者以色相换取财物,以娼养吸,进行违法犯罪活动。严重影响社会的稳定,给人民群众生命财产安全带来了极大危害。

3. 严重影响家庭生活场　据调查一个吸毒者每天所需毒资 100～1000 元不等,因此,一人吸毒,往往会使全家的积蓄迅速耗光。当吸毒者毒瘾发作而又无钱买毒时,吸毒者就会不顾一切地变卖甚至偷拿家中的财产,使家庭变得一贫如洗,家庭的倾家荡产,必然导致家庭成员的不和,并最终造成家庭破裂,妻离子散,亲人反目,甚至残害家庭成员,可谓"一人吸毒,全家遭殃"。同时,由于吸毒者常常采用肌肉或者皮下注射的方式吸毒,因多人共用消毒不严的针头或注射器,而传播多种皮肤病、肝病、性病甚至艾滋病等多种疾病,给家人的安康带来很大的隐患及危害。

三、防治对策

1. 以理拒毒,加强禁毒宣传教育　禁毒宣传教育是一项社会性的工作,要注重学校教育、家庭教育、社会教育的有机结合。目前,全国还没有适合青少年特点的禁毒教材,有关部门应尽快组织力量编写针对青少年学生的禁毒教材,把禁毒教育纳入德育教育的内容,使学校禁毒教育规范化、经常化。要加大禁毒工作的社会宣传力度,开展创建"无毒社区"、青少年远离毒品宣传活动,使防毒、禁毒的观念深入人心,增强广大人民群众尤其是青少年的防毒、禁毒意识。要以社区、学校为依托,扩大禁毒教育的影响,不断提高学生家长的禁毒意识和家庭教育管理水平,使禁毒教育进入学校,进入社区,进入每个家庭,筑起禁毒的坚固防线。

2. 以法禁毒,加大打击毒品犯罪力度　严厉打击各种毒品犯罪活动,杜绝毒品来源,是减少、消除吸毒问题的根本手段。实践证明,只有加大对种、制、贩毒犯罪的打击力度,深入开展禁毒严打专项斗争,特别是对引诱、强迫、教唆、容留、欺骗他人吸食毒品的犯罪分子保持严打的高压态势,是遏制毒品犯罪,减少青少年吸毒的根本途径。

3. 以情戒毒,做好吸毒青少年帮教管理　对于已经染上毒瘾的青少年来说,关键是要做好戒毒和帮教管理工作,使他们早日脱离毒魔。一方面要加强戒毒所建设,提高戒毒水平和质量。另一方面要做好吸毒青少年的帮教管理工作,建立吸毒青少年社会预控体系。吸毒青少年本身是受害者,社会、家庭、学校、单位不能对其歧视,放任自流,要为他们戒毒创造有利条件。特别是对戒毒后的青少年,禁毒部门要建立回访制度,基层社区居委会、群团部门要同他们建立帮教联系,并协助其家庭做好教育管理,使其远离毒品,珍惜生命。同时,为戒毒青少年就业、就学提供服务和帮助,重树生活信心,早日健康成长。

第四节　缺乏运动与健康

大家都知道生命在于运动的科学道理,但随着科学技术的进步,现代文明在带给人们充分物质享受的同时,也给人类的健康带来了新的威胁,人们体力支出越来越少,极重体力劳动几近消失。以车代步、机械化操作等日益增多。从而使缺乏运动影响健康的问题日益突出。科学研究表明,缺乏运动在人体的不同时期可有不同的影响,在青少年期可致骨骼发育不良及身高不足;中青年期可致高血压、冠心病、脂肪肝等;在老年期可致骨质疏松、骨质增生、关节僵直等。在各个时期,缺乏运动都是引起肥胖的原因之一,从而继发各种疾病。缺乏运动(lack of exercise)已经成为影响身体健康的现代不良生活方式之一。

世界卫生组织前总干事布伦特兰博士在 2002 年世界卫生日的报告中明确指出,体力活动不足或者久坐的生活方式已成为世界引起死亡、疾病和残疾的前 10 项原因之一,每年约造成190 多万人的死亡。面对这一残酷的现实,很多人并未感到灾祸临头,从而唤起足够的重视,而是习以为常,自我辩解。文献揭示的事实应引起我们的警醒:"中国知识分子目前参与体育活动的占 36%,其中经常锻炼的人占 25.6% ;2010 年全国学生体质与健康调查结果显示,我国 19 岁至 22 岁的大学生群体,爆发力、力量、耐力等身体素质继续呈下滑趋势,大学生的身体素质仅仅维持在中学水平。与 2005 年相比,19~22 岁城市男生、乡村男生立定跳远成绩分别平均下降 1.29cm、0.23cm,1000 米跑成绩分别平均下降 3.37s、3.09s。城市女生、乡村女生立定跳远成绩分别平均下降 2.72cm、0.92cm,800 米跑成绩分别平均下降 3.17 秒、1.87 秒。大多数大学生体育知识贫乏,75% 大学生没有形成体育特长,90% 的学生没有养成良好的锻炼身体的习惯,11.87% 大学生踏入社会后即间断或结束体育活动。这已成为高等教育中的突出问题,并可能影响到中国未来的国力。"

很显然,要想真正有效地扭转我国学生体质持续下滑的趋势,首先要培养大学生对体育运动的兴趣,提倡运动促进健康的意识,并帮助他们养成终身体育的习惯,做到运动有度、有恒、适时、循序渐进,不断增强体质,减少各种相关疾病的发病率。同时,从营养的角度为其提供发育、学习、劳动与锻炼的物质基础。

一、大学生缺乏锻炼的原因

1. 学业压力使学生放弃体育锻炼　抽样调查发现,我国初中、高中、大学的学生中,仍有较大部分学生每天无法完成体育活动 1h 的目标。其中每天锻炼 30~60min 的大学生占学生总数的 46.22%。当代大学生面临着多重压力,如考研、英语四六级、其他考证、勤工助学等。因此,大学生的生活节奏也不断加快,导致部分大学生已放弃了体育锻炼的习惯。

2. 场地有限影响锻炼热情　学校体育场地和器材不足,限制学生参加锻炼,久而久之失去了对体育运动的兴趣。1990 年前后我们大学普遍扩招,而基础设施建设没有同步跟进,造成大学体育场地和器材的严重不足。很多大学人数增加了一倍两倍,但场地却没有增加,造成一部分大学生即使有参加课外体育活动的想法,也很难实现。除了场地限制外,大学生自主组织体育活动的水平也很低。"大学里体育社团不少,但这种社团开展体育活动的能力有限,学生的体育锻炼意识本来就差,再缺少有组织的体育活动,学生就更少参与体育活动了。"

3. 网络时代"宅"文化的兴起　对于很多当代大学生来说,参加体育锻炼的理由很少,不锻炼的理由却很多。"宅"已经成了许多青年人的通病,也成为体质下降的最主要原因。课堂、课余、甚至步行、就餐过程中经常看到学生们玩手机、打游戏的情景。他们更喜欢泡在电脑上甚至熬夜打游戏,而不像以前那么喜欢户外活动了。

二、大学生缺乏运动的危害

1. 大学生体育素质下降　2010 年国民体质监测结果表明,包括爆发力、力量、耐力等在内的大学生身体素质 25 年来一直在下降。与 1985 年相比,肺活量下降了近 10% ;大学女生 800m 跑、男生 1000m 跑的成绩分别下降了 10.3% 和 10.9%,立定跳远成绩分别下降了 2.72cm 和 1.29cm;学生或者过重或者过瘦;近视率高近 90%。有媒体报道,2012 年北京某大学学生军训期间,仅 2 周内,近 3500 名学生中就有 1298 人生病,累积看病达到 5649 人次。就诊的疾病包括上呼吸道感染、外伤、皮肤晒伤、痛经、中暑、结膜炎、胃肠道疾病、口腔溃疡等。其中,仅上呼吸道感染就有将近 600 人。这反映出学生体质存在比较严重的问题。

2. 大学生常见病增多　目前大学生虽然处在青少年成长期,但存在多种常见病,较为多见的是近视眼、上呼吸道感染、急性胃肠炎、慢性胃炎、肥胖等。这些常见病的发生与大学生平时不良的生活与卫生习惯、饮食与营养不合理、体育锻炼不足以及某些精神因素等有关。

3. 体力活动不足使多种疾病的发生危险增强　世界卫生组织公布的数据应视为警钟：静坐生活方式使心血管疾病、糖尿病、肥胖的发生危险增加一倍。体力活动不足为全世界引起死亡和残疾的前10项原因之一，每年有超过200万例死亡与此有关。现代体育科学已经证明，要想通过体育锻炼增强体质、增进健康，必须有科学的锻炼方法，其中锻炼的频度为每周至少3~5次，重要的是养成锻炼习惯。

三、体育锻炼中的营养补充

体育锻炼与营养都是促进身体健康的重要因素。体育运动可以改善、发展与提高人体各组织器官的功能，而人们从食物中摄取的营养素，是构成和修补组织器官的原料，调节器官功能的主要物质。营养不仅与发病率及身体发育有关，而且影响运动的能力，所以体育运动与营养两者不可偏废。大学生每当适宜的体育锻炼之后，食欲总会有所增加，这是正常的生理现象。因为体育运动的特点就是人体活动量大，能量消耗也大，而且不同的运动项目对身体有特殊的影响。体育锻炼里，各种运动器官和系统的活动量大大超过安静时的状态，新陈代谢旺盛，体内能量的消耗大为增加，为了维持身体"收支平衡"，必须进食更多的物质。合理的营养基本要求应该是饮食中的营养素齐全，发热量高，食物新鲜多样化等，同时应对所进行的锻炼项目有针对性的安排饮食。

1. 补糖　糖是维持人体运动能力的主要能源物质，对ATP合成速度影响极大。糖在氧供应充足或不足时都可以分解供能，在运动中糖代谢分解产物的转化或排出比其他类能源物质容易，利用速率快，消耗多，也是最好的能源物质。因此，补糖是最常用的营养补剂。补糖具有增强免疫的功能，近期研究提出补糖使血糖浓度保持，有利于减少应激激素，稳定免疫功能，避免运动员在大运动量期间的疾病发生。补糖是防治中枢疲劳的重要方法，糖是人体大脑唯一的能源物质，血糖水平下降，就会使大脑能源供应不足，中枢发生疲劳。长时间的耐力性项目和球类项目都适合补糖，运动前补糖是为了增加体内肌糖原含量，及血糖浓度，一般采用改良的补充糖原法；运动中补糖提高血糖水平，减少肌糖原损耗，从而延长运动时间，通常间隔一段时间补充含糖饮料，量不宜太大，或在运动前两小时口服葡萄糖，掌握好服糖时间，防止发生胰岛素反应；运动后补糖是为了加速恢复肌糖原，运动后的6h，肌肉中糖原合成酶含量高，补糖时间越早越好。关于补糖类型，常用的是葡萄糖和果糖，果糖主要增加肝糖原储备，而葡萄糖主要是增加肌糖原含量。

2. 补充氨基酸　人体内氨基酸多存在于骨骼肌中，种类繁多，它对肌肉的发育和功能具有重要意义，同时，对运动能力影响极大。长时间运动时，氨基酸是主要的供能物质之一，通过葡萄糖—丙氨酸循环过程供能；血浆中氨基酸可经血脑屏障而进入大脑，因此，对神经系统有一定影响，特别是色氨酸，它是判断中枢疲劳的重要标志。作为营养补剂的主要是：支链氨基酸、谷氨酰胺、牛磺酸、精氨酸和鸟氨酸等。研究表明：口服支链氨基酸，对中枢神经系统有一定的影响，能和色氨酸竞争进入大脑，有防止中枢疲劳的功能。国外研究报道：谷氨酰胺是免疫系统某些细胞的重要燃料，是调节肌肉蛋白质合成，增加身体免疫的重要物质，因而认为，在大运动量期间，每天可口服2g谷氨酰胺以满足机体的需要。

3. 维持内环境稳定的营养补充　内环境是细胞生活的液体环境，是体内细胞与外环境进行物质交换的桥梁。维持内环境的稳定性,才能保持细胞的正常兴奋性和各器官的正常机能活动。人体剧烈运动时,水盐代谢紊乱和血浆渗透压改变以及维生素、微量元素的丢失,导致内环境稳定性破坏,疲劳恢复的延迟。因此,要维持内坏境的稳定,一方面,运动前、中、后要合理的补充体液来预防运动中的脱水,体温升高,延缓疲劳或减轻其程度加速恢复,另一方面,通过营养补剂来消除体内主要代谢产物——乳酸,加快疲劳的恢复。

4. 乳酸的清除 运动消耗能源物质的过程中,必然导致代谢产物在体内的堆积,主要是乳酸。血液及骨骼肌细胞内所储存的缓冲物质不能缓冲运动中机体内生成的酸性产物时,导致血液和骨骼肌细胞酸性增强,肌肉的输出功率下降,并容易产生疲劳。这些代谢产物,对人体生理、生化过程产生不良的影响,使运动能力下降,也是运动营养学研究的重要内容。乳酸的清除剂主要是碳酸氢钠和磷酸钠。理论上认为,口服碳酸氢钠,产生良好的效果,能提高体内缓冲酸的能力,较长时间保持运动能力。其依据是碱性物质可提高机体在高强度运动下的抗乳酸堆积能力。研究认为,碱性物质对机体的运动能力提高,并非由于其碱性离子的作用,而是由于钠离子的负荷,钠离子在血管中容积的改变中影响机体的运动能力。因此,补充 NaCl 也有相似的作用。补充碱性物质可延长机体的力竭时间,在以糖酵解为主要供能的运动项目中,补充碱性物质的作用效果明显,也就是说,在有乳酸堆积的运动条件下,补充碱性物质是现实的。乳酸的清除另一途径是,运用传统中医药来加速运动后的乳酸清除。金氏等认为,人参、麦冬、五味子、当归、大枣、蜂蜜组成的复方,具有加速运动后血乳酸的清除,提高血乳酸脱氢酶活力,提高血红蛋白含量,提高人体运动耐力。单味中药红景天、黄精、人参等能显著增加持续工作时间,提高工作效率,也是清除乳酸的良好补剂。

四、关于大学生体育锻炼及相应管理的对策

目前我国高校普遍每周 1 次(2 学时)的体育课,很难达到增强学生体质的锻炼要求,而且大学三年级后没有体育课。这就需要对大学生的学习、生活规律、心理特征、运动兴趣进入深入研究,充分发挥体育课及课余体育锻炼的作用,并做好课余体育锻炼的组织和管理,使大学生能够通过科学、系统、合理的体育锻炼,心情舒畅、精神愉快、身体健康、精力充沛地投入到学习之中。

1. 培养学生体育锻炼兴趣,增强学生体育锻炼意识 大学生刚入学就要投入到课余体育锻炼之中,坚持 4 年不变,即使还要继续考研读博,都要一如既往地与体育亲密接触。为此,必须采取一定措施。首先,要组织形式多样的体育活动提高学生兴趣,如:形体健身、武术、球类、体育、舞蹈等具有竞技性、趣味性、娱乐性、广泛性适应性的体育项目;其次,要增加体育实践,组织以班、系、院、校为单位的足球赛、篮球赛、拔河赛、跳绳赛、健身操赛等各种比赛,通过形式多样、强度适当的体育活动和比赛,既能对学生身体各个器官和系统带来良好的影响,改善其生理功能,增强其体质,增进其健康,又能使其感到愉快和谐,充满信心,乐观向上,从而促进自己的身心健康,提高自己的社会适应能力。

2. 优化体育教学,发挥课余体育活动的作用 课余体育锻炼是课堂教学的延续和有效补充。有限的体育教学课中,可以重点讲授运动技能、战术、理论知识,而在课余体育锻炼中,可引导学生将体育课教学中所学到的知识、技能运用于实践,这样能培养学生的自学、自练、自评能力,对其提高体育意识,养成锻炼习惯等方面有着重要的作用。真正做到课内课外有机地结合在一起。

3. 培养学生从事体育锻炼的情感动力　学生体质的增强是一个由量变到质变的过程，仅靠学生凭兴趣自己锻炼是不够的，还要严格组织，有计划、有步骤、有考核。经过高考的超负荷学习，相当一部分大学新生身体素质较差，个别学生一堂体育课都坚持不下来。对于大学生的体育锻炼而言，素质练习是基础，耐力、爆发力是重点，柔韧性、灵活性是关键，而长跑无疑对增强学生身体素质有着非常大的益处。从小体弱的人往往都是通过练习长跑而逐步改善体质的。所以对大一学生的课余活动要增加一定强度素质训练，如：冬练5000 米、夏练 5000 米等，力争经过一学年的素质训练使学生身体素质有较大提高，使学生感受通过体育锻炼体质变得更加强壮、生命力更加旺盛时那种特有的自豪感、欣慰感等愉悦的情感体验，真正达到"我健身，我快乐"的目标，而后精力充沛地投入到紧张的学习、生活中。在二年级，可以让学生选择自己喜欢的体育项目，进行重点锻炼，在有专、特长的体育老师的技术辅导下，力求经过一年半载的训练，人人都有所收获。

4. 成立学生自己的体育俱乐部　为了提高体育教学的效果，巩固学生的体育兴趣，形成体育锻炼的习惯，应积极鼓励学生组建和参加各单项体育协会或俱乐部，如"篮协"、"排协"、"网协"、"乒协"、"足协"、"羽协"等。校内进行的所有体育活动都可以成立协会和俱乐部，学校应在理论、技术、场地、设施等方面给予大力支持，并加强管理，组织各协会开展形式多样和经常性的体育比赛活动。另外，学校体育运动会的设项，要充分考虑广大学生的参与性，避免过分竞技化。要通过组织多种多样的体育比赛活动，推动课余体育活动的开展。

5. 落实《学生体质健康标准（试行方案）》　教育部、国家体育总局 2002 年制定的。《学生体质健康标准（试行方案）》（以下简称标准），是促进学生体质健康发展、激励学生积极进行身体锻炼的指导性文件，是学生进行体质健康个体评价的科学标准，而达标是学生毕业的基本条件之一。《标准》从身体形态、身体机能、身体素质等方面综合评定学生的体质健康状况，按百分制记分，对大学生是新的挑战。因此，要利用课余时间对每个评价项目按标准进行有组织的锻炼，给予技术指导，定期测评，做好记录，使学生能够顺利达标，并使更多的学生的成绩达到优秀标准。

应该说，搞好课余体育锻炼及相应管理是社会发展的要求。社会的进步，经济的发展，一方面给人们带来更便利的生活方式和更丰富的物质享受，另一方面也由此引发出许多"文明病"。根据现代医学的分类，多数"文明病"属退行性疾病的范畴，即人体机能退化所致。而从预防医学的角度看，体育又以其特有的功能成为预防"文明病"的最有效手段之一。早在二千四百年前，医学之父西波克拉底就指出："阳光、空气、水和运动，是生命和健康的源泉。"说明运动和阳光一样重要。健康是成就事业、成就幸福、成就未来的基础。所以，国家大力推进"全民健身计划"正是立足当前、着眼未来、利国利民的伟大壮举。高校是全民健身的重要基地，课余体育锻炼为实现健身计划提供了最大的可能性，课余体育锻炼管理为这种可能变为现实提供了保障。

第五节　网瘾与健康

随着电脑的普及和网络化的不断发展，电子计算机、互联网在信息存储、加工、传递方面的优势，给人类的社会生活带来巨大的便利，同时也对人们特别是青少年的生活方式、心理行为、学业以及学校、家庭和社会的安定等公共卫生问题产生深刻的影响。特别是互联网的神秘交往方式对青少年吸引力较大,可以说,上网冲浪正成为现代都市人的一种生活时尚。青少年已成为体验这种数字化生活时尚的主力军。一种新的现代生活方式病——网络成瘾(network addiction)正悄悄地进入我们的生活。网络成瘾是指由于过度使用互联网而导致明显的社会、心理损害的一种现象,是一种与上网有关的包括病态行为和认知适应不良的心理障碍。

一、网络成瘾的危害

1. 损害身体健康　上网时间过长,使得大脑相关的高级神经中枢持续处于高度兴奋状态,引起肾上腺素水平异常增高,交感神经过度兴奋,并使血压升高。这些改变可伴随着一系列复杂的生理变化,尤其是自主神经功能紊乱,体内激素水平失衡,使免疫功能降低而导致种种疾患,此外也会诱发心血管疾病、胃肠神经官能症、紧张性头痛等,还伴有性情异常改变,如焦虑忧郁,动辄发怒等。同时,由于眼睛过久注视显示屏,可导致视力下降、眼痛、怕光、流泪、适应能力降低等,上网时间过长还会导致手腕关节不适、腰酸背痛、注意力不集中、紧张、焦虑、失眠及心情抑郁等症状。

2. 引起心理疾病　①网络幽闭症。许多青年学生喜欢网上的交往方式,因为在网上不仅可以与各类朋友畅所欲言,而且不必暴露自己的身份,他们很容易在网络上获得为人处世的成就感、满足感和更多的人文关怀,甚至能亲身感受到自身价值的存在。正因为如此,一些学生将网络作为自己唯一可以信赖的/朋友,当他们在现实生活中遇到挫折时,只希望在网上寻求安慰,特别是现实中的朋友令他们失望时,就更不愿相信现实中的人,只愿意在网络上追求虚拟的完美人生。面对不理想的现实感到悲观、失望和消极,平时只愿和电脑打交道,不愿和现实中的人交往,整日沉迷在虚幻的网络世界里,与现实产生距离感,对现实生活毫无兴趣,人际关系淡漠,随之产生自闭倾向。②网络上瘾症。网络游戏具有互动性,与单纯的游戏机相比,对青少年的吸引力更大,破坏力也更大。而青少年抵抗诱惑的能力比较脆弱,自制力也不强,玩网络游戏极易上瘾。像吸毒者一样,沉迷其中而不能自拔,只要一接触网络游戏就异常兴奋。会经常出现旷课、逃学现象,甚至荒废学业;特别是网络游戏上瘾会给青少年带来严重的心理问题,如情绪低落、兴趣丧失、睡眠障碍、生物钟紊乱、饮食下降和体重减轻、思维迟缓、社会活动减少,甚至有自杀的意念和行为等。③网恋。随着青少年上网人数越来越多,伴随而来的是青少年陷入网恋现象增多。许多大学生上网的潜在动机是想在网上找异性朋友,寻觅红尘知己。但是,青少年陷入网恋,会给自己的身心造成极大伤害。近年各种媒体常有大学生私自外出会见网友的报道,虚拟中的理想常被现实无情击破而使当事人陷入极度痛苦之中。由于网上交流的随意性、隐蔽性又使许多青少年自身成为被侵害的对象,一些纯情少女在和网上情人见面时,经常遭受被骗或意外伤害的事件屡见不鲜,不仅网不到爱情,而且还给自己的精神和心理造成巨大伤害。④网上黄毒。身心健康的危害不容忽视。现在互联网上的信息呈现出泛滥态势,不适合青少年的内容特别多,比如被称为网络垃圾的色情、暴力、灰色信息等,其中尤以色情信息对青少年的危害最大。网上的黄色内容对自我控制能力还不强的青少年来说,无疑是黄色毒品,许多青少年因经常漫游色情网站,陷入黄色陷阱而不能自拔,染上了色情成瘾症。另外,网上黄色狂潮还会使许多青少年误入歧途,走上违法犯罪道路。⑤触网青少年经常会出现网络安全焦虑。网上交往的虚拟性有利于青少年扩大人际交往,但虚拟的背后却暗藏着许多杀机。同时,网上交往的匿名性又给网上犯罪带来可乘之机,因此网络也给青少年带来了许多不安全因素。盗窃别人的密码、偷看他人信件以及利用互联网宣扬别人的隐私事件时有发生;对女性进行情感纠缠和性骚扰行为则随处可见;网上暴力和网上黑客事件经常发生等,这对心理承受能力和心理成熟度较低的青少年来说无疑会构成安全威胁。许多青少年网民因害怕网上个人隐私失密和自己的电子邮件被别人打开偷看,或是担心自己的电脑遭受网络病毒破坏和黑客攻击,特别是面对网上恐吓、暴力、欺诈,或是陷入网恋陷阱和遭受网上性骚扰时,经常会感到惊恐不安和无所适从,产生安全焦虑。⑥网络会诱发青少年人格障碍。从青少年网上交往来看,不少青少年网民在网上是活跃分子,但现实中的他们却是性格内向者。事实上,网络为性格内向者提供了人际交往的大舞台,但另一方面也使他们在台下变得更加内向,特别是一些性格孤僻者一旦发现在网上寻找知己比现实更容易,就会沉溺其中,下网后就变得更加失落,远离周围的伙伴,更不愿与人交往,长期下去导致双重人格出现。网上交往角色的频繁变化有可能导致青少年出现多重人格,甚至有可能导致他们丧失独立人格。

3. 影响学业　有研究表明,过度的网络使用是导致学业受挫学生学业成绩下降的重要影响因素之一。与普通学生比较,这部分学生的特点是上网时间长、上网所从事的活动大多与学业无关(如网络聊天和网络游戏)、上网之后大多感到成绩下降、逃课的行为发生率高,学习兴趣、学习态度等正向态度偏低。可见,不恰当的网络使用对学生学业确实带来许多负面影响。当然,过度网络使用既有可能是学业受挫的原因,也有可能是学业受挫的结果(对学习有兴趣而逃避到网络中)。

二、营养与网瘾

1. 保护眼睛　长时间上网会导致视觉疲劳及眼干燥症等,因此要常吃一些对眼睛有益的食品,如鸡蛋、鱼类、鱼肝油、胡萝卜、菠菜、地瓜、南瓜、枸杞子、菊花、芝麻、萝卜、动物肝脏等含丰富的维生素 A 或 β-胡萝卜素,可以保护视觉功能。

2. 抗辐射　电脑屏幕及键盘具有较强辐射,经常上网的人应该多饮绿茶,因为绿茶中含有多种酚类物质,每天饮用绿茶可改善机体造血功能,能增强人体的免疫能力,减少辐射影响。

3. 提高免疫力　因为上网对人体的损害是多方面的,所以应该注意增强抵抗力,多吃一些增强机体抗病能力及排毒的食物,如瘦肉、牛奶、香菇、蜂蜜、木耳、海带、苋菜等。

4. 保护皮肤　吃一些养颜的食品,如樱桃、美肤水果等。

5. 补充维生素及钙质　长期上网应多吃新鲜果蔬、坚果、海产品、牛奶、豆制品、奶酪等,以保证维生素 C、维生素 E、硒、锌、钙等微量营养素的摄入,以达到抗氧化、促进代谢、增强体质的食物。

参 考 文 献

别同玉,许加生,别同德,等.2011.抗性淀粉卫生保健功能及膳食应用研究进展[J].现代预防医学,38(23):4845～4847

蔡东联.2006.实用营养学[M].北京:人民卫生出版社

陈桂阁.2012.大学生营养与健康[M].上海:同济大学出版社

陈吉棣.2001.运动营养学[M].北京:北京医科大学出版社

窦国祥.1992.中华食物疗法大全[M].南京:江苏科学技术出版社

葛可佑.2007.公共营养师(基础知识)[M].北京:中国劳动社会保障出版社

顾景范,杜寿玢,查良锭,等.2003.现代临床营养学[M].北京:科学出版社

郭爱伟,万海龙,熊春梅.2009.大学生营养状况分析[J].现代预防医学,36(5):838～840

郭俊生.2006.现代营养与食品安全学[M].上海:第二军医大学出版社

韩丽春.2007.当代大学生的心理特点分析[J].辽宁师专学报(社会科学版),53(5):63～68

贾利蓉,赵志峰.2006.保健食品营养[M].成都:四川大学出版社

蒋海英.四所大学食堂建设与大学生膳食营养教育调查[J].中国校医,2007,21(5):537～539

李朝品.2009.临床营养学[M].北京:人民卫生出版社

李晖,张颖.2004.体育运动与健康促进策略[J].南阳师范学院学报,3(6):81～83

李健,尹如铁.2006.社区营养[M].成都:四川大学出版社

李芮.2005.青少年上网成瘾的公共卫生问题与干预对策[J].中国校医,19(2):214～215

李晓春,张峻涛,郅琦,等.2010.新疆4所高校少数民族大学生性行为及吸毒行为调查分析[J].地方病通报,25(5):96～97

李援,宋森,汪建荣,等.2009.中华人民共和国食品安全法释解与应用[M].北京:人民出版社

刘晓风,陈天仁,汪浩,等.2009.大学生营养与保健[M].北京:中国科学技术出版社

吕姤之.2008.健康教育与健康促进[M].北京:北京大学医学出版社

马淳玲,李建.2006.疾病营养[M].成都:四川大学出版社

裴婷娜.2008.大学生膳食营养存在问题的分析与对策[J].辽宁医学院学报,29(3):246～248

任晋军,郭兆霞.2004.健康促进与体育理念[J].山西高等学校社会科学学报,16(11):120～121

沈涛.2006.烹饪营养[M].成都:四川大学出版社

孙长颢.2006.分子营养学[M].北京:人民卫生出版社

孙长颢.2007.营养与食品卫生学[M].北京:人民卫生出版社

孙小敏.2006.运动减肥营养[M].成都:四川大学出版社

孙远明.2010.食品营养学[M].北京:中国农业大学出版社

王新塘,骆新华,李殿录,等.2012.大学生心理健康教育[M].上海:陕西人民教育出版社

王志凡,杜潇利.2008.兰州某高校大学生食用街头食品情况调查分析[J].兰州大学学报医学版,34(1):54～58

王志凡.2008.护理营养学[M].西安:陕西科学技术出版社

吴肇汉.2001.实用临床营养治疗学[M].上海:上海科学技术出版社

武洁姝.南京市大学生零食消费现状调查[J].中国校医,2008,22(6):618～621

杨月欣.2004.中国食物成分表[M].北京:北京大学医学出版社

叶记林,吴爱莲,朱小波,等.2012.大学生膳食营养问题分析与应对策略[J].现代医药卫生,28(6):957～958

于化弘,周昌枝.2005.大学生饮食营养与健康[M].北京:中国轻工业出版社

于珺美.2008.营养学基础[M].北京:科学出版社

于守洋.2001.中国保健食品的进展[M].北京:人民卫生出版社

余华,李健.2006.公共基础营养[M].成都:四川大学出版社

张爱珍.2006.临床营养学[M].北京:人民卫生出版社

张帆.2004.关于加强大学生课余体育锻炼及相应管理的思考[J].黄河水利职业技术学院学报,16(2):76～78

张金梅.2009.营养与膳食[M].北京:高等教育出版社

郑振佺,霍建勋.2008.健康教育学[M].北京:科学出版社

中国保健食品杂志社.2004.保健食疗药膳精典[M].北京:中国经济出版社

中国保健协会.2006.营养保健师培训教材[M].北京:人民卫生出版社

中国保健协会.2007.心理保健师培训教材[M].北京:人民卫生出版社

中国营养学会.2011.中国居民膳食指南[M].拉萨:西藏人民出版社

周韫珍.1997.妇幼营养学[M].北京:科学出版社

附　　录

附录一　中国居民膳食营养素参考摄入量（DRIs）

附表 1　能量和蛋白质的每日推荐摄入量（RNIs）及脂肪供能比

	能量				蛋白质		脂肪
	RNI/MJ		RNI/kcal		RNI/g		占能量百分比(%)
	男	女	男	女	男	女	
0 ~	0.4MJ/kg		95kcal/kg*		1.5~3g/(kg·d)		45~50
0.5 ~							35~40
1 ~	4.6	4.4	1100	1050	35	35	
2 ~	5.02	4.81	1200	1150	40	40	30~35
3 ~	5.64	5.43	1350	1300	45	45	
4 ~	6.06	5.83	1450	1400	50	50	
5 ~	6.7	6.27	1600	1500	55	55	
6 ~	7.1	6.67	1700	1600	55	55	
7 ~	7.53	7.1	1800	1700	60	60	
8 ~	7.94	7.53	1900	1800	65	65	
9 ~	8.36	7.94	2000	1900	65	65	25~30
10 ~	8.8	8.36	2100	2000	70	65	
11 ~	10.04	9.2	2400	2200	75	75	
14 ~	12	9.96	2900	2400	85	80	25~30
18 ~ 体力活动							
轻	10.03	8.8	2400	2100	75	65	
中	11.29	9.62	2700	2300	80	70	
重	13.38	11.3	3200	2700	90	80	20~30
孕妇		+0.84		+200		+5,+15	
乳母		+2.09		+500		+20	
50 ~ 体力活动							
轻	9.62	8	2300	1900	75	65	
中	10.87	8.36	2600	2000	75	65	20~30
重	13	9.2	3100	2200	75	65	
60 ~ 体力活动							
轻	7.94	7.53	1900	1800	75	65	20~30
中	9.2	8.36	2200	2000	75	65	
70 ~ 体力活动							
轻	7.94	7.1	1900	1700	75	65	20~30
中	8.8	8	2100	1900	75	65	
80 ~	7.74	7.1	1900	1700	75	65	

附表 2 常量和微量元素的每日推荐摄入量或适宜摄入量

年龄 (岁)	钙 AI(mg)	磷 AI(mg)	钾 AI(mg)	钠 AI(mg)	镁 AI(mg)	铁 AI(mg)	碘 RNI(μg)	锌 RNI(mg)	硒 RNI(μg)	铜 AI(mg)	氟 AI(mg)	铬 AI(μg)	锰 AI(mg)	钼 AI(μg)
0 ~	300	150	500	200	30	0.3		1.5	15(AI)	0.4	0.1	10		
0.5 ~	400	300	700	500	70	10	50	8	20(AI)	0.6	0.4	15		
1 ~	600	450	1000	650	100	12	50	9	20	0.8	0.6	20		15
4 ~	800	500	1500	900	150	12	90	12	25	1	0.8	30		20
7 ~	800	700	1500	1000	250	12	90	13.5	35	1.2	1	30		30
11 ~	1000	1000	1500	1200	350	*16/18	120	*18/15	45	1.8	1.2	40		50
14 ~	1000	1000	2000	1800	350	*20/25	150	*19/16	50	2	1.4	40		50
18 ~	800	700	2000	2200	350	*15/20	150	*15/12	50	2	1.5	50	3.5	60
50 ~	1000	700	2000	2200	350	15	150	11.5	50	2	1.5	50	3.5	60
孕妇														
孕早期	800	700	2500	2200	400	15	200	11.5	50					
孕中期	1000	700	2500	2200	400	25	200	16.5	50					
孕晚期	1200	700	2500	2200	400	35	200	16.5	50					
乳母	1200	700	2500	2200	400	25	200	21.5	65					

注:表中空格之处表示未定该参考值

带 * 号有男女之分,例:*16/18,意指"/"符号前为男性数据,"/"符号后为女性数据,下同

附表 3　脂溶性和水溶性维生素的每日推荐摄入量或适宜摄入量

年龄（岁）	维生素 A RNI（μgRE）	维生素 D RNI（μg）	维生素 E AI（mg）	维生素 B$_1$ RNI（mg）	维生素 B$_2$ RNI（mg）	维生素 B$_6$ AI（mg）	维生素 B$_{12}$ AI（μg）	维生素 C RNI（mg）	泛酸 AI（mg）	叶酸 RNI（μg）	烟酸 RNI（mg）	胆碱 AI（mg）	生物素 AI（μg）
0 ~	400	10	3	0.2（AI）	0.4（AI）	0.1	0.4	40	1.7	65（AI）	2（AI）	100	5
0.5 ~	400	10	3	0.3（AI）	0.5（AI）	0.3	0.5	50	1.8	80（AI）	3（AI）	150	6
1 ~	500	10	4	0.6	0.6	0.5	0.9	60	2	150	6	200	8
4 ~	600	10	5	0.7	0.7	0.6	1.2	70	3	200	7	250	12
7 ~	700	10	7	0.9	1	0.7	1.2	80	4	200	9	300	16
11 ~	700	5	10	1.2	1.2	0.9	1.8	90	5	300	12	350	20
14 ~	*800/700	5	14	*1.5/1.2	*1.5/1.2	1.1	2.4	100	5	400	*15/12	450	25
18 ~	*800/700	5	14	*1.4/1.3	*1.4/1.2	1.2	2.4	100	5	400	*14/13	450	30
50 ~	*800/700	10	14	1.3	1.4	1.5	2.4	100	5	400	13	450	30
孕妇													
孕早期	800	5	14	1.5	1.7	1.9	2.6	100	6	600	15	500	30
孕中期	900	10	14	1.5	1.7	1.9	2.6	130	6	600	15	500	30
孕晚期	900	10	14	1.5	1.7	1.9	2.6	130	6	600	15	500	30
乳母	1200	10	14	1.8	1.7	1.9	2.8	130	7	500	18	500	35

附表 4 某些营养素的每次可耐受最高摄入量（ULs）

年龄（岁）	钙（mg）	磷（mg）	镁（mg）	铁（mg）	碘（μg）	锌（mg）	硒（μg）	铜（mg）	氟（mg）	铬（μg）	锰（mg）	钼（μg）	维生素A（μgRE）	维生素D（μg）	维生素B_1（mg）	维生素C（mg）	叶酸（μg）	烟酸（mg）	胆碱（mg）
0 ~				10			55		0.4							400			600
0.5 ~				30		13	80		0.8							500			800
1 ~	2000	3000	200	30		23	120	1.5	1.2	200		80			50	600	300	10	1000
4 ~	2000	3000	300	30		23	180	2	1.6	300		110	2000	20	50	700	400	15	1500
7 ~	2000	3000	500	30	800	28	240	3.5	2	300		160	2000	20	50	800	400	20	2000
11 ~	2000	3500	700	50	800	*37/34	300	5	2.4	400		280	2000	20	50	900	600	30	2500
14 ~	2000	3500	700	50	800	*42/35	360	7	2.8	400		280	2000	20	50	1000	800	30	3000
18 ~	2000	3500	700	50	1000	*45/37	400	8	3	500	10	350	3000	20	50	1000	1000	35	3500
50 ~	2000	3500	700	50	1000	37	400	8	3	500	10	350	3000	20	50	1000	1000	35	3500
孕妇	2000	3000	700	60	1000	35	400						2400	20		1000	1000		3500
乳母	2000	3500	700	50	1000	35	400							20		1000	1000		3500

附录二 食物成分表

附表 5 食物成分表

食物名称	食部 (g)	能量 (kJ)	热量 (kcal)	水分 (g)	蛋白质 (g)	脂肪 (g)	膳食纤维 (g)	碳水化合物 (g)	视黄醇当量 (μg)	维生素 B_1 (mg)	维生素 B_2 (mg)	维生素 C (mg)	钙 (mg)	铁 (mg)	锌 (mg)
谷类及谷类制品															
粳米(标一)	100	1435	384	13.7	7.7	0.6	0.6	76.8	—	0.16	0.08	—	11	1.1	1.45
粳米(特级)	100	1397	334	16.2	7.3	0.4	0.4	75.3	—	0.08	0.04	—	24	0.9	1.07
米饭(蒸)	100	477	114	71.1	2.5	0.2	0.4	25.6	—	0.02	0.03	—	6	0.2	0.47
米饭(蒸)	100	490	117	70.6	2.6	0.3	0.2	26.0	—	—	0.03	—	7	2.2	1.36
米粉(干,细)	100	1448	346	12.3	8.0	0.1	0.1	78.2	—	0.03	—	—	—	1.4	2.27
米粥	100	192	46	88.6	1.1	0.3	0.1	9.8	—	—	0.03	—	7	0.1	0.20
晚籼(特)	100	1431	342	14.0	8.1	0.3	0.2	76.7	—	0.09	0.10	—	6	0.7	1.50
籼米(标准)	100	1452	347	12.6	7.9	0.6	0.8	77.5	—	0.09	0.04	—	12	1.6	1.47
苦荞麦粉	100	1272	304	19.3	9.7	2.7	5.8	60.2	—	0.32	0.21	—	39	4.4	2.02
糯米(粳)	100	1435	343	13.8	7.9	0.8	0.7	76.0	—	0.20	0.05	—	21	1.9	1.77
糯米(紫红)	100	1435	343	13.8	8.3	1.7	1.4	73.7	—	0.31	0.12	—	13	3.9	2.16
荞麦	100	1356	324	13.0	9.3	2.3	6.5	66.5	3	0.28	0.16	—	47	6.2	3.62
青稞	100	1417	338	12.4	8.1	1.5	1.8	73.2	0	0.34	0.11	0	113	40.7	2.38
糌粑	100	1075	257	49.3	4.1	13.1	1.8	30.7	—	0.05	0.15	—	71	13.9	9.55
方便面	100	1975	472	3.6	9.5	21.1	0.7	60.9	—	0.12	0.06	—	25	4.1	1.06
麸皮	100	920	220	14.5	15.8	4.0	31.3	30.1	20	0.30	0.30	—	206	9.9	5.98
富强粉	100	1488	355	11.6	10.3	1.2	0.3	75.9	0	0.39	0.08	0	5	2.8	1.58
小麦粉(标准粉)	100	1439	344	12.7	11.2	1.5	2.1	71.5	—	0.28	0.08	—	31	3.5	1.64
挂面(标准粉)	100	1439	334	12.4	10.1	0.7	1.6	74.4	—	0.19	0.04	—	14	3.5	1.22

续表

食物名称	食部 (g)	能量 (kJ)	热量 (kcal)	水分 (g)	蛋白质 (g)	脂肪 (g)	膳食纤维 (g)	碳水化合物 (g)	视黄醇当量 (μg)	维生素 B₁ (mg)	维生素 B₂ (mg)	维生素 C (mg)	钙 (mg)	铁 (mg)	锌 (mg)
挂面（精白粉）	100	1452	347	12.7	9.6	0.6	0.3	75.7	—	0.20	0.04	—	21	3.2	0.74
烙饼（标准粉）	100	1067	225	36.4	7.5	2.3	1.9	51.0	—	0.02	0.04	—	20	2.4	0.94
馒头（标准粉）	100	975	233	40.5	7.8	1.0	1.5	48.3	—	0.05	0.07	—	18	1.9	1.01
馒头（富强粉）	100	870	208	47.3	6.2	1.2	1.0	43.2	—	0.02	0.02	—	58	1.7	0.40
油条	100	1615	386	21.8	6.9	17.6	0.9	50.1	—	0.01	0.07	—	6	1.0	0.75
小米	100	1498	358	11.6	9.0	3.1	1.6	73.5	17	0.33	0.10	—	41	5.1	1.87
小米粥	100	192	46	89.3	1.4	0.7	—	8.4	—	0.02	0.07	—	10	1.0	0.41
燕麦片	100	1536	367	9.2	15.0	6.7	5.3	61.6	—	0.30	0.13	—	186	7.0	2.59
莜麦面	100	1354	324	11.0	12.2	7.2	15.3	52.5	3	0.39	0.04	—	27	13.6	2.21
玉米（黄）	100	1402	335	13.2	8.7	3.8	6.4	66.6	17	0.21	0.13	—	14	2.4	1.70
玉米（鲜）	46	444	106	71.3	4.0	1.2	2.9	19.9	—	0.16	0.11	16	—	1.1	0.90
玉米罐头	100	26	6	93.0	1.1	0.2	4.9	0.8	7	—	—	—	6	0.1	0.33
玉米糁（黄）	100	1452	347	12.8	7.9	3.0	3.6	72.0	—	0.10	0.08	—	49	2.4	1.16
干豆类及豆制品															
蚕豆（去皮）	100	1431	342	11.3	25.4	1.6	2.5	56.4	50	0.20	0.20	—	54	2.5	3.32
赤小豆	100	1293	309	12.6	20.2	0.6	7.7	55.7	13	0.16	0.11	—	74	7.4	2.20
豆腐	100	339	81	82.8	8.1	3.7	0.4	3.8	—	0.04	0.03	—	164	1.9	1.11
豆腐（南）	100	238	57	87.9	6.2	2.5	0.2	2.4	—	0.02	0.04	—	116	1.5	0.59
腐竹	100	1929	459	7.9	44.6	21.7	1.0	21.3	—	0.13	0.07	—	77	16.5	3.69
腐乳（白）	100	556	133	68.3	10.9	8.2	0.9	3.9	22	0.03	0.04	—	61	3.8	0.69
腐乳（红）	100	632	151	61.2	12.0	8.1	0.6	7.6	15	0.02	0.21	—	87	11.5	1.67
千张	100	1088	260	52.0	245.5	16.0	1.0	4.5	5	0.04	0.05	—	313	6.4	2.52

续表

食物名称	食部 (g)	能量 (kJ)	热量 (kcal)	水分 (g)	蛋白质 (g)	脂肪 (g)	膳食纤维 (g)	碳水化合物 (g)	视黄醇当量 (μg)	维生素 B₁ (mg)	维生素 B₂ (mg)	维生素 C (mg)	钙 (mg)	铁 (mg)	锌 (mg)
香干	100	615	147	69.2	15.8	7.8	0.8	3.3	7	0.04	0.03	—	299	5.7	1.59
豆浆	100	54	13	96.4	1.8	0.7	1.1	0.0	15	0.02	0.02	—	10	0.5	0.24
豆浆粉	100	1766	422	1.5	19.7	9.4	2.2	64.6	—	0.07	0.05	—	101	3.7	1.77
豆粕	100	1297	310	11.5	42.6	2.1	7.6	30.2	—	0.49	0.20	—	154	14.9	0.50
黄豆	100	1502	359	10.2	35.1	16.0	15.5	18.6	37	0.41	0.20	—	191	8.2	3.34
黄豆粉	100	1749	418	6.7	32.8	18.3	7.0	30.5	63	0.31	0.22	—	207	8.1	3.89
绿豆	100	1322	316	12.3	21.6	0.8	6.4	55.6	22	0.25	0.11	—	81	6.5	2.18
豌豆	100	1310	313	10.4	20.3	1.1	10.4	55.4	42	0.49	0.14	—	97	4.9	2.35
芸豆(杂)	100	1280	306	9.8	22.4	0.6	10.5	52.8	—	—	—	—	349	8.7	2.22
鲜豆类															
扁豆	91	155	37	88.3	2.7	0.2	2.1	6.1	25	0.04	0.07	13	38	1.9	0.72
蚕豆	31	435	104	70.2	8.8	0.4	3.1	16.4	52	0.37	0.10	16	16	3.5	1.37
黄豆芽	100	84	44	88.8	4.5	1.6	1.5	3.0	5	0.04	0.07	8	21	0.9	0.54
毛豆	53	515	123	69.6	13.1	5.0	4.0	6.5	22	0.15	0.07	27	135	3.5	1.73
豇豆	97	121	29	90.3	2.9	0.3	2.3	3.6	42	0.07	0.09	19	27	0.5	0.54
绿豆芽	100	75	18	94.6	2.1	0.1	0.8	2.1	3	0.05	0.06	6	9	0.6	0.35
豆角	96	126	30	90.0	2.5	0.2	2.1	4.6	33	0.05	0.07	18	29	1.5	0.54
豌豆(带荚)	42	439	105	70.2	7.4	0.3	3.0	18.2	37	0.43	0.09	14	21	1.7	1.29
豌豆苗	86	141	34	89.6	4.0	0.8	1.9	2.6	344	0.05	0.11	67	40	4.2	0.77
根茎类															
百合(干)	100	1431	342	10.3	6.7	0.5	1.7	77.8	—	0.05	0.09	—	32	5.9	1.31
荸荠	78	247	59	83.6	1.2	0.2	1.1	13.1	3	0.02	0.02	7	4	0.6	0.34

续表

食物名称	食部 (g)	能量 (kJ)	热量 (kcal)	水分 (g)	蛋白质 (g)	脂肪 (g)	膳食纤维 (g)	碳水化合物 (g)	视黄醇当量 (μg)	维生素 B$_1$ (mg)	维生素 B$_2$ (mg)	维生素 C (mg)	钙 (mg)	铁 (mg)	锌 (mg)
芥蓝	78	126	30	90.8	1.3	0.2	1.3	5.7	3	0.04	0.02	41	25	0.3	0.17
甘薯（白心）	86	435	104	72.6	1.4	0.2	1.0	24.2	37	0.07	0.04	24	24	0.8	0.22
甘薯（红心）	90	414	99	73.4	1.1	0.2	1.6	23.1	125	0.04	0.04	26	23	0.5	0.15
胡萝卜（橙）	96	155	37	89.2	1.0	0.2	1.1	7.7	688	0.04	0.03	13	32	1.0	0.23
菱笋	77	106	25	91.1	1.7	0.2	2.0	4.2	—	0.05	0.04	12	2	0.5	0.29
芥菜头	83	138	33	89.6	1.9	0.2	1.4	6.0	—	0.06	0.02	34	65	0.8	0.39
凉薯	91	230	55	85.2	0.9	0.1	0.8	12.6	—	0.03	0.03	13	21	0.6	0.23
白萝卜	95	84	20	93.4	0.9	0.1	1.0	4.0	3	0.02	0.03	21	36	0.5	0.30
变萝卜	94	109	26	91.6	1.2	0.1	1.2	5.2	3	0.03	0.04	24	45	0.6	0.29
青萝卜	95	130	31	91.0	1.3	0.2	0.8	6.0	10	0.04	0.06	14	40	0.8	0.34
马铃薯	94	318	76	79.8	2.0	0.2	0.7	16.5	5	0.08	0.04	27	8	0.8	0.37
魔芋精粉	100	155	37	12.2	4.6	0.1	74.4	4.4	—	微量	0.10	—	45	1.6	2.05
藕	88	293	70	80.5	1.9	0.2	1.2	15.2	3	0.09	0.03	44	39	1.4	0.23
山药	83	234	56	84.8	1.9	0.2	0.8	11.6	7	0.05	0.02	5	16	0.3	0.27
芋头	84	331	79	78.6	2.2	0.2	1.0	17.1	27	0.06	0.05	6	36	1.0	0.49
春笋	66	84	20	91.4	2.4	0.1	2.8	2.3	5	0.05	0.04	5	8	2.4	0.43
茎、叶、苔、花类蔬菜															
菠菜（赤根菜）	89	100	24	91.2	2.6	0.3	1.7	2.8	487	0.20	0.18	82	411	25.9	3.91
菜花	82	100	24	92.4	2.1	0.2	1.2	3.4	5	0.03	0.08	61	23	1.1	0.38
大白菜	83	63	15	95.1	1.4	0.1	0.9	2.1	13	0.03	0.04	28	35	0.6	0.61
大白菜（酸）	100	59	14	95.2	1.1	0.2	0.5	1.9	5	0.02	0.02	2	48	1.6	0.36
小白菜	81	63	15	94.5	1.5	0.3	1.1	1.6	280	0.02	0.09	28	90	1.9	0.51

续表

食物名称	食部(g)	能量(kJ)	热量(kcal)	水分(g)	蛋白质(g)	脂肪(g)	膳食纤维(g)	碳水化合物(g)	视黄醇当量(μg)	维生素B$_1$(mg)	维生素B$_2$(mg)	维生素C(mg)	钙(mg)	铁(mg)	锌(mg)
大葱	82	126	30	91.0	1.7	0.3	1.3	5.2	10	0.01	0.12	8	24	—	0.13
大蒜	85	527	126	66.6	4.5	0.2	1.1	26.5	5	0.04	0.06	7	39	1.2	0.88
青蒜	84	126	30	90.4	2.4	0.3	1.7	4.5	98	0.06	0.04	16	24	0.8	0.23
蒜苗	82	155	37	88.9	2.1	0.4	1.8	6.2	47	0.11	0.08	35	29	1.4	0.46
茴香菜	86	100	24	91.2	2.5	0.4	1.6	2.6	402	0.06	0.09	26	154	1.2	0.73
金针菜	98	833	199	40.3	19.4	1.4	7.7	27.2	307	0.05	0.21	10	301	8.1	3.99
韭菜	90	109	26	91.8	2.4	0.4	1.4	3.2	235	0.02	0.21	24	42	1.6	0.43
芦笋	90	75	18	93.0	1.4	0.1	1.9	3.0	17	0.04	0.05	45	10	1.4	0.41
萝卜缨(小红)	93	84	20	92.8	1.6	0.3	1.4	2.7	118	0.02	—	77	—	—	—
芹菜茎	67	84	20	93.1	1.2	0.2	1.2	3.3	57	0.02	0.06	8	80	1.2	0.24
花叶生菜	94	54	13	95.8	1.3	0.3	0.7	1.3	298	0.03	0.06	13	34	0.9	0.27
茼蒿	82	88	21	93.0	1.9	0.3	1.2	2.7	252	0.04	0.09	18	73	2.5	0.35
莴苣笋	62	59	14	95.5	1.0	0.1	0.6	2.2	25	0.02	0.02	4	23	0.9	0.33
乌菜	89	105	25	91.8	2.6	0.4	1.4	2.8	168	0.06	0.11	45	186	3.0	0.70
西兰花	83	138	33	90.3	4.1	0.6	1.6	2.7	1202	0.09	0.13	51	67	1.0	0.78
苋菜(青)	74	105	25	90.2	2.8	0.3	2.2	2.8	352	0.03	0.12	47	187	5.4	0.80
香椿	76	197	47	85.2	1.7	0.4	1.8	9.1	117	—	—	—	—	—	—
小葱	73	100	24	92.7	1.6	0.4	1.4	3.5	140	—	—	—	—	—	—
雪里蕻	94	100	24	91.5	2.0	0.4	1.6	3.1	52	—	—	—	—	—	—
荠头	90	163	39	89.2	1.1	0.2	0.9	8.1	3	0.20	0.14	5	351	6.2	1.13
荠菜(蓟菜)	88	113	27	90.6	2.9	0.4	1.7	3.0	432	—	—	—	—	—	—
油菜	87	96	23	92.9	1.8	0.5	1.1	2.7	103	0.08	0.07	65	156	2.8	0.72

续表

食物名称	食部 (g)	能量 (kJ)	热量 (kcal)	水分 (g)	蛋白质 (g)	脂肪 (g)	膳食纤维 (g)	碳水化合物 (g)	视黄醇当量 (μg)	维生素 B_1 (mg)	维生素 B_2 (mg)	维生素 C (mg)	钙 (mg)	铁 (mg)	锌 (mg)
圆白菜	86	92	22	93.2	1.5	0.2	1.0	3.6	12	0.03	0.03	40	49	0.6	0.25
苋菜	81	130	31	90.5	1.8	0.4	1.2	5.0	193	0.04	0.14	48	101	2.9	0.45
瓜菜类															
菜瓜	88	75	18	95.0	0.6	0.2	0.4	3.5	3	0.02	0.01	12	20	0.5	0.10
冬瓜	80	46	11	96.6	0.4	0.2	0.7	1.9	13	0.01	0.01	18	19	0.2	0.07
哈密瓜	71	142	34	91.0	0.5	0.1	0.2	7.7	153	—	0.01	12	4	—	0.13
黄瓜	92	63	15	95.8	0.8	0.2	0.5	2.4	15	0.02	0.03	9	24	0.5	0.18
苦瓜	81	79	19	93.4	1.0	0.1	1.4	3.5	17	0.03	0.03	56	14	0.7	0.36
木瓜	86	113	27	92.2	0.4	0.1	0.8	6.2	145	0.01	0.02	43	17	0.2	0.25
南瓜	85	92	22	93.5	0.7	0.1	0.8	4.5	148	0.03	0.04	8	16	0.4	0.14
丝瓜	83	84	20	94.3	1.0	0.2	0.6	3.6	15	0.02	0.04	5	14	0.4	0.21
笋瓜	91	50	12	96.1	0.5	—	0.7	2.4	17	0.04	0.02	5	14	0.6	0.09
白兰瓜	55	88	21	93.2	0.6	0.1	0.8	4.5	7	0.02	0.03	14	—	—	—
西瓜	56	105	25	93.3	0.6	0.1	0.3	5.5	75	0.02	0.03	6	8	0.3	0.10
西葫芦	73	75	18	94.9	0.8	0.2	0.6	3.2	5	0.01	0.03	6	15	0.3	0.12
瓠子（茄科）	85	113	27	92.2	0.7	0.1	0.9	5.9	163	0.01	0.06	29	49..	—	0.56
辣椒	84	96	23	91.9	1.4	0.3	2.1	3.7	57	0.03	0.04	62	15	0.7	0.22
茄子	93	88	21	93.4	1.1	0.2	1.3	3.6	8	0.02	0.04	5	24	0.5	0.23
灯笼椒	82	92	22	93.0	1.0	0.2	1.4	4.0	57	0.03	0.03	72	14	0.8	0.19
番茄	97	79	19	94.4	0.9	0.2	0.5	3.5	92	0.03	0.03	19	10	0.4	0.13
菌藻类															
海带	100	50	12	94.4	1.2	0.1	0.5	1.6	—	0.02	0.15	—	46	0.9	0.16

续表

食物名称	食部 (g)	能量 (kJ)	热量 (kcal)	水分 (g)	蛋白质 (g)	脂肪 (g)	膳食纤维 (g)	碳水化合物 (g)	视黄醇当量 (μg)	维生素 B$_1$ (mg)	维生素 B$_2$ (mg)	维生素 C (mg)	钙 (mg)	铁 (mg)	锌 (mg)
金针菇	100	109	26	90.2	2.4	0.4	2.7	3.3	5	0.15	0.19	2	—	1.4	0.39
口蘑	100	1013	242	9.2	38.7	3.3	17.2	14.4	—	0.07	0.08	—	169	19.4	9.04
木耳	100	858	205	15.5	12.1	1.5	29.2	35.7	17	0.17	0.44	—	247	97.4	3.18
平菇	93	84	20	92.5	1.9	0.3	2.3	2.3	2	0.06	0.16	4	5	1.0	0.61
香菇（干）	95	883	211	12.3	20.0	1.2	31.6	30.1	3	0.19	1.26	5	83	10.5	8.57
银耳	96	837	200	14.6	10.0	1.4	30.4	36.9	8	0.05	0.25	—	36	4.1	3.03
紫菜	100	866	207	12.7	26.7	1.1	21.6	22.5	228	0.27	1.02	2	264	54.9	2.47
水果类															
菠萝	68	172	41	88.4	0.5	0.1	1.3	9.5	33	0.04	0.02	18	12	0.6	0.14
草莓	97	126	30	91.3	1.0	0.2	1.1	6.0	5	0.02	0.03	47	18	1.8	0.14
橙	74	197	47	87.4	0.8	0.2	0.6	10.5	27	0.05	0.04	33	20	0.4	0.14
柑橘	77	213	51	86.9	0.7	0.2	0.4	11.5	148	0.08	0.04	28	35	0.2	0.08
甘蔗汁	100	268	64	83.1	0.4	0.1	0.6	15.4	2	0.01	0.02	2	14	0.4	1.00
海棠果	86	305	73	79.9	0.3	0.2	1.8	17.4	118	0.05	0.03	20	15	0.4	0.04
金橘	89	230	55	84.7	1.0	0.2	1.4	12.3	62	0.04	0.03	35	56	1.0	0.21
梨	75	134	32	90.0	0.4	0.1	2.0	7.3	—	0.01	0.04	1	11	—	—
玉皇李	91	151	36	90.0	0.7	0.2	0.9	7.8	25	0.03	0.02	5	8	0.6	0.14
荔枝	73	293	70	81.9	0.9	0.2	0.5	16.1	2	0.10	0.04	41	2	0.4	0.17
桂圆	50	293	70	81.4	1.2	0.1	0.4	16.2	3	0.01	0.14	43	6	0.2	0.40
芒果	60	134	32	90.6	0.6	0.2	1.3	7.0	1342	0.01	0.04	23	微量	0.2	0.09
中华猕猴桃	83	234	56	83.4	0.8	0.6	2.6	11.9	22	0.05	0.02	62	27	1.2	0.57
蜜橘	76	176	42	88.2	0.8	0.4	1.4	8.9	277	0.05	0.04	19	19	0.2	0.10

续表

食物名称	食部 (g)	能量 (kJ)	热量 (kcal)	水分 (g)	蛋白质 (g)	脂肪 (g)	膳食纤维 (g)	碳水化合物 (g)	视黄醇当量 (μg)	维生素 B_1 (mg)	维生素 B_2 (mg)	维生素 C (mg)	钙 (mg)	铁 (mg)	锌 (mg)
柠檬汁	100	109	26	93.1	0.9	0.2	0.3	5.2	—	0.01	0.02	11	24	0.1	0.09
苹果	76	218	52	85.9	0.2	0.2	1.2	12.3	3	0.06	0.02	4	4	0.6	0.19
葡萄	86	180	43	88.7	0.5	0.2	0.4	9.9	8	0.04	0.02	25	5	0.4	0.18
红果	76	397	95	73.0	0.5	0.6	3.1	22.0	17	0.02	0.02	53	52	0.9	0.28
柿	87	297	71	80.6	0.4	0.1	1.4	17.1	20	0.02	0.02	30	9	0.2	0.08
酸枣	52	1163	278	18.3	3.5	1.5	10.6	62.7	—	0.01	0.02	900	435	6.6	0.68
桃	86	201	48	86.4	0.9	0.1	1.3	10.9	3	0.01	0.03	7	6	0.8	0.34
无花果	100	247	59	81.3	1.5	0.1	3.0	13.0	5	0.03	0.02	2	67	0.1	1.42
香蕉	59	381	91	75.8	1.4	0.2	1.2	20.8	10	0.02	0.04	8	7	0.4	0.18
杏	91	151	36	89.4	0.9	0.1	1.3	7.8	75	0.02	0.03	4	14	0.6	0.20
杏脯	100	1377	329	15.3	0.8	0.6	1.8	80.2	157	0.02	0.09	6	68	4.8	0.56
鸭梨	82	180	43	88.3	0.2	0.2	1.1	10.0	2	0.03	0.03	4	4	0.9	0.10
椰子	33	967	231	51.8	4.0	12.1	4.7	26.6	—	0.01	0.01	6	2	1.8	0.92
樱桃	80	192	46	88.0	1.1	0.2	0.3	9.9	35	0.02	0.02	10	11	0.4	0.23
柚	69	172	41	89.0	0.8	0.2	0.4	9.1	2	—	0.03	23	4	0.3	0.40
枣	87	510	122	67.2	1.1	0.3	1.9	28.6	40	0.06	0.09	243	22	1.2	1.52
枣(干)	80	1105	264	26.9	3.2	0.5	6.2	61.6	2	0.04	0.16	14	64	2.3	0.65
坚果类															
核桃	43	1368	327	49.8	12.8	29.9	4.3	1.8	—	0.07	0.14	10	—	—	—
花生(炒)	71	2464	589	4.1	21.9	48.0	6.3	17.3	10	0.13	0.12	—	47	1.5	2.03
栗子	80	774	185	52.0	4.2	0.7	1.7	40.5	32	0.14	0.17	24	17	1.1	0.57
莲子(干)	100	1439	344	9.5	17.2	2.0	3.0	64.2	—	0.16	0.08	5	97	3.6	2.78

续表

食物名称	食部(g)	能量(kJ)	热量(kcal)	水分(g)	蛋白质(g)	脂肪(g)	膳食纤维(g)	碳水化合物(g)	视黄醇当量(μg)	维生素 B₁(mg)	维生素 B₂(mg)	维生素 C(mg)	钙(mg)	铁(mg)	锌(mg)
南瓜子(炒)	68	2402	574	4.1	36.0	46.1	4.1	3.8	—	0.08	0.16	—	37	6.5	7.12
松子仁	100	2920	698	0.8	13.4	70.6	10.0	2.2	2	0.19	0.25	—	78	4.3	4.61
西瓜子(炒)	43	2397	573	4.3	32.7	44.8	4.5	9.7	—	0.04	0.08	—	28	8.2	6.76
葵花子(炒)	52	2577	616	2.0	22.6	52.8	4.8	12.5	5	0.43	0.26	—	72	6.1	5.91
杏仁	100	2149	514	5.6	24.7	44.8	19.2	2.9	—	0.08	1.25	26	71	1.3	3.64
榛子(干)	27	2268	542	7.4	20.0	44.8	9.6	14.7	8	0.62	0.14	—	104	6.4	5.83
畜肉及其肉制品															
狗肉	80	485	116	76.0	16.8	4.6	—	1.8	157	0.34	0.20	—	52	2.9	3.18
驴肉(瘦)	100	485	116	73.8	21.5	3.2	—	0.4	72	0.03	0.16	—	2	4.3	4.26
马肉	100	510	122	74.1	20.1	4.6	—	0.1	28	0.06	0.25	—	5	5.1	12.26
羊肚	100	364	87	81.7	12.2	3.4	—	1.8	23	0.03	0.17	—	38	1.4	2.61
羊肝	100	561	134	69.7	17.9	3.6	—	7.4	20972	0.21	1.75	—	8	7.5	3.45
羊肉(肥瘦)	90	848	203	65.7	19.0	14.1	—	0.0	22	0.05	0.14	—	6	2.3	3.22
羊肉(瘦)	90	494	118	74.2	20.5	3.9	—	0.2	11	0.15	0.16	—	9	3.9	6.06
羊肉串(烤)	100	863	206	58.7	26.0	10.3	—	2.4	52	0.04	0.15	—	4	8.5	2.28
羊肉串(炸)	100	908	217	57.4	18.3	11.5	—	10.0	40	0.04	0.41	—	38	4.2	3.84
羊肾	90	429	102	77.2	17.2	3.3	—	1.0	99	0.44	1.26	—	2	7.2	1.86
羊心	100	473	113	77.7	13.8	5.5	—	2.0	16	0.28	0.40	—	10	4.0	2.09
咖喱牛肉干	100	1364	325	13.3	45.9	2.7	—	29.5	86	0.01	0.27	0	65	18.3	7.60
牛肚	100	301	72	83.4	14.5	1.6	—	0.0	2	0.03	0.13	—	40	1.8	2.31
牛肝	100	582	139	68.7	19.8	3.9	—	6.2	20220	0.16	130	9	4	6.6	5.01
牛肉(肥瘦)	100	807	193	67.4	18.1	13.4	—	0.0	9	0.03	0.11	—	8	3.2	3.67

续表

食物名称	食部(g)	能量(kJ)	热量(kcal)	水分(g)	蛋白质(g)	脂肪(g)	膳食纤维(g)	碳水化合物(g)	视黄醇当量(μg)	维生素 B_1 (mg)	维生素 B_2 (mg)	维生素 C (mg)	钙(mg)	铁(mg)	锌(mg)
牛肉(瘦)	100	444	106	75.2	20.2	2.3	—	1.2	6	0.07	0.13	—	9	2.8	3.71
兔肉	100	427	102	76.2	19.7	2.2	—	0.9	212	0.11	0.10	—	12	2.0	1.30
叉烧肉	100	1167	279	49.2	23.8	16.9	—	7.9	16	0.66	0.23	—	8	2.6	2.42
腊肉(培根)	100	757	181	63.1	22.3	9.0	—	2.6	—	0.90	0.11	—	2	2.4	2.26
香肠	100	2125	508	19.2	24.1	40.7	—	11.2	—	0.48	0.11	—	14	5.8	7.61
猪大肠	100	819	196	73.6	6.9	18.7	—	0.0	7	0.06	0.11	—	10	1.0	0.98
猪肚	96	460	110	78.2	15.2	5.1	—	0.7	3	0.07	0.16	—	11	2.4	1.92
猪肝	99	540	129	70.7	19.3	3.5	—	5.0	4972	0.21	2.08	20	6	22.6	5.78
猪肉(肥瘦)	100	1654	395	46.8	13.2	37.0	—	6.8	114	0.22	0.16	—	6	1.6	2.06
猪肉(瘦)	100	598	143	71.0	20.3	6.2	—	1.5	44	0.54	0.10	—	6	3.0	2.99
猪肉松	100	1657	396	9.4	23.4	11.5	—	49.7	44	0.04	0.13	—	41	6.4	4.28
猪舌	94	975	233	63.7	15.7	18.1	—	1.7	15	0.13	0.30	—	13	2.8	2.12
猪肾	93	402	96	78.8	15.4	3.2	—	1.4	41	0.31	1.14	13	12	6.1	2.56
猪蹄	60	1087	260	58.2	22.6	18.8	—	0.0	3	0.05	0.10	—	33	1.1	1.14
猪小排	72	1163	278	58.1	16.7	23.1	—	0.7	5	0.30	0.16	—	14	1.4	3.36
猪血	100	230	55	85.8	12.2	0.3	—	0.9	—	0.03	0.04	—	4	8.7	0.28
猪心	97	498	119	76.0	16.6	5.3	—	1.1	13	0.19	0.48	4	12	4.3	1.90
禽肉及其肉制品															
鹌鹑	58	460	110	75.1	20.2	3.1	—	0.2	40	0.04	0.32	—	48	2.3	1.19
鹅	63	1049	251	61.4	17.9	19.9	—	0.0	42	0.07	0.23	—	4	3.8	1.36
鸽	42	841	201	66.6	16.5	14.2	—	1.7	53	0.06	0.20	—	30	3.8	0.82
鸡肝	100	506	121	74.4	16.6	4.8	—	2.8	10414	0.33	1.10	—	7	12.0	2.40

续表

食物名称	食部 (g)	能量 (kJ)	热量 (kcal)	水分 (g)	蛋白质 (g)	脂肪 (g)	膳食纤维 (g)	碳水化合物 (g)	视黄醇当量 (μg)	维生素 B₁ (mg)	维生素 B₂ (mg)	维生素 C (mg)	钙 (mg)	铁 (mg)	锌 (mg)
鸡腿	69	757	181	70.2	16.0	13.0	—	0.0	44	0.02	0.14	—	6	1.5	1.12
鸡血	100	205	49	87.0	7.8	0.2	—	4.1	56	0.05	0.04	—	10	25.0	0.45
鸡胸脯肉	100	556	133	72.0	19.4	5.0	—	2.5	16	0.07	0.13	—	3	0.6	0.51
肉鸡（肥）	74	1628	389	46.1	16.7	35.4	—	0.9	226	0.07	0.07	—	37	1.7	1.10
土鸡	58	519	124	73.5	20.8	4.5	—	0.0	64	0.09	0.08	—	9	2.1	1.06
乌骨鸡	48	464	111	73.9	22.3	2.3	—	0.3	微量	0.02	0.29	—	17	2.3	1.60
鸭肝	100	536	128	76.3	14.5	7.5	—	0.5	1040	0.26	1.05	18	18	23.1	3.08
盐水鸭（熟）	81	1305	312	51.7	16.6	26.1	—	2.8	35	0.07	0.21	—	10	0.7	2.04
鸭肉（胸脯）	100	377	90	78.6	15.0	1.5	—	4.0	—	0.01	0.07	—	6	4.1	1.17
鸭掌	59	628	150	64.7	13.4	1.9	—	19.7	11	微量	0.17	—	24	1.3	0.54
乳及乳制品															
牦牛乳	100	469	112	75.3	2.7	3.3	—	17.9	—	0.03	—	—	—	—	—
奶酪	100	1372	328	43.5	25.7	23.5	—	3.5	152	0.06	0.91	—	799	2.4	6.97
奶油	100	3012	720	18.0	2.5	78.6	—	0.7	1042	—	0.05	—	1	0.7	0.12
全脂牛乳粉	100	2000	478	2.3	20.1	21.2	—	51.7	141	0.11	0.73	4	676	1.2	3.14
牛乳	100	226	54	89.8	3.0	3.2	—	3.4	24	0.03	0.14	1	104	0.3	0.42
酸奶	100	301	72	84.7	2.5	2.7	—	9.3	26	0.03	0.15	1	118	0.4	0.53
禽蛋类															
鹅蛋	87	820	196	69.3	11.1	15.6	—	2.8	192	0.08	0.30	—	34	4.1	1.43
白皮鸡蛋	87	577	138	75.8	12.7	9.0	—	1.5	310	0.09	0.31	—	48	2.0	1.00
红皮鸡蛋	88	653	156	73.8	12.8	11.1	—	1.3	194	0.13	0.32	—	444	2.3	1.01
鸡蛋白	100	251	60	84.4	11.6	0.1	—	3.1	微量	0.04	0.31	—	9	1.6	0.02

续表

食物名称	食部 (g)	能量 (kJ)	热量 (kcal)	水分 (g)	蛋白质 (g)	脂肪 (g)	膳食纤维 (g)	碳水化合物 (g)	视黄醇当量 (μg)	维生素 B$_1$ (mg)	维生素 B$_2$ (mg)	维生素 C (mg)	钙 (mg)	铁 (mg)	锌 (mg)
鸡蛋黄	100	1372	328	51.5	15.2	28.2	—	3.4	438	0.33	0.29	—	112	6.5	3.79
松花蛋（鸭）	90	715	171	68.4	14.2	10.7	—	4.5	215	0.06	0.18	—	63	3.3	1.48
鸭蛋	87	753	180	70.3	12.6	13.0	—	3.1	261	0.17	0.35	—	62	2.9	1.67
鸭蛋（咸）	88	795	190	61.3	12.7	12.7	—	6.3	134	0.16	0.33	—	118	3.6	1.74
鸭蛋白	100	197	47	87.7	9.9	微量	—	1.8	23	0.01	0.07	—	18	0.1	—
鸭蛋黄	100	1582	378	44.9	14.5	33.8	—	4.0	1980	0.28	0.62	—	123	4.9	3.09
鹌鹑蛋	86	669	160	73.0	12.8	11.1	—	2.1	337	0.11	0.49	—	47	3.2	1.61
鱼类															
草鱼	58	472	113	77.3	16.6	5.2	—	0.0	11	0.04	0.11	—	38	0.8	0.87
大黄鱼	66	402	96	77.7	17.7	2.5	—	0.8	10	0.03	0.10	—	53	0.7	0.58
带鱼	76	531	127	73.3	17.7	4.9	—	3.1	29	0.02	0.06	—	28	1.2	0.70
鳜鱼	61	490	117	74.5	19.9	4.2	—	0.0	12	0.02	0.07	—	63	1.0	1.07
鲫鱼	54	452	108	75.4	17.1	2.7	—	3.8	17	0.04	0.09	—	79	1.3	1.94
鲢鱼	61	433	104	77.4	17.8	3.6	—	0.0	20	0.03	0.07	—	53	1.4	1.17
鲭鱼	54	456	109	76.6	17.6	4.1	—	0.5	25	0.03	0.09	—	50	1.0	2.08
鲈鱼	58	439	105	76.5	18.6	3.4	—	0.0	19	0.03	0.17	—	138	2.0	2.83
泥鳅	60	402	96	76.6	17.9	2.0	—	1.7	14	0.10	0.33	—	299	2.9	2.76
青鱼	63	485	120	73.9	20.1	4.2	—	0.2	42	0.03	0.07	—	31	0.9	0.96
沙丁	67	376	99	78.0	19.8	1.1	—	0.0	—	0.01	0.03	—	184	1.4	0.16
黄鳝	67	372	89	78.0	18.0	1.4	—	1.2	50	0.06	0.98	—	42	2.5	1.97
小黄鱼	63	414	99	77.9	17.9	3.0	—	0.1	—	0.04	0.04	—	78	0.9	0.94
银鱼	100	497	119	76.2	17.2	4.0	—	0.0	—	0.03	0.05	—	46	0.9	0.16

续表

食物名称	食部(g)	能量(kJ)	热量(kcal)	水分(g)	蛋白质(g)	脂肪(g)	膳食纤维(g)	碳水化合物(g)	视黄醇当量(μg)	维生素 B₁(mg)	维生素 B₂(mg)	维生素 C(mg)	钙(mg)	铁(mg)	锌(mg)
鱼籽酱	100	1054	252	49.4	10.9	16.8	—	14.4	111	0.33	0.19	—	23	2.8	2.69
鳟鱼	57	414	99	77.0	18.6	2.6	—	0.2	206	0.08	—	—	34	—	4.30
虾、蟹及软体动物类															
鲍鱼	65	351	84	77.5	12.6	0.8	—	6.6	24	0.01	0.16	—	266	22.6	1.75
蛏子	57	167	40	88.4	7.3	0.3	—	2.1	59	0.02	0.12	—	134	33.6	2.01
毛蛤蜊	25	406	97	75.6	15.0	1.0	—	7.1	微量	0.01	0.14	—	137	15.3	2.29
海参	93	1096	262	18.9	50.2	4.8	—	4.5	39	0.04	0.10	—	—	9.0	2.24
海蜇皮	100	137	33	76.5	3.7	0.3	—	3.8	—	0.03	0.05	—	150	4.8	0.55
螺蛳	37	248	59	83.3	7.5	0.6	—	6.0	—	微量	0.28	—	156	1.4	10.27
牡蛎	100	305	73	82.0	5.3	2.1	—	8.2	27	0.01	0.13	—	131	7.1	9.39
鲜贝	100	322	77	80.3	15.7	0.5	—	2.5	—	微量	0.21	—	28	0.7	2.08
乌贼(鲜)	97	351	84	80.4	17.4	1.6	—	0.0	35	0.02	0.06	—	44	0.9	2.38
淡菜(干)	100	1485	355	15.6	47.8	9.3	—	20.1	6	0.04	0.32	—	157	12.5	6.71
鱿鱼(水浸)	98	314	81	75.0	17.0	0.0	—	0.0	16	—	0.03	—	43	0.5	1.36
章鱼(八爪鱼)	78	565	135	65.4	18.9	0.4	—	14.0	—	0.04	0.06	—	21	0.6	0.68
基围虾	60	423	101	75.2	18.2	1.4	—	3.9	微量	0.03	0.06	—	36	2.9	1.55
河虾	86	368	88	78.1	16.4	2.4	—	0.0	48	0.04	0.03	—	325	4.0	2.24
河蟹	42	431	103	75.8	17.5	2.6	—	2.3	389	0.06	0.28	—	126	2.9	3.68
龙虾	46	377	90	77.6	18.9	1.1	—	1.0	—	微量	0.03	—	21	1.3	2.79
虾皮	100	640	153	42.4	30.7	2.2	—	2.5	19	0.02	0.14	—	991	6.7	1.93
油脂类															
牛油	100	3494	835	6.2	—	92.0		1.8	54	—	—	—	9	3.0	0.79

续表

食物名称	食部(g)	能量(kJ)	热量(kcal)	水分(g)	蛋白质(g)	脂肪(g)	膳食纤维(g)	碳水化合物(g)	视黄醇当量(μg)	维生素B$_1$(mg)	维生素B$_2$(mg)	维生素C(mg)	钙(mg)	铁(mg)	锌(mg)
羊油（炼）	100	3745	895	0.1	0.3	99.0	—	0.9	—	—	—	—	—	—	—
鸭油（炼）	100	3753	897	0.2	—	99.7	—	0.0	71	—	—	—	—	—	—
猪油（炼）	100	3753	897	5.3	—	99.6	—	0.2	27	0.02	0.03	—	—	—	—
芝麻（白）	100	2163	517	0.1	18.4	39.6	9.8	21.7	—	0.36	0.26	—	620	14.1	4.21
菜籽油	100	6761	899	0.1	—	99.9	—	0.0	—	—	—	—	9	3.7	0.54
茶油	100	3761	899	0.1	—	99.9	—	0.0	—	—	微量	—	5	1.1	0.34
豆油	100	3761	899	0.1	—	99.9	—	0.0	—	—	微量	—	13	2.0	1.09
花生油	100	3761	899	微量	—	99.9	—	0.0	—	—	微量	—	12	2.9	0.48
葵花籽油	100	3761	899	0.1	—	99.9	—	0.0	—	—	—	—	2	1.0	0.11
棉籽油	100	3761	899	0.2	—	99.8	—	0.1	—	—	—	—	17	2.0	0.74
玉米油	100	3745	895	0.2	—	99.2	—	0.5	—	—	—	—	1	1.4	0.26
芝麻油	100	3757	898	0.1	—	99.7	—	0.2	—	—	—	—	9	2.2	0.17
糕点及小吃类															
饼干	100	1812	433	5.7	9.0	12.7	1.1	70.6	37	0.08	0.04	3	73	1.9	0.91
钙奶饼干	100	1858	444	3.3	8.4	13.2	0.9	73.0	—	0.06	0.03	3	115	3.5	3.30
苏打饼干	100	1707	408	5.7	8.4	7.7	—	76.2	—	0.03	0.01	—	—	1.6	0.35
绿豆糕	100	1460	349	11.5	12.8	1.0	1.2	72.2	47	0.23	0.02	0	24	7.3	1.04
米花糖	100	1607	384	7.3	3.1	3.3	0.3	85.5	—	0.05	0.09	—	144	5.4	—
蛋糕	100	1452	347	18.6	8.6	5.1	0.4	66.7	86	0.09	0.09	1	39	2.5	1.01
奶油蛋糕	100	1582	378	21.9	7.2	13.9	0.6	55.9	175	0.13	0.11	—	38	2.3	1.88
香油炒面	100	1703	407	1.9	12.4	4.8	1.5	78.6	17	0.25	0.09	0	16	2.9	1.38
硬皮糕点	100	1937	463	7.3	8.4	20.1	1.3	62.2	40	0.23	0.05	—	42	1.1	0.69

续表

食物名称	食部(g)	能量(kJ)	热量(kcal)	水分(g)	蛋白质(g)	脂肪(g)	膳食纤维(g)	碳水化合物(g)	视黄醇当量(μg)	维生素B$_1$(mg)	维生素B$_2$(mg)	维生素C(mg)	钙(mg)	铁(mg)	锌(mg)
月饼(豆沙)	100	1695	405	11.7	8.2	13.6	3.1	62.5	7	0.05	0.05	0	64	3.1	0.64
月饼(五仁)	100	1741	416	11.3	8.0	16.0	3.9	60.1	7	—	0.08	0	54	2.8	0.61
月饼(枣泥)	100	1774	424	11.7	7.1	15.7	1.4	63.5	8	0.11	0.05	—	66	2.8	0.81
果料面包	100	1163	278	31.2	8.5	2.1	0.8	56.2	—	0.07	0.07	—	124	2.0	0.58
黄油面包	100	1377	329	27.3	7.9	8.7	0.9	54.7	—	0.03	0.02	0	35	1.5	0.50
麦胚面包	100	1029	246	8.5	38.0	1.0	0.1	50.8	—	0.03	0.01	0	75	1.5	0.49
面包	100	1305	312	27.4	8.3	5.1	0.5	58.1	—	0.03	0.06	1	49	2.0	0.75
奶油面包	100	1201	287	28.2	8.4	1.1	0.4	60.1	20	0.05	0.06	0	9	3.0	0.80
咸面包	100	1146	274	34.1	9.2	3.9	0.5	50.5	—	0.02	0.01	0	89	2.8	0.81
三鲜豆皮	100	992	237	51.2	6.0	10.2	0.6	30.4	74	0.05	0.08	—	4	1.3	0.58
烧麦	100	996	238	51.0	9.2	11.0	2.3	25.6	—	0.07	0.07	0	10	2.1	1.09
汤包	100	996	238	54.2	8.1	11.6	0.3	25.2	—	0.07	0.07	0	18	3.5	0.38
凉粉(带调料)	100	209	50	87.8	0.3	0.5	0.1	11.2	—	—	—	0	9	0.8	0.21
麻花	100	2192	524	6.0	8.3	31.5	1.5	51.9	—	0.05	0.01	0	26	—	3.06
热干面	100	636	152	63.0	4.2	2.4	0.2	28.5	—	微量	微量	—	67	2.8	—
烧饼	100	1364	326	27.3	11.5	9.9	2.5	47.6	0	0.03	0.01	0	40	6.9	1.39
甜醅	100	784	187	50.6	7.8	0.1	2.2	38.8	—	0.01	0.03	0	3	5.1	1.60
小豆粥	100	255	61	84.0	1.2	0.4	0.6	13.1	—	—	—	0	13	0.6	0.33
炸糕	100	1172	280	43.6	6.1	12.3	1.2	36.1	—	0.03	0.02	—	24	2.4	0.76
茶及饮料类															
红茶	100	1230	294	7.3	26.7	1.1	14.8	44.4	645	—	0.17	8	378	28.1	3.97
花茶	100	1176	281	7.4	27.1	1.2	17.7	40.4	885	0.06	0.17	26	454	17.8	3.98

续表

食物名称	食部 (g)	能量 (kJ)	热量 (kcal)	水分 (g)	蛋白质 (g)	脂肪 (g)	膳食纤维 (g)	碳水化合物 (g)	视黄醇当量 (μg)	维生素 B$_1$ (mg)	维生素 B$_2$ (mg)	维生素 C (mg)	钙 (mg)	铁 (mg)	锌 (mg)
绿茶	100	1238	296	7.5	34.2	2.3	15.6	34.7	967	0.02	0.35	19	325	14.4	4.34
可可粉	100	1339	330	7.5	24.6	8.4	14.3	35.5	22	0.05	0.16	—	74	1.0	1.12
橘子汁	100	498	119	70.1	—	0.1	—	29.6	2	—	—	2	4	0.1	0.03
浓缩橘汁	100	983	235	41.3	0.8	0.3	—	57.3	122	0.04	0.02	80	21	0.7	0.13
沙棘果汁	100	184	44	87.5	0.9	0.5	1.7	8.9	—	—	—	8	10	15.2	0.08
杏仁露	100	192	46	89.7	0.9	1.1	—	8.1	—	微量	0.02	1	4	—	0.02
冰棍	100	197	47	88.3	0.8	0.2	—	10.5	—	0.01	0.01	—	31	0.9	—
冰淇淋	100	527	126	74.4	2.4	5.3	—	17.3	48	0.01	0.03	—	126	0.5	0.37
紫雪糕	100	954	228	59.4	2.6	13.7	—	23.6	26	0.01	0.03	—	168	0.8	0.60